全国高等院校医学整合教材

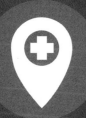

医学细胞生物学
与组织工程

李栎 主编

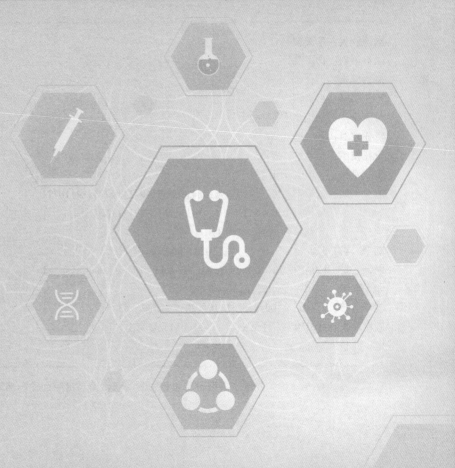

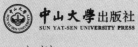中山大學出版社
SUN YAT-SEN UNIVERSITY PRESS

·广州·

图书在版编目（CIP）数据

医学细胞生物学与组织工程/李栎主编. —广州：中山大学出版社，2021. 11
（全国高等院校医学整合教材）
ISBN 978 - 7 - 306 - 07121 - 7

Ⅰ. ①医…　Ⅱ. ①李…　Ⅲ. ①医学—细胞生物学—医学院校—教材　Ⅳ. ①R329. 2

中国版本图书馆 CIP 数据核字（2021）第 025700 号

出　版　人：王天琪
项目策划：徐　劲
策划编辑：吕肖剑
责任编辑：吕肖剑
封面设计：林绵华
责任校对：林　峥
责任技编：靳晓虹
出版发行：中山大学出版社
电　　话：编辑部 020 - 84111996，84110283，84111997，84110771
　　　　　发行部 020 - 84111998，84111981，84111160
地　　址：广州市新港西路 135 号
邮　　编：510275　传　　真：020 - 84036565
网　　址：http：//www. zsup. com. cn　E-mail：zdcbs@ mail. sysu. edu. cn
印　刷　者：广州一龙印刷有限公司
规　　格：787mm×1092mm　1/16　20. 75 印张　530 千字
版次印次：2021 年 11 月第 1 版　2021 年 11 月第 1 次印刷
定　　价：78. 00 元

编审委员会

本书编委会

主　编：李　栎

副主编：孙元田　魏彬　仲维广

编　者（以姓氏笔画为序）：

王子振彪　海南医学院第一附属医院

李　君　海南医学院第一附属医院

赵亚樵　海南热带海洋学院

赵振强　海南医学院第一附属医院

唐历波　海南医学院

董战玲　海南医学院

蔡巧青　海南医学院

Preface 前 言

细胞生物学是现代生物学的多重核心学科之一，它的理论知识渗透到医学科学的各个领域，成为医学科学的基本组成部分。细胞是人体结构和功能的基本单位，各种形态、功能各异的细胞一起组成我们复杂的器官系统。因此，人体的个体发育、组织和器官的功能活动，以及疾病发生、发展等生命现象，归根结底都是组成人体的细胞的正常或异常变化导致的。了解细胞、细胞生命活动的规律和机制是现代医学发展的基础。随着细胞生物学的不断发展，其应用领域不断扩大。其中，生物技术的飞速发展，使细胞工程学的研究和应用日益广泛，应用细胞技术对生产医用蛋白、制备转基因生物反应器、细胞治疗等已经产生了巨大的经济效益；同时，组织工程学研究成为生物技术在医学领域的重要延伸。

组织工程是生命科学与工程学相结合的产物，主要研究如何制造人体器官的替代物，修复人体器官的损伤与缺失，使损伤器官恢复正常的形态与功能，最终达到临床疾病治疗、提高患者生活质量的目的。经过 30 多年的发展，组织工程在基础研究、临床应用和市场转化方面都取得较大的发展，其研究成果已经在很大程度上改变了临床治疗思路，使大量病人受益。

人才培养是学科发展的关键要素，培养具有生命科学与工程学复合知识体系的全面人才，是组织工程发展的长期动力。与当下研究领域的迅速发展相比，组织工程人才培养及教学工作的开展显得格外滞后。其中，组织工程书籍多以专著为主，教科书呈现数量严重不足、适用性不佳的局面。

海南医学院从 2013 年开始开设卓越医师创新班。经过 6 年的教学工作，形成了一套以学生为中心，以整合式教学为引导的、较为科学合理的，以器官系统为模块的教学模式，积累了一定的教学素材和教学经验，培养了一批理念先进、教学经验丰富的以中青年为主的教师队伍。卓越医师创新班的教学是成功的。

在教育部《关于加快建设高水平本科教育，全面提高人才培养能力的意见》的指导下，在卓越医师创新班成功教学经验积累的基础上，为了改变目前缺乏医学专业组织工程教材的现状，我们组织了具有丰富经验的一线教师与临床医生编撰此书。本教材为医学细胞生物学与组织工程学模块教学教材，突破了传统学科教材的界限，整合了细胞生物学、细胞工程及组织工程学科内容。我们从中挑选与医学关系密切的部分，按照从基本知识到技术应用的思路将这三部分内容融为一体，侧重对学生科研思维能力的培养。本教材除了供临床医学、基础医学、口腔医学、组织工程学、生物医学工程学、生物科学与生物技术类专业本科生使用外，还可供其他医学相关专业的研究生使用。

特别感谢王筱星、王雪萌同学在本书图片绘制中的重要贡献！

我们的水平有限，不足和错误在所难免，欢迎广大师生、读者及专家批评指正！

李　栎

2020 年 12 月于海口

Contents 目　录

第一编　细胞生物学

第二编 医学细胞工程

第三编　医学组织工程

医学细胞生物学与组织工程实验部分

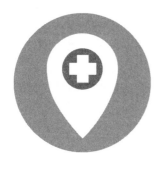

第一编 | 细胞生物学

　　细胞（cell）是生命活动的基本单位，也是遗传和发育的基本单位，它是生命的缩影。细胞不仅体现生命的多样性和一致性，更体现生命的复杂性。自然界虽然存在种类繁多、形态功能各异的细胞，但它们的基本结构和生命活动的发生机制都是相通的。

　　本编将对细胞的结构功能、基本生命活动的规律和机制进行介绍，共包括四章。第一章是细胞生物学（cell biology）概述，主要对细胞的基本背景和基础知识进行简要介绍，包括细胞的概念、分子基础、动物细胞的基本结构等；第二章介绍细胞各部分结构的组成及其功能，包括细胞膜、细胞质、核糖体、内质网、高尔基体（又称"高尔基复合体"）、溶酶体、过氧化物酶体、细胞骨架和细胞核；第三章介绍细胞的基本功能，包括物质转运、信号转导、电活动和肌收缩四大功能；第四章介绍细胞的基本生命活动，即细胞的增殖、分化、衰老和死亡。

　　本编的内容包括细胞生物学的主体内容，是医学的基础知识，是理解机体的生理或病理变化的基础。

第一章　细胞生物学概述

第一节　细胞生物学与医学

一、细胞生物学的概念和研究内容

　　生命从细胞开始，除了病毒、类病毒以外，所有生命体都是由细胞构成的。生物学大师 Wilson 曾指出，所有生物学的答案最终都要到细胞中去寻找，因为所有生物体都是，或曾经是一个细胞。生命科学发展至今，众多科学成果显示，生物的生殖发育、遗传、神经（脑）活动等重大生命现象的研究都必须以细胞为基础。细胞是研究生命科学均需接触到的实体，因为细胞是生命体的基本单位。因此，要了解生物体生命活动的规律，就必须要从其基础，即从细胞入手。在我国科学（基础学科）发展规划中，细胞生物学、分子生物学、神经生物学和生态学被列为生命科学的四大基础学科。

　　（一）细胞生物学的概念

　　细胞是一切生物体的结构和功能的基本单位，是生命活动的基本单位，也是遗传和发育的基本单位，它是生命的缩影。细胞不仅体现生命的多样性和一致性，更体现生命的复杂性。对细胞生命活动的研究是生命科学的基础，也是现代科学发展的重要动力。细胞生物学是从细胞整体水平、亚显微结构水平和分子水平三个层面来研究和揭示细胞的结构及其生命活动规律的科学。当今，细胞生物学已成为生物科学中一个极为活跃的研究领域，是一门综合性的新兴基础理论学科，属于现代生命科学的枢纽学科和前沿学科，是当前生命科学发展最快的领域之一。

细胞生物学介于分子生物学和个体生物学之间，在形态和功能之间架起桥梁，而且强力渗透进其他生物学科并促进这些学科的发展。因此，细胞生物学是一门承上启下的学科，它将在后基因组时代的生命科学中取得更大的发展空间，并拥有其他学科不可替代的重要地位。21世纪的细胞生物学是生命科学前沿的一个活跃的、具有良好发展前景和辐射力的学科。在生命科学内的相邻学科中，细胞生物学和分子生物学、发育生物学、蛋白组学及遗传学的结构关系较近，内在联系密切，相互衔接和渗透最多。细胞生物学目前被称为"重叠核心学科"。

（二）细胞生物学的研究内容

细胞生物学以细胞为主要研究对象。细胞是生物体形态结构和生命活动的基本单位。过去，医学界只是对细胞的形态结构、生理功能和生活史方面进行了研究，形成细胞学（cytology）。细胞生物学由细胞学发展而来。近年来，由于细胞生物学在分子水平上的研究工作取得了深入的进展，因此细胞生物学又被称为细胞分子生物学（cell and molecular biology）。

细胞生物学研究的内容十分丰富，研究的范围极其广泛。细胞生物学研究与教学内容一般可以分为细胞结构功能与细胞重要生命活动两大部分，但它们又不能截然分开。

当前细胞生物学的研究内容主要有下面八项：①细胞核、染色体及基因表达的研究；②生物膜与细胞器研究；③细胞骨架体系研究；④细胞增殖及其调控；⑤细胞分化及其调控；⑥细胞的衰老及其调控；⑦细胞的起源与进化；⑧细胞工程。

可以看出，这些研究领域基本上都同时包含了细胞结构功能与细胞重要生命活动两大部分，它们是糅合在一起的。

细胞生物学的分支学科包括细胞遗传学、细胞生理学、细胞社会学、膜生物学、染色体生物学等，以及细胞生物学的新兴领域，如基因组学（genomics）、蛋白质组学（proteomics）、细胞组学（cytomics）、干细胞生物学（stem cell biology）。

（三）细胞生物学的研究任务

细胞生物学研究的任务是多方面的，应采取分析与综合的方法，在两个不同的水平上把结构与功能统一起来探究。在形态方面，不仅要描述细胞的显微结构，而且要用新的工具和方法观察与分析细胞内部的亚显微结构和分子结构，以及各种结构之间的变化过程，进而阐明细胞生命活动的结构基础。在功能方面，不仅要研究细胞内各个部分的化学组成和新陈代谢的动态，而且还要研究它们之间的关系和相互作用，进而阐明细胞和生物有机体的生长、分裂、分化、运动、衰老与死亡、遗传与变异，以及兴奋的传导等生命活动的现象和规律，乃至阐明生命活动中的物质代谢、能量代谢和信息传递等规律。

二、细胞生物学简史

细胞生物学是随着研究技术的进步和理论的不断创新而逐渐形成和发展起来的。从时间纵轴来看，细胞生物学的发展大致可划分为四个时期：①细胞的发现与细胞学说的创立；②细胞学的经典时期；③实验细胞学的发展；④细胞生物学的形成与发展。

（一）细胞的发现与细胞学说的创立

细胞的发现与显微镜的发明是分不开的，光学显微镜的最小分辨距离为 0.2 μm，大大突破了人眼的分辨极限，使人们可以通过显微镜观察到细胞。1665 年，英国科学家 Hooke 应用自制的放大倍数不太高的显微镜，在观察植物软木组织时，发现了许多蜂窝状排列的小室，当时将这种小室称为"细胞"（cell，来源于拉丁文 cellulae）。当时他所观察到的只是由植物死细胞残存的细胞壁所构成的孔隙，真正发现细胞的是荷兰生物学家 A. Leeuwenhoek，其在 1674 年使用约 300 倍放大倍数的显微镜首先观察了池塘中的原生动物纤毛虫、细菌、人和哺乳动物的精子等活的细胞；1695 年，他又观察到鲑鱼红细胞及其核、牙垢中的细菌等。

19 世纪 30 年代，德国植物学家 M. J. Schleiden（1838 年）和动物学家 T. Schwann（1839 年）提出：一切植物、动物都是由细胞组成的，细胞是一切动植物体的基本单位。这就是著名的细胞学说（cell theory）。1858 年，德国细胞病理学家 R. Virchow 提出"一切细胞只能来自原来的细胞"的著名论断，对细胞学说进行了重要补充。细胞学说的要点是：①所有生物体都是由细胞构成的；②细胞是生物体结构和功能的基本单位；③细胞来源于已经存在的细胞。细胞学说的建立，明确了无限多样的生物世界在结构上的统一性，对生命科学的许多领域的研究和发展起到了积极的推动作用。因此，恩格斯把细胞学说、能量守恒定律与达尔文的进化论并称为 19 世纪自然科学的"三大发现"。

（二）细胞学的经典时期

细胞学说的创立有力地推动了细胞的研究，主要集中研究细胞的化学组成及形态结构，逐渐形成了细胞学。从 19 世纪中叶到 20 世纪初期，这一时期一般被称为经典细胞学时期。由于显微镜制造技术的改进以及细胞固定和染色技术的应用，人们观察到细胞中的一些细胞器，如细胞核、原生质、中心体、高尔基体和线粒体等，提出了原生质学说，并发现受精和细胞分裂现象。1925 年，美国胚胎学家和细胞学家 E. B. Wilson 绘制了一幅细胞模式图，总结了这一阶段的研究成果。

（三）实验细胞学的发展

20 世纪初期到 20 世纪中叶为实验细胞学阶段。这一阶段的主要特点是，细胞学的研究除了形态学观察外，还采用了多种实验手段对细胞的化学成分、生理功能以及细胞与胚胎发育和遗传关系进行研究。同时，细胞学还与相邻学科密切结合、相互渗透，形成一些重要的分支学科。

1902 年，Boveri 和 W. Suttan 把染色体的行为与孟德尔的遗传因子联系起来，认为遗传因子位于染色体上。1910 年，T. Morgan 根据他和合作者的大量实验工作，建立了基因学说，明确基因（gene）是遗传性状的基本单位，直线地排列在染色体上并成为连锁群，从而使细胞学与遗传学相结合，形成了细胞遗传学。

1909 年，R. Harrison 建立了组织培养技术，直接观察和分析细胞的形态与生理活动，使体外活细胞的研究成为可能。1943 年，A. Claude 应用高速离心机从活细胞中分离出细胞核和各种细胞器，然后进一步研究细胞各种组分的生理功能、化学组成和各种酶类在细胞中的定位等，从而把细胞学与生理学融合形成细胞生理学。

1921 年，Feulgen 发明了测定细胞核内 DNA 的 Feulgen 染色法。1940 年，J. Brachet 建

立了 Unna 染色技术，用于检测细胞内 RNA。1940 年，T. Casperson 采用紫外光显微分光光度法检测细胞中的 RNA 含量，提出了"RNA 在蛋白质合成中具有中心作用"的观点。这些对细胞内大分子的分布、定性和定量的研究，促成了细胞化学和分析细胞学的形成。

实验细胞学丰富了细胞学的内容，使细胞学成为生物学中发展最快的领域之一。实验细胞学的进展，使细胞学的研究范围从细胞形态结构的观察深入到生理功能、生物化学、遗传发育的机制探索，为细胞生物学的形成奠定了基础。

（四）细胞生物学的形成与发展

20 世纪 30 年代起，大量的现代理化新技术被应用到细胞的研究中，同时，物理学家、生化学家、遗传学家及微生物学家等一起进入细胞与生命科学的研究。20 世纪 30 年代发明的电子显微镜，其放大倍数（可达上百万倍）和分辨率都很高，突破了光学显微镜的极限，使人们有可能观察到更为精细的细胞结构。20 世纪 50 年代至 70 年代，随着超薄切片技术的发展，电子显微镜分辨率的提高使细胞的形态学研究深入到亚显微水平，发现了过去在光镜下看不到的细胞器，如内质网、溶酶体、核糖体，让人们更清晰地观察到过去在光镜下依稀看到的高尔基体和线粒体等细胞器及其微细结构，从而使对细胞结构的研究从光学显微镜的显微水平发展到电子显微镜的亚显微水平，同时对细胞的研究也逐步深入到结构与功能相结合的探索，即应用生物化学与生物物理学手段对分离出的细胞器进行化学组分分析。

用电子显微镜观察细胞是这一时期细胞研究的最大特点。随着电子显微镜技术的进步，特别是 50 年代中期到 60 年代末期，人们通过电子显微镜观测，对光学显微镜下已经发现的结构（如染色体、核仁、线粒体、高尔基体等）有了全新的认识，而且发现了不少新的细胞结构，如内质网、核糖体、溶酶体、细胞骨架等和细胞其他的超微结构（ultra-structure）。

1953 年，J. Watson 和 F. Crick 提出 DNA 分子的双螺旋结构模型，此后又提出了细胞内遗传信息传递的"中心法则"，这标志着分子生物学的问世。分子生物学快速发展并向生命科学的各领域渗透，分子生物学的理论和技术被应用到细胞学各领域的研究。专家从显微、亚显微和分子三个不同水平研究细胞的结构与功能，探讨细胞生命活动的规律。到 20 世纪 60 年代，细胞学逐渐发展成为细胞生物学。20 世纪 80 年代以来，细胞生物学在分子水平研究上获得快速发展，细胞的各种生命活动与细胞内的大分子结构及分子间密切的相互作用关系被专家们发现，对细胞的研究从细胞的微细结构深入到生物大分子的结构与功能水平，这样就形成细胞生物学的一个重要分支——分子细胞生物学（molecular cell biology）。随着分子生物学技术的不断发展及其在细胞研究中的广泛使用，细胞生物学研究也进一步深入，研究重点转向对细胞内物质运输、信号转导等细胞功能，以及细胞增殖、分化、凋亡等基本生命活动的分子机制研究，并取得重大进展。细胞生物学和分子生物学相互渗透和融合，发展成为分子细胞生物学或细胞分子生物学。

1995—2003 年，中国、美国等六国科学家合作完成了人类基因组计划并建立了相关的研究技术，推动细胞生物学快速发展，使得细胞生物学从专注"单个细胞"的显微、亚显微和分子水平的研究扩展到机体水平的细胞结构与功能的研究。重点是在生物个体水平上研究细胞功能的分子基础，研究细胞间相互作用、分工协作的社会关系，全方位地探索生命的奥秘。

三、细胞生物学与医学科学

细胞生物学是生命科学的重要基础，与医学有着非常密切的关系。德国著名病理学家 R. Virchow 在 100 多年前就提出"病理改变是由于细胞异常造成的"的观点，该观点被现代医学广泛认同。细胞生物学的各种理论和技术在医学科学中得到广泛应用，推动了医学的发展和进步。

人类生命是从受精卵开始的，人体的正常结构和功能基本单位是细胞，细胞生物学的理论知识对于深入理解人体自身的奥秘是非常重要的。细胞正常结构损伤和功能紊乱，将导致组织器官发生病变，从而引起疾病，如肿瘤、心血管疾病、老年性痴呆等。细胞生物学的理论与技术的研究成果不断向医学领域渗透，已成为现代医学的一门重要基础学科，受到广泛的关注和重视。

细胞生物学还是现代医学教育中一门重要的基础课程。基础医学的各学科，如组织胚胎学、生物化学、生理学、寄生虫学、微生物学、免疫学、药理学、病理解剖学及病理生理学等，都是以细胞作为研究基础，以细胞生物学作为理论指导的。掌握细胞生物学的基本理论、基础知识和技能，了解细胞生物学研究的新进展、新成果，医学生才能为学好其他基础医学课程建立扎实的知识结构，从而拓宽视野，为今后的科学研究奠定良好的基础。

细胞生物学也是学好临床医学的重要基础学科。细胞也是人体疾病的基本单位，即疾病的发生就是细胞的异常改变引起的。要想正确认识某些疾病，达到预防治疗的目的，掌握细胞生物学的基本理论和基本技能是必不可少的。医疗行为大致可以分为两类：一类是主动地剔除或损伤某些特定的细胞，例如通过手术、药物或射线等方法去掉、杀死或抑制肿瘤细胞；另一类则是影响或调整某些细胞的生物学行为，如心血管疾病的治疗、伤口的愈合等，需要调整某些细胞的功能状态。细胞生物学的理论和技术为疾病诊断提供了新的手段，为疾病的治疗开辟了新的途径。

细胞生物学的研究内容与医学科学的结合，形成了医学细胞生物学。医学细胞生物学是以细胞生物学和分子生物学为基础，探讨人体细胞的功能、发生、增殖、分化、衰老和死亡等生命活动规律的科学。医学细胞生物学通过揭示人体各种细胞在生理和病理过程中的生命活动规律，深入阐明人体各种疾病的发病机制，进而为疾病的诊断、治疗和预防提供理论依据和策略。医学细胞生物学的理论和技术已经渗透到了医学的各个领域，成为认识人类各种生命现象和解决各种医学问题的重要基础。细胞生物学与医学实践紧密结合，不断地开辟新的研究领域，提出新的研究课题，努力地探索人类生老病死的机制，研究疾病的发生、发展和转归的规律，力图为疾病的预防、诊断、治疗提供新的理论、思路和方案，为最终战胜疾病、保障人类健康做出贡献。

第二节 细胞的概念与分子基础

地球上千姿百态的生物都是由细胞构成的，细胞是在生命长期进化发展过程中出现的。自然界的细胞种类繁多、大小不一、形态各异、功能多样。组成人体的细胞就有 200 多种，但作为生命基本单位的细胞具有共同的基本特征，如相似的化学组成、基本一致的结构形式等。

一、细胞的基本概念

（一）细胞是生命活动的基本单位

细胞学说的提出，明确了所有的生物体都是由细胞组成的，细胞是生命活动的基本单位。对于细胞作为生命基本单位的概念的理解是随着研究而不断深入的，可以从以下角度来理解：①细胞是构成有机体的基本单位，单细胞生物既是细胞又是完整的生物体，多细胞生物则是由许多分化了的细胞共同组成的；②细胞是代谢与功能的基本单位，细胞由质膜将细胞内环境与外环境隔开，具有独立完整的代谢体系，有机体的一切代谢活动最终要靠各种细胞来完成；③细胞是有机体生长与发育的基础，多细胞有机体由受精卵细胞分裂、迁移、分化与凋亡来实现；④细胞是遗传的基本单位，细胞具有遗传的全能性，遗传信息储存在细胞核中；⑤没有细胞就没有完整的生命，含有遗传物质的原始细胞的形成，标志着生命的出现。

早期细胞分为原核细胞（prokaryotic cell）和真核细胞（eukaryotic cell）两大类。1990 年，美国的 C. R. Woese 将生物界划分为三个域：细菌域（bacteria）、古菌域（archaea）、真核域（eukarya）。基于这个分类，某些生物学家建议将生物界的细胞分为三大类型：原核细胞、古核细胞与真核细胞。但目前仍普遍地把古核细胞归属于原核细胞范畴。

（二）原核细胞

原核细胞进化地位比较原始，大多比真核细胞小，直径为 1 ~ 10 μm。其主要特征是没有细胞核，只有一个无被膜包围的含有 DNA 的拟核（nucleoid）区域，拟核区内只有一条不与蛋白质结合的裸露 DNA 链。原核细胞的细胞质中没有线粒体、内质网、高尔基复合体和溶酶体等膜相结构的细胞器，但含有大量的核糖体。有时可见细胞膜内陷，形成中间体（mesosome），与 DNA 的复制和细胞分裂有关。细胞膜外有一层坚固的细胞壁（cell wall）保护着，这是由一种称为胞壁质（murein）的蛋白多糖组成的，这种蛋白多糖在真核细胞的细胞壁中是不存在的。

支原体（mycoplasma）是目前已知的最小和最简单的细胞。其直径为 0.1 ~ 0.3 μm，结构极其简单，可通过滤菌器，是介于病毒和细菌之间的单细胞生物，营寄生生活。细胞膜由磷脂和蛋白质构成，没有细胞壁。胞质内呈环形的双链 DNA 分子分散存在，仅能指导约 400 种蛋白合成，核糖体是其唯一的细胞器。支原体与医学关系密切，是肺炎、脑炎和尿道炎等的病原体。

细菌（bacteria）是原核细胞的典型代表，常见的有球菌、杆菌和螺旋菌，许多细菌可致人类疾病。细菌外表面为一层坚固的细胞壁，其主要成分为肽聚糖。细菌的细胞膜由脂质和蛋白质组成，有时可内陷形成中间体，它与 DNA 的复制和细胞分裂有关。细胞质内的拟核区域含有环状 DNA 分子，其结构特点是很少有重复序列，无内含子。在细菌细胞质内还含有能够独立于基因组 DNA 以外自我复制的环状质粒（plasmid）。细菌的细胞质中含有丰富的核糖体，其中大部分游离于细胞质中，只有小部分附着在细胞膜内表面。细菌核糖体的沉降系数为 70 S，由一个 50 S 大亚基和一个 30 S 小亚基组成。

（三）真核细胞

真核细胞是由原核细胞进化而来的，原核细胞发展到出现了核的结构，地球上就出现了真核细胞。自然界中由真核细胞构成的生物，称为真核生物（eucaryotes），如单细胞生物的原生动物和多细胞生物的动植物等。

（1）真核细胞的形态与大小。细胞的形态是多种多样的，形态差异与其功能相适应，有球形（红细胞）、杆状、立方形（上皮细胞）、梭形（骨骼肌）、星形（胶质细胞）、多角形（神经胶质细胞），甚至呈现不规则形状。

不同种类细胞大小差别很大，原核细胞的直径多为 $1 \sim 10$ μm，动物细胞的多为 $10 \sim 30$ μm，植物细胞的多为 $10 \sim 100$ μm。鸵鸟卵细胞是最大的动物细胞，直径为 12 cm；支原体是最小的细胞，直径可至 0.1 μm。生物的大小与细胞的大小无相关性，而与细胞的数目相关。

（2）真核细胞的基本结构。真核细胞进化程度高，其结构比原核细胞更为复杂，最明显的特征是具有一个由核膜包围形成的细胞核和由膜包裹的细胞器。

在光学显微镜下，真核细胞可分为细胞膜（cell membrane）、细胞质（cytoplasm）和细胞核（nucleus）三个部分。只有经过特殊的染色，细胞中的细胞器，如线粒体、高尔基复合体和中心粒等，才能在光镜下依稀可见。

在电子显微镜下，真核细胞中的结构可分为膜相结构（membranous structure）和非膜相结构（nonmembranous structure）。细胞膜、内质网、高尔基复合体、溶酶体、过氧化物酶体、线粒体、核膜等属于膜相结构；核仁、染色质、核糖体、中心体、微管、微丝和中间纤维等属于非膜相结构。真核细胞内部结构虽然复杂，但根据各种结构的化学组成可划分为三大基本结构系统：①以脂质及蛋白质成分为基础的生物膜结构系统，包括细胞膜、内质网、高尔基复合体、线粒体、溶酶体、过氧化物酶体及核膜等；②以核酸与蛋白质为主要成分的遗传信息载体与表达系统，储存遗传信息的 DNA 与蛋白质结合形成染色质存在于细胞核中，遗传信息的流向是由 DNA → RNA（mRNA）→ 蛋白质，核糖体（ribosome）是合成蛋白质的分子机器；③由特异蛋白质分子构成的细胞骨架系统，是由一系列纤维状蛋白质组成的网状结构系统，包括细胞质骨架与核骨架。细胞质中除了细胞器和细胞骨架等有形结构外，其余的为细胞质溶胶（cytosol），是均质而半透明的液体，可协助完成物质运输、能量传递、信息传递等细胞活动（图 1-2-1）。

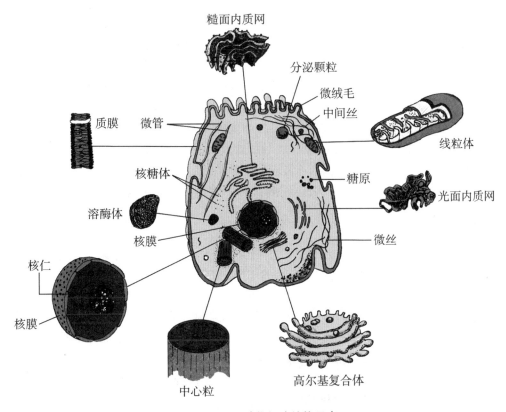

图 1 - 2 - 1　动物细胞结构示意

原核细胞和真核细胞具有若干个共同特点：具有脂双层和蛋白质构成的细胞膜将细胞内环境与外环境隔开、以 DNA 作为储存遗传信息物质、利用核糖体合成蛋白质、以一分为二的方式进行分裂、都能独立进行生命活动。但真核细胞在结构上和遗传机制上更加复杂精细。

二、细胞的起源与进化

生命，只是原始地球发展到一定时期的产物，而细胞是进化的产物。目前，地球上所有的细胞均起源于约 35 亿年前出现的原始细胞（primordial cell），细胞的进化过程包括从分子到原始细胞、从原核细胞到真核细胞及从单细胞生物到多细胞生物三个发展阶段。

（一）原始细胞的形成

1. 地球上原始生命的诞生

原始生命是由原始地球上的非生命物质经过长期的自然演化过程逐步形成的，这一过程称为化学进化，大致可以分为四个阶段：

（1）从无机小分子形成有机小分子物质。原始大气物质如二氧化碳、甲烷、氨、水蒸气等，在雷电、紫外线和火山爆发等因素的作用下，可能聚集成简单的有机小分子，如氨基酸、核苷酸、糖和脂肪酸。

（2）从有机小分子物质形成生物大分子物质。在原始地球上形成的有机小分子被雨水冲刷到原始海洋，经过长期积累和相互作用，核苷酸和氨基酸分别通过聚合作用或缩合作用，并经过数亿年的进化，逐步形成了具有生命意义的核酸和蛋白质。

（3）从生物大分子物质组成多分子体系。在地球早期的原始海洋中，由有机小分子聚合而来的生物大分子物质之间相互作用，形成由许多蛋白质分子或含有蛋白质核酸、蛋白质糖的大分子，包含脂质分子在内团聚于水溶液中，形成所谓的"团聚体"或"微球体"，漂浮在原始海洋中，外包原始的界膜，构成独立的多分子体系。

（4）从多分子体系演变为原始生命。经过数万年的进化，核酸－蛋白质微滴能够从无生命的海洋中摄取化学分子和能量，体积逐渐增大到足以分裂出与"亲代"微滴相似的"子代"微滴，并能继续增长和分裂，逐渐具有原始新陈代谢和遗传特征（自复制），原始生命就由此产生了。

2. 原始细胞的形成

原始生命形成后经过长期的进化，产生细胞形成的基本条件。专家们普遍认为产生的是能够自我复制及指导蛋白质合成功能的 RNA 多聚体，这也是细胞形成的关键。膜（membrane）的形成是原始细胞形成的重要标志。有人设想，在生命出现前的"原汤"里，磷脂分子自发装配成包围 RNA 和蛋白质的膜结构，从而保持多核苷酸的自我复制，以及避免优质蛋白丢失，这种初级的形态实体经过自然选择便形成了原始细胞。

（二）原核细胞向真核细胞的演化

细胞的进化过程经历了原始细胞、原核细胞和真核细胞三个阶段。约在 35 亿年前，由原始细胞的分裂与进化形成原核细胞；然后经过了漫长的岁月，约在 15 亿年前，原核细胞又进化形成真核细胞，但原核细胞没有消失。目前有两种假说解释原核细胞是如何进化成真核细胞的。

1. 分化起源说

原核生物在长期的自然演化过程中，通过内部结构的分化和自然选择，逐步形成内膜系统、胞核系统和能量转换系统等，使其成为结构日趋精细、功能更加完善的真核细胞。

2. 内共生起源说

真核细胞是由原始厌氧菌的后代吞入了好氧细菌逐步演化而来，从而使真核细胞在氧含量不断增高的地球上生存下来。

（三）单细胞生物向多细胞生物的进化

随着生物的进化，细胞的集合体出现了，然后再演变成含有不同特化细胞的多细胞生物，最早的多细胞生物化石距今已有近 7 亿年。细胞在向多细胞生物进化的过程中，一个重要的特点是出现细胞的分化，特化了的细胞之间相互协调合作，构成一个统一的整体。在高等脊椎动物中，清楚可辨的特化细胞有 200 多种。

三、细胞的分子基础

组成细胞的物质称为原生质（protoplasm），不同细胞的原生质在化学成分上虽然有差别，但组成的化学元素基本相同。原生质的化学元素有 50 多种，其中最主要的是碳（C）、氢（H）、氧（O）、氮（N）四种化学元素，占细胞总量的 90% 以上，还有硫（S）、磷（P）、钠（Na）、钾（K）、钙（Ca）、氯（Cl）、镁（Mg）和铁（Fe）等元素，以上的 12 种化学元素占细胞总量的 99.9% 以上，被称为常量元素或宏量元素。此外，还有铜（Cu）、锌（Zn）、锰（Mn）、钼（Mo）、钴（Co）、铬（Cr）、硅（Si）、氟（F）、溴（Br）、碘（I）、锂（Li）和钡（Ba）等化学元素，这些元素在细胞中含量极微，被称为微量元素。组成原生质的各种化学元素并非独立存在，而是相互结合，以无机化合物和有机化合物的形式存在。

生物体是由细胞构成的，而细胞又是由无生命的化学物质构成的。粗略估计，在一个典型细胞中有 1 000 多种不同的分子，其中，除了水和无机盐，主要是单糖、脂肪酸、氨基酸和核苷酸等有机小分子及多糖、脂质、蛋白质和核酸等生物大分子。

（一）生物小分子

1. 水和无机盐

无机化合物包括水和无机盐。水是细胞中含量最多的成分，是良好的溶剂，为各种代谢反应提供环境。水在细胞中除了以游离形式存在，还通过氢键或其他键同蛋白质分子结合，成为结合水。无机盐在细胞中均以离子状态存在。阳离子有 Na^+、K^+、Ca^{2+} 等，阴离子有 Cl^-、PO_4^{3-}、HCO_3^- 等。这些无机离子，可以游离于水中，维持细胞内外液的渗透压和 pH；也可以直接与蛋白质或脂类结合，组成具有一定功能的结合蛋白或类脂。

2. 有机小分子

细胞中的有机小分子的分子量为 100 ～ 1 000 Da，它们约占细胞内有机物总量的 10%，有四种主要的有机小分子：单糖、脂肪酸、氨基酸和核苷酸。单糖主要由碳、氢、氧三种元素组成，化学组成为（CH_2O）$_n$，是细胞多糖的亚基和能源的主要来源化合物。脂肪酸分子由两个不同的部分组成，一端是具有疏水性的长烃链，另一端是具有亲水性的羧基（－COOH），其衍生物如磷脂是构成细胞膜的组分。氨基酸都有一个羧基和一个氨基，两者均与同一个 α 碳原子连接，它们是蛋白质的亚单位。核苷酸分子由一个含氮环的化合物与一个五碳糖相连而成，该戊糖是含有多个磷酸基团的核糖或脱氧核糖，核苷酸是核酸的亚单位。

（二）生物大分子

细胞中大部分物质是由生物大分子组成的，生物大分子占大多数细胞干重的 80% ～ 90%，包括核酸、蛋白质和多糖。生物大分子是由相应的有机小分子作为单体构建起来的，不仅体现在分子大小的变化，而且拥有更重要的生物学特性，分子结构更加复杂。它们在细胞内各自执行独特的生理功能，从而促进生物体形态与行为的多样化。构成细胞的生物大分子通过有机结合，有规律地分级组装细胞的各级结构，进而组装成完整的细胞。以下着重介绍核酸和蛋白质两种最重要的生物大分子。

1. 核酸

核酸（nucleic acid）是由核苷酸组成的大分子物质，是生物遗传的物质基础，核酸与生物的生长、发育、繁殖、遗传和变异的关系极为密切。任何物种的特征都是以遗传信息的方式储存在核酸分子内的，因核酸能在分子水平自我复制，故又称其为信息分子。细胞内的核酸分为核糖核酸（ribonucleic acid，简称 RNA）和脱氧核糖核酸（deoxyribonucleic acid，简称 DNA）两大类。

DNA 的基本单位是脱氧核糖核苷酸，主要有四种：dAMP、dGMP、dCMP 和 dTMP。

核苷酸（nucleotide）由碱基、戊糖和磷酸三部分组成，戊糖有两种：D-核糖和D-2-脱氧核糖。RNA的基本单位是核糖核苷酸，主要有四种：AMP、GMP、CMP和UMP。核苷三磷酸是合成核酸的原料。一个核苷三磷酸5′位碳原子上的磷酸中的氢与另一个核苷三磷酸戊糖的3′位碳原子上的羟基脱水形成3′，5′-磷酸二酯键，并释放出1分子焦磷酸。大量的单核苷酸以这种方式聚合成多聚核苷酸，即为核酸。核酸具有方向性，链的一个末端核苷酸的戊糖5′位上有磷酸，称为5′末端；在链的另一末端核苷酸的戊糖3′位上是羟基，称为3′末端，通常以5′→3′方向为正向。

（1）DNA。1953年，J. Watson和R. Crick提出了著名的DNA分子双螺旋结构模型。该模型认为：DNA分子是由两条相互平行而方向相反的脱氧核糖核苷酸链构成，其中一条链的方向是3′→5′，另一条的方向则是5′→3′。DNA双链围绕同一中心轴以右手螺旋方式盘绕形成双螺旋；脱氧核糖和磷酸位于螺旋的外侧，形成DNA的骨架；碱基位于双螺旋的内侧，碱基之间互补配对：A＝T、C≡G，双链的盘绕是依靠碱基对之间形成的氢键维系的。

DNA的双螺旋结构易受环境因素特别是湿度所影响。低湿度时呈A型，高湿度时呈B型，分别被称为A-DNA和B-DNA，其中B-DNA即J. Watson和R. Crick描述的DNA双螺旋结构。此外，还有人发现呈左手螺旋的DNA，称为Z-DNA。

DNA的主要功能是储存、复制和传递遗传信息。①遗传信息的储存：生物体的遗传信息储存于DNA分子的线性核苷酸序列中，核苷酸的数量和排列方式，决定了DNA分子的复杂性和多样性。②遗传信息的复制：DNA分子中所携带的遗传信息通过复制传递给子代细胞，复制是以亲代DNA为模板合成子代DNA的过程，新形成的子代DNA分子在碱基序列上与亲代DNA分子完全相同。③遗传信息的传递：DNA分子所携带的遗传信息通过转录传递给RNA，再通过翻译合成蛋白质，决定细胞的生物学行为。

（2）RNA。RNA是一种单链结构的多核苷酸，一般为线形，但有的核糖核酸分子中，也可以出现局部区域回折配对而形成的空间构型。RNA与DNA有两点不同：一是RNA的"糖-磷酸"主链成分是核糖，而不是脱氧核糖；二是DNA的胸腺嘧啶（T）被RNA的尿嘧啶（U）所替代。细胞内的RNA主要有三类：信使核糖核酸（messenger RNA，简称mRNA）、转运核糖核酸（transfer ribonucleic acid，简称tRNA）和核糖体核糖核酸（ribosome ribonucleic acid，简称rRNA）。

A. 信使RNA只占细胞内总RNA的1%～5%，但种类很多且极不均一。真核细胞mRNA的前体在细胞核内合成，经加工成为成熟mRNA后迁移到胞质中作为合成蛋白质的模板。mRNA分子中每三个相邻的碱基组成一个密码子（codon），决定蛋白质中氨基酸的排列顺序。真核细胞mRNA的5′端有7-甲基三磷酸鸟苷（m^7Gppp）的帽子结构，在其3′端有30～300个腺苷酸组成的多聚腺苷酸（polyA）的尾巴结构，这是真核细胞的mRNA所特有的结构。

B. 核糖体RNA。它是细胞内分子质量较大、含量最多的RNA，占RNA总量的80%～90%。真核生物的rRNA有四种，即5 S、5.8 S、18 S和28 S rRNA，其主要功能是参与核糖体形成，为蛋白质合成提供场所。真核生物的核糖体为80 S，40 S的小亚基含18 S rRNA，60 S的大亚基则含有28 S、5.8 S和5 S三种rRNA。rRNA约占核糖体总量的

60%，其余的 40% 为蛋白质。

C. 转运 RNA：含量占细胞总 RNA 的 5%～10%，分子质量较小，由 70～90 个核苷酸组成，在 tRNA 分子中含有 10%～20% 稀有碱基。tRNA 为单链结构，但有部分折叠成假双链结构，使其整个分子结构呈三叶草形。靠近柄部的 3′ 端有 CCA 三个碱基，是与特定密码子相匹配的氨基酸在 tRNA 上的结合部位。与柄部相对的另一端是反密码环，上有三个碱基组成反密码子（anticodon），与 mRNA 上密码子互补结合，因此每种 tRNA 只能转运一种特定的氨基酸，参与蛋白质合成。

D. 小核 RNA（small nuclear RNA，简称 snRNA）：存在于真核细胞的细胞核中，含 70～300 个核苷酸。snRNA 在细胞内的含量虽不及总 RNA 的 1%，但其复制数量多得惊人，可达 100 万～200 万个。snRNA 至少有 20 多种，其中 10 多种分子中富含尿苷酸（U），故这些 snRNA 也称为 U-snRNA。U-snRNA 的主要功能是参与基因转录产物的加工，U-snRNA 与一些特异蛋白结合成剪接体 U-snRNP。

E. 微小 RNA（microRNA，简称 miRNA）：是一类长 21～25 个核苷酸（nt）的非编码 RNA，其前体为 70～90 nt，具有发夹结构（即茎环结构）。miRNA 的主要功能是抑制靶基因的蛋白质合成或促使靶基因的 mRNA 降解，从而参与细胞分化与发育的基因表达调控。

F. 核酶（ribozyme）：是具有特殊催化作用的小 RNA 分子。核酶的底物是 RNA 分子。核酶通过与序列特异性的靶 RNA 分子配对而发挥作用。

2. 蛋白质

蛋白质（protein）是构成细胞的主要成分，占细胞干重 50% 以上。蛋白质是细胞内行使各种生物功能的生物大分子，估计在一个典型哺乳动物细胞中有 10 000 种，不同的蛋白质执行着不同的功能。

（1）蛋白质的组成。蛋白质是高分子化合物，是由几十至几百个以上氨基酸组成的多聚体，分子量大多在 10 000 Da 以上。一个氨基酸分子上的羧基与另一个氨基酸分子上的氨基经脱水缩合形成肽键，氨基酸通过肽键而连接成的化合物称为肽（peptide）。蛋白质分子是由许多氨基酸分子通过肽键，依次缩合而形成的多肽链，每条多肽链具有两个特定的末端，其中一端为氨基末端，常称为 N 端，另一端为羧基末端，常称为 C 端。

（2）蛋白质的结构。蛋白质分子结构以氨基酸残基连接而成的线形顺序为基础，通常把蛋白质结构分为四级，即蛋白质的一级结构、蛋白质的二级结构、蛋白质的三级结构和蛋白质的四级结构。

蛋白质的一级结构是指蛋白质分子中氨基酸的排列顺序，一级结构中氨基酸排列顺序的差异使蛋白质折叠成不同的高级结构。蛋白质的二、三、四级结构属于蛋白质的三维结构，蛋白质的三维结构是在一级结构基础上进一步折叠盘曲形成的。二级结构是肽链主链内的氨基酸残基之间有规则地形成氢键相互作用的结果，有两种主要的折叠形式：α－螺旋和 β－片层。蛋白质的三级结构是由不同侧链间相互作用形成的，相互作用的方式有氢键、离子键和疏水键等，具有三级结构的蛋白即表现出生物学活性。一、二、三级结构都表现单条多肽链空间结构的变化。只有一条多肽链的蛋白质须在三级结构水平上才表现出生物活性，但由两条或多条肽链构成的蛋白质，必须形成四级结构，才能表现出生物学活性。在蛋白质的四级结构中，每个独立的三级结构的多肽链亚单位之间通过氢键等非共价键的相互作用，形成更为复杂的空间结构。蛋白质四级结构的形成，可保证蛋白质分子中活性基团（活性中心）生物学效应的发挥。若将其四级结构破坏，则分离的亚基将失去它本来的生物学活性。

蛋白质的三维结构对蛋白质功能是至关重要的。在三维结构形成过程中，有一类可溶性分子伴侣参与，其功能是辅助蛋白质的折叠，本身并不参加到最后折叠成的蛋白质中，只起陪伴作用。

（3）蛋白质的功能。蛋白质是生物功能的载体，各种生物所表现出的生命现象往往都是通过蛋白质实现的。蛋白质在细胞中的功能可归纳为以下四个方面：①作为细胞的结构成分，如胶原蛋白是结缔组织和皮肤的主要蛋白；膜蛋白是组成细胞膜相结构的重要成分；②运输和传导，如蛋白类激素、膜受体参与化学信号的传递，血红蛋白在血液中结合并转运氧；③收缩运动，如形成肌肉收缩系统的肌动蛋白、肌球蛋白相互滑动导致肌肉舒缩；④免疫保护，如免疫球蛋白是防御病原入侵的抗体，从而保护细胞和机体免受损伤。

此外，作为生物催化剂的酶（enzyme），绝大多数都是蛋白质，能够在生物体内温和的条件下高效地起催化作用，从而调节细胞内的各种代谢活动，使细胞表现出各种复杂的生物现象。

（蔡巧青）

参考文献

[1] 胡以平. 医学细胞生物学 [M].4 版. 北京：高等教育出版社，2019：2 - 31.
[2] 陈誉华. 医学细胞生物学 [M].6 版. 北京：人民卫生出版社，2018：2 - 30.
[3] 翟中和. 细胞生物学 [M].4 版. 北京：高等教育出版社，2011：1 - 23.
[4] 傅松滨. 医学生物学 [M].9 版. 北京：人民卫生出版社，2018：1 - 19.
[5] 吴相钰，陈增阅. 普通生物学 [M].4 版. 北京：高等教育出版社，2014：1 - 27.

第二章　细胞的基本结构

 第一节　细胞膜及其表面

一、细胞膜的分子结构和特性

细胞膜又被称为细胞质膜（plasma membrane），是包绕在细胞最外层的一层界膜，使细胞与外界环境有所分隔而又保持着联系。首先，它是一个具有高度选择性的滤过装置和主动的运输装置，保持细胞内外的物质浓度差异，控制营养成分进入细胞，调节废物、分泌物排出细胞；其次，它是细胞对外界信号的感受装置，介导细胞外因子对细胞引发的各种反应；它还是细胞与相邻细胞、细胞与细胞外基质的连接中介。

（一）细胞膜的化学组成

对从多种细胞分离获得的纯净质膜或各种内膜进行化学分析，结果表明，各种生物膜主要由脂类、蛋白质和糖类这三种物质组成的。三种成分的比例在不同的生物膜上有很大差别。例如，在主要起绝缘作用的神经髓鞘膜上，脂类约占75%，而在参与能量转换的线粒体内膜上，75%为蛋白质。对大多数细胞来说，脂类约占50%，蛋白质占40%～50%，糖类占1%～10%。此外，细胞膜上还有水、无机盐等成分。

1. 膜脂

生物膜上的脂类称为膜脂（membrane lipid），约占膜成分的50%。一个动物细胞的质膜上约有10^9个脂质分子，即每平方微米的质膜上有5×10^6个脂质分子。膜脂有磷脂、胆固醇和糖脂三种，它们都是双亲性分子（amphipathic molecule）或兼性分子，有亲水的头部（极性端）和疏水的尾部（非极性端），既有亲水性又有疏水性。膜脂分子排列成连续的双层，构成了生物膜的基本骨架。它使生物膜具有大多数水溶性物质不能自由通过的屏障作用，又为各种执行特殊功能的膜蛋白提供了适宜的环境。

磷脂含有磷酸基团，约占膜脂的50%以上，分为甘油磷脂和鞘磷脂两类。甘油磷脂是3－磷酸甘油的衍生物，分成磷脂酰胆碱、磷脂酰乙醇胺、磷脂酰丝氨酸和磷脂酰肌醇等。鞘磷脂主要存在于神经轴突鞘，除了以鞘氨醇替代甘油，其余骨架部分与甘油磷脂相同。磷脂分子的头部是由磷酸和其他基因组成的各种磷脂酰基团，是亲水的；尾部是两条（鞘磷脂仅一条）长短不一的烃链，是疏水的，其中一条烃链不含双键（不饱和的），另一条烃链中则可含一个或数个双键（不饱和的），双键的存在造成这条不饱和链有一定角度的扭曲。烃链长度和饱和度的不同，可影响膜的流动性；各种磷脂头部基团的大小、形状及所带电荷的不同，与磷脂－蛋白质的相互作用有关。

胆固醇是细胞膜中另一类重要的脂类，其极性头部是连结于甾环上的极性羟基，甾环的另一端连接一条短的疏水性尾部烃链。真核细胞膜中胆固醇含量较高，分子的数目与磷脂之比可达1∶1。胆固醇分子散布于磷脂分子之间，其极性的羟基紧靠磷脂分子的极性头部，将甾环固定在近磷脂头部的烃链上，使之不易活动。胆固醇分子对调节膜的流动性和稳定性具有重要作用。

糖脂也是亲水脂分子，是含有一个或数个糖基的脂类，普遍存在于原核细胞和真核细胞的细胞膜上，约占细胞膜外层脂质分子数的5%。不同种属以及同一种属的不同组织的膜上，糖脂的种类常有极大的不同。糖脑苷脂是最简单的糖脂，由一个半乳糖或葡萄糖残基作为其极性头部；而神经节苷脂是比较复杂的，其头部含有7个单糖残基。在所有细胞中，糖脂均位于膜的非胞质面单层，其糖基暴露于细胞表面。据此推测，糖脂的功能与细胞同外环境的相互作用有关，可能作为某些分子的受体，与细胞识别及信号转导相关。

由于脂质分子都是双亲性分子，所以它们在水溶液中能自发地互相聚拢，亲水头部暴露于水，而疏水尾部则藏于内部。这种特殊排列可形成两种构造：一种是将尾部藏在里面的球状分子团（micelle）；另一种就是脂质双分子层（bilayer），两层分子的疏水尾部被亲水头部夹在中间。为了避免夹在中间疏水尾部与水接触，其游离端往往易于自我封闭，形成充满液体的小泡状的脂质体（liposome）。脂质分子能自发形成双层，具有自我组装、自我封闭的特性，是其构成生物膜主要组分的重要结构基础。

2. 膜蛋白

生物膜所含的蛋白质被称为膜蛋白（membrane protein），约占细胞蛋白质总量的25%。与膜脂不同，膜蛋白种类繁多、功能各异，膜的大部分功能是由膜蛋白完成的，如与物质运输有关的运输蛋白、接收并转导细胞外化学信号的受体、与细胞间识别有关的抗原、具有催化生化反应的酶和连接相邻细胞或细胞外基质的连接蛋白等。膜蛋白的含量在不同的生物膜有很大变化，与其功能复杂程度有关。根据膜蛋白与脂双层结合的方式不同，可将其分为膜内在蛋白（intrinsic protein）、膜外在蛋白（extrinsic protein）和脂锚定蛋白（lipid anchored protein）三种基本类型（图2－1－1）。

膜内在蛋白又称为跨膜蛋白或镶嵌蛋白，占膜蛋白总量的70%～80%，主体部分多以α螺旋构象穿过脂双层，可分为单次跨膜、多次跨膜或多亚基跨膜3种类型。跨膜蛋白与膜结合紧密，需用去垢剂处理才能分离。

膜外在蛋白占膜蛋白总量的20%～30%，位于脂双层的内、外表面，通过非共价键间接与膜结合，又称外周蛋白（peripheral protein），外周蛋白与膜结合较弱，较易从膜上分离。

脂锚定蛋白又被称为脂连接蛋白（lipid-linked protein），通过共价键与脂双层内的某些脂质分子结合，位于膜的两侧。分离脂锚定蛋白需要用去垢剂和有机溶剂。

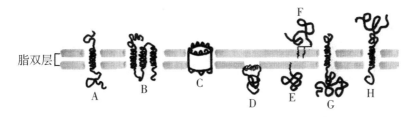

A、B、C、D：跨膜蛋白；E、F：脂锚定蛋白；G、H：膜外在蛋白。

图2-1-1 膜蛋白与脂双层结合的几种方式

3. 膜糖

生物膜中的糖类被称为膜糖。所有真核细胞表面都覆盖着糖类分子，占膜重量的 1%～10%。自然界存在的单糖及其衍生物有 200 多种，但真核细胞膜上只有其中的 9 种，在动物细胞膜上的糖类主要是半乳糖、甘露糖、岩藻糖、半乳糖胺、葡萄糖、葡萄糖胺和唾液酸七种。它们以各种形式连接于膜蛋白和膜脂分子上，分别称为糖脂和糖蛋白，全部分布在膜的非胞质面，即在质膜上位于细胞外侧，在各种细胞器的膜上位于腔面。这种结合了糖的脂类和蛋白质，在真核细胞表面宽约 20 nm 的富含糖类的外围区域，形成细胞外被（cell coat）或称糖萼（glycocalyx）。细胞外被可能主要起保护作用，即保护细胞免受机械和化学的损伤，保持细胞与外界物质和其他细胞存在一定距离，阻止不必要的蛋白 - 蛋白相互作用。膜糖的功能还可能涉及细胞与其他细胞或细胞外物质之间特异的相互作用，包括识别、物质交换、接触抑制等。

（二）细胞膜的分子结构

组成生物膜的主要成分是膜脂和膜蛋白，还有少量糖类，构成膜的这三种成分按一定的规律排列、组织和相互作用，组成具有各种复杂功能的生物膜。专家们对于膜的结构研究曾先后发现几十种不同的分子结构，20 世纪 50 年代，随着电子显微镜技术的发展以及多种生物物理、生物化学新技术的应用，对生物膜结构有了逐步深入的认识。

1. 片层结构模型（lamella structure model）

1935 年，J. Danielli 和 H. Davson 提出第一个模型，认为细胞膜中央是由疏水脂肪酸链彼此相对的两层脂质分子组成，内外两侧面由蛋白质以静电作用分别与两层脂质分子的亲水头部相吸附，形成了蛋白质 - 磷脂 - 蛋白质的三层夹板样结构。

2. 单位膜模型（unit membrane model）

20 世纪 50 年代末，J. D. Robertson 利用电子显微镜观察了各种细胞膜和细胞内膜，发现生物膜都呈"两暗一明"的三层式结构，内外两侧为电子密度高的暗线，中间为电子密度低的明线，称之为单位膜（unit membrane），由此提出单位膜模型。他认为明线部分是膜中间的双层脂质分子，厚度约为 3.5 nm；而暗线部分则为膜两侧的单层蛋白质分子，通过静电作用与磷脂极性端相结合，每层厚度各为 2 nm。单位膜模型指出各种生物膜在形态结构上的共性，把膜的分子结构同膜的电镜图像联系起来。

3. 流动镶嵌模型（fluid mosaic model）

目前，广为接受的是 1972 年 Singer 和 Nicolson 提出的"流动镶嵌模型"，这是现今我们对膜结构认识的主要依据。这一模型认为膜中流动的脂双分子层构成膜的连续主体，既具有晶体分子排列的有序性，又具有液体的流动性；膜中蛋白质分子以不同形式与脂双分子层结合，有的全部或部分嵌入脂双层分子中，有的则附在脂双层的内外表面。流动镶嵌模型以动态的观点分析膜中各种化学组分的相互关系，能够比较合理地解释膜中所发生的生理现象。

4. 脂筏模型（lipid rafts model）

近年来，研究人员提出的脂筏模型是对流动镶嵌模型的发展补充。他们认为脂质双分子层不是一个完全均匀的二维流体，膜脂双层内含有由特殊脂质和蛋白质组成的微区（microdomain），微区中富含胆固醇和鞘磷脂，这些区域较厚，且更有秩序，被称为脂筏（图2-1-2）。脂筏提供一个有利于蛋白质形成有效构象的平台，与膜的信号转导、蛋白质分选等特定生物学功能密切相关。

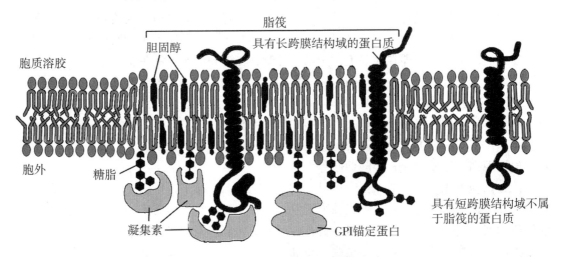

图2-1-2　脂筏结构示意

（三）细胞膜的生物学特性

细胞膜具有两个明显的生物学特性，即膜的不对称性和膜的流动性。

1. 膜的不对称性

膜的不对称性（membrane asymmetry）是指细胞膜中各种成分的分布是不均匀的，包括种类和数量上都有很大差异，进而导致膜功能的不对称性和方向性，这与细胞膜的功能有密切关系。

（1）膜脂的不对称性。膜脂的不对称性是指同一种膜脂分子在膜的脂双层中呈不均匀分布。磷脂和胆固醇分布为相对不对称，仅为数量上的差异；糖脂的分布为绝对不对称，糖脂仅分布于脂双层的非胞质面；不同膜性细胞器中脂类组成成分不同。

（2）膜蛋白的不对称性。膜蛋白分布是绝对不对称，各种膜蛋白在质膜中都有一定的位置。膜蛋白的不对称性是指每种膜蛋白分子在质膜上都具有明确的方向性。膜蛋白在脂双层内、外两层中分布的数量不同；穿膜蛋白穿越脂双层有一定的方向性，在两个亲水端之间的长度、氨基酸的种类和排列顺序不同。

（3）膜糖的不对称性。糖脂、糖蛋白的寡糖侧链只分布于质膜外表面；内膜系统中，寡糖侧链分布于膜腔的内侧面。

2. 膜的流动性

生物膜是动态结构，其流动性主要是指膜脂的流动性和膜蛋白的运动性。细胞膜的各种重要功能活动都与其流动性密切相关。

（1）膜脂的流动性。生理条件下，膜脂分子既有固体分子排列的有序性，又具有液体的流动性，是居于晶态和液态之间的液晶态；温度的改变使膜可以在液晶态和晶态之间转换，这种膜脂状态的改变称为相变。发生相变的临界温度称为膜的相变温度；液晶态的膜处于流动状态，与运动状态的膜蛋白协同完成膜的各项功能活动。膜脂分子具有以下几种运动方式：侧向扩散、翻转运动、旋转运动、弯曲运动、伸缩和振荡运动。

（2）影响膜脂流动性的因素。脂双层的流动性主要依赖于其组分和脂分子本身的结构特性，影响其流动性的主要因素有四个。①脂双层中不饱和脂肪酸越多，膜脂流动性越大。②脂肪酸链越短，膜脂流动性越大。③胆固醇的双重调节作用：相变温度以上，限制膜的流动性，稳定质膜；相变温度以下，防止脂肪酸链相互凝聚，干扰晶态形成。④卵磷酸与鞘磷脂的比值：比值越大，膜脂流动性越大。⑤脂双层中嵌入的蛋白质越多，膜脂流动性越小。

除以上因素外，膜脂的极性基团、环境温度、pH、离子强度及金属离子等均可对膜脂的流动性产生一定的影响。

（3）膜蛋白的运动性。膜蛋白的主要运动方式是侧向扩散和旋转运动，与膜脂分子相似，但移动速度较慢。①侧向扩散：膜蛋白在膜脂中可以自由漂浮和在膜表面扩散；②旋转运动：膜蛋白能围绕与膜平面相垂直的轴进行旋转运动。

膜的流动性具有十分重要的生理意义，是保证其正常功能的必要条件。例如跨膜物质运输、细胞信息传递、细胞识别、细胞免疫、细胞分化以及激素的作用等都与膜的流动性密切相关。当膜的流动性低于一定的阈值时，许多酶的活动和跨膜运输将停止；反之，如果流动性过高，又会造成膜的溶解。

二、细胞表面特化结构

细胞表面（cell surface）是指细胞膜和细胞膜外周一层含糖物质的细胞外被（cell coat）。细胞外被又称为糖萼或糖被，本质上是细胞膜的糖蛋白和糖脂伸出的寡糖链。近年来认为，细胞表面除对细胞有支持和保护作用外，还与细胞行为、生理活动、相互识别、黏着、物质运输、信号转导、细胞运动、生长、分化、衰老以及病理过程关系密切，因而日益受到重视。细胞膜胞质面下方有一层厚为 $0.1 \sim 0.2 \mu m$、较黏稠、无结构的液性物质，称为胞质溶胶。它们与膜蛋白直接或间接相连，在结构和功能上可视为一个整体，对维持细胞形态、极性及运动等具有重要作用。

部分细胞表面还分化出某些特殊形态及特定功能的特化结构，如胃、肠上皮细胞的微绒毛（microvillus），气管和输卵管上皮细胞的纤毛（cilia），巨噬细胞等表面的褶皱或片足，以及精子的鞭毛（flagellum），等等。这些特化结构在细胞执行特定功能方面具有重要作用，由于其结构细微，多数只能在电镜下观察到。

三、细胞连接

细胞连接（cell junction）是多细胞生物中细胞与细胞之间、细胞与细胞外基质之间的一些特化的连接装置，它们对机体的构建和功能都非常重要。细胞连接形成的基础是细胞膜的特化，当相邻细胞的细胞膜都有同样特化时，便形成了细胞连接。细胞连接的物理学意义是明显加强细胞间的机械性联系，是细胞间同步协调工作的物质基础。根据其结构和功能特点，细胞连接可分为三大类：紧密连接（tight junction）、锚定连接（anchoring junction）和通信连接（communicating junction）。

（一）紧密连接

在人体和脊椎动物中，紧密连接位于上皮细胞近管腔的侧面，呈带状在侧壁上环绕细胞一圈，封闭了细胞间隙，阻止管腔上皮层内外物质的自由进出，是上皮细胞选择性通透作用的物质基础。

在透射电镜下观察上皮组织的超薄切片，可见紧密连接是相邻上皮细胞间近管腔部位质膜外层的一系列点状接触，接触部位细胞外间隙消失。在冷冻蚀刻标本中可见紧密连接是一种带状网络，质膜的胞质侧断裂面（PF）上的网络呈凸起的嵴状，而胞外侧断裂面（EF）上的网络则是凹入的沟，它们与凸起的嵴对应互补。嵴和沟相嵌之处正是相邻质膜外层接触融合之处。相邻质膜上各有许多跨膜蛋白颗粒，每一跨膜蛋白与相邻质膜的跨膜蛋白在对应位置上互相连接，封闭了该处的细胞间隙。目前，已分离出数十种参与紧密连接的跨膜蛋白，如封闭蛋白（claudin）、密封蛋白（occludin）、ZO蛋白等，它们对紧密连接的形成和功能有重要作用。

紧密连接对于上皮选择性通透的屏障功能非常重要，紧密连接封闭了相邻细胞的间隙，阻止物质在细胞间任意穿行，从而维持上皮层两侧的物质成分差异。例如，小肠上皮对肠腔内大部分物质起了阻隔作用，只允许其中的一部分物质如葡萄糖、氨基酸进入，并将它们输送到上皮下结缔组织中的毛细血管中。这一吸收作用是通过小肠上皮质膜上的两组转运蛋白完成的。紧密连接还有一个重要功能是，将细胞游离面、基底部及侧面的膜蛋白相隔离，将它们定位在质膜的一定区域，防止膜蛋白的自由扩散，在各自的位置行使各自的特定功能。

（二）锚定连接

锚定连接是一类由细胞骨架纤维参与，存在于相互接触的细胞之间，或细胞与细胞外基质之间的连接。其主要作用是形成能够抵抗机械张力的牢固黏合。锚定连接广泛分布于动物各组织中，如心肌、上皮、子宫颈等，在需要承受机械力的组织中尤为丰富。其重要功能是参与组织器官形态和功能的维持、细胞的迁移运动及发育分化。

根据参与连接的细胞骨架纤维类型和锚定部位的不同，锚定连接可分为两大类：一类为与肌动蛋白丝相连的锚定连接，称为黏着连接（adhering junction）。黏着连接又可分为两类：细胞与细胞之间的黏着连接称为黏着带（adhesion belt），细胞与细胞外基质间的黏着连接称为黏着斑（focal adhesion）。另一类与中间纤维相连的锚定连接，称为桥粒连接（desmosome junction）。桥粒连接也分为两类：细胞与细胞之间的连接称为桥粒（desmosome），细胞与细胞外基质间的连接称为半桥粒（hemidesmosome）。

锚定连接由两大类蛋白构成：一类是细胞内锚定蛋白（intracellular anchor protein），也称胞内附着蛋白，其一端将特定的细胞骨架成分同连接复合体连接，另一端与穿膜黏着蛋白相连；第二类蛋白统称为穿膜黏着蛋白（transmembrane adhesion protein），也称跨膜连接蛋白，是一类细胞黏附分子，其胞内部分与细胞内锚定蛋白相连，胞外部分与相邻细胞特异的穿膜黏着蛋白或细胞外基质蛋白相连（图 2 - 1 - 3）。

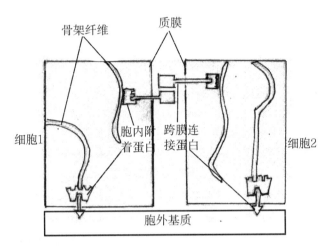

图 2 - 1 - 3　锚定连接结构示意

（三）通信连接

生物体大多数组织相邻细胞膜上存在特殊的连接通道，以实现细胞间电信号和化学信号的通信联系，从而完成群体细胞间的合作协调，这种连接形式称为通信连接（communicating junction）。在动物组织细胞间，通信主要由间隙连接（gap junction）介导。存在于神经元之间或神经元与效应细胞之间的突触（synapse）也属于通信连接。

1. 间隙连接是动物组织中普遍存在的一种细胞连接方式

透射电镜显示，间隙连接部位相邻细胞膜之间有 2～3 nm 的缝隙，因而间隙连接又称缝隙连接，其基本结构单位是连接子（connexon）。每个连接子由 6 个相同或相似的穿膜连接蛋白连接子蛋白环绕而成，中央形成 1.5～2.0 nm 的亲水性通道。相邻质膜上的两个连接子相对接而连在一起，通过中央通道使相邻细胞质连通，其功能是加强相邻细胞的连接，介导细胞间通信。

细胞通信是指一个细胞的信息通过化学递质或电信号传递给另一个细胞，协调相邻细胞间的功能活动。间隙连接的通信方式有两种，即代谢偶联和电偶联。①代谢偶联（metabolic coupling）：是指分子量小于 1 kD 的代谢物和信号分子（如无机离子、单糖、氨基酸、核苷酸、维生素、cAMP 和 IP3 等）在相邻细胞间通过间隙连接的传递，这种功能在胚胎发育早期特别重要。②电偶联（electric coupling）：也称离子偶联，其连接子是一种离子通道，带电的离子能通过间隙连接到达相邻细胞，在兴奋性组织的细胞之间均广泛存在电偶联现象。

2. 突触也是一种细胞通信连接方式

神经元之间或神经元与效应细胞（如肌细胞）之间通过突触（synapse）完成神经冲

动的传递。突触可分为电突触和化学突触。电突触（electronic synapse）是指细胞间形成间隙连接，电冲动可直接通过间隙连接从突触前向突触后传导，突触速度快而准确。化学突触（chemical synapse）的突触前和突触后细胞膜之间存在 20 nm 的间隙，神经冲动通过神经递质小泡释放神经递质作用于突触后细胞，引起新的神经冲动，有一个"电信号—化学信号—电信号"的转换过程，是一种间接而慢速的信息传递形式。

四、细胞外基质

机体的组织由细胞与细胞外基质共同组成。细胞通过细胞外基质行使多种功能，两者之间相互依存，使细胞与细胞、细胞与基底膜之间紧密联系，构成各种组织与器官，使之成为一个完整的有机整体。细胞外基质（extracellular matrix，简称 ECM）是个体发育过程中，由细胞合成并分泌到细胞外的各种生物大分子，在细胞之间或细胞表面组装成网络状的高度水合的凝胶结构，对细胞黏附、迁移、增殖及分化等产生重要影响。

按化学成分细胞外基质可分为三类：①糖胺聚糖和蛋白聚糖；②胶原和弹性蛋白；③纤连蛋白和层粘连蛋白。细胞外基质从结构表现形式上看，主要由凝胶样基质和纤维网架构成。糖胺聚糖和蛋白聚糖构成凝胶样基质。纤维网架由起结构作用的胶原和弹性蛋白，以及起黏着作用的纤连蛋白和层粘连蛋白构成。

细胞外基质不仅对组织细胞起支持、保护、营养作用，还控制细胞的迁移、增殖、分化、细胞识别、黏着、通信联络、形态建成、代谢、组织创伤再生修复等功能。细胞外基质的结构和功能异常，与许多病理过程有关，如器官组织纤维化、肿瘤恶变、浸润及组织创伤修复等，某些遗传性疾病（胶原病、心血管病、骨关节病、糖尿病等）是由于基因突变导致细胞外基质结构和功能的改变所致。因此，在医学上细胞外基质与细胞同样具有重要意义。

（一）糖胺聚糖和蛋白聚糖

糖胺聚糖（glycosaminoglycan，简称 GAG）是由重复的二糖单位聚合而成的不分支的长链状多糖，过去称为黏多糖。因二糖单位中一个常为氨基糖，另一糖基常为糖醛酸，多数糖基硫酸化。透明质酸（HA）是一种原始形式的重要的 GAG，是唯一能以自由链形式存在于体液中的 GAG。

蛋白聚糖（proteoglycan，简称 PG）是由糖胺聚糖（除透明质酸外）与核心蛋白（core protein）共价结合形成的高分子量复合物。一个核心蛋白多肽链可以共价结合 1 条至数百条 GAG 链，一种 PG 可含数种不同的 GAG。由此可见，PG 的种类是难以估量的，几乎具有结构的无限多样性。

蛋白聚糖的核心蛋白肽链在糙面内质网核糖体上合成，多糖侧链在高尔基复合体中被装配到核心蛋白上。在装配时，首先是一个专一的连接四糖：木糖－半乳糖－半乳糖－葡萄糖醛酸（Xyl－Gal－Gal－GlcUA）结合到核心蛋白的丝氨酸残基，然后在糖基转移酶的作用下，糖基依次加接上去，形成糖胺聚糖糖链。

糖胺聚糖与蛋白聚糖的功能：①使组织具有弹性和抗压性，维持组织的形态，防止机械损伤；②对物质转运有选择渗透性，糖基的高度亲水性和负电性，构成高度水化孔胶样物，具有分子筛作用，各种成分可选择性渗透；③角膜中蛋白聚糖具有透光性；④糖胺聚糖有抗凝血作用；⑤细胞表面的蛋白聚糖有传递信息作用，黏结蛋白聚糖的胞外区与信号分子结合，将细胞外信号传递到细胞内，引起细胞内生物学效应；⑥糖胺聚糖和蛋白聚糖与组织老化有关，糖胺聚糖和蛋白聚糖的种类和数量随年龄而变动，与发育过程中组织功能相适应。

（二）胶原蛋白和弹性蛋白

胶原（collagen）是细胞外基质中的主要成员，是动物体内含量最丰富的蛋白质，占人体蛋白质总量的30%以上。它遍布于体内各种器官和组织，是细胞外基质中的框架结构，可由成纤维细胞、软骨细胞、成骨细胞及某些上皮细胞合成并分泌到细胞外。

已发现的胶原至少有19种，有不同的结构基因编码，具有不同的化学结构及免疫学特性。Ⅰ、Ⅱ、Ⅲ、Ⅴ及Ⅺ型胶原为有横纹的纤维形胶原。胶原分子的亚单位是原胶原（tropocollagen），都是由3条α肽链组成的纤维状蛋白质。

胶原的功能为：①胶原在不同组织中行使不同的功能；②胶原与细胞的增殖和分化有关；③哺乳动物在发育的不同阶段表达不同类型的胶原。

弹性蛋白（elestin）是细胞外基质中非糖基化的纤维状蛋白，富含脯氨酸、甘氨酸，很少羟化，不含 Gly-X-Y 重复顺序，呈无规则的螺旋结构。肽链之间通过赖氨酸的残基相互交联，形成网络，具高度弹性和回缩能力，与无弹性的胶原互相交织，可维持皮肤的韧性，防止组织和皮肤撕裂及过度伸展。

（三）纤连蛋白和层粘连蛋白

这两种蛋白都属于非胶原糖蛋白。非胶原糖蛋白是多功能大分子，在结构上具有多个结构域，可与多种细胞及细胞外基质成分结合，是细胞外基质的组织者，使细胞与细胞外基质相互黏着，同时介导细胞运动迁移，在细胞分化和创伤修复中起重要作用，对细胞的存活、形状、黏着、铺展、迁移、增殖、分化有直接影响。

纤连蛋白（fibronectin，简称 FN）分子是二聚体，由两个相似的亚单位组成。纤连蛋白是调控细胞黏附和迁移的重要分子。层粘连蛋白（laminin，简称 LN）是各种动物的胚胎及成体组织基膜的主要结构组分之一。层黏连蛋白是高分子糖蛋白（820 kD），由一条重链及两条轻链构成。纤连蛋白肽链中的 Arg-Gly-Asp（RGD）三肽序列是细胞表面各种纤连蛋白受体识别并结合的最小结构单位。

纤连蛋白的功能：①介导细胞与细胞外基质间的黏着：通过黏着斑的作用，调节细胞的形状和细胞骨架的装配，促进细胞的铺展，加速细胞的增殖与分化；②纤连蛋白与细胞的迁移：细胞通过黏着斑的形成与解离，影响细胞骨架的组装与去组装，促进细胞的迁移运动；③纤连蛋白在组织创伤修复中的作用：血浆中的纤连蛋白能促进血液凝固和创伤面的修复。

层粘连蛋白的功能：①层粘连蛋白是基膜的主要组分，在基膜的基本框架构建和组装中起了关键作用；②层粘连蛋白借助 RGD 三肽序列，使细胞黏附固定在基底膜上，促进细胞的生长，并使细胞铺展而保持一定的形态；③层粘连蛋白通过与细胞间的相互作用，可直接或间接控制细胞的活动；④层粘连蛋白在早期胚胎中对于保持细胞间的黏附、细胞的极性及细胞的分化具有重要意义。

机体的组织是由细胞和细胞外基质共同构成的，两者之间有着密切的关系。一方面，细胞通过控制基质成分的合成和降解决定细胞外基质的组成；另一方面，细胞外基质对细胞的各种生命活动有着重要的影响，两者相互依存、相互影响，共同决定着组织的结构与功能。

第二节　核糖体

核糖体（ribosome）是由核糖体 RNA（rRNA）和蛋白质组成的非膜相结构颗粒状细胞器。1953 年，Robinson 等用电子显微镜观察植物细胞时首次发现这种颗粒结构；1955 年，Palade 在动物细胞中也看到这种颗粒结构，后来 Roberts 建议将它命名为 ribosome（核糖核蛋白体，简称核糖体）。核糖体普遍存在于原核细胞和真核细胞内，是细胞中合成蛋白质的场所。

一、核糖体的形态结构与存在形式

（一）核糖体的形态结构

核糖体是由大、小两个异型的亚基构成的一种不规则颗粒状结构小体，直径约为 25 nm。在蛋白质的合成过程中，大、小亚基相互配合，但又各有分工。大亚基，略呈半圆形，一侧伸出三个突起，中央为一凹陷；小亚基，长条形，1/3 处的裂痕分其为大小两个区域；大、小亚基结合成完整的核糖体时，结合部之间有一特殊的间隙结构，供 mRNA 结合、穿行。在核糖体大亚基中央，有一个被称为中央管的管状结构，是蛋白质合成过程中新生多肽链的释放通道。

核糖体上有与肽链合成功能相关的功能性的四个重要活性部位。①氨酰基位点（aminoacyl site），又称 A 位或受位，是接受并结合新掺入的氨酰 tRNA 的位点。②肽酰基位点（peptidyl site），又称 P 位或给位，是与延伸中的肽酰 tRNA 结合并向 A 位给出氨基酸的位置。③肽酰基转移酶位点，具有肽酰基转移酶的活性，其作用是在肽链延伸时，催化进入核糖体的氨基酸残基之间形成肽键。④GTP 酶位点（GTPase site），具有 GTP 酶活性，可水解 GTP 提供推动肽酰 tRNA 由 A 位转移到 P 位时所需的能量。

（二）核糖体的存在形式

在原核细胞中，除了少数核糖体附着于细胞膜内侧，绝大多数核糖体都以游离的形式存在于细胞质中。而在真核细胞内核糖体可以游离于细胞质基质中，这类核糖体被称为游离核糖体（free ribosome）；也可以附着在内质网膜的外表面，成为糙面内质网功能结构的一部分，这类核糖体被称为附着核糖体（bound ribosome），也被称为膜结合核糖体。两类核糖体并无本质的差别，存在状态的不同取决于所要合成的蛋白质的性质类型，前者主要合成细胞内部的大部分蛋白质，后者主要合成分泌性蛋白质、质膜的膜蛋白以及内质网、高尔基体和溶酶体的蛋白质。

真核细胞中处于功能状态下的核糖体通常都是以多聚核糖体（polyribosome）的形式存在，即在同一条 mRNA 分子上，按先后顺序依次结合多个核糖体，高效地进行肽链的合成。这种方式使翻译速度加快，大大提高 mRNA 利用率，在一定时间内可合成更多的蛋白质分子。在细胞内某种蛋白质的含量可以通过调节其 mRNA 的量以及翻译的速率来加以调控。

二、核糖体的理化特性

(一) 核糖体的组成成分

核糖体的大小一般用离心的沉降系数 S 来表示。生物体细胞内含有两种基本类型的核糖体，一是 80 S 的核糖体，存在于真核细胞；另一类是 70 S 的核糖体，存在于原核细胞。此外，在真核细胞线粒体中和叶绿体也含有核糖体，与原核细胞的 70 S 核糖体相似。

研究表明，各种类型的核糖体，都是由蛋白质和 rRNA 组成的复合体。组成核糖体的蛋白质通称为 r 蛋白，含量约为 40%，主要分布在核糖体的表面；组成核糖体的 rRNA 量可达 60%，一般位于核糖体内部。r 蛋白和 rRNA 两者以非共价键的方式相结合，形成具有特定空间功能结构特征的核糖体颗粒。不同来源类型核糖体的 r 蛋白和 rRNA 两类组分，在种类、数量上存在较大的差异，表现出复杂的理化特性。

原核细胞中核糖体的大亚基颗粒，由 5 S rRNA、23 S rRNA 以及 31 种大亚基特定的 r 蛋白所组成，而真核细胞中核糖体的大亚基则是由 5 S rRNA、28 S rRNA、5.8 S rRNA 以及 50 种特定的 r 蛋白所组成；原核细胞中核糖体小亚基是由 16 S rRNA 和 21 种特定蛋白质组成，而真核细胞中核糖体小亚基是由 18 S rRNA 和 33 种特定蛋白质组成（图 2-2-1）。

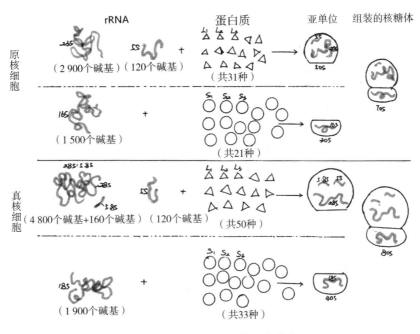

图 2-2-1 核糖体的组成成分

(二) 核糖体的形成与组装

核糖体是由 rRNA 与 r 蛋白两类多个大分子按照一定的时间、空间顺序，在不同结构层次水平上发生和形成的，这是一个高度有序的自组装过程。

研究表明，真核细胞核糖体的 28 S、18 S 与 5.8 S 这三种 rRNA 都是在细胞核内染色质的核仁组织区转录合成、加工分化而形成的，并在核仁中与由核仁外转录合成的 5 S rRNA 以及来源于细胞质的特定蛋白质一起装配成核糖体的大、小亚基，然后从核内转运到细胞质，在合适的条件下与 mRNA、氨酰 tRNA 等组装成完整的功能结构复合体，行使其对新生蛋白质肽链的催化合成功能。

三、核糖体与蛋白质的生物合成

核糖体为蛋白质的生物合成提供了一个理想的场所，像一种蛋白质的装配机器，使编码遗传信息的 mRNA、携带氨基酸的 tRNA 分子和其他众多因子集中在一个较局限的空间里，快速有序地完成蛋白质合成的各种反应。

在蛋白质的生物合成过程中，mRNA、tRNA 和 rRNA 这三种类型的 RNA 发挥了重要的作用。mRNA 也称信使 RNA，携带从基因转录而来的遗传信息作为合成蛋白质的模板，其核苷酸序列决定了所合成蛋白质的氨基酸序列；tRNA 既能够通过其反密码子识别mRNA上的遗传密码，又能携带相应的氨基酸，因此能作为蛋白质合成的接合器将所携带的氨基酸按模板的指令嵌入正确的位置；rRNA 约占核糖体相对分子质量的 2/3，通过折叠形成精确的三维空间结构，rRNA 决定了 tRNA 在 mRNA 上的定位，并催化肽键的形成，在核糖体的结构与功能中起着关键作用。

蛋白质的生物合成是一个连续的过程，可以划分为三个主要的阶段：①肽链合成的起始，是在起始因子的作用下，核糖体的大、小亚基，mRNA 和具有启动作用的甲硫氨酰 tRNA 装配成起始复合物的过程。甲硫氨酰 tRNA 占据核糖体的 P 位点，随着 mRNA 密码子决定的第二个氨酰 tRNA 进入核糖体的 A 位点，蛋白质合成就开始了。②肽链的延伸，是在核糖体上连续循环进行的，称为核糖体循环（ribosome cycle），包括结合（氨酰 tRNA 与核糖体 A 位点结合）、转肽（两个氨酰 tRNA 携带的氨基酸之间形成肽键）和移位（A 位上的肽酰 tRNA 在移位酶作用下转移到 P 位）三个步骤，每经过一个循环肽链就增加一个氨基酸残基。③肽链合成的终止，当核糖体移动到 mRNA 上的终止密码子（UAA、UAG、UGA）时，这些密码子不被 tRNA 识别，肽链合成至此终止，在释放因子的作用下已合成的多肽链被释放出来，核糖体大小亚基也随之解离，肽链合成结束。

 第三节　内膜系统

内膜系统（endomembrane system）是与细胞膜相对而言的，是指位于细胞质内，在结构、功能乃至发生上有一定联系的膜性结构的总称。内膜系统是真核细胞所特有的结构，主要包括内质网、高尔基复合体、溶酶体、过氧化物酶体和核膜等。内膜系统的出现，不仅有效地增加了细胞内的表面积，而且形成许多相互分隔的封闭性区室，并各有一套独特的酶系，构成了特定的微环境，互不干扰地执行着专一的生理功能，极大提高了细胞代谢的效率，导致细胞"功能区域化"。内膜系统的出现是真核细胞与原核细胞相互区别的重要标志之一，是细胞进化过程中，内部结构不断完善、各种生理功能逐渐提高的结果。

一、内质网

1945 年，Porter 在电子显微镜下观察成纤维细胞时发现一种网状结构位于细胞质的内层部位，故命名为内质网（endoplasmic reticulum，简称 ER）。后来研究人员发现内质网可存在于细胞质的任何部位，但内质网这一名称仍被大家所采用。内质网在蛋白质和脂类的合成中起重要作用，是膜蛋白和膜脂的生产部位，而且所有的分泌蛋白质以及大多数细胞器所含的蛋白质也是在内质网合成的。

（一）内质网的化学组成

内质网膜和所有细胞的生物膜系统一样，也由脂类和蛋白质组成。内质网膜的类脂双分子层组分包括磷脂、中性脂、缩醛脂和神经节苷脂等，其中，以磷脂含量最多。内质网膜含有的蛋白质是非常复杂、多样的，内质网中可分辨出 30 多种不同的多肽带纹。

内质网含有以葡萄糖 – 6 – 磷酸酶为主要标志性酶的诸多酶系。根据功能特性，内质网的酶类可分为几种主要类型：与解毒功能相关的氧化反应电子传递酶类、与脂类物质代谢功能反应相关的酶类、与碳水化合物代谢功能反应相关的酶类和参与蛋白质加工转运的多种酶类。

网质蛋白（reticulo-plasmin）是普遍地存在于内质网网腔中的一类蛋白质，其特点是在多肽链的羧基端（C 端）均含有 KDEL（Lys-Asp-Glu-Leu）或 HDEL（His-Asp-Glu-Leu）的氨基酸序列驻留信号（retention signal），而驻留信号可通过与内质网膜上相应受体的识别结合而驻留于内质网腔不被转运。已知的网质蛋白有免疫球蛋白重链结合蛋白、内质蛋白、钙网蛋白、钙连蛋白、蛋白质二硫键异构酶。

（二）内质网的形态结构与类型

内质网广泛分布于各种细胞中，它是一个由膜包围的封闭结构，由互相连续的膜囊状、管状和泡状膜结构组成，在细胞质内形成一个三维的网状结构。内质网膜所包围的一个共有的空间称内质网腔。内质网腔与细胞质基质之间的物质交换通过内质网膜进行。

根据内质网膜外表面是否有核糖体附着，可将内质网分成糙面内质网（rough endoplasmic reticulum，简称 RER）和滑面内质网（smooth endoplasmic reticulum，简称 SER）两大类。有核糖体附着的那部分内质网称糙面内质网，没有核糖体附着的称滑面内质网，两者在结构上相连，但在功能上有分工。糙面内质网主要与合成蛋白质功能相关，而滑面内质网则与合成类固醇激素等功能有关。

（三）内质网的功能

1. 糙面内质网的功能

糙面内质网的主要功能是进行蛋白质的合成、加工修饰、分选及转运，由糙面内质网上附着型核糖体合成的蛋白质有外输性或分泌性蛋白、膜整合蛋白和细胞器中的驻留蛋白三种。

（1）信号肽指导的分泌性蛋白质在糙面内质网的合成。糙面内质网最重要的功能是合成蛋白质，蛋白质的合成皆起始于细胞质基质中游离的核糖体。Blobel 等研究人员在 1975 年提出的信号肽假说（signal hypothesis）揭示了游离核糖体与内质网的结合并引导合成的蛋白质进入内质网腔的机制，其关键在于所合成的蛋白质是否带有信号肽。信号肽（signal peptide）是一段由不同数目、不同种类的氨基酸组成的疏水氨基酸序列，普遍地存在于所有分泌蛋白肽链的氨基端，是指导蛋白多肽链在糙面内质网上进行合成的决定因素。

根据信号肽假说，核糖体与内质网的结合以及肽链穿越内质网膜的转移还依赖于信号识别颗粒（signal recognition particle，简称 SRP）、信号识别颗粒受体（SRP-receptor，简称 SRP-R）、转运体（translocon）。具体过程如下：①新生分泌性蛋白质多肽链在细胞质基质中的游离核糖体上起始合成；②新生肽链 N 端信号肽与 SRP 识别、结合，肽链延长受阻；③信号肽结合的 SRP，识别、结合内质网膜上的 SRP－R，并介导核糖体锚泊于内质网膜的转运体易位蛋白上，肽链延伸继续进行；④在信号肽引导下，肽链穿膜进入内质网腔，信号肽被切除，肽链继续延伸，直至合成完成（图 2-3-1）。

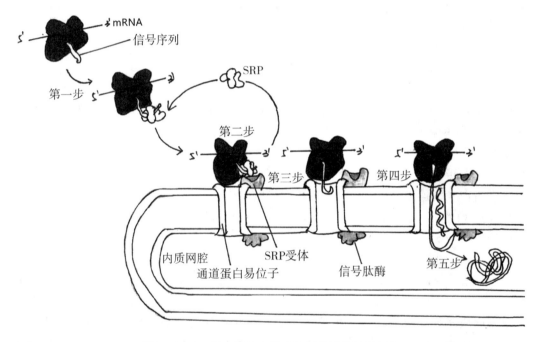

图 2-3-1 新生肽链穿越内质网的转移过程示意

（2）糙面内质网与蛋白质的折叠。多肽链在糙面内质网合成后，必须经过正确的折叠和组装后才能成为有功能的蛋白质，那些没有正确折叠或未能装配成寡聚体的蛋白质亚基，则被运送到细胞质基质被蛋白酶降解。糙面内质网腔中丰富的氧化型谷胱甘肽、蛋白二硫异构酶（protein disulfide isomerase，简称 PDI）和分子伴侣（molecular chaperon）系统，为蛋白质多肽链的折叠提供了极为有利的环境。

（3）糙面内质网与蛋白质的糖基化。糙面内质网还有一个功能是蛋白质的糖基化（glycosylation），它是指单糖或寡糖与蛋白质共价结合形成糖蛋白的过程。由内质网合成并输送到高尔基体、溶酶体、细胞膜以及细胞外的蛋白质大多数是糖蛋白，这些糖蛋白的糖基化过程从内质网开始，在高尔基体中完成。最多见的是寡聚糖与多肽链上天冬酰胺残基的 －NH$_2$ 基团相连，称为 N－连接寡聚糖，这种糖基化发生在糙面内质网腔。还有一些寡聚糖与丝氨酸、苏氨酸或羟赖氨酸残基上的 – OH基团连接，称为 O – 连接寡聚糖，其糖基化发生在高尔基复合体内。

（4）糙面内质网与蛋白质的运输。由附着核糖体合成的各种蛋白质，经过加工、修饰后，内质网膜就以出芽的方式将蛋白质包裹形成膜性转运小泡，以囊泡形式进行运输，这样就避免了糙面内质网合成的蛋白质与细胞质基质混合，能准确到达目的地。

2. 滑面内质网的功能

（1）脂类的合成。滑面内质网中含有膜脂合成、胆固醇合成和激素转化的全套酶系，是细胞内脂类物质合成的主要场所。脂类合成的底物来源于细胞质基质，新合成的脂类分子最初只存在于内质网膜胞质一侧，借助于翻转酶的作用，很快被转向内质网的囊腔面。脂类由内质网向其他膜结构的转运主要有两种方式：一是以出芽小泡的形式转运到高尔基复合体、溶酶体和细胞膜上；二是以磷脂交换蛋白作为载体，形成复合体，进入细胞质基质，通过自由扩散，到达线粒体和过氧化物酶体膜上。

（2）糖原的合成与分解。滑面内质网网膜上存在葡萄糖 – 6 – 磷酸酶，能够催化糖原在细胞质基质降解产生的葡萄糖 – 6 – 磷酸去磷酸化，产生的葡萄糖易于透过脂双层膜进入滑面内质网腔，然后经内质网运送到血液中，供其他细胞使用。

（3）药物代谢与解毒。滑面内质网上含有丰富的与解毒作用有关的氧化及电子传递酶系，包括细胞色素 P_{450}、NADPH – 细胞色素 P_{450} 还原酶、细胞色素 b_5、NADH – 细胞色素 b_5 还原酶、NADPH – 细胞色素 c 还原酶等。许多对机体有害的物质，如药物和毒物等经氧化酶系的作用可以被解毒和转化。

（4）储存和调节 Ca^{2+} 浓度。滑面内质网具有储存 Ca^{2+} 的功能。肌细胞的滑面内质网特化为一种特殊的结构——肌质网。通常情况下，肌质网网膜上的 Ca^{2+}-ATP 酶将胞质中的 Ca^{2+} 泵入内质网腔储存起来，当受到神经冲动刺激或细胞外信号作用时，储存的 Ca^{2+} 被释放出来，从而引起肌细胞收缩。

二、高尔基复合体

1898 年，意大利人 Camillo Golgi 用银盐浸染法在神经细胞内看到一种网状结构，将其命名为内网器（internal reticular apparatus）。后来研究人员发现很多细胞都有这种结构，为了纪念高尔基就用高尔基体（Golgi apparatus，或 Golgi body）取代内网器这一名称。直到 20 世纪 50 年代，随着电子显微镜及其超薄切片技术的应用和发展，专家们首次详细地描述了高尔基体的超微结构。该细胞器是由几部分膜性结构共同构成的，因此，现在一般用高尔基复合体这一名称。随着对高尔基复合体研究的不断深入，它在细胞活动中的重要性也受到越来越多的重视。高尔基复合体不仅在细胞分泌活动中起关键作用，而且是细胞内物质运输的一个中心环节。

（一）高尔基复合体的形态结构

电镜观察表明，高尔基复合体（Golgi complex）是由一层单位膜包围形成的囊、泡结构体系，由呈弓形的扁平膜囊（saccules）和大、小囊泡三种基本形态组成。高尔基复合体的主体部分由 3～8 个扁平膜囊（saccules）层叠排列构成，扁平膜囊的囊腔宽为 15～20 nm，中央较窄，周边较宽，相邻膜囊之间的距离为 15～30 nm。

高尔基复合体是一种有极性的细胞器，这不仅表现在它在细胞中往往有比较恒定的位置与方向，而且两个不同的面与细胞中蛋白质合成和分泌途径的方向有关。蛋白质从内质网进入高尔基复合体靠近细胞核的一面，扁平膜囊呈凸面［又称顺面（*cis* face）或形成面（forming face）］；蛋白质在高尔基体中经加工修饰后形成分泌小泡出去的一面面向细胞质膜，常呈凹面［又称反面（*trans* face）或成熟面（mature face）］。从顺面到反面，高尔基复合体由一系列结构、成分和功能不同，但又相互密切相关的三个部分组成（图2-3-2）：顺面高尔基网（*cis* Golgi network，简称CGN）、高尔基中间膜囊（medial Golgi stack）、反面高尔基网（*trans* Golgi network，简称TGN）。

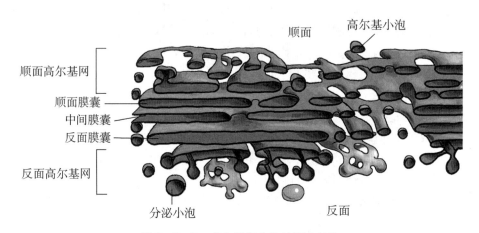

图2-3-2 高尔基复合体的形态结构

（二）高尔基复合体的化学组成

大鼠肝细胞的高尔基复合体约含60%的蛋白质和40%的脂类，并含有丰富的酶类。高尔基复合体膜脂类的含量介于内质网与质膜之间，说明高尔基复合体是构成内质网与质膜间相互联系的一种过渡性细胞器。

高尔基复合体含有多种酶，如硫胺素焦磷酸酶、糖基转移酶、酸性磷酸酶、磷脂酶和溶酶体酶等，糖基转移酶是高尔基复合体的标志酶，它能将寡糖转移到蛋白质分子上形成糖蛋白。

（三）高尔基复合体的功能

高尔基复合体处于内膜系统的枢纽地位，其主要功能是将内质网合成的多种蛋白质进行加工、分类和包装，然后进行分选，并运输到细胞的特定部位或分泌到细胞外。

1. 高尔基复合体与细胞的分泌活动

高尔基复合体在细胞分泌活动中起着重要的运输作用，分泌蛋白质在糙面内质网合成并很快被运送到高尔基复合体，经过加工、浓缩后在反面高尔基网形成分泌颗粒，最后通过胞吐作用分泌到细胞外。高尔基复合体是细胞内蛋白质运输分泌的中转站，各种分泌蛋白、细胞外基质中的蛋白聚糖，细胞膜中的膜蛋白以及溶酶体酶等都是经高尔基复合体加工、修饰、浓缩、分选这一途径形成的。

2. 高尔基复合体对蛋白质的修饰加工

高尔基体的加工、修饰作用很多，主要有对分泌物质的糖基化、硫酸盐化以及对蛋白质前体的蛋白水解作用等。

动物细胞内的糖蛋白主要位于细胞膜、溶酶体和分泌物中。高尔基体在糖蛋白的合成和分泌过程中起着关键作用。N－连接糖蛋白的糖链合成与糖基化修饰开始于内质网，完成于高尔基复合体；O－连接寡糖链，主要或完全是在高尔基复合体中进行合成和完成的。高尔基复合体对糖蛋白的合成和修饰过程具有严格的顺序性。

许多分泌蛋白如肽类激素、神经肽和水解酶等，在内质网中合成时没有活性的前体蛋白，必须通过蛋白水解作用才能成为有活性的蛋白质或多肽。多数情况下，从内质网合成后送到高尔基体的前体蛋白是没有生物活性的蛋白原，在高尔基体中切除部分肽链形成有活性的蛋白质或多肽，如胰岛素、胰高血糖素等，然后装入分泌小泡或分泌颗粒；有些蛋白质前体在内质网中合成时是含有多拷贝的相同氨基酸序列，在高尔基体中水解形成许多相同的多肽，如神经肽等；还有些蛋白质前体中含不同的信号序列，在不同细胞的高尔基体中水解成各种不同的产物。

3. 高尔基复合体对蛋白质的分选运输

糙面内质网合成的众多蛋白质被运送到高尔基复合体，其中，有些是内质网的驻留蛋白，必须要经过分选把它们运回到内质网；而对于在高尔基复合体中进行加工和修饰的蛋白质，高尔基复合体则根据蛋白质上分选信号将这些蛋白进行分选，通过分选信号与高尔基复合体膜上相应受体结合的蛋白质，被分装到各自的运输小泡中，然后运往不同的目的地。高尔基复合体的 CGN 和 TGN 是两个主要的分选部位，分别负责对不同蛋白质的分选。

4. 高尔基复合体与溶酶体的形成

溶酶体含有的几十种酸性水解酶都有共同的标志，就是甘露糖－6－磷酸（M-6-P）。溶酶体酶合成后在内质网腔中进行糖基化，运输到高尔基复合体后，其甘露糖在顺面高尔基网被磷酸化，形成作为分选信号的 M-6-P，在反面高尔基复合体网的囊腔面上有 M-6-P 受体，与其结合，诱导溶酶体酶聚集并"出芽"，离开高尔基复合体形成溶酶体。

三、溶酶体

溶酶体（lysosome），是 De Duve 在 1955 年从鼠肝细胞分离出的一种含有多种水解酶的颗粒。后来的细胞化学和电镜观察结果表明，溶酶体普遍存在于各种动物细胞中（哺乳动物成熟红细胞外）。大量研究结果表明，溶酶体是细胞内大分子降解的主要场所，在细胞的生理和病理过程中起重要作用。

（一）溶酶体的形态结构和化学组成

1. 溶酶体的形态特征

溶酶体是由一层单位膜包围、内含多种酸性水解酶的囊泡状结构。溶酶体在形态上具有多样性和异质性。溶酶体在透射电镜下呈圆形或卵圆形小体，其直径通常在 0.2 ～ 0.8 μm，最小的为 0.05 μm，最大的可达几个微米。

2. 溶酶体酶

由界膜包围的溶酶体基质内含有 60 多种酸性水解酶，在酸性条件下具有活性，大致可分为磷酸酶、核酸酶、糖苷酶、蛋白酶、脂肪酶及硫酸酯酶等，能水解蛋白质、核酸、脂类和多糖等多种物质。一般都以酸性磷酸酶作为溶酶体的标志酶，是鉴定溶酶体的主要证据。溶酶体酶反应最适合的 pH 为 5.0。

3. 溶酶体的膜

溶酶体膜在形态上与其他膜结构相同，但在生化组成上与其他膜有较大的差异：①溶酶体膜上有一种特殊的转运蛋白－质子泵，利用 ATP 水解释放的能量将 H^+ 泵入溶酶体内，以形成和维持溶酶体基质内的酸性环境；②溶酶体膜内存在多种载体蛋白，可将水解的产物向外运输；③溶酶体的膜蛋白高度糖基化，可能有利于防止自身被水解消化，以保持其稳定。

（二）溶酶体的形成与成熟

溶酶体的形成过程比较复杂，既有内质网和高尔基复合体的参与，又与胞吞过程密切相关。溶酶体所含的各种酶是在内质网合成的，这些酶被运送到高尔基复合体的 CGN 部位，在那里加上分选信号 M-6-P，并在高尔基复合体膜囊中完成糖基化等修饰作用，然后到达 TGN 部位。在那里带有分选信号 M-6-P 的溶酶体酶与 M-6-P 受体结合，最后通过受体介导的运输方式把溶酶体酶分选装入特殊的运输小泡，运输小泡再与晚期内体（late endosome）融合，形成内体性溶酶体。由于内体膜上存在质子泵，其内部环境呈酸性（pH = 6），使溶酶体酶前体从与之结合的 M-6-P 膜受体上解离，并通过去磷酸化而成熟；同时，膜 M-6-P 受体经运输小泡回收到高尔基复合体成熟面的网膜上。成熟的溶酶体酶具备物质消化、分解的基本功能。

（三）溶酶体的类型

根据溶酶体的不同发育阶段和生理功能状态，一般将之划分为初级溶酶体、次级溶酶体和三级溶酶体三种基本类型。

初级溶酶体（primary lysosome）是指通过形成途径刚刚产生的溶酶体，在形态上一般为不含有明显颗粒物质的透明圆球状。初级溶酶体囊腔中的酶通常处于非活性状态。

当初级溶酶体经过成熟，接受来自细胞内、外的物质，并与之发生相互作用时，即成为次级溶酶体（secondary lysosome），是溶酶体的一种功能作用状态。次级溶酶体体积较大，外形多不规则，囊腔中含有正在被消化分解的物质颗粒或残损的膜碎片，又分为自噬溶酶体（autophagic lysosome）和异噬溶酶体（heterophagic lysosome）。

三级溶酶体（tertiary lysosome）即残留有不能被消化、分解物质的溶酶体，也称残余体，

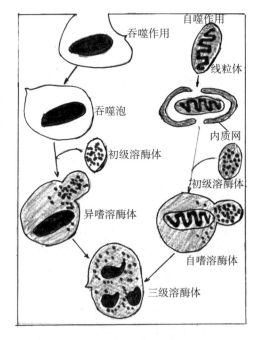

图 2 - 3 - 3　溶酶体功能类型转换关系示意

其特点是酶活性逐渐降低以致最终消失，进入溶酶体生理功能作用的终末状态。

（四）溶酶体的功能

溶酶体的主要功能是参与细胞的各种消化活动。溶酶体含有 60 多种酸性水解酶，具有对几乎所有生物大分子的强大消化分解能力。溶酶体的一切细胞生物学功能都是建立在

这种对物质的消化和分解作用基础之上的。根据消化物质的来源和性质的不同，溶酶体参与的消化活动可以有以下四种。

1. 溶酶体的消化、营养作用

溶酶体能消化分解外源性或内源性物质并将消化产物供细胞利用。通过形成异噬溶酶体对经胞吞（饮）作用摄入的外来物质进行消化，还能形成自噬溶酶体对细胞内衰老、残损的细胞器进行消化，使之分解成小分子物质被细胞重新利用。在细胞饥饿状态下，利用溶酶体消化功能分解细胞内的一些对于细胞生存并非必需的生物大分子物质，为细胞的生命活动提供营养和能量，维持细胞的基本生存。

2. 防御保护功能

溶酶体通过对外来病原体的降解起到对机体的防御保护功能。强大的物质消化和分解能力则是防御细胞实现其免疫防御功能的基本保证和基本机制。例如，巨噬细胞中均具有发达的溶酶体，被吞噬的细菌或病毒颗粒，最终都是在溶酶体的作用下而得以杀灭，进而被分解消化的。

3. 参与激素的合成与分泌过程调节

溶酶体常在某些腺体组织细胞的分泌活动过程中发挥重要作用。例如，甲状腺素是在溶酶体的参与下形成的。在甲状腺滤泡上皮内合成的甲状腺球蛋白，在分泌到甲状腺腺体内腔中被碘化后，又通过吞噬作用进入分泌细胞内；在溶酶体中水解成甲状腺素，然后甲状腺素再通过细胞基部进入血液中。

4. 在生物个体发生与发育过程中起重要作用

在整个生物个体的发生和发育过程中，溶酶体都发挥重要的功能作用。例如，在动物精子中，顶体相当于特化的溶酶体，其中的多种水解酶，能水解卵细胞外被，协助精子进入卵细胞内。在无尾两栖类动物个体的变态发育过程中，蝌蚪尾巴的退化、吸收，哺乳动物子宫内膜的周期性萎缩；等等。这些都需要含有大量溶酶体的细胞发挥重要作用。

（五）溶酶体与疾病

溶酶体是细胞内重要的消化"器官"，其酶活性异常或膜稳定性异常都会直接或间接影响细胞的正常功能，从而引起相应的疾病。

现已发现 40 多种先天性溶酶体病，其病因是由于遗传性缺陷导致先天性缺乏某种溶酶体酶，从而导致与该酶相应的底物不能被消化而贮积在细胞内。Ⅱ型糖原累积病是由于先天性缺乏 α-葡萄糖苷酶，结果使次级溶酶体内过多的糖原无法降解而大量堆积，造成溶酶体过载，进而引起溶酶体破裂，其他酸性水解酶溢出，破坏细胞和组织。

另外一类与溶酶体有关的疾病如类风湿性关节炎、硅沉着病、石棉沉着病、痛风等，病理变化中都有巨噬细胞溶酶体酶的释放和急性炎症，导致胶原纤维合成增加。例如，硅沉着病患者吸入肺中的硅尘颗粒被肺组织中的巨噬细胞吞噬，所形成的吞噬体与初级溶酶体融合，但溶酶体酶不能消化硅尘颗粒，而形成的硅酸能使溶酶体膜破裂，释放出溶酶体酶引起细胞自溶、死亡。被释放的硅尘颗粒又被其他巨噬细胞吞噬而造成进一步组织坏死，进而刺激成纤维细胞合成功能而引起胶原纤维沉积，使肺的弹性降低、肺功能受损。

四、过氧化物酶体

过氧化物酶体（peroxisome）最初被称作微体（microbody），是 1954 年被研究人员首先发现于鼠肾小管上皮细胞中的亚微结构，不久后在大鼠肝细胞中也发现这种微体。后来de Duve 等用生化分析测出微体中含有多种与过氧化氢代谢有关的酶，又将其命名为过氧化物酶体。过氧化物酶体存在于所有的真核细胞中，是一种普遍存在的细胞器。

（一）过氧化物酶体的形态结构

典型的过氧化物酶体是由一层单位膜包裹而成的膜性结构细胞器，形态上多呈圆形或卵圆形，偶见半月形和长方形，其直径大小为 $0.2 \sim 1.7\ \mu m$。在电镜下，过氧化物酶体中常常含有电子致密度较高、排列规则的晶格结构，由尿酸氧化酶所形成，被称作拟核（nucleoid）或类晶体。在过氧化物酶体界膜内表面可见一条被称为边缘板的高电子致密度的条带状结构。

（二）过氧化物酶体中的酶

过氧化物酶体含有很多酶，已知在各种过氧化物酶体中存在的酶多达 40 种，主要有氧化酶、过氧化氢酶和过氧化物酶三类。

过氧化物酶体所含的氧化酶有尿酸氧化酶、D－氨基酸氧化酶、L－氨基酸氧化酶和L－α－氨基酸氧化酶等，氧化酶约占过氧化物酶体酶总量的一半。各种氧化酶作用于不同的底物，其共同特征是在氧化底物的同时将氧还原成过氧化氢。因为所有的过氧化物酶体都含有过氧化氢酶，因而过氧化氢酶是过氧化物酶体的标志酶，约占过氧化物酶体酶总量的 40%。过氧化氢酶的作用是使过氧化氢还原成水。在一些细胞中还存在过氧化物酶，其作用也能使过氧化氢还原成水。

除了上述几类酶，过氧化物酶体还含有一些其他酶类，如异柠檬酸脱氢酶、苹果酸脱氢酶、乙醛酸酯还原酶等。

（三）过氧化物酶体的功能

1. 解毒作用

过氧化物酶体中的各种氧化酶，可利用分子氧氧化多种底物，去除特异有机物上的氢原子，产生过氧化氢；而过氧化氢酶又能够利用过氧化氢去氧化诸如甲醛、甲酸、酚、醇等各种反应底物。氧化酶与过氧化氢酶催化作用的偶联，形成一个由过氧化氢协调的简单的呼吸链，可以有效地消除细胞代谢过程中产生的过氧化氢及其他毒性物质，从而保护细胞免受损伤。

2. 调节细胞的氧张力

在肝细胞中有 20% 的氧是由过氧化物酶体消耗的，其余部分的氧在线粒体中消耗，但过氧化物酶体的氧化能力会随着氧浓度的增强而成正比地提高。因此，当细胞出现高浓度氧情况时，过氧化物酶体的氧化反应占主导地位，通过强氧化作用进行有效调节，以避免细胞遭受高浓度氧的损害。

3. 参与细胞内脂肪酸等高能分子物质的分解转化

过氧化物酶体的另一个功能是分解脂肪酸等高能分子，或使其转化为乙酰辅酶 A，并被转运到细胞质基质中供细胞重新利用，分解脂肪酸产生的能量以热能形式供细胞利用。

（四）过氧化物酶体的发生

过去研究人员认为过氧化物酶体是由内质网或高尔基复合体形成的，近年来不少实验表明，过氧化物酶体的形成方式不同于溶酶体。过氧化物酶体的膜蛋白和各种酶都是在游离核糖体上合成后输送过来的，而其膜脂是由糙面内质网合成并通过细胞质基质中的磷脂交换蛋白输送的。现在普遍接受的观点是，细胞内新的过氧化物酶体是由原来存在的过氧化物酶体生长和分裂而形成的，而过氧化物酶体生长所需的蛋白质和脂类都直接来自细胞质基质。

第四节 线粒体

线粒体（mitochondria）是在光镜下可以看到的一种体积较大的细胞器，线粒体普遍存在于真核细胞中。1890 年德国生物学家 Altmann 首先在动物细胞中发现线粒体，最初称之为生命小体（bioblast），后来因其形态呈粗线状或颗粒状，而被命名为线粒体（mito 和 chondrion 在希腊语中分别代表线和颗粒），并一直沿用至今。除哺乳动物成熟红细胞以外，线粒体是细胞进行生物氧化和能量转换的主要场所，其通过氧化作用将糖、脂肪和蛋白质等营养物质进行氧化分解，并将其中储存的能量转化合成 ATP。人体内大约 95% 的 ATP 都来源于线粒体，因此，线粒体被称为细胞的"动力工厂"。

一、线粒体的形态结构与化学组成

（一）线粒体的形态、数量与分布

1. 形态与大小

光镜下的线粒体一般呈线状、粒状或短杆状，但线粒体是一种敏感而多变的细胞器，其形态常随细胞种类和生理状态而不同，可呈环形、哑铃形、线状、分权状或其他形状（图2-4-1）。线粒体直径一般在 $0.2 \sim 1.0\ \mu m$ 之间，长为 $1 \sim 4\ \mu m$ 之间，在长度上变化很大，长的可达 $10\ \mu m$，如在胰脏外分泌细胞中可长达 $10 \sim 20\ \mu m$；人的成纤维细胞的线粒体则更长，可达 $40\ \mu m$。不同组织在不同条件下有时会出现体积异常膨大的线粒体，称为巨型线粒体。

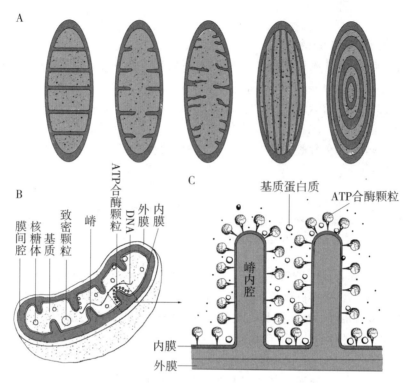

A. 线粒体嵴的不同形态；B. 线粒体结构模式；C. 线粒体嵴粒的分布。

图 2-4-1　线粒体的形态结构

2. 数量与分布

线粒体的数目在不同类型的细胞中相差很大（但在同一类型的细胞中数目相对稳定），一般是从数百到数千个，如哺乳动物肾细胞约有 300 个，肝细胞约有 2 000 个。一般来说，生理功能旺盛的细胞，其线粒体数目较多，如在代谢率高的心肌细胞、骨骼肌细胞、肝细胞、分泌细胞等，其内线粒体较多；反之亦然，如代谢率低的精子细胞中仅约有 25 个线粒体。

线粒体在细胞质中一般为随机分布，但在某些细胞中，线粒体的分布是不均匀的，一般较多聚集在生理功能旺盛、需要能量供应的区域。如在肠上皮细胞中，线粒体分布在细胞的两极性；在鞭毛、纤毛和肾小管细胞的基部线粒体分布较多；在肌细胞中，线粒体沿着肌纤维分布；在精子中线粒体围绕着鞭毛中轴紧密排列，以利于精子运动尾部摆动时的能量供应。

（二）线粒体的超微结构

在电镜下观察得到，线粒体是由双层高度特化的单位膜套叠而成的封闭性的膜囊状结构。两层膜互不相连，将线粒体内部空间与细胞质空间隔离，并使线粒体内部空间分隔成两个膜性空间，构成线粒体的支架。

1. 外膜（outer membrane）

外膜是包绕在线粒体外表面的一层单位膜，厚为 5～7 nm，光滑平整。在组成上，外膜的脂质和蛋白质成分各占 1/2。外膜上分布有孔蛋白（porin），它们以 β 片层结构形式形成直径为 2～3 nm 的桶状通道，可以通过相对分子质量的物质。因此，外膜的通透性非常高，使得膜间隙中的离子环境几乎与胞质相同。

2. 内膜 （inner membrane）

内膜是位于外膜内侧的一层单位膜结构，厚为 $6 \sim 8$ nm。内膜的脂双分子层中富含心磷脂 （cardiolipin） 而缺乏胆固醇，因此，通透性很小，一些较大的分子和离子都要通过特异的转运蛋白进行跨膜运输。这种通透性屏障在合成 ATP 过程中起着特别关键的作用。内膜的蛋白质含量很高，约占内膜总量的 75%。除转运蛋白外，线粒体氧化磷酸化的电子传递链也位于内膜上，因此，内膜是能量转换的关键场所。内膜向线粒体内折叠 （infolding），形成大量的嵴 （cristae），嵴的形成大大扩大了内膜的面积，提高了内膜的代谢效率。在内膜 （包括嵴） 的内表面附着许多突出于内腔的颗粒，称为基本颗粒 （elementary particle），简称基粒，其化学本质是 ATP 合酶复合体。

3. 膜间腔 （intermembrane space）

膜间腔是线粒体内、外膜之间宽度为 $6 \sim 8$ nm 的腔隙，延伸至嵴的轴心部，其内含多种可溶性酶、底物和辅助因子。由于外膜具有大量亲水孔道与细胞质相通，因此膜间隙的 pH 与胞质相似。

4. 内腔与基质

内膜以内、嵴之间的腔隙称为内腔或嵴间腔，内腔充满了电子密度较低的可溶性蛋白质和脂肪等成分，称为基质 （matrix）。催化线粒体重要生化反应的，如三羧酸循环、脂肪酸和丙酮酸氧化、氨基酸降解等相关的酶类均位于基质中。此外，基质具有一套完整的转录和翻译体系，包括线粒体 DNA （mtDNA），核糖体，tRNA、rRNA、DNA 聚合酶，氨基酸活化酶等。

（三） 线粒体的化学组成

线粒体的化学组分主要是蛋白质、脂类和水等。蛋白质占线粒体干重的 65% ～ 70%，多数分布于内膜和基质。脂类占线粒体干重的 25% ～ 30%，大部分是磷脂，外膜以卵磷脂为主，内膜则主要是心磷脂。线粒体内、外膜所含脂类和蛋白质的比例不同，内膜上的脂类与蛋白质的比值低 （1:3），外膜中的比值较高 （接近 1:1）。此外，线粒体还含有 DNA 和完整的遗传系统，线粒体是除细胞核外唯一含有 DNA 的细胞器。

线粒体含有众多酶系，如催化三羧酸循环、脂肪酸氧化、氨基酸分解等有关的酶类。目前已确认有 120 余种，是细胞中含酶最多的细胞器。这些酶分布于线粒体的不同空间部位，在线粒体行使细胞氧化功能时起重要的作用。有些酶可作为线粒体不同空间部位的标志酶，外膜是单胺氧化酶，膜间隙是腺苷酸激酶，内膜是细胞色素 c 氧化酶，基质是苹果酸脱氢酶。

二、线粒体功能

线粒体是糖类、脂肪和蛋白质等供能物质最终彻底氧化释能的场所，其主要功能是进行三羧酸循环 （tricarboxylic acid cycle，简称 TCA） 和氧化磷酸化 （oxidative phosphorylation），将供能物质蕴藏的化学能释放并合成 ATP，为细胞生命活动提供直接能量。此外，线粒体还是细胞内氧自由基生成的主要场所，并在细胞信号转导、细胞凋亡的调控、体内钙平衡、细胞内氧化还原电位和电解质稳态平衡等的调节方面具有重要作用。

（一）线粒体中的氧化代谢

1. 细胞呼吸

细胞的各种生命活动都要消耗能量，这些能量是依靠酶的催化将细胞内的各种供能物质氧化而后释放出来的，这一过程叫细胞氧化（cellular oxidation）。因为细胞氧化过程中要消耗 O_2，产生 CO_2 和 H_2O，所以又称为细胞呼吸（cellular respiration）。供能物质经细胞氧化所释放出的能量被转化和储存于 ATP 分子的高能磷酸键中，以供细胞的各种生命活动之需。

以葡萄糖为例，细胞呼吸过程可分为四个步骤：①无氧酵解，葡萄糖分解生成丙酮酸，在细胞质基质中进行；②丙酮酸进入线粒体基质，进行氧化脱羧反应，生成乙酰辅酶 A；③乙酰辅酶 A 进入三羧酸循环（TCA）；④电子传递和氧化磷酸化偶联在一起并在线粒体内膜进行 ATP 的合成。

2. 细胞的"能源货币"——ATP

细胞呼吸产生的能量不会像燃烧那样将热能散发出来，而是有大约40%的能量以化学能的形式储存在细胞能量转换分子 ATP 中。ATP 是一种高能磷酸化合物，细胞呼吸时释放的能量使 ADP 磷酸化而合成 ATP，将能量储存于其中；当细胞进行各种活动需要能量时，又将 ATP 的高能磷酸键水解，释放出能量供机体利用。细胞就是通过 ATP 的去磷酸化和 ADP 的磷酸化来实现细胞内能量的释放和储存。ATP 作为细胞生命活动的直接供能者，也是细胞内能量获得、转换、储存和利用等环节的联系纽带。细胞内主要是通过氧化磷酸化和底物水平磷酸化两条途径合成 ATP。

（二）线粒体与氧化磷酸化

1. 呼吸链与电子传递及能量释放

线粒体基质三羧酸循环所脱下的 H，由还原型的高能化合物 NADH 和 $FADH_2$ 携带，通过多种酶和辅酶催化的连锁反应逐步传递，最终与氧结合生成水。H 原子必须进一步氧化，最终与 O_2 结合。一般认为，H 原子须首先解离为 H^+ 和 e^-，高能电子经过线粒体内膜上酶系的逐级传递并逐步释放出能量，最终使 $1/2$ O_2 成为 O^{2-}，后者再与基质中的 2 个 H^+ 化合生成 H_2O。这一传递电子的酶体系是由一系列能够可逆地接受和释放 H^+ 和 e^- 的化学物质所组成，它们按一定顺序排列在线粒体内膜上，形成一个相互关联传递链，称为呼吸链（respiratory chain）或电子传递链。

线粒体内膜上介导电子传递至氧的电子载体有 15 个以上，如细胞色素、铁硫蛋白和辅酶 Q 等，它们大多含有黄素（flavin）、血红素（heme）、铁硫中心（iron-sulfur center）和铜等辅基（prosthetic）。这些电子载体按照还原势由低到高排列，并且和呼吸链上其他的蛋白结合，形成4个多蛋白复合体：复合体 I（或 NADH 脱氢酶）、复合体 II（或琥珀酸脱氢酶）、复合体 III（或 CoQ - 细胞色素 c 还原酶）和复合体 IV（或细胞色素 c 氧化酶）。线粒体内膜上的电子传递是由这四种膜蛋白复合体分段催化完成的。呼吸链中各组分有序排列，使电子按氧化还原电位从低向高传递，即从电子的亲和力小的 NADH 到电子的亲和力最大的氧，能量阶梯式地逐级释放。呼吸链中复合体 I、III、IV 都是质子泵，可将质子从线粒体基质转移到线粒体膜间腔，形成质子动力势。

2. 基粒与能量转换

如果把呼吸链比做放能装置，那么基粒相当于换能装置。基粒是将呼吸链电子传递过程中释放的能量用于使 ADP 磷酸化生成 ATP（氧化磷酸化）的关键结构，是由多种多肽构成的复合体，其化学本质是 ATP 合酶复合体（ATP synthase complex），也称 F_0F_1 ATP 合成酶。基粒由头部、柄部和基片三部分组成：头部呈球形，直径为 8～9 nm；柄部直径约 4 nm，长为 4.5～5.0 nm；头部与柄部相连凸出在内膜表面，柄部则与嵌入内膜的基片相连。

电子沿呼吸链传递的本质就是一系列氧化还原反应，在这个过程中能量逐步释放出来，但是这种"能量"仍然不能被细胞直接利用，还需内膜上另一种特殊结构——基粒。可以说，电子沿呼吸链传递仅仅是为基粒合成 ATP 造势的（形成质子动力势）。

对于电子传递过程中释放出的能量催化 ADP 磷酸化而合成 ATP 实现氧化磷酸化偶联的机制，现被广泛接受的是英国化学家 P. Mitchell 于 1961 年提出的"化学渗透假说"（chemiosmotic coupling hypothesis），P. Mitchell 因此获得 1978 年的诺贝尔化学奖。化学渗透假说认为：H^+ 穿膜传递转变为横跨线粒体内膜的电化学质子梯度，驱动结合在内膜上的 ATP 合酶催化 ADP 磷酸化，从而合成 ATP。① NADH 或 $FADH_2$ 提供一对电子，经电子传递链，最后为 O_2 所接受；② 电子传递链同时起 H^+ 泵的作用，在传递电子的过程中伴随着 H^+ 从线粒体基质到膜间腔的转移；③ 线粒体内膜对 H^+ 和 OH^- 具有不可透性，所以随着电子传递过程的进行，H^+ 在膜间腔中积累，造成了内膜两侧的质子浓度差，从而保持了一定的势能差；④ 膜间腔中的 H^+ 有顺浓度返回基质的倾向，能借助势能通过 ATP 酶复合体 F_0 上的质子通道渗透到线粒体基质中，所释放的自由能驱动 F_0-F_1 ATP 酶复合体合成 ATP。

美国的 P. Boyer 于 1979 年提出"结合变构机制"（binding-change mechanism）假说来进一步阐明质子驱动 ATP 合成的分子机制。该假说认为：①质子运动所释放的能量不直接用于 ADP 磷酸化，主要用于改变活性位点与 ATP 产物的结合亲和力；②在任何时刻，ATP 合酶上的 3 个 β 亚基以 3 种不同的构象存在，从而使它们对核苷酸有不同的亲和性；③ATP 通过旋转催化而合成，在此过程中，通过 F_0 "通道"的质子流引起 c 亚基环和附着其上的 γ 亚基纵轴在 $\alpha_3\beta_3$ 的中央进行旋转，旋转是由 F_0 质子通道所进行的质子跨膜运动来驱动的。

（三）线粒体与细胞凋亡

细胞凋亡是指细胞在一定的生理和病理条件下，由基因控制的细胞自主性死亡过程。线粒体功能与细胞凋亡关系密切，各种凋亡诱导信号可使线粒体膜通透性增大，引起线粒体内膜上的细胞色素 c、线粒体内的凋亡蛋白激活因子和凋亡诱导因子等释放。细胞色素 c 通过活化与凋亡相关的酶类如 caspase 等，导致细胞凋亡。而某些位于线粒体膜上的凋亡抑制因子如 Bcl-2 家族部分成员可阻止细胞色素 c 向细胞质释放，阻断 caspase 活化途径而抑制细胞凋亡，促进细胞生存。

三、线粒体的半自主性

1963 年，Nass 首次在鸡卵母细胞中发现线粒体中存在 DNA，同年 Schatz 分离到完整的线粒体 DNA（mitochondrial DNA，mtDNA）。线粒体具有自己的遗传系统和蛋白质合成体系，但线粒体 DNA 只能编码少数的线粒体蛋白质以及线粒体 rRNA、tRNA。大多数蛋白质由核 DNA 编码，在体外合成后才运入线粒体执行其功能，其中包括线粒体的DNA 复制、RNA 转录和蛋白质合成的酶类等重要功能。因此，线粒体的遗传系统与细胞核的遗传系统构成一个整体，既彼此独立，又相互偶联、协调运作，所以说线粒体具有半自主性。线粒体的基因组只有一条 DNA（mtDNA），mtDNA 是裸露的，在一个线粒体内平均有 5 ～ 10 个 mtDNA 分子。人类 mtDNA 共含 16 569 个碱基对，为一条双链闭合环状的 DNA 分子，外环为重（H）链，内环为轻（L）链。人类 mtDNA 编码 13 种蛋白质（包括 NADH 脱氢酶的 7 个亚基，细胞色素 b，细胞色素 c 氧化酶的 3 个亚基，F_0 的2 个亚基），22 种 tRNA 和 2 种 rRNA。线粒体约含 1 000 种蛋白质，但只有 2% 是粒体自己合成的，其中 98% 以上由细胞核编码。

四、线粒体的发生

目前有三种关于线粒体生物发生的观点，即重新合成、起源于非线粒体的亚细胞结构及通过原有线粒体的分裂形成。自从发现线粒体 DNA，生物学家较普遍地接受这样的观点：线粒体是以分裂的方式进行增殖的。

线粒体起源有内共生和分化两种假说。目前的普遍观点是，线粒体可能是从内共生细菌进化而来的。内共生学说（endosymbiont hypothesis）认为，线粒体的祖先是一种可进行三羧酸循环和电子传递的革兰氏阴性菌，被原始真核细胞吞噬后与宿主间形成互利的共生关系。宿主细胞利用寄生菌的呼吸作用获得能量，原线粒体可从宿主处获得更多的营养，寄生菌的遗传信息大部分转移到细胞核上，留在原线粒体内的遗传信息大大减少，寄生菌逐渐演变为线粒体。分化学说又称非内共生学说，认为真核细胞的前身是一种比典型的原核细胞大、进化程度较高的需氧细菌，电子传递链和氧化磷酸化系统位于质膜上。随着不断进化，细胞要逐渐增加具有呼吸功能的膜表面积，从而导致质膜不断内陷、折叠、融合成小囊泡。小囊泡被其他膜结构包裹，形成功能上特殊的双层膜性囊泡，最后演变为线粒体。

五、线粒体与医学

线粒体是细胞内物质氧化和能量转换的场所，线粒体对外界环境因素的变化很敏感，有些因素可导致线粒体结构及功能的异常。因遗传缺损引起线粒体代谢酶缺陷，引起 ATP 合成障碍、能量产生不足而导致的疾病称为线粒体病。线粒体 DNA 缺乏组蛋白的保护，而且线粒体内缺乏有效的 DNA 损伤修复系统，所以其突变率很高。由于线粒体 DNA 分子的基因排列紧密，不存在内含子，几乎线粒体 DNA 分子任一碱基的改变都可能直接导致遗传表达结果的改变，从而影响线粒体的正常功能。受精过程中精子头部只携带极少数线粒体进入卵子，仅占受精卵中线粒体的 0.001%，即受精卵中线粒体基因组几乎是完全由母体世代遗传的，表现为母系遗传的特点。因此，线粒体疾病也是母系遗传的。

已发现的线粒体遗传病有 100 余种，多数为神经肌肉系统疾病，如 Leber 遗传性视神经病（leber's hereditary optic nuropathy，简称 LHON）、肌阵挛性癫痫伴粗糙红纤维病（myoclonic epilepsy with ragged-red fiber desease，简称 MERRF）等。近年来的研究发现，几种退化性疾病，如帕金森综合征、早老性痴呆等，以及衰老现象均与线粒体 DNA 突变有关。

第五节　细胞骨架

细胞骨架（cytoskeleton）是指真核细胞中的蛋白纤维网络结构。它们与外侧的细胞膜和内侧的核膜都存在一定的结构联系，可以保持细胞特有的形状并与细胞运动有关。细胞骨架不同于一般意义上的"骨骼"，它不仅赋予细胞以一定的形状，而且是一种高度有序的结构，能在细胞活动中不断重组，在细胞的各种运动、细胞的物质运输、能量和信息传递、基因表达和细胞分裂中起着重要作用。

细胞骨架是由三类蛋白质纤维组成的网状结构系统，包括微管（microtubule）、微丝（microfilament）和中间纤维（intermediate filament）。每一类纤维由不同的蛋白质亚基形成，三类骨架成分既分散地分布于细胞中，又相互联系形成一个完整的骨架体系。细胞骨架体系是一种高度动态结构，可随着生理条件的改变不断进行组装和去组装，并受各种结合蛋白的调节和细胞内外各种因素的调控。

早期的细胞骨架研究主要偏重形态观察和在细胞内的分布和定位，近年来对细胞质骨架的研究已从形态观察为主迅速推进到分子水平，骨架蛋白及骨架结合蛋白的结构和功能分析、骨架纤维的装配动态、基因表达调节等成为细胞质骨架研究的重要内容。

一、微管

微管存在于所有的真核细胞中，微管是长长的较为坚硬而中空的蛋白管道，它可以迅速地在细胞内某一处去组装，然后去另一处组装。细胞内的微管呈网状或束状分布，在细胞内造成了一个轨道系统，各种小囊泡、细胞器以及其他组分沿着微管可以在细胞内移动。胞质内的微管是细胞骨架的一部分，引导胞内运输以及胞内膜性细胞器的定位。微管还能与其他蛋白质共同装配成纤毛、鞭毛、基体、中心体、纺锤体等结构，参与细胞形态的维持、细胞运动和细胞分裂等。

（一）微管蛋白与微管的结构

微管是由微管蛋白（tubulin）装配成细长的、具有一定刚性的圆管状结构。如图 2-5-1所示，微管为一中空结构，内径为 15 nm、外径为 24 ～ 26 nm、壁厚约为 5 nm。在各种细胞中，微管的形态和结构基本相同，但长度不等，有的可达数微米。每一根原纤维由微管蛋白 α 亚基和微管蛋白 β 亚基形成的异二聚体线性排列而成。

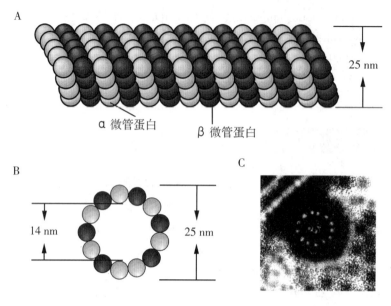

图 2-5-1 微管的结构

微管主要由微管蛋白构成，微管蛋白存在于所有的真核细胞胞质中。微管蛋白主要成分为 α-微管蛋白和 β-微管蛋白，占微管总蛋白质含量的 80%～95%。α-微管蛋白与 β-微管蛋白在化学性质上极为相似。两者的分子量均为 50 kDa，氨基酸数分别为 450 个和 445 个。氨基酸序列分析表明，两者有 42% 的顺序相同，而且各种生物的微管蛋白几乎完全相同，说明 α 微管蛋白和 β 微管蛋白具有同一个基因祖先，并在进化过程中极为保守。

在细胞质中基本上无游离的 α-微管蛋白或 β-微管蛋白，两者靠非共价键结合以异二聚体的形式存在，α-微管蛋白在下，β-微管蛋白在上。异二聚体是构成微管的基本亚单位，若干异二聚体亚单位首尾相接，形成原纤维。因为 α-微管蛋白暴露在一头，β-微管蛋白暴露在另一头，所以原纤维本身具有极性。微管是由 13 根原纤维靠非共价键排列而成，在大小上均匀一致，整体上也具有极性。

每一微管蛋白异二聚体上含有 GTP 的两个结合位点，微管蛋白与 GTP 结合而被激活，引起分子构象变化，从而聚合成微管；还含有一个长春碱的结合位点和二价阳离子 Mg^{2+} 的结合位点。另外，α-微管蛋白肽链中第 201 位的半胱氨酸为秋水仙素分子的结合部位。

微管可装配成单管（singlet）、二联管（doublet）和三联管（triplet）。单管由 13 根原纤维围成，是细胞质中主要的存在形式，其为分散或成束分布，但不稳定，易受低温、Ca^{2+} 等许多因素的影响而发生解聚。二联管由 A、B 两根单管组成，A 管由 13 根原纤维围成，B 管由 10 根原纤维组成，与 A 管共用 3 根原纤维，二联管主要分布于细胞表面的纤毛和鞭毛中。三联管由 A、B、C 三根单管组成，A 管由 13 根原纤维围成，B 管和 C 管均由 10 根原纤维组成，分别与 A 管和 B 管共用 3 根原纤维，三联管主要分布于中心粒以及鞭毛和纤毛的基体中。二联管和三联管是比较稳定的微管结构。

（二）微管结合蛋白

在细胞内，微管除含有微管蛋白外，还含有一些同微管相结合的辅助蛋白，这些蛋白质总是与微管共存，参与微管的装配，称为微管结合蛋白（microtubule associated protein，简称 MAP），它们不是构成微管壁的基本构件，而是在微管蛋白装配成微管之后，结合在微管表面的辅助蛋白，其主要功能是调节微管的特异性，并将微管连接到特异的细胞器上。

微管结合蛋白在细胞中起稳定微管结构、促进微管聚合和调节微管装配的作用。微管结合蛋白的磷酸化在控制微管蛋白的活性和微管在细胞中的定位起基本作用。另外，微管结合蛋白在细胞中的分布区域不尽相同，它们执行的特殊功能也不一样，这在神经细胞中尤为突出。在高等生物中目前发现有几种微管结合蛋白，其中包括 MAP$_1$、MAP$_2$ 和 MAP$_4$ 三种。此外，还有一类与微管结合的蛋白质，叫作 Tau 蛋白。各种微管均由 α - 微管蛋白/β - 微管蛋白异二聚体组成，微管的结构和功能的差异主要取决于微管结合蛋白的不同。

一般认为，微管结合蛋白由两个区域组成：一个是碱性的微管结合区域，该结构区域可与微管结合，可明显加速微管的成核作用；另一个是酸性的突出区域，以横桥的方式与其他骨架纤维相连接，突出区域的长度，决定微管在成束时的间距大小。实验证明，MAP$_2$ 在细胞中的表达会产生很长的突出区域，使微管在成束时保持较宽的间隔；Tau 蛋白的表达会产生极短的突出区域，使微管在成束时紧密。

（三）微管的装配

微管的组装与去组装是根据细胞的生理需要进行微管蛋白的聚合或解聚，以此形成微管的组装或去组装，从而改变微管的结构和分布。若组装与去组装保持平衡状态，则微管维持稳定的结构。微管的组装是一个复杂而高度有序的过程，分为三个时期：成核期、聚合期和稳定期。①成核期（nucleation phase）：先由 α 和 β 微管蛋白聚合成一个短的寡聚体结构，即核心形成；然后微管蛋白异二聚体在其两端和侧面添加使之扩展成片状带，当片状带加宽至 13 根原丝时，即合拢成一段微管。由于该期是微管聚合的开始，速度缓慢，是微管聚合的限速过程，因此，也称为延迟期。②聚合期（polymerization phase）：又称延长期，该期细胞内高浓度的游离微管蛋白使微管聚合速度大于解聚速度，新的异二聚体不断添加到微管正极端，使微管延长。③稳定期（steady state phase）：又称为平衡期，随着细胞质中的游离微管蛋白浓度下降，达到临界浓度，微管的组装与去组装速度相等，微管长度相对恒定。

当微管蛋白的聚合迅速进行时，微管蛋白分子添加到微管上去的速度大于微管所携带的 GTP 的水解速度，因此，新生成的微管上全是 GTP - 微管蛋白亚基。正因为 GTP - 微管蛋白亚基之间结合得比较牢固，结果在微管末端形成一个称为 GTP 帽的结构，它可防止微管的解聚。当微管生长较慢时，GTP 帽中的亚基会在新的携带有 GTP 的亚基结合上来以前就水解它自己的 GTP 成 GDP，这样就失去了 GTP 帽，而携有 GDP 的亚基由于对微管聚合体的结合不紧密会很快从游离端上释放出来，这样微管就不停地缩短。因此，当微管两端的微管蛋白具有 GTP 帽（与 GTP 结合）时，微管继续组装；而具有 GDP 帽（与 GDP 结合）时，改变异二聚体的构象使原纤维弯曲而不能形成微管的管壁，微管趋向于解聚。原纤维中异二聚体亚单位重复排列具有极性，使细胞内所有由微管构成的结构也具有极性。在一定条件下，微管两个端点的装配速度不同，表现出明显的极性。微管的一端发生 GTP - 微管蛋白的添加，使微管不断延长，称为正端，而在另一端具有 GDP - 微管蛋白发生解聚而使微管缩短，则为负端，微管的这种装配方式称为"踏车"运动。

微管在体内的装配要比体外装配更为复杂，除了遵循体外装配规律，还受到严格的时间和空间的控制。例如，在细胞分裂期纺锤体微管的组装和去组装，称为时间控制，而活细胞内的微管组织中心（microtubule organizing center，简称 MTOC）在空间上为微管装配提供始发区域，控制着细胞质中微管的数量、位置及方向。MTOC 包括中心体、纤毛和鞭毛的基体等。

中心体是动物细胞中主要的 MTOC，位于间期细胞核的一侧，由中心粒和其外周物质（PCM）组成。γ 微管蛋白在中心体的周围物质中形成许多直径为 24 nm 的环状复合体（γ-TuRC），该环状复合体在中心体中是微管组装的起始结构，故人们提出了微管在中心体部位的成核模型。γ-TuRC 就像一颗种子，成为异二聚体结合上去的核心，发挥成核作用，微管从此生长、延长。γ-TuRC 像帽子一样戴在微管的负端而使微管负端稳定，正端游离向外。

一些特异性药物可以影响细胞内微管的组装和去组装，这些药物可以分为抑制微管组装的药物和稳定微管的两类药物。由于这些特异性药物只能与 α 或 β 微管蛋白结合，而不与其他蛋白结合，因此成为研究微管作用机制的有力工具。秋水仙素可与 β 微管蛋白上的秋水仙素结合位点结合，抑制 β 微管蛋白上 GTP 的水解，从而抑制微管的组装，破坏纺锤体的形成，使细胞停止在分裂中期。紫杉醇能促进微管的装配，并使已形成的微管稳定，作用与秋水仙素相反。

（四）微管的功能

微管是普遍存在于真核细胞中的多功能细胞器，在细胞内的作用主要有以下六个方面。

1. 构成细胞的支架并维持细胞的形态

微管本身不能收缩，且具有一定的刚性，因而在保持细胞外形方面起支持作用。细胞的各种形态是由微管和其他细胞骨架成分来维持的。观察体外培养的动物细胞中微管的分布，可见微管围绕细胞核向外呈放射状分布，微管束构成细胞的网架结构，维持细胞的形态。用秋水仙素处理细胞、破坏微管，导致细胞变圆，说明微管对维持细胞的不对称形状是重要的。微管具有一定的抗压和抗弯曲的强度，这种特性为细胞提供了机械支持力。

在血小板内存在的环形微管维持了血小板的圆盘形结构，当低温处理血小板时，环形微管消失，血小板的形状变成不规则的球形；但再加热时，血小板的环形微管重新出现，血小板又恢复其圆盘形结构，可见环形微管在血小板中的排列对维持血小板的形状起重要作用。

2. 参与细胞内物质运输

微管起细胞内物质运输的路轨作用。与微管结合而起运输作用的马达蛋白有两大类：驱动蛋白和动力蛋白。两者均需 ATP 提供能量。

真核细胞内物质的合成部位往往与其行使功能的部位不同，因此，新合成的物质必须要经过细胞内运输才能到达其功能部位。此外，细胞器也需要移动。在细胞内物质运输中，微管为运输物质提供轨道，而驱动物质运输并决定运输方向的是马达蛋白（motor protein）。马达蛋白是指介导细胞内物质沿细胞骨架运输的蛋白。目前发现的几十种马达蛋白可分为三个不同的家族：驱动蛋白（kinesin）家族、动力蛋白（dynein）家族和肌球蛋白（myosin）家族。其中，驱动蛋白和动力蛋白是以微管作为运行轨道，而肌球蛋白则是以肌动蛋白纤维作为运行轨道的。

胞质动力蛋白和驱动蛋白各有两个球状 ATP 结合头部和一个尾部，它的头部与微管是以空间结构专一的方式结合的，因此，驱动蛋白就只有当它以正确的姿势"指向"微管时才能结合上去，而马达蛋白的尾部通常是和细胞组分如小泡或细胞器稳定结合的，因而也就决定了马达蛋白所运载的"货物"种类。

微管马达蛋白的运输通常是单方向的，其中，驱动蛋白利用水解 ATP 提供的能量介导物质从微管负极（-）向正极（+）的运输（背向中心体），而动力蛋白则利用水解 ATP 提供的能量介导物质从微管正极（+）向负极（-）的运输（朝向中心体）（图 2 - 5 - 2）。

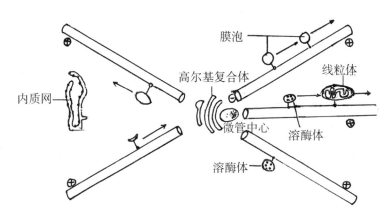

图 2 - 5 - 2　细胞中微管介导的物质运输

3. 维持细胞内细胞器的空间定位和分布

微管及其相关的马达蛋白在细胞内的膜性细胞器的空间定位上起着重要作用。例如，驱动蛋白与内质网膜结合，沿微管向细胞的周边牵拉展开分布；而动力蛋白与高尔基复合体膜结合，沿微管向近核区牵拉，使其位于细胞中央。该作用可被秋水仙素破坏，去除秋水仙素，细胞器的分布恢复正常。动力蛋白还与有丝分裂过程中纺锤体的定位和有丝分裂后期染色体的分离有关。

4. 微管与细胞运动

纤毛（cilia）和鞭毛（flagella）具有运动功能，用来划动其表面的液体，是细胞表面的特化结构。纤毛和鞭毛在来源和结构上基本相同。所不同的是，就一个细胞而论，纤毛短而多，而鞭毛则长而少。纤毛和鞭毛都是以微管为主要成分构成的，并且有特殊的结构形式，大多数属于 9 + 2 类型。纤毛和鞭毛的横断面用电镜观察可见中央有两条微管，称为中央微管。中央微管的外周包围一层蛋白质性的鞘，称为中央鞘（central sheath）。外周则以 9 组二联管围绕。二联管两两之间以微管连接蛋白相连。外周二联管和中央鞘之间也有连接，称为放射辐条（radial spoke）。放射辐条由 A 管伸出，近中央鞘一端膨大，称为辐头。A 管上还伸出动力蛋白臂（dynein arms），其头部具有 ATP 酶活性，可为纤毛与鞭毛的运动提供动力。鞭毛和纤毛的运动是通过核心微管相互之间滑动造成其轴心弯曲而产生的，一般用微管滑动模型（sliding-microtubule model）解释纤毛和鞭毛的弯曲运动。

鞭毛和纤毛的基体由三联管组成，与中心粒相似。基体的中央无微管。

5. 参与染色体的运动，调节细胞分裂

细胞分裂过程中，微管具有介导染色体运动的作用，以微管为主要成分组成的纺锤丝是有丝分裂器的重要组分。这些纺锤丝微管与染色体的动粒形成端位连接，通过动粒一端微管的聚合延伸，推动染色体向纺锤体中部移动，同时来自另一极的微管结合发挥同样的作用。

有丝分裂过程中，任何一个染色体未连接微管或未到达平衡位置，后期都将延长，从而影响细胞分裂的进程。

6. 参与细胞内信号传递

已经证明微管参与 hedgehog、JNK、Wnt、ERK 及 PAK 蛋白激酶信号转导通路。信号分子可直接与微管作用，或通过马达蛋白和一些支架蛋白与微管作用。微管的信号转导功能具有重要的生物学作用，它与细胞的极化、微管的不稳定动力学行为、微管的稳定性变化、微管的方向性及微管组织中心的位置等均有关。

二、微丝

微丝（microfilament，简称 MF）是普遍存在于真核细胞中由肌动蛋白（actin）组成的细丝，直径为 5～8 nm，又称肌动蛋白纤维（actin filament）。它可呈束状、网状或散在等多种形式分布于细胞质中，与微管和中间纤维共同构成细胞骨架，参与细胞形态维持以及细胞运动等生理功能。肌动蛋白是真核细胞中最丰富的蛋白质。在肌肉细胞中，微丝形成特定的结构，完成收缩与舒张运动，肌动蛋白占肌细胞中蛋白总量的 10%；在非肌细胞中，肌动蛋白也占细胞蛋白总量的 1%～5%。微丝与多种其他蛋白结合，在细胞内参与多种功能。微丝和它的结合蛋白（association protion）以及肌球蛋白三者构成化学机械系统，利用化学能产生机械运动。

（一）肌动蛋白与微丝的结构

在电镜下，微丝是主要由肌动蛋白组成的细丝状结构，直径为 5～8 nm。微丝比微管细，更具有弹性，通常比微管短。细胞中肌动蛋白纤维的数量比微管多，全部肌动蛋白纤维加起来，其总长度大约是微管的 30 倍，成束的肌动蛋白纤维比单个的肌动蛋白纤维的强度大。

肌动蛋白以两种形式存在，即单体和多聚体。单体的肌动蛋白是由 1 条多肽链构成的球形分子，又称球状肌动蛋白（globular actin，简称 G-actin），肌动蛋白的多聚体形成肌动蛋白丝，称为纤维状肌动蛋白（fibros actin，简称 F-actin）。每个肌动蛋白单体由 375 个氨基酸残基组成的单条肽链折叠而成，外观呈哑铃状，分子量是 43 000；由 2 个小叶（lobe）构成的，中间有 1 个裂口（cleft），裂口内部有 ATP（或 ADP）结合位点和 1 个二价阳离子 Mg^{2+}（或 Ca^{2+}）结合位点。

在哺乳动物和鸟类细胞中，至少已分离到 6 种肌动蛋白：4 种 α 型肌动蛋白，分别为心肌、横纹肌、血管平滑肌和肠道平滑肌所特有；β 和 γ 型肌动蛋白见于所有肌细胞和非肌细胞中。肌动蛋白在进化上高度保守，酵母和兔子肌肉的肌动蛋白有 88% 的同源性。不同类型肌肉细胞的 α - 肌动蛋白分子一级结构（约 400 个氨基酸残基）仅相差 4～6 个氨

基酸残基，β–肌动蛋白或 γ–肌动蛋白与 α–横纹肌肌动蛋白相差约 25 个氨基酸残基。

在电子显微镜下，纤维状肌动蛋白呈双股螺旋状，每条微丝由 2 条平行的肌动蛋白单链以右手螺旋方式相互盘绕而成。每条肌动蛋白单链由肌动蛋白单体头尾相接呈螺旋状排列，螺距为 36 nm，故微丝也有极性，并与微管一样具有"踏车"现象，即微丝有两个结构上不相同的末端：一个相对迟缓和生长慢的负端和一个生长快的正端（图 2 – 5 – 3）。

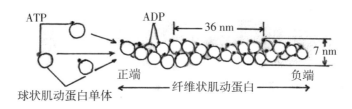

图 2 – 5 – 3　肌动蛋白亚单位组成微丝

（二）肌动蛋白结合蛋白

纯化的肌动蛋白在体外能够聚合形成肌动蛋白纤维，但是这种纤维不具有相互作用的能力，也不能行使某种功能，原因是缺少微丝结合蛋白。肌动蛋白结合蛋白（也称微丝结合蛋白，actin-binding protein）是细胞内存在的一大类能与肌动蛋白单体或肌动蛋白纤维结合的、能改变其特性的蛋白。微丝结合蛋白与肌动蛋白结合组成不同的结构，从而执行不同的功能。如应力纤维、肌原纤维细肌丝、小肠微绒毛的轴心和精子顶体的刺突等结构与功能变化，在很大程度上受到不同的肌动蛋白结合蛋白的调节。

目前已经分离出细胞中的微丝结合蛋白至少有 100 多种。微丝结合蛋白与肌动蛋白相互作用的方式十分简单，各种微丝结合蛋白能以不同的方式参与微丝的组装与去组装，影响微丝的形状和功能。

1. 单体隔离蛋白（monomer sequenstering protein）

单体隔离蛋白是一些具有抑制单体肌动蛋白聚合的蛋白质，如抑制蛋白（profilin）和胸腺（嘧）素（thymosin）能够同单体肌动蛋白结合，并且抑制它们的聚合，使非肌细胞中能维持高浓度的单体肌动蛋白。

2. 末端阻断蛋白（end blocking protein）

通过同肌动蛋白纤维末端结合从而调节肌动蛋白纤维的长度。加帽蛋白同肌动蛋白纤维的末端结合之后，相当于加上了一个帽子，抑制已存在的微丝生长。如果一个快速生长的肌动蛋白纤维在正端加上了帽子，那么在负端就会发生去聚合。某些加帽蛋白在抑制微丝生长的同时促进新的纤维形成，这样导致细胞内有大量较短微丝出现。

3. 交联蛋白（cross-linking protein）

交联蛋白的主要功能是改变细胞内肌动蛋白纤维的三维结构。每种交联蛋白都有两个或两个以上的同肌动蛋白结合的位点，可在多处产生交联，形成特定结构。例如，微绒毛中的球状交联蛋白能够促使肌动蛋白纤维成束排列；有些杆状的交联蛋白能够弯曲，由这种交联蛋白形成富有弹性的网络结构，能够抵抗机械压力。

4. 纤维切割蛋白（filament-severing protein）

纤维切割蛋白能够同已经存在的肌动蛋白纤维结合并将它一分为二。这种蛋白可将长的微丝切成片段，使肌动蛋白由凝胶态向溶胶态转化，大大降低了其在细胞中的黏度。切下的新的末端能够作为微丝的生长点，促进 G-actin 的装配。

5. 肌动蛋白纤维解聚蛋白（actin filament-depolymerizing protein）

肌动蛋白纤维解聚蛋白能与肌动蛋白纤维结合，引起肌动蛋白丝的快速去聚合形成 G-actin 单体。这类蛋白主要存在于肌动蛋白丝骨架快速变化的部位。

6. 膜结合蛋白（membrane-binding proteins）

膜结合蛋白能介导微丝与细胞膜的连接，是非肌细胞质膜下方产生收缩的机器。在细胞连接和细胞黏着部位，通过 α – 辅肌动蛋白介导微丝与细胞质膜结合，可直接结合在膜整合蛋白或间接地结合到膜外周蛋白。肌动蛋白丝通过膜结合蛋白与细胞质膜连接成一个网络结构。

（三）微丝的组装

在体外，微丝的组装与去组装与溶液中 G-actin 的浓度、离子的种类和浓度及 ATP 的存在相关联。通常只有结合 ATP 的肌动蛋白单体才能参与微丝的组装。当溶液中有适当浓度的 Ca^{2+} 以及低浓度的 Na^+、K^+ 时，肌动蛋白纤维趋向于解聚成肌动蛋白单体。当溶液中含有 ATP、Mg^{2+} 以及高浓度的 Na^+ 或 K^+ 时，G-actin 则趋向于组装成 F-actin，即新的 G-actin 加到微丝末端，使微丝延长。通常正端组装速度较负端快。当溶液中结合 ATP 的肌动蛋白单体达到临界浓度时，微丝的组装与去组装达到平衡状态，微丝的长度相对恒定。在体外组装过程中可见微丝的正极端不断聚合肌动蛋白亚基而延长，而负极端则由于肌动蛋白亚基的解聚而缩短，肌动蛋白掺入速度与其从微丝上解离速度相等，出现"踏车"现象。

1. 微丝组装的过程

微丝组装过程可分为三个阶段：即成核期（nucleation phase）、生长期（growth phase）和平衡期（equilibrium phase）。①成核期是微丝组装的起始限速阶段，需要一定的条件和时间，故又称延迟期。成核过程中先形成肌动蛋白相关蛋白 Arp2／Arp3（actin-related protein，Arp）起始复合物，该复合物含有肌动蛋白相关蛋白 Arp2、Arp3 和其他五种蛋白。肌动蛋白单体与起始复合物结合，形成三或四聚体核心。核心一旦形成，肌动蛋白单体迅速在核心两端聚合，进入快速生长期。②生长期肌动蛋白的快速聚合使微丝延长，此期又称为延长期。ATP 主要调节微丝组装的延长期，肌动蛋白具有 ATP 酶的活性（肌动蛋白的聚合过程伴随着 ATP 的水解）。游离的肌动蛋白单体与 ATP 紧密结合后才能聚合到微丝的末端，微丝末端加入肌动蛋白 – ATP 亚基帽结构稳定，可持续组装。一旦聚合到微丝上它就水解 ATP 为 ADP，减弱了肌动蛋白单体之间的结合力，降低了聚合体的稳定性，结合 ADP 的肌动蛋白单体倾向从微丝上解聚下来。③待微丝组装到一定长度时，肌动蛋白单体的组装与去组装达到平衡状态，微丝的长度几乎保持不变，即进入平衡期。

非稳态动力学模型认为 ATP 是调节微丝组装的动力学不稳定行为的主要因素。ATP 主要调节微丝的延长。ATP-actin（结合 ATP 的肌动蛋白）对微丝纤维末端的亲和力高，ADP-actin 对纤维末端的亲和力低，容易脱落。当溶液中 ATP-actin 浓度高时，微丝快速生长，在微丝纤维的两端形成 ATP-actin "帽子"，这样的微丝有较高的稳定性。伴随着 ATP 水解，微丝结合的 ATP 就变成了 ADP，当 ADP-actin 暴露出来后，微丝就开始去组装而变短。因此，微丝组装在动力学上是不稳定的。

2. 影响微丝组装的因素

微丝的组装受到多种因素的影响，除受肌动蛋白单体的浓度影响外，还受 ATP、Ca^{2+}、Mg^{2+}、Na^+、K^+ 离子浓度，以及微丝结合蛋白和药物的影响。当溶液中存在低 Na^+、K^+ 和适当浓度的 Ca^{2+} 时，肌动蛋白纤维趋向于解聚成肌动蛋白单体。而在较高浓度的 Na^+、K^+ 和适当 Mg^{2+} 和 ATP 浓度中，G-actin 可自组装成 F-actin。

影响微丝装配的药物主要有细胞松弛素 B（cytochalasin B）和鬼笔环肽（phalloidin），它们影响肌动蛋白的组装与去组装，从而影响细胞内微丝网络的结构。

细胞松弛素 B 是第一个用于研究细胞骨架的药物，它是真菌分泌的生物碱，与微丝结合后可切断微丝，并结合在微丝末端（正端）阻抑肌动蛋白聚合，但对微丝的解聚没有明显的作用。用细胞松弛素 B 处理细胞可以破坏微丝的网络结构，阻止细胞的运动，包括细胞移动、细胞分裂和细胞吞噬等活动。细胞松弛素 B 对微管不起作用，也不抑制肌肉收缩，因肌纤维中的微丝结构稳定，不发生聚合与解聚的动态平衡。

鬼笔环肽是从一种毒性菇类中分离出剧毒生物碱，它同细胞松弛素 B 的作用相反，只与聚合的微丝结合，而不与肌动蛋白单体分子结合。其特异性与微丝侧面结合，增强其稳定性，抑制微丝解聚，因而破坏了微丝的聚合和解聚的动态平衡。用荧光标记的鬼笔环肽对细胞进行染色可以在荧光显微镜下观察微丝在细胞中的分布。

（四）微丝的功能

1. 构成细胞的支架并维持细胞的形态

微丝与微管共同形成网络状支架维持细胞形态，微丝主要在细胞膜下与微丝结合蛋白相互作用形成一层网络结构，称为细胞皮质（cell cortex）。该结构具有很高的动态性，为细胞膜提供强度和韧性，维持细胞形状，参与形成细胞膜的微刺、伪足等结构。

在细胞内有一种较为稳定的纤维结构，称为应力纤维（stress fiber），或称张力纤维。这些纤维状结构在细胞内紧邻质膜下方，常与细胞的长轴大致平行并贯穿细胞的全长。应力纤维具有收缩功能，但不产生运动，只能赋予细胞韧性和强度，维持细胞性状。应力纤维在细胞的形态发生、细胞分化和组织形成中具有重要作用。由整联蛋白介导的细胞外基质同细胞内的连接也是通过应力纤维实现的。

一个肠上皮细胞表面有几千个微绒毛，它们的存在大大增加了肠上皮表面面积，有利于吸收营养物质。在小肠上皮细胞游离面形成的微绒毛中，微丝束构成微绒毛的骨架，绒毛蛋白和毛缘蛋白将微丝连接成束，赋予微绒毛刚性结构。另外还有肌球蛋白 I（myosin I）和钙调蛋白在微丝束侧面与微绒毛（质膜）之间形成横桥连接，提供张力以保持微丝（肌动蛋白丝）束处于中心位置。

2. 微丝参与细胞的运动

许多动物细胞采取变形运动而移动位置，如白细胞、巨噬细胞、变形虫、癌细胞、成纤维细胞和胚胎细胞等。这些细胞内含有丰富的微丝，细胞依赖肌动蛋白和微丝结合蛋白的相互作用或通过微丝的聚合与解聚的过程进行移动。

细胞通过肌动蛋白聚合使细胞表面形成突起，如片状伪足或丝状伪足；当这些伪足接触到一片适合的表面时，形成黏着斑黏附在上面，同时跨膜蛋白整合素在细胞内面牢固地结合肌动蛋白纤维丝，创造一个牢靠的锚定点。当肌动蛋白解聚时，胞质溶胶向前流动，细胞尾部产生收缩，利用这一锚定点把细胞自身拉向前端。非肌细胞的细胞运动主要依赖于肌动蛋白和微丝结合蛋白的相互作用进行移动。细胞形成伪足不断地变形完成爬行运动，其运动的过程分为三步：①肌动蛋白的聚合形成伪足；②伪足与基质之间形成新的锚定点；③以附着点为支点向前移动（肌动蛋白纤维的解聚）。

3. 微丝作为运输轨道参与细胞内的物质运输活动

微丝通过与肌球蛋白（myosin）的相互作用参与了细胞内的物质运输。肌球蛋白作为马达蛋白的家族成员，以微丝作为运输轨道参与物质运输活动。

在细胞皮质等富含微丝的部位，"货物"的运输以微丝作为轨道进行，而长距离运输物质是以微管运输为主。已经发现多种肌球蛋白参与微丝的物质运输，它们共同的特点是都含有一个作为马达结构域的头部，该头部有一个微丝结合位点和一个 ATP 结合位点。在细胞内物质运输时，肌球蛋白头部结构域与肌动蛋白丝结合，并在 ATP 存在时，将运输小泡沿微丝的负端向正端移动。

4. 微丝参与细胞质的分裂

在有丝分裂的末期，细胞膜沿赤道面向内收缩，这一过程主要是在由微丝与肌球蛋白 - Ⅱ 组成的收缩环（contractile ring）的作用下完成的，其收缩机制是肌动蛋白和肌球蛋白相对滑动。随着收缩环的收缩，两个子细胞的胞质分离，在细胞松弛素 B 存在的情况下，不能形成胞质分裂环，因此形成双核细胞。

5. 微丝参与细胞内信息传递

细胞外的某些信号分子与细胞膜上的受体结合，可触发膜下肌动蛋白的结构变化，从而启动细胞内激酶变化的信号转导过程。微丝主要参与 Rho（Ras homology）蛋白家族有关的信号转导。Rho 蛋白通过 GTP 结合状态和 GDP 结合状态循环的分子转变来控制信号传导。Rho 蛋白家族成员包括 Cdc42、Rac 和 Rho。激活 Cdc42，可触发细胞内肌动蛋白的聚合作用和成束作用，形成丝状伪足和微棘；活化 Rac 可启动肌动蛋白在细胞外周聚合形成片状伪足和褶皱；激活 Rho 后既可启动肌动蛋白 Ⅱ 纤维通过肌球蛋白纤维成束，形成应力纤维，又可促进细胞黏着斑的形成。

6. 微丝参与肌肉收缩

肌细胞内的肌原纤维是由一连串相同的肌小节（sarcomere）组成的，是肌肉收缩基本单位。在电子显微镜下观察，肌原纤维的肌小节是由粗肌丝（think filament）和细肌丝（thin filament）组成的。粗肌丝的直径约为 10 nm，长约为 1.5 μm，由肌球蛋白组成。每个肌球蛋白分子有两条重链和四条轻链分子，外形豆芽状，分为头部和杆部。球形的头部具有 ATP 酶活性，杆状部平行聚合排成双极性结构，使肌球蛋白分子头部露在两端外部，成为与细肌丝接触的横桥。细肌丝直径约为 5 nm，由肌动蛋白、原肌球蛋白（tropomyosin，简称 Tm）和肌钙蛋白（troponin，简称 Tn）三种蛋白质组成。两条肌动蛋白纤维以螺旋形结合构成细肌丝的主体结构，两条原肌球蛋白纤维位于肌动蛋白纤维螺旋沟内，横跨 7 个肌动蛋白分子，覆盖着肌动蛋白上的结合位点。肌钙蛋白的 3 个亚基（T、C、L）结合在原肌球蛋白纤维上。

电镜观察表明，肌小节中的粗肌丝与细肌丝交错排列，粗肌丝伸出横桥（交联桥，cross bridges）与相邻的细肌丝连接。1954 年，Huxley 提出肌肉收缩的滑动丝模型，认为肌肉收缩是粗肌丝和细肌丝相互滑动的结果。当肌细胞内 Ca^{2+} 浓度升高，促发肌肉收缩，粗肌丝两端的横桥可推动肌动蛋白丝（细肌丝）和肌球蛋白丝（粗肌丝）的相互滑行，细肌丝向肌小节中央滑动，使肌小节缩短，形成肌肉收缩。肌丝滑行的过程分为五个步骤：①结合，即肌球蛋白丝（粗肌丝）的横桥头部与肌动蛋白丝（细肌丝）结合，很快 ATP 就与肌球蛋白结合，致使这一过程非常短暂；②释放，结合 ATP 后，肌球蛋白头部构象改变，使肌球蛋白头部对细肌丝的亲和力下降，横桥与细肌丝分离；③直立，由于肌球蛋白丝头部的 ATP 水解引发构象变化，头部呈直立改变，使头部沿肌动蛋白丝移动约 5 nm，产物 ADP 和 Pi 仍紧密结合在头部；④产力，肌球蛋白头部微弱地结合到细肌丝上的一个新的位点，释放出无机磷（Pi），使肌球蛋白头部与肌动蛋白紧密结合，并产生机械力，使肌球蛋白头部释放 ADP，恢复原始构象；⑤再结合，在周期末，肌球蛋白头部又与肌动蛋白丝结合，开始下一循环周期，但此时肌球蛋白头部结合到肌动蛋白丝上新的结合位点，并朝向细肌丝正端"行走"了一段距离，导致肌肉收缩。

三、中间纤维

中间纤维（intermediate filament，简称 IF）是广泛存在于真核细胞内直径为 10 nm 的纤维。中间纤维的直径介于微管和微丝之间，是三类细胞骨架纤维中结构最为复杂的一种，而且结构稳定、坚韧，用高盐溶液或非离子去垢剂处理时，细胞中大部分骨架成分都被破坏，只有中间纤维保留下来。中间纤维在细胞中围绕着细胞核分布，成束成网，并扩展到细胞质膜，与质膜相连结。

这些索状纤维布满细胞质中的网络，作为细胞的基本结构，在细胞对抗外来机械张力中起作用。此外，中间纤维在细胞构建、分化等多种生命活动中起重要作用。

（一）中间纤维蛋白的类型和结构

中间纤维是一类形态上非常相似，而化学组成上有明显差异的蛋白质，成分比微丝和微管都复杂，根据中间纤维蛋白的氨基酸顺序、基因结构、组装特性和组织特异性等，可将中间纤维分为六种主要类型：角蛋白纤维、波形蛋白纤维、结蛋白纤维、神经元纤维、神经胶质纤维。此外，细胞核中的核纤层（lamin）也是一种中间纤维。中间纤维具有组织特异性，不同类型细胞含有不同的中间纤维蛋白质。肿瘤细胞转移后仍保留源细胞的中间纤维，因此可用的中间纤维抗体来鉴定肿瘤的来源。

微管与微丝都是由球形蛋白装配起来的，而中间纤维则是由长的、杆状的蛋白装配的。组成中间纤维的蛋白质分子复杂，不同来源的组织细胞表达不同类型的中间纤维蛋白。已经发现 60 多种中间纤维蛋白，它们具有共同的结构特点：由头部、杆状区和尾部三部分组成。中间纤维蛋白分子由一个 310 个氨基酸残基形成的 α 螺旋杆状区，以及两端非螺旋化的球形头（N 端）、尾（C 端）部构成。杆状区是高度保守的，由螺旋 1 和螺旋 2 构成，每个螺旋区还分为 A、B 两个亚区，它们之间由非螺旋式的连结区连结在一起。各种中间纤维蛋白之间的主要区别在于头、尾部的长度和氨基顺序，它们暴露在纤维表面，与细胞质中其他成分相互作用（图 2-5-4）。

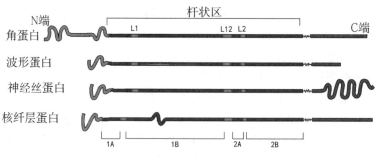

图 2 - 5 - 4　中间纤维蛋白结构模型

（二）中间纤维结合蛋白

中间纤维结合蛋白（intermediate filament associated protein，简称 IFAP）是一类在结构和功能上与中间纤维有密切联系，但其本身不是中间纤维结构组分的蛋白，其使中间纤维之间交联成束、成网，并把中间纤维交联到质膜或其他骨架成分上。中间纤维之间的相互作用或中间纤维同细胞其他结构相互作用是由中间纤维结合蛋白介导的，这些结合蛋白能够将中间纤维相互交联成束，也称张力丝（tonofilaments）。张力丝可进一步相互结合或同细胞质膜作用形成中间纤维网络。

与肌动蛋白结合蛋白、微管结合蛋白不同，没有发现有中间纤维切割蛋白、加帽蛋白，也没有发现有与中间纤维有关的马达蛋白。中间纤维结合蛋白的一个可能作用是将中间纤维同微丝、微管交联起来形成大的细胞骨架网络。已知的中间纤维结合蛋白约有 15 种，分别与特定的中间纤维结合。例如，网蛋白（plectin）是细胞质中含量丰富的一种蛋白质，能使波形蛋白纤维、肌动蛋白纤维成束，帮助肌球蛋白Ⅱ与微丝结合，而且还可介导中间纤维与微管或质膜的连接；丝聚蛋白（flanggrin）的功能是使角蛋白纤维聚集，形成大的纤维聚合体，该蛋白的表达是细胞角质化的分化特异性标志；中间纤维结合蛋白 300（IFAP300）的主要作用是将中间纤维锚定在桥粒上；Ankyrin 把结蛋白纤维与质膜连在一起。

中间纤维结合蛋白具有如下共同特征：①具有中间纤维类型特异性；②表达有细胞专一性；③不同的中间纤维结合蛋白可存在于同一个细胞中与不同的中间纤维组织状态相联系；④在细胞中某些中间纤维结合蛋白的表达与细胞的功能和发育状态有关。

（三）中间纤维的组装

微管和微丝的组装都是通过单一的途径进行的，并且在装配过程中要伴随核苷酸的水解；而中间纤维组装的方式有很多种，并且不需要水解核苷酸。中间纤维的装配过程与微管、微丝相比较为复杂。

根据 X 衍射、电镜观察和体外装配的实验结果推测，中间纤维的装配过程为：①2 个单体的杆状区以平行排列的方式形成两股螺旋结构的二聚体（角蛋白为异二聚体），长度约为 50 nm；②两个二聚体以反向平行和半分子交错的形式组装成四聚体；③作为中间纤维组装的基本结构单位，四聚体首尾相接连成一条原纤维；④最后由 8 条原纤维侧向相互作用，组装成横切面上有 32 个中间纤维蛋白分子组成的中空管状的中间纤维。

由于中间纤维是由反向平行的 α 螺旋组成的，所以和微丝微管不同的是，它没有极性。另外，细胞内的中间纤维蛋白绝大部分组装成中间纤维，而不像微丝和微管那样存在蛋白库，仅约50%的处于装配状态。再者中间纤维的装配与温度和蛋白浓度无关，不需要 ATP 或 GTP。

通过磷酸化和去磷酸化对中间纤维的装配和去装配进行控制，最常见的调节方式是中间纤维蛋白丝氨酸和苏氨酸的磷酸化对中间纤维的调控。在有丝分裂前期，核纤层蛋白磷酸化，导致核纤层解体；当有丝分裂完成后丝氨酸去磷酸化，中间纤维蛋白重新参与中间纤维网络的组装，核纤层重新形成。

（四）中间纤维的功能

1. 构成细胞完整的支撑网架系统

中间纤维在细胞质内形成一个完整的网架系统。它向外可以通过膜整联蛋白与细胞膜和细胞外基质相连，在内与核膜、核基质联系；在细胞质中与微丝、微管及其他细胞器联系，构成细胞完整的支撑网架系统。中间纤维还与细胞核的形态维持和定位有关。中间纤维参与桥粒和半桥粒的形成，参与相邻细胞之间、细胞与基膜之间连接结构的形成。

因此，中间纤维既能维持细胞的形态，又在维持组织的完整性方面起着重要作用。

2. 为细胞提供机械强度支持

体外实验证明，中间纤维丰富的细胞，如肌肉细胞和皮肤上皮细胞能够承受较大的机械张力和剪切力。中间纤维为细胞提供机械强度支持的功能。例如，神经元轴突中存在大量中间纤维，起到增强轴突机械强度的作用；当细胞失去完整的中间纤维网状结构后，细胞很容易破碎。

3. 参与细胞的分化

中间纤维的表达和分布具有严格的组织特异性，表明中间纤维与细胞的分化密切相关。发育分子生物学研究表明，小鼠胚胎发育早期的 8 个细胞阶段之前，细胞没有表达中间纤维，表明中间纤维对未分化细胞的发育不是必需的；在桑葚胚后期，细胞开始表达某些角蛋白，在胚胎发育的第 8～9 天，一些细胞中角蛋白迅速减少和停止表达，将要发育成间叶组织的细胞群。

这种不同发育阶段表达不同组织中特异的中间纤维的特点，已被用于干细胞分化与鉴定研究，例如将巢蛋白作为神经干细胞的特异性标志。

4. 中间纤维参与细胞内信息传递

中间纤维外连质膜和细胞外基质，内达核骨架，形成一个跨膜信息通道。中间纤维在体外与单链 DNA 有高度亲和性，在细胞内中间纤维较多聚集在核外周，在信息传递过程中，中间纤维的水解产物进入核内，通过组蛋白与 DNA 的作用来调节复制和转录。

中间纤维与微管、微丝一起参与物质的定向运输。近年来的研究发现，中间纤维与mRNA 的运输有关，胞质中的 mRNA 锚定于中间纤维，可能对其在细胞内的定位及是否翻译起重要作用。

四、细胞骨架与疾病

细胞骨架对细胞的形态改变和维持、细胞内物质运输、细胞的分裂与分化等具有重要作用，是生命活动不可缺少的细胞结构。它们的异常可引起很多疾病，包括肿瘤、一些神经系统疾病和遗传性疾病等。

在恶性转化的细胞中，细胞常表现为细胞骨架结构的破坏和微管解聚。肿瘤细胞的浸润转移过程中某些细胞骨架成分的改变可增加癌细胞的运动能力。微管、微丝可作为肿瘤化疗药物的靶位，长春碱、秋水仙素和细胞松弛素及其衍生物作为有效的化疗药物可抑制细胞增殖，诱导细胞凋亡。另外，中间纤维按不同类型严格地分布于不同类型的细胞中，可根据中间纤维的种类区分上皮细胞、肌肉细胞、间质细胞、胶质细胞和神经细胞，具有与其来源组织相关的特异抗原性，在转化细胞内又无变化，因此中间纤维可作为细胞类型区分的特征性标志之一。绝大多数肿瘤细胞通常继续表达其来源细胞的特征性中间纤维类型，即便在转移后，仍表达其原发肿瘤的中间纤维类型。此特性可用于正确区分肿瘤细胞的类型及其来源，对肿瘤诊断起决定性作用。

许多神经性疾病与骨架蛋白的异常表达有关，早老性痴呆（alzheimer disease，简称 AD）患者的神经元中可见到大量损伤的神经元纤维，神经元中微管蛋白的数量并无异常，但微管聚集缺陷，并存在 tau 蛋白的积累。神经元纤维的异常表达与异常修饰导致某些神经系统疾病，如肌萎缩性侧脊髓索硬化症（amyotrophic lateral sclerosis，简称 ALS）幼稚型脊柱肌肉萎缩症（infantile spinal muscle atrophy）。神经元纤维在运动神经元胞体和轴突近端的堆积是许多神经元退化型疾病的早期症状，使骨骼肌失去神经支配而萎缩，造成瘫痪，接着运动神经元丧失，最终导致死亡。NF-H 的异常磷酸化也会导致疾病发生。在早老性痴呆的神经元纤维缠结和帕金森综合征（Parkinson's disease）的 Lewy bodies 中都有高度磷酸化的 NF-H 存在。

一些遗传性疾病的患者常有细胞骨架的异常或细胞骨架蛋白基因的突变。如角蛋白 14（CK14）基因突变导致人类遗传性皮肤病单纯性大泡性表皮松解症（epidermolysis bullosa simplex，简称 EBS）。Wiskott-Aldrich 综合征（Wiskott-Aldrich syndrome，简称 WAS）是 X 连锁隐性遗传的免疫缺陷疾病，临床表现有血小板减少、湿疹、反复感染，并发不同程度的细胞免疫和体液免疫缺乏。研究表明，WAS 患者的 T 淋巴细胞的微丝异常，微绒毛数量减少，血小板和淋巴细胞变小。

 第六节　细胞核

细胞核是真核细胞内最大、最重要的细胞器，是遗传信息储存、复制和转录的场所，也是细胞代谢、生长、增殖、分化的控制中心，对细胞生命活动有着重要的作用。细胞核的出现是生物进化的一次飞跃，是区别真核细胞和原核细胞的重要标志。真核细胞只有在细胞分裂间期才能观察到由核膜、核仁、染色质、核纤层和核骨架（核基质）等部分组成结构完整的细胞核（图 2-6-1）。

每个细胞通常只有一个核，但有些细胞为双核甚至多核，如人的肝细胞和骨骼肌细胞。高等动物细胞核的直径通常是 5～10 μm。在不同生物体细胞核大小有所不同，生长旺盛的细胞核较大，分化成熟的细胞则核较小。细胞核的相对大小以核质比（细胞核与细胞质的体积比）来表示，核质比大表示核相对较大，核质比小表示核相对较小。细胞核常位于细胞的中央，但也有偏向细胞一端的，如在脂肪细胞，核被脂滴挤到边缘。细胞核的形态一般为圆形或椭圆形，但肌细胞核呈杆状，中性粒细胞的核呈分叶状（图 2 - 6 - 1）。

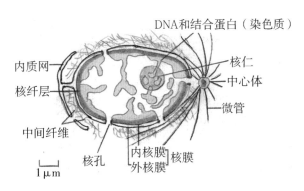

图 2 - 6 - 1　间期细胞核的结构

一、核膜

核膜（nuclear membrane）又称核被膜，是包被在核外的双层膜结构，将 DNA 与细胞质分隔开，形成核内特殊的微环境，保护 DNA 分子免受损伤，使 DNA 的复制和 RNA 的翻译表达在时空上分隔开来。此外染色体定位于核膜上，有利于解旋、复制、凝缩、平均分配到子核，核膜还是核质物质交换的通道。核膜的面积常随细胞功能变化而迅速扩大或缩小，如静止细胞开始大量合成 RNA 或 DNA 时，核膜面积迅速扩大；在细胞有丝分裂过程中，核膜能快速崩解形成核膜小泡，然后小泡互相融合构成新的核膜。

（一）核膜的结构

1. 外核膜

外核膜是核膜中面向胞质的一层膜，在形态和生化性质上与细胞质中的糙面内质网膜相近，并且与糙面内质网膜是相连的，其外表面常附着核糖体颗粒。在外核膜与细胞质相邻的表面可见有一层由中间纤维交织的网架附着，与细胞核在细胞内的定位有关。

2. 内核膜

内核膜是核膜中面向核质的一层膜，与外核膜以同心圆形式平行排列，外表面无核糖体颗粒。在与核质相邻的内表面附有一层纤维状的蛋白网，称核纤层，对内层核膜有支撑作用。内核膜上有着供核纤层附着的特异性结合位点，由一些特异的蛋白质介导与核纤层蛋白结合。

3. 核周间隙

内、外核膜之间形成宽为 20 ～ 40 nm 的狭小腔隙，称为核周间隙（perinuclear space），与内质网腔相通。

4. 核孔

内、外层核膜在一定部位互相融合，形成的一个个孔洞，称为核孔（nuclear pores）。它们是细胞核和细胞质的物质交换的主要通道。一个典型的哺乳动物细胞核膜上有3 000～4 000 个核孔，相当于每平方微米核膜上有10 ～ 60 个核孔。核孔的数目、疏密程度和分布形式随细胞种类和细胞生理状态的不同而异，一般来说，转录功能旺盛的细胞核其核孔数目较多。

核孔并非简单的孔洞，而是由一组蛋白质颗粒以特定方式排布形成的结构，称为核孔复合体（nuclear pore complex，简称 NPC）。将分离提纯的核孔复合体做负染色后在电镜下观察，发现每一核孔复合体由一组排布成八角形的大颗粒组成。目前普遍被接受的是捕鱼笼（fish trap）式核孔复合体模型。该模型认为，核孔复合体由四种结构部件组成：①位于核孔复合体结构边缘胞质面一侧的胞质环（cytoplasmic ring），环上对称分布着 8 条伸向细胞质的短纤维；②位于核孔复合体结构边缘核质面一侧的核质环（nucleoplasmic ring），在环上也对称分布着 8 条伸向核内的纤维，纤维末端形成一个由 8 个颗粒组成的小环，构成捕鱼笼似的结构，称为核篮；③位于核孔内，呈辐射状八重对称，将胞质环、核质环和中央栓连接在一起的轮辐（spoke）；④位于核孔中央的呈颗粒状或棒状的中央栓（central plug），其在核质交换中起一定的作用。

5. 核纤层

核纤层（nuclear lamina）是附着于内核膜下的一个由纤维蛋白形成的网络壳层。核纤层的厚度在各个细胞有很大变化，在多数细胞中为 10 ~ 20 nm，最厚者可达 100 nm。核纤层的化学成分叫作核纤层蛋白（lamin），在哺乳动物细胞中有三种，即核纤层蛋白 A、核纤层蛋白 B（包括 B_1、B_2）、核纤层蛋白 C。核纤层蛋白的氨基酸序列和中间纤维的蛋白成分有很高的同源性，核纤层蛋白装配成的纤维其直径和形状也与中间纤维很相近，因此认为核纤层蛋白属于一种中间纤维蛋白。

核纤层对于核膜的形成起着支架的作用，并且在分裂期可能通过其解聚—装配的转变对核膜的崩解和重建起着调控作用。内层核膜上有核纤层附着的专一位点，含核纤层蛋白 B 受体。在细胞分裂期中，核纤层蛋白被磷酸化而解聚，此时核膜崩解形成小泡，核纤层蛋白 A 和 C 分散于胞质，而核纤层蛋白 B 仍特异地与核膜小泡相连接。分裂末期核纤层蛋白去磷酸化而重新装配成核纤层时，核膜小泡被引导至染色体表面，实现了新核膜围绕染色体的重建。

核纤层蛋白除了与核膜有着亲和力，与染色质也有亲和力。这种亲和力可能通过与特异或非特异的 DNA 序列结合或与染色质蛋白结合而形成。核纤层在细胞分裂间期为染色质提供了核周"锚定"部位，在分裂期，可能为染色体的构建提供附着的部位，并可能作为核膜周围围绕染色体组装进而重建核的中介。

（二）核膜的功能

核膜是真核生物与原核生物之间重要的区别，核膜将细胞遗传物质包围起来，使之与细胞质隔离而形成不同的分工，而两个不同的区域又密切联系。

1. 为基因表达提供了时空隔离屏障

真核生物的核膜将细胞核的遗传物质与细胞质的物质分隔开，形成两个独立的区室。核膜为基因的表达提供了时空隔离的屏障，将细胞遗传信息的保存、DNA 的复制、RNA 的转录限定在细胞核中进行，而蛋白质的合成则发生在胞质中。核膜建立的特定的微环境，保证了各种生命活动互不干扰而又有条不紊地进行，使遗传信息的表达调控过程能更加准确、高效。

2. 合成生物大分子

核膜外层在结构上与粗面内质网相似，表面附着核糖体，可进行蛋白质的合成。核周间隙内还分布多种结构蛋白和酶，可合成少量的膜蛋白、脂质等。

3. 控制细胞核与细胞质的物质交换

核膜调控细胞核内外的物质交换和信息交流。细胞核与细胞质之间的物质交换是通过核孔复合体进行的，这是细胞完成其生命活动的必需环节。核孔复合体可视为一种特殊的跨膜运输蛋白复合体，是核质交换的双选择性亲水通道，具有被动运输和主动运输双功能。核孔复合体中央是一条直径为 9 nm、长为 15 nm 的亲水通道，可作为被动运输的通道。一般认为，分子量低于 5 000 D 的物质可以自由扩散到核膜的内外，如水、单糖、氨基酸、核苷酸等；无机离子如 Na^+、K^+、Ca^{2+}、Mg^{2+}、Cl^- 等也容易通过核膜。

受核孔中央通道孔径的限制，分子量较大的物质不能进行被动运输，而需要经过选择性的主动运输才能通过核膜。通过核孔复合体的主动运输是一个信号识别和载体介导的过程，需要消耗 ATP 来提供能量。被转运的大分子上的定位信号被核孔复合体识别后，孔径大小可自我调节，允许载体运载的转运物质通过。通过核孔复合体的主动运输具有双向性，DNA 聚合酶、RNA 聚合酶、组蛋白和核糖体蛋白等从细胞质运进细胞核，而参与翻译过程的 RNA 和装配好的核糖体大小亚基等则从核内运出到细胞质。亲核蛋白质（karyophilic protein）是在细胞质中合成，运到核内执行功能的蛋白质，都含有一段被称为核定位信号（nuclear localization signal，简称 NLS）的特殊氨基酸序列。带有核定位信号的亲核蛋白必须与核转运受体（nuclear transport receptor）结合才能被核孔复合体识别而允许通过。

二、染色质与染色体

染色质（chromatin）和染色体（chromosome）都是遗传物质在细胞中的存在形式，是同一种物质在细胞周期的不同时期中所表现的两种不同的形态，主要由 DNA 和蛋白质组成，可被碱性染料染色而显示出来。在处于分裂间期的细胞中，染色质呈细丝网状弥散分布；当细胞进入分裂期，染色质聚缩形成棒状结构的染色体。

（一）染色质的化学组成

染色质的主要化学成分是 DNA、组蛋白，此外还有非组蛋白及少量 RNA。DNA 与组蛋白的含量比较恒定，比例为 1:1。

除少数 RNA 病毒外，DNA 几乎是所有生物的遗传物质。真核细胞的 DNA 为线性的双螺旋分子，每条未复制的染色体包装一条 DNA 分子。一个生物贮存在单倍染色体组中的总遗传信息，称为该生物的基因组。根据分子组成的不同，染色质 DNA 序列可分为单一序列和重复序列两大类型，重复序列又分为中度重复序列和高度重复序列。为了保证遗传信息的稳定传递，染色质 DNA 必须包含三类不同的功能序列：①复制源（replication origin）序列，是细胞进行 DNA 复制的起始点；②着丝粒（centromere）序列，是复制完成的两姐妹染色单体的连接部位；③端粒（telomere）序列，存在于真核生物染色体末端的一个简单重复序列。

组蛋白是真核细胞染色质的主要结构蛋白，富含带正电荷的精氨酸和赖氨酸，属碱性蛋白质，可与酸性 DNA 非特异性地紧密结合。其含量恒定，在真核细胞中共有 2 类五种：①核小体组蛋白（nucleosomal histone），包括 H2A、H2B、H3 和 H4 组蛋白；无种属及组织特异性，进化上高度保守；协助 DNA 卷曲成核小体的稳定结构。②H1 组蛋白有种属特异性与组织特异性，与核小体的进一步包装有关。

非组蛋白（nonhistone）是染色质中除组蛋白外其他所有蛋白质的总称。非组蛋白所含酸性氨基酸比组蛋白多，呈酸性，带负电荷，常常是被磷酸化的。该类蛋白质数量较少，种类较多；可与特异的 DNA 序列发生识别及结合，能从多方面影响染色质的结构和功能；非组蛋白还能协助 DNA 折叠，参与启动 DNA 复制，调控基因的转录与表达。非组蛋白的重要特性之一是在细胞周期的不同时相或基因表达的不同阶段中发生高度的磷酸化。非组蛋白的磷酸化修饰被认为是基因表达调控的重要环节。

（二）常染色质和异染色质

在细胞分裂间期的细胞核中染色质由于其折叠压缩程度的不同，在形态、染色性能和功能上呈现出差异，由此可将染色质分为两大类，即常染色质（euchromatin）和异染色质（heterochromatin）。

常染色质为细胞分裂间期核内染色质纤维折叠压缩程度较低、处于伸展状态的染色质细纤维丝，碱性染料染色时着色较浅，分散度较大，常位于细胞核的中央，也可以襻环的形式伸入到核仁中。在常染色质中，DNA 包装比为 1/2 000～1/1 000，即 DNA 实际长度为染色质丝长度的 1 000～2 000 倍。构成常染色质的 DNA 主要是单一及中度重复的 DNA 序列，能参与 DNA 复制及 RNA 转录的过程，在一定程度上调节、控制着处在分裂间期细胞的代谢活动。在分裂细胞中，常染色质分布于染色体的臂上。

异染色质是指细胞分裂间期核中染色质丝折叠压缩程度高、处于凝集状态的块状结构，碱性染料染色时着色较深，在电镜下为染色质盘绕形成的粗大颗粒。异染色质主要分布于核的周边，位于核膜内表面的附近，部分异染色质可与核仁结合，成为核仁相随染色质的一部分。异染色质中 DNA 分子与组蛋白等的结合非常紧密，染色质丝螺旋化程度高，因而该类染色质不转录或转录活性低。

异染色质又分为组成性异染色质（constitutive heterochromatin）和兼性异染色质（facultative heterochromatin）。组成性异染色质是异染色质的主要类型，在所有细胞类型及各个发育阶段中均处于凝集状态；在中期染色体上多分布于着丝粒区、端粒、次缢痕及染色体臂的凹陷部位，由相对简单、高度重复的 DNA 序列构成，不转录也不编码蛋白质，但可能与细胞分裂、分化及组成性蛋白基因表达的调控相关。在复制行为上，与常染色质相比表现为晚复制、早聚缩。兼性异染色质指在某些细胞类型或一定的发育阶段，原有的常染色质凝聚并丧失转录活性后转变而成的异染色质，在一定条件下，可向常染色质转变，恢复基因转录活性。随着细胞分化，较多的基因渐次地关闭，从而再也不能接近基因活化蛋白。因此，染色质的紧密折叠压缩可能是关闭基因活性的一种途径。

（三）染色质的结构与组装

人体的二倍体细胞核中有 23 对染色体，共含有 DNA 约 6×10^9 碱基对（bp），每条染色体的 DNA 双螺旋若伸展开，平均长为 5 cm，核内全部 DNA 连结起来可长达 1.74 m，而细胞核的直径只有 5～8 μm。因此，这些 DNA 分子需要以螺旋和折叠的方式压缩起来，近万倍压缩才能将 DNA 包装成分裂期的染色体，保证遗传物质能平均分配到 2 个子细胞，相当于一个网球含有 2 km 长的细线。20 世纪 70 年代以后大量的研究证明，进行包装的最初级结构是核小体，核小体进一步压缩后才形成更高级的结构。

1. 染色质的一级结构

核小体（nucleosome）是染色质的基本结构单位，为染色质的一级结构。每个核小体由一个组蛋白核心和长约 200 个 bp 的 DNA，及一个分子组蛋白 H1 组成。组蛋白核心是由组蛋白 H2A、H2B、H3、H4 各两个分子聚合成盘状结构，两个 H3、H4 二聚体相互结合形成四聚体，位于核心颗粒中央，两个 H2A、H2B 二聚体分别位于四聚体两侧。146 个 bp 的 DNA 分子在八聚体上缠绕 1.75 圈，形成核小体的核心颗粒。在两个相邻核小体之间以长度约 60 bp 的连接 DNA 分子相连，其上结合一个组蛋白分子 H1，组蛋白 H1 锁定核小体 DNA 的进出端，起稳定核小体的作用。多个核小体形成一条直径约为 10 nm 串珠状的纤维。组蛋白与 DNA 之间的相互作用主要是结构性的，基本不依赖于核苷酸的特异序列。

2. 染色质的二级结构

通过核小体，DNA 长度压缩了 7 倍，形成直径为 11 nm 的纤维。但是染色质不以这种状态存在，在电镜下观察发现，用温和方法分离的染色质是直径 30 nm 的纤维。有研究表明，这种纤维可能是在核小体串珠结构的染色质纤维基础上螺旋而成的一种结构形式，由此便出现了染色质的螺线管模型。该模型认为，每 6 个核小体长度的染色质纤维以螺旋方式围成一圈，形成外径约 30 nm、内径约 11 nm、螺距约 11 nm 的中空螺线管，H1 组蛋白位于螺旋管的内部，对螺线管的形成和稳定起着重要作用。螺线管是染色质包装的二级结构。

3. 染色质的高级结构

关于直径 30 nm 的螺线管如何进一步压缩成染色体是一个尚有争议性的问题，对其研究分析的认识尚未达到统一，目前有多种假说提出不同的模型解释染色质高级结构的包装，其中多级螺旋化模型和染色体骨架—放射环模型得到较为广泛的认可。

多级螺旋化模型（multiple coiling model）认为，30 nm 的螺旋管进一步螺旋化，形成直径为 0.2～0.4 μm 的圆筒状结构，即超螺线管（supersolenoid）。超螺线管为染色质的三级结构，超螺线管进一步螺旋和折叠形成染色质的四级结构，即染色单体。两条染色单体借助着丝粒相连，构成一条完整的染色体。一般认为，一个 5 cm 长的 DNA 分子经过核小体演变后，长度相对被缩短了 7 倍，实现螺线管的变化后又在原来缩短 7 倍的基础上再被压缩 6 倍。超螺线管压缩能力最大，可在前两者的基础上再压缩 40 倍。至此，DNA 分子相对长度被压缩了近 1 600 倍，最后染色单体再压缩 5 倍。因此，在染色质转化成染色体过程中，DNA 分子长度总共被压缩了 8 000～10 000 倍。

染色体骨架—放射环模型（scaffold-radial loop structure model）认为，两条染色单体中的非组蛋白轴（即染色体骨架）在着丝粒区域相连，30 nm 的染色质纤维（螺线管）折叠成许多裙环，裙环基部与染色体纵轴相连，由中央向周围呈环状迂回，又返回到与其相邻的点形成围绕在支架周围的一个个裙环，每 18 个裙环呈放射状平面排列形成微带（miniband），再由微带沿染色体纵轴排列构成染色单体。放射环模型能比较好地解释电镜下观察到的 11 nm 及 30 nm 纤维产生的结构形态，同时对染色质中非组蛋白的作用也进行了说明。而且，这种裙环式结构很可能就是细胞核中 DNA 分子具有多点复制特性的高效性和准确性，以及 DNA 分子中基因活动的区域性和相对独立性的结构基础（图 2 - 6 - 2）。

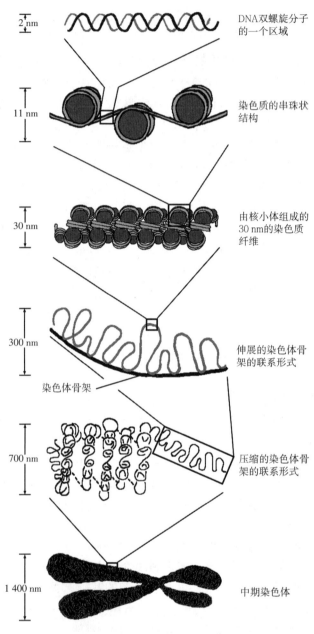

2 nm — DNA双螺旋分子
的一个区域

11 nm — 染色质的串珠状
结构

30 nm — 由核小体组成的
30 nm的染色质
纤维

300 nm — 伸展的染色体骨
架的联系形式

染色体骨架

700 nm — 压缩的染色体骨
架的联系形式

1 400 nm — 中期染色体

图 2 - 6 - 2　DNA 的高级结构——从核小体至染色体

（四）染色体的形态结构

染色体（chromosome）是细胞分裂时遗传物质的存在形式，是染色质经多级包装压缩而成，是染色质的高级结构。在细胞分裂间期，染色质分散于细胞核，到了分裂期，染色质通过盘旋折叠压缩近万倍，包装成大小不等、形态各异的短棒状染色体。中期染色体由于形态比较稳定，是观察染色体形态和计数的最佳时期。在细胞分裂中期，染色体达到最大收缩，形态最典型，每条中期染色体都由两条相同的姐妹染色单体所组成，它们以着丝粒相连。

染色体主要结构：

（1）着丝粒和动粒。中期染色体的两条姐妹染色单体的连接处，染色质较细且内缢，称为主缢痕（primary constriction），光镜下相对不着色。着丝粒（centromere）由主缢痕处高度重复的异染色质组成，将染色体分为短臂（p）和长臂（q）。动粒（kinetochore）是附着于主缢痕处两个染色单体外侧的圆盘状的结构，由着丝粒蛋白在有丝分裂期间特别装配起来，是细胞分裂时纺锤丝动粒微管的附着部位。着丝粒和动粒所在的区域总称为着丝粒 – 动粒复合体，是一种结构和组成高度有序的、非均一的复合结构。

根据着丝粒在染色体上的位置，可将染色体分为四种类型（图 2 - 6 - 3）：①中央着丝粒染色体（metacentric chromosome），着丝粒位于染色体中部，两臂（短臂与长臂）长度基本相等；②亚中央着丝粒染色体（submetacentric chromosome），着丝粒偏离中部，染色体的两臂长度有明显的差异；③近端着丝粒染色体（subtelocentric chromosome），着丝粒靠近染色体一端，具有微小短臂，有时不易察觉；④端着丝粒染色体（telocentric chromosome），着丝粒位于染色体末端，无短臂，人类染色体正常生理状态下不存在此种类型的染色体。

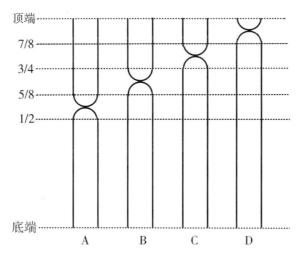

A. 中央着丝粒染色体；B. 亚中央着丝粒染色体；C. 近端着丝粒染色体；
D. 端着丝粒染色体。

图 2 - 6 - 3　染色体的四种类型

（2）次缢痕（secondary constriction）指染色体上除主缢痕之外的缢缩部位，其数量、位置和大小可作鉴别染色体的标记。

（3）核仁组织区（nucleolar organizing region）是含有 rRNA 基因的染色体区域。该部位 rRNA 基因转录活跃，染色质凝集程度低，表现为浅染的次缢痕；与核仁形成有关。

（4）随体（satellite）是人类近端着丝粒染色体短臂末端的球状结构，主要由异染色质构成，它通过次缢痕区与染色体主体部分相连。

（5）端粒（telomere）指染色体末端的特化部位，由富含鸟嘌呤核苷酸（G）的端粒 DNA 和蛋白质构成。其生物学意义为：维持染色体的稳定性与完整性，参与染色体在核内的空间排布及同源染色体的正确配对。

（五）核型

核型（karyotype）是指染色体组在有丝分裂中期的表型，是染色体数目、大小、形态特征的总和。根据染色体的相对大小、着丝粒的位置、臂的长短、次缢痕及随体的有无乃至带型等特征，把一个细胞中的全套染色体按同源染色体配对，依次排列起来，并进行形态分析的过程称为核型分析。

三、核仁

核仁（nucleolus）是真核细胞间期核中最为明显的结构，在光镜下为均质、无包膜的球形小体。每个细胞中有 1～2 个核仁，也可有多个。核仁的大小、形状、数量和位置随生物类型、细胞类型和生理状态不同而变化，核仁的大小通常反映细胞的代谢活跃程度。在蛋白质合成旺盛的细胞中，核仁很大，可达细胞核的 25%，如卵母细胞和分泌细胞；而在一些蛋白质合成的不活跃细胞，如精子细胞、肌细胞中，核仁很小，甚至没有核仁。在细胞周期过程中，核仁又是一种高度动态性的结构，核仁可在有丝分裂期间发生周期性的消失与重建。核仁一般位于细胞核的一侧，在生长代谢活跃的细胞中，核仁常趋向核的边缘，称核仁边集现象，靠边分布有利于将核仁的合成物向细胞质输送。

（一）核仁的化学组成

核仁的主要化学成分为蛋白质、RNA、DNA 和微量的脂类。核仁的蛋白质含量较高，约占核仁干重的 80%。核仁蛋白质中主要是核仁染色质蛋白质（组蛋白、非组蛋白）和核糖体蛋白质，以及核仁中存在的多种酶类，如碱性磷酸酶、ATP 酶、RNA 聚合酶等。核仁 RNA 含量约占核仁干重的 10%，在 RNA 转录及蛋白质合成旺盛的细胞中含量较高。DNA 约占核仁核干重的 8%，主要存在于核仁相随染色质。

（二）核仁的超微结构

在电镜下，核仁无界膜包裹，是由纤维丝构成的海绵状结构，包括不完全分隔的三部分：纤维中心、致密纤维组分和颗粒组分。

纤维中心（fibrillar centers，简称 FC）在电镜下呈浅染的低电子密度区域，是 rRNA 基因 rDNA 的存在部位。rDNA 是从染色体上伸展出的袢环，含有大量重复串联排列的 rRNA 基因，可高速转录出大量 rRNA 组成核仁，因此，将每一个 rDNA 袢环称为核仁组织者。人类 rRNA 基因位于 13、14、15、21、22 号 5 对染色体的次缢痕部位。

致密纤维组分（dense fibrillar component，简称 DFC）是核仁中电子密度最高的区域，呈环形或半月形包围纤维中心，由致密纤维丝构成，含有正在转录的 rRNA、核糖体蛋白、RNA 结合蛋白等。

颗粒组分（granular component，简称 GC）是核仁的主要结构，由直径为 15～20 nm 的核糖核蛋白（RNP）颗粒组成，这些颗粒是处于不同加工及成熟阶段的核糖体亚单位的前体。在细胞分裂间期，核中核仁的大小取决于颗粒组分数量的多少。

此外，核仁中还含有一些由蛋白质组成的、无定形的液体物质，称核仁基质，是上述核仁三种组分的存在环境。

（三）核仁周期

在细胞周期中，核仁会发生周期性的变化。当细胞进入有丝分裂，随着染色质浓缩，含有 rRNA 基因的 DNA 袢环逐渐缩回到染色体，rRNA 合成停止，纤维成分和颗粒成分分散到核质中，整个核仁先是缩小，继而消失，分裂中期时已看不到核仁。在有丝分裂末期，染色体含 rRNA 基因的核仁组织区解旋和伸展，rRNA 合成得以重新开始，核仁又重新出现。核仁的消失是一种功能性消失，rRNA 基因的活性是核仁重建的必要条件，核仁的原有成分则起着协助的作用。

（四）核仁的功能

核仁的主要功能是合成 rRNA 和组装核糖体亚单位。

真核细胞中有四种 rRNA，即 28 S rRNA、18 S rRNA、5.8 S rRNA 和 5 S rRNA。前三种 rRNA 是在核仁合成的，5 S rRNA 则是在核仁外合成的。在核仁中，编码三种 rRNA 的基因紧密连锁为一个转录单位，许多这样的转录单位串状重复排列成基因簇。在 RNA 聚合酶 I 的作用下，每个转录单位可产生 45 S 的初级 rRNA 转录本。人 45 S rRNA 前体经复杂的加工过程产生 18 S rRNA、5.8 S rRNA 和 28 S rRNA。

45 S rRNA 经转录合成后，很快与进入核仁的蛋白质结合形成 80 S 的核糖核蛋白颗粒，伴随着 45 S rRNA 分子加工过程，这个 80 S 的核糖核蛋白颗粒逐渐丢失一些 RNA 和蛋白质，18 S rRNA 与 33 种蛋白质装配成小亚基，而 28 S rRNA、5.8 S rRNA 同来自核仁外的 5 S rRNA 与 49 种蛋白质装配成大亚基。在核仁中组装的核糖体大、小亚基分别经过核孔复合体运输到细胞质，在蛋白质合成时再装配成熟的核糖体。

四、核骨架

核骨架（nuclear skeleton）又称核基质（nuclear matrix），是间期细胞核内除了染色质、核膜、核纤层与核仁以外，以纤维蛋白成分为主的网架结构，因其基本形态与细胞骨架类似且与胞质骨架体系存在一定的联系，故而得名。在电镜下可观察到核骨架为一个复杂而有序的三维网络结构，由 3～30 nm 粗细不均的蛋白纤维和一些颗粒状结构相互联系构成，充满整个核空间，在结构上与核孔复合体、核纤层、核仁、染色质及细胞质骨架等结构均有密切的联系。

核骨架不仅是细胞形态的支架，而且参与细胞内的许多重要生命活动，如基因表达调控、DNA 复制、DNA 损伤修复、RNA 转录及转录后加工和运输等，在细胞生长、分化、分裂、细胞的信息传递和肿瘤发生等方面都起着重要的作用。

五、细胞核的功能

细胞核不仅储存遗传信息，而且进行着遗传信息的传递，从而影响细胞的代谢、生长、分化和繁殖，在细胞生命活动中具有重要的作用。

（一）遗传信息的储存

细胞核内的 DNA 是生物体遗传信息的携带者，决定着生物体的遗传性状与生物学行为。DNA 分子携带的遗传信息就编排在 DNA 分子上，表现为特定的碱基排列顺序。遗传信息是以基因的形式存在于染色体上，一个基因是一段有功能的 DNA 片段，有些基因编码蛋白质，有些基因则编码 RNA （如 tRNA、rRNA、miRNA 和 lncRNA 等）。真核细胞的绝大多数 DNA 分子存在于细胞核内，与组蛋白结合并经过有序的包装形成染色质，有利于基因在间期准确地复制和表达，并保证在分裂期能将遗传信息平均分配到两个子细胞。

（二）遗传信息的复制

在细胞分裂过程中，亲代细胞的遗传信息要完整地传递给两个子代细胞，实质上是将两个与亲代 DNA 完全相同的拷贝传递给子细胞，因而遗传信息的复制是以 DNA 复制（DNA replication）为基础的。DNA 复制是指在细胞核内 DNA 合成酶系的作用下，以 DNA 为模板合成与自身分子结构相同的子代 DNA 的过程。DNA 的复制有以下特点：

1. 半保留性

DNA 双链在细胞分裂以前进行的复制过程，复制的结果是一条双链变成两条一样的双链，每一个 DNA 分子都含有一条亲代模板 DNA 链和一条与其互补的新链。

2. 多起点与双向性

在真核细胞、细菌和大多数病毒中，DNA 复制是从多个复制起点开始，在 DNA 解旋酶、拓扑异构酶的协助下，解开双螺旋形成复制叉，进行双向复制。

3. 不连续性

DNA 聚合酶催化合成 DNA 链的方向只能是 $5'\rightarrow3'$，而 DNA 双链的方向彼此反向平行，一条为 $5'\rightarrow3'$，另一条为 $3'\rightarrow5'$，因此，每个复制叉中两条 DNA 新链具有不同的合成方式，其中一条链合成方向与复制叉推进的方向一致，能连续合成，称为前导链；另一条链先按 $5'\rightarrow3'$ 方向合成一些短的、不连续的 DNA 片段，再经 DNA 连接酶的作用形成完整的新链，故其合成方向与复制叉推进的方向相反，称为后随链。

（三）遗传信息的转录

遗传信息的表达就是基因的遗传信息通过转录（transcription）为 RNA 分子并翻译（translation）为蛋白质分子的过程。基因是遗传信息表达的单位，因此常用"基因表达"表示"遗传信息的表达"。

换言之，遗传信息表达就是信息从基因 DNA 转移到蛋白质的过程，遗传信息的流向是从 DNA 到 RNA 再到蛋白质，这一基本原则称为分子生物学的中心法则。转录（transcription）是以 DNA 分子为模板合成 RNA 分子的过程，DNA 分子携带的遗传信息被转移到 RNA 分子中，其过程与 DNA 的复制基本相同。原核细胞与真核细胞转录的基本过程相似，均可分为起始、延长及终止 3 个阶段。实施转录的酶叫 RNA 聚合酶，转录起始和结束由 DNA 上特殊序列对 RNA 聚合酶发出信号而实现。真核生物 DNA 转录产生的初级产物（前体 RNA）多数是无生物学活性的，需要在细胞核里经历一系列剪接（splicing）加工才能成为成熟的 RNA 分子，运到细胞质中参与蛋白质的合成。

（蔡巧青）

参考文献

[1] 胡以平. 医学细胞生物学 ［M］. 4 版. 北京：高等教育出版社，2019：58 - 88；123 - 207.

［2］陈誉华. 医学细胞生物学［M］. 6 版. 北京：人民卫生出版社，2018：68 - 80；101 - 201.

［3］翟中和. 细胞生物学［M］. 4 版. 北京：高等教育出版社，2011：54 - 67；85 - 137.

［4］安威. 医学细胞生物学［M］. 3 版. 北京：北京大学医学出版社，2013：67 - 191.

［5］傅松滨. 医学生物学［M］. 9 版. 北京：人民卫生出版社，2018：16 - 30.

第三章　细胞的基本功能

细胞是构成人体和其他生物体的基本结构和功能单位。体内所有的生理功能和生化反应都是在细胞及其产物的物质基础上进行的。可以认为，离开了对细胞及构成细胞的各种细胞器的分子组成和功能的认识，要阐明物种进化、生物遗传、个体的新陈代谢和各种生命活动等生物学现象，要阐明整个人体和各个系统、器官的功能活动的机制，将是不可能的。因此，要了解整个人体和各个系统、器官生命活动的机制，首先学习和掌握细胞的基本功能是很有必要的。

根据不同的结构和功能进行分类，人体的细胞有 200 多种。各种细胞都分布于特定的部位、执行特定的功能，但对所有细胞或某些细胞群体而言，许多基本的功能活动具有普遍性。本章主要介绍细胞的这些具有共性的基本功能，包括细胞的物质跨膜转运功能、信号转导功能、生物电现象和肌细胞的收缩功能。

第一节　细胞膜的物质转运功能

细胞膜是细胞和环境之间的屏障，使细胞内容物和细胞外界环境分隔开，使细胞得以独立存在于环境之中。细胞可通过细胞膜从外界环境中获得氧气和营养物质，排出细胞的代谢产物，进行物质交换并维持细胞内各种物质和离子成分的相对恒定。因此，细胞膜是一个具有特殊结构和功能的半透膜，允许某些物质或离子有选择地通过。除了物质转运功能，细胞还具有跨膜信息传递和能量转换功能，这些功能的机制是由膜的分子组成和结构决定的。膜成分中的脂质分子层主要起屏障作用，而膜中的特殊蛋白质则与物质、能量和信息的跨膜转运及转换有关。

通过细胞膜的物质，从大小看，可分为小分子和大分子两大类。小分子运输是指 H_2O、CO_2、O_2、离子及葡萄糖等物质的运输；而大分子运输是指蛋白质、病毒及细菌等大颗粒的运输。小分子运输根据其运输的形式又分为被动运输和主动运输两类，而大分子运输则分为胞吞作用和胞吐作用。

一、小分子物质的跨膜运输

细胞膜对离子或小分子物质的通透性具有高度的选择性，根据运输过程的方向和是否消耗能量，分为被动运输和主动运输两类。如果物质顺细胞膜两侧浓度梯度或电化学梯度进行运输，就像"下坡"一样，消耗的是存在于浓度梯度中的势能，不需要细胞提供能量，称为被动运输；反之，物质逆浓度梯度或电化学梯度进行运输，就像"上坡"一样，需要消耗细胞提供的能量，则称为主动运输（图 3 - 1 - 1）。

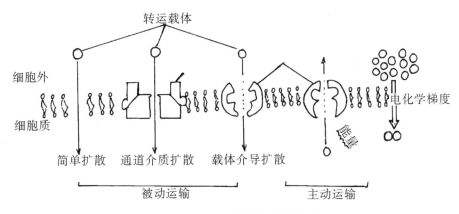

图3-1-1　溶质穿膜运输的方式

（一）被动运输

被动运输（passive transport）分为简单扩散和易化扩散两类，所要转运的物质顺着细胞膜两侧的浓度梯度或电化学梯度进行跨膜转运，驱动力来自浓度梯度，不需要消耗能量。气体分子、脂溶性分子和某些小分子物质（如 H_2O）是通过简单扩散进行运输的，而其他小分子物质（如单糖）和所有离子则需要在膜转运蛋白帮助下才能跨膜转运。

1. 简单扩散

简单扩散（simple diffusion）又称自由扩散（free diffusion），是最简单的一种跨膜转运方式，即非极性的小分子从高浓度侧向低浓度侧扩散，不需要细胞提供能量，也无须膜蛋白的协助。不同性质的小分子物质通过脂双层的扩散率差异极大，非极性的小分子如 O_2、CO_2、N_2 可迅速透过脂双层；不带电荷的极性小分子，如水、尿素、甘油等也容易透过人工脂双层；分子量略大一点的葡萄糖、蔗糖则几乎不能自由扩散过膜；而带电荷的物质，如 H^+、Na^+、K^+、Cl^-、HCO_3^- 无法自由扩散过膜。

2. 易化扩散

一些非脂溶性（或亲水性）物质，如葡萄糖、氨基酸、核苷酸及细胞代谢物等，不能通过简单扩散的方式跨膜运输，需要在膜上的转运蛋白的帮助下，不消耗细胞的代谢能，顺着物质浓度梯度或电化学梯度进行转运，这种方式称为易化扩散（facilitated diffusion）或帮助扩散。膜转运蛋白（membrane transport protein）是指细胞膜上负责转运不能以简单扩散方式穿膜的物质的蛋白质。膜转运蛋白分为两类，即负责转运葡萄糖、氨基酸、核苷酸及各种代谢产物的载体蛋白（carrier protein）和负责转运各种离子的通道蛋白（channel protein）。

（1）通道蛋白（channel protein）。通道蛋白是镶嵌在细胞膜上的一类跨膜蛋白质，能形成贯穿脂双层的亲水性通道，当通道开放时允许特定的溶质（一般是无机离子）经通道穿越细胞膜，转运过程不需要消耗能量就能转运物质。

已发现的通道蛋白有100多种，其中大多数都与离子转运有关，因此也称为离子通道（ion channel）。离子通道的开放或关闭像"闸门"一样受到调控，因此又称闸门通道（gated channel）。根据调控闸门通道开关信号的不同，可将离子通道分为三类：①电压门控通道，闸门的开闭受膜电压控制；②配体门控通道，闸门的开闭受化学物质

（配体）的调节；③机械门控通道，受机械刺激调控。闸门开闭的转换速度很快，往往只需要几毫秒，这种特性有利于一些顺序性活动。例如在神经肌肉连接处，一个沿着神经传送至肌肉并引起其收缩的冲动至少与四个不同部位的离子通道闸门按顺序开放及关闭有关。

（2）载体蛋白（carrier protein）。载体蛋白属于多次跨膜蛋白，可在细胞一侧与溶质结合，引发载体构象发生改变，将溶质转运到膜的另一侧。当溶质到达目的地后，解除与载体的结合，两者之间的结合是暂时的、可逆的和特异的。

载体蛋白既参与物质的被动运输，也参与主动运输。因前者是一种顺浓度梯度运输，一般认为不需要消耗能量。载体蛋白对所结合的溶质具有高度专一性，可以借助于其上的结合点与某一种物质进行暂时性的、可逆的结合。当某一溶质分子与专一的载体蛋白结合后，是通过一定的易位机制来完成运输的。当载体蛋白一侧表面的特异结合部位，与专一的溶质分子或离子结合形成复合体时，即引起载体蛋白发生构象变化，将被运送的分子或离子从膜的一侧移至膜的另一侧。同时，随构象的变化，载体对该物质的亲和力也随着改变，到最后物质与载体分离而被释放，载体蛋白又可恢复到它原来的构象，载体可反复循环利用。葡萄糖的运输是由载体蛋白进行帮助扩散的典型例子。

（二）主动运输

有些物质膜内外的浓度差别很大，如人的肌细胞正常代谢时，胞内 K^+ 浓度是胞外的 35 倍，而胞外的 Na^+ 浓度却是胞内的 12 倍，这些浓度梯度是由主动运输产生的，维持细胞膜内外的离子浓度差对于正常的生命活动至关重要。

主动运输是由载体蛋白介导逆着浓度梯度和（或）逆电化学梯度将特定物质进行的跨膜转运的方式。主动运输需要消耗能量才能完成，能量来源包括 ATP 水解、光吸收、电子传递、顺浓度梯度的离子运动等。根据利用能量的方式不同，动物细胞的主动运输可分为：ATP 驱动泵（由 ATP 直接提供能量）和协同运输（ATP 间接提供能量）两种主要类型。

1. ATP 驱动泵

ATP 驱动泵是动植物细胞膜上的穿膜蛋白，其化学本质是 ATP 酶，能利用 ATP 水解所释放的能量将被转运的离子或小分子逆浓度梯度或电化学梯度进行跨膜运输，所转运的物质通常为带电离子，故也称为离子泵。不同的离子泵运输不同的离子，可分别称它们为某物质的泵，如同时运输 Na^+、K^+ 的钠钾泵（Na^+-K^+ pump）或钠泵，运输 Ca^{2+} 的钙泵（Ca^{2+} pump）等。

（1）Na^+-K^+ 泵。Na^+-K^+ 泵又称 Na^+-K^+-ATP 酶，是由 α 亚基（大亚基）和 β 亚基（小亚基）组成的跨膜蛋白。α 亚基分子量约为 120 KD，具有 ATP 酶活性，在其胞质面有 1 个 ATP 结合位点和 3 个高亲和 Na^+ 结合位点；在膜的外表面有 2 个高亲和 K^+ 结合位点和 1 个乌本苷高亲和结合位点。β 亚基分子量约为 50 KD，是具有组织特异性的糖基化多肽，不直接参与离子的跨膜转运，而能帮助在内质网新合成的 α 亚基进行折叠。Na^+-K^+ 泵其作用过程如下：在细胞膜内侧，α 亚基与 3 个 Na^+ 的结合后，促进 ATP 水解并使其磷酸化，导致酶蛋白构象改变，使与 Na^+ 结合的位点转向膜外侧，从而将 Na^+ 释放到胞外。3 个 Na^+ 被释放后，α 亚基又与 2 个 K^+ 结合，引发 α 亚基的去磷酸化和构象改变，结果酶的构象又恢复原状，并失去对 K⁺ 的亲和力，将 K⁺ 运到细胞内，完成一个循环。Na⁺-K⁺-ATP 酶每秒可水解 1 000 个 ATP 分子，水解一个 ATP 分子所释放的能量可向细胞外输出 3 个 Na⁺ 及向细胞内转入 2 个 K⁺（图 3 -1 -2）。

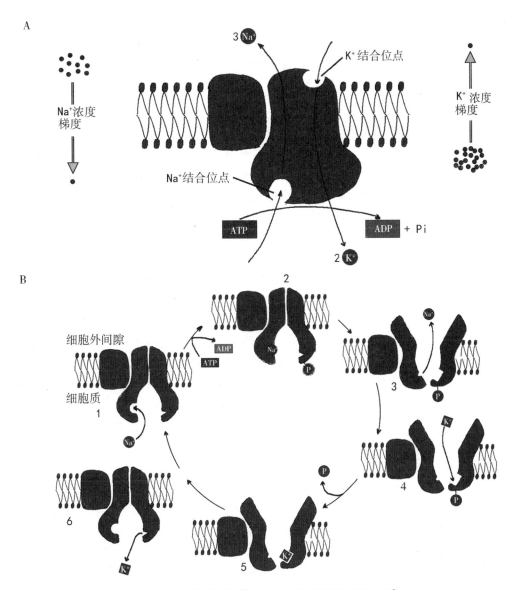

图 3 -1 -2　钠钾泵结构（A）和作用过程（B）示意

　　大多数动物细胞要消耗总 ATP 的 1/3 用于供钠钾泵的活动，从而维持细胞内低 Na⁺ 高 K⁺ 的离子环境，这具有重要的生理意义。如膜电位的产生、调节渗透压维持恒定的细胞体积恒定、为某些物质的吸收提供驱动力，以及在神经和肌肉细胞的冲动传导等方面所起的重要作用。

　　（2）Ca²⁺ 泵。Ca²⁺ 泵也是 ATP 酶，存在于细胞膜或某些细胞器的膜上，维持细胞内

外的 Ca^{2+} 浓度梯度。真核细胞胞质中含有极低浓度的 Ca^{2+}（$\leqslant 10^{-7}$ mol/L），而细胞外 Ca^{2+} 浓度却高得多（约 10^{-3} mol/L）。在 Ca^{2+} 泵工作周期中，Ca^{2+}-ATP 酶也有磷酸化和去磷酸化过程，通过构象的变化，结合与释放 Ca^{2+}。每水解一个 ATP 分子，能逆浓度梯度转运胞质中的 2 个 Ca^{2+} 进入肌浆网或泵出细胞膜外。Ca^{2+} 是细胞内重要的信号分子，细胞内外较大的 Ca^{2+} 浓度差对维持正常生命活动非常重要。胞外信号只要引起少量的 Ca^{2+} 进入细胞质中，即可引起细胞质内游离 Ca^{2+} 显著升高（约提高至 5×10^{-6} mol/L），进而激活一些 Ca^{2+} 反应蛋白，如钙调蛋白、肌钙蛋白等，引起肌细胞收缩、细胞分泌、神经递质释放、跨膜信息转导等多种细胞活动。

2. 协同运输

细胞所建立的各种浓度梯度，如 Na^+、K^+ 和 H^+ 浓度梯度，是储存自由能的一种方式。离子浓度中的势能可以供细胞以多种途径来做功。协同运输（co-transport）是一类载体蛋白与 Na^+-K^+ 泵（或 H^+ 泵）协同作用，利用储存在离子顺浓度梯度中的势能，间接消耗 ATP 逆浓度跨膜转运细胞所需要的物质的主动运输方式。物质穿膜运动所需要的直接动力来自膜两侧离子的电化学梯度中的能量，而维持这种离子电化学梯度是通过 Na^+-K^+ 泵（或 H^+ 泵）消耗 ATP 实现的。根据溶质分子运输方向与离子（Na^+ 或 H^+）顺电化学梯度转移方向的关系，可分为同向运输（symport）和对向运输（antiport）。如果物质运输方向与离子转移方向相同，称为同向运输，如小肠细胞对葡萄糖的吸收伴随着 Na^+ 的进入；如果物质运输方向与离子转移的方向相反，则称为对向运输，如动物细胞常通过 Na^+/H^+ 反向协同运输的方式来转运 H^+ 以调节细胞内的 pH。

小肠上皮细胞内的葡萄糖浓度明显高于肠腔，肠腔中葡萄糖的吸收是由顶端质膜中的 Na^+ – 葡萄糖同向转运体实现的。Na^+ – 葡萄糖同向转运体将 Na^+ 的顺电势差运到细胞内（被动运输）的同时，顺势将葡萄糖逆浓度携带到胞内，再由质膜基底面和侧面的葡萄糖转运蛋白以易化扩散的方式将葡萄糖转运入血液。Na^+ 是常用的协同运输离子，其电化学梯度为另一种分子的主动运输提供驱动力，而 Na^+ 的电化学梯度需要 Na^+-K^+ 泵水解 ATP 来维持，因此，协同运输是一种间接消耗能量的主动运输方式。

二、大分子与颗粒物质的跨膜运输

大多数细胞都能排出和摄入大分子物质。有些细胞甚至能吞入颗粒物质，但不能依靠膜转运蛋白，为完成这种功能，细胞进化出一套特别的运输机制。大分子和颗粒物质被运输时并不穿过细胞膜，都是由膜包围形成囊泡，通过一系列膜性囊泡的形成和融合来完成转运过程，故称为囊泡运输（vesicular transport）。细胞摄入大分子或颗粒物质的过程称为胞吞作用（endocytosis）；细胞排出大分子或颗粒物质的过程称为胞吐作用（exocytosis）。在此转运过程中需要消耗能量，属于主动转运，也需要更多的蛋白质参与。囊泡运输不仅发生在质膜，胞内的各种膜性细胞器（包括内质网、高尔基复合体和溶酶体等）之间的物质运输也是以这种方式进行的。所以，囊泡运输对细胞内外物质交换、信息交流具有重要作用，也确保了细胞内结构的稳定。

（一）胞吞作用

胞吞作用（endocytosis）又称内吞作用，是由细胞膜内陷把环境中的大分子和颗粒物质包围成小凹泡，小凹颈部细胞膜融合形成胞吞小泡并脱离细胞膜进入细胞内的转运过程。根据吞入物质的状态、大小及摄入机制的不同，分为吞噬作用、吞饮作用和受体介导胞吞作用三种方式。

1. 吞噬作用（phagocytosis）

吞噬作用是指细胞摄入较大的颗粒物质或多分子复合物（直径 > 250 nm）的过程。由细胞膜凹陷形成伪足，将与细胞表面接触的大颗粒物质（如细菌）包裹后摄入细胞，吞噬形成的膜泡称为吞噬体或吞噬泡。质膜下的肌动蛋白丝等参与对颗粒物质的吞入过程。吞噬作用仅发生于动物体内几种特殊的细胞，如单核细胞、巨噬细胞和中性粒细胞等，具有吞噬入侵的微生物、清除损伤和死亡的细胞等功能，发挥着重要机体防御的作用。

2. 胞饮作用（pinocytosis）

胞饮作用是细胞非特异地吞入大分子溶液物质或极微小颗粒物的过程。当细胞周围环境中某些液体物质达到一定浓度时，即引起细胞的胞饮作用。胞饮作用通常发生在质膜上的特殊区域，质膜内陷形成一个小窝，然后形成一个没有外被包裹的膜性小泡（直径小于150 nm），称为胞饮体或胞饮泡。胞饮泡进入细胞后与内体融合或与溶酶体融合后被降解。

胞饮作用通常发生在能形成伪足和转运功能活跃的细胞，如巨噬细胞、白细胞、毛细血管内皮细胞、肾小管上皮细胞、小肠上皮细胞等。

3. 受体介导胞吞作用（receptor mediated endocytosis）

受体介导胞吞作用是特异性很强的胞吞作用，是细胞通过受体从胞外摄取特定大分子物质的过程，也是一种选择浓缩机制（selective concentrating mechanism），可浓缩 1 000 倍以上，避免了吸入细胞外大量的液体。想要摄入细胞外液中的浓度很低的大分子，先要与膜上特异性受体识别并结合，然后通过膜的内陷形成囊泡包裹被转运物，囊泡脱离质膜向细胞内转运。这一过程需要网格蛋白聚集在小窝的胞质侧牵动质膜凹陷形成有被小窝，有被小窝进一步内陷，在发动蛋白的参与与质膜断离后形成有被小泡（coated vesicle），一旦有被小泡从质膜上脱离下来，很快脱去包被变成表面光滑的无被小泡。

血中胆固醇的吸收就是通过受体介导的胞吞作用完成的。胆固醇是动物细胞质膜的基本成分，也用以合成类固醇激素。胆固醇主要在肝脏中合成，胆固醇不溶于水，而与蛋白质结合并包装成在血液中运输的低密度脂蛋白（LDL）颗粒。当细胞需要利用胆固醇时，细胞即合成 LDL 受体，并将其镶嵌到质膜中。LDL 颗粒与有被小窝上存在的 LDL 受体结合，有被小窝凹陷、缢缩形成有被小泡进入细胞质内。接着有被小泡迅速脱去外被形成无被小泡，无被小泡继而与早期内体融合，在内体酸性环境下 LDL 与受体解离。内体以出芽的方式形成运载受体的小囊泡返回质膜，受体被重新利用。含 LDL 的内体与溶酶体融合，LDL 被分解释放出游离胆固醇（图 3 - 1 - 3）。

动物细胞中，约有 50 种以上的不同蛋白质、激素、生长因子、淋巴因子以及铁、维生素 B_{12} 等重要物质的摄取，都依赖于受体介导的胞吞作用进入细胞。

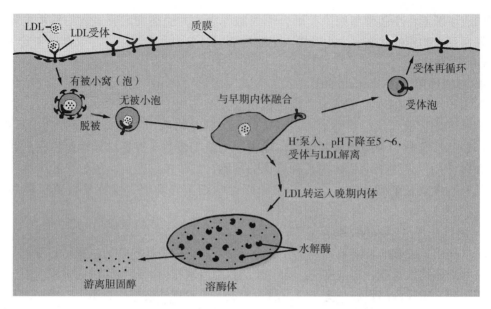

图 3 - 1 - 3　LDL 受体介导的 LDL 颗粒的吞噬过程

（二）胞吐作用

胞吐作用（exocytosis）又称外排作用或出胞作用，与胞吞作用过程相反，是通过膜泡与质膜融合而将膜泡内的物质排出细胞外的过程。细胞内合成的物质，如酶、激素及一些未被分解的物质都以胞吐作用的方式排出细胞外。胞吐作用分为连续性分泌和受调分泌两种形式。

连续性分泌（constitutive secretion）又称固有分泌，是指分泌蛋白在粗面内质网合成后，转运至高尔基复合体，经修饰、浓缩、分选装入分泌膜泡，随即被运送到细胞膜，与质膜融合将分泌物排出的过程。

受调分泌（regulated secretion）是指细胞分泌性蛋白合成后先储存于分泌囊泡内，只有当细胞接收到细胞外信号（如激素）的刺激，引起细胞内 Ca^{2+} 浓度瞬时升高，才能启动胞吐过程，使分泌囊泡与细胞膜融合，将分泌物释放到细胞外。

（蔡巧青）

 第二节　细胞信号转导

多细胞生物是一个有序的细胞社会，细胞之间需要进行信息传递以协调身体各部分的细胞行为，如细胞生长、分裂、分化、凋亡及其他各种生理功能，维持个体的生存及适应。细胞间信息传递，即由一个细胞发出信息，通过介质传递至另一个细胞产生特定反应的过程，称为细胞通信。细胞间的信息传递主要由细胞外信号分子介导，胞外信号分子通过与细胞膜上或胞内的受体特异性结合，将信号转换后传给相应的胞内系统，使细胞对外界信号做出适当反应，这一过程称为信号转导（signal transduction）。阐明信号转导的机制不仅能加深人们对细胞生命活动本质的认识，也有助于研究人员对疾病发生、药物和毒物的作用机制的研究。

整个细胞信号转导过程包括了以下四个方面：①由信号细胞合成并释放信号分子被细胞膜表面或细胞内部的受体特异性识别；②受体将信号分子所携带的信号转变为细胞内信号分子，也称为信号转导途径中的第二信使；③信号转导过程中的蛋白质变化及其所引发的细胞行为的改变，产生各种复杂的生物学效应；④信号的解除并导致细胞反应终止。

一、信号分子与受体

（一）信号分子

信号分子是细胞的信息载体，细胞所接收的信号称为配体（ligand），包括物理信号（光、热、电流）、化学信号等。在有机体间和细胞间的通信中最广泛的信号是化学信号，也统称为第一信使（first messenger）。从化学结构来看，细胞信号分子包括短肽、蛋白质、气体分子（NO、CO）、氨基酸、核苷酸、脂类和胆固醇衍生物等。这些信号分子的共同特点是：①特异性，只能与特定的受体结合；②高效性，几个分子即可发生明显的生物学效应；③可被灭活，完成信息传递后可被降解或修饰而失去活性。

根据溶解度，信号分子可分为亲水性和亲脂性两类。亲脂性小分子如类固醇激素、甲状腺素等，不溶于水但易于穿过靶细胞膜进入细胞，与相应受体结合形成配体受体复合物，在核内调控基因表达，影响细胞生长与分化。亲水性信号分子主要包括神经递质、生长因子、局部化学递质和大多数肽类激素等，不能穿过靶细胞膜，只能与膜受体结合，通过信号转导引发相应的生物学效应。

（二）受体

受体（receptor）是一类能与胞外信号分子特异性结合，进而激活胞内一系列生物化学反应、引起细胞反应的一类蛋白质。根据位置不同，将受体分为膜表面受体和胞内受体两类。受体与配体的结合具有下列五个特点：①受体能选择性地与特定配体结合；②受体配体结合后显示可饱和性；③受体与配体的结合力强；④受体与配体的结合具有可逆性；⑤受体只存在于特定的组织细胞。

位于细胞膜表面的受体称为膜受体，多为跨膜糖蛋白，由三个结构域构成：与配体相互作用的细胞外域、将受体固定在细胞膜上的跨膜域和起传递信号作用的细胞内域。其配体一般为亲水的肽类激素、生长因子和递质等，不能自由扩散进入细胞，必须与受体结合，通过受体把信号转导入细胞内。根据与受体直接偶联的信号分子的不同，可将膜受体分为三种类型：离子通道型受体、G蛋白偶联受体和具备酶活性的受体。

胞内受体位于细胞质内或细胞核内，可与来自胞外的亲脂性小分子甾类激素相结合；与配体结合即发生自身蛋白构象改变而进入核内，作为转录因子与DNA顺式作用元件结合，调节特定基因的表达。胞内受体又称为核受体。

（三）细胞内信号转导分子

细胞外的信号经过受体转换进入细胞内，通过细胞内一些蛋白质分子和小分子活性物质进行传递，这些能够传递信号的分子称为信号转导分子。这些分子是构成信号转导途径的基础。依据作用特点，信号转导分子主要有三大类：小分子第二信使、酶、调节蛋白。胞外信号与细胞表面受体结合后，在胞内产生的非蛋白类的功能性小分子，通过其浓度的变化（增加或减少），调节细胞内酶和非酶蛋白的活性，从而在细胞信号转导途径中行使携带和放大信号的功能。这些在细胞内传递信号的分子称为第二信使（second messenger），如 Ca^{2+}、cAMP、cGMP、DAG、IP3、花生四烯酸、神经酰胺、一氧化氮和一氧化碳等。细胞内的许多信号转导分子都是酶。作为信号转导分子的酶主要有两大类：一是催化小分子信使生成和转化的酶，如腺苷酸环化酶、鸟苷酸环化酶、磷脂酶 C、磷脂酶 D（PLD）等；二是蛋白激酶，主要有蛋白质丝氨酸/苏氨酸激酶和蛋白质酪氨酸激酶。此外，还有一些信号转导分子是没有酶活性的蛋白质，它们通过分子间的相互作用被激活或激活下游分子，像接力一样依次将信息从上游往下游传递，如 G 蛋白、衔接蛋白质和支架蛋白等。

二、主要的信号转导通路

细胞内通过多种信号转导分子的相互作用将信息沿着某一特定方向传递的路径称为信号转导通路。信号转导通路由许多具有特定功能的生物大分子（主要是蛋白质）或离子所组成，信号分子往往都具有酶活性，当信息传递时，它们自身的活性和结构（或构象）发生改变，催化下游的信号分子（蛋白质）活化。通过了解这些信号转导通路的大致节点、上游激活因素和下游效应，从而开始认识细胞信号转导对机体生理功能的调控。

（一）G 蛋白偶联受体信号通路

细胞膜上的 G 蛋白偶联受体与细胞外信号分子结合后，再通过 G 蛋白介导的信号通路。

G 蛋白偶联受体（G protein linked receptor，GPCR）是膜受体中最大的家族，有 1 000 多个成员，均为 7 次跨膜的单体糖蛋白，由 400 ～ 500 个氨基酸残基组成，分为胞外、胞膜及胞内 3 个区。当受体被激活时，胞内区与异三聚体 G 蛋白结合，使 G 蛋白激活并将来自受体—配体的信号传递到下游蛋白，实现信号转导。激活这类受体的配体种类很多，如多种激素、神经递质和趋化因子，还有光子、嗅质和味质等。

1. G 蛋白

G 蛋白是 GTP 结合蛋白（GTP binding proteins）或鸟嘌呤核苷酸结合蛋白，可以与 GTP 结合并具有 GTP 酶活性，是 G 蛋白偶联受体联系胞内信号通路的关键膜蛋白。能够被 G 蛋白偶联受体激活的 G 蛋白位于细胞膜的内侧面，为可溶性膜外周蛋白，由 α、β 和 γ3 个亚单位组成。α亚单位是 G 蛋白主要的功能亚单位，具有结合 GTP 或 GDP 的能力，并具有 GTP 酶活性，能促进与其结合的 GTP 分解为 GDP。根据 G 蛋白对效应蛋白的不同功能作用，可分为激动型 G 蛋白（Gs 家族）、抑制型 G 蛋白（Gi 家族）和磷脂酶 C 型 G 蛋白（Gp 家族）等类型。

G 蛋白的主要功能是通过自身构象的变化激活效应蛋白（effector protein），进而实现信号从胞外向胞内的传递。每个 G 蛋白都对应于一个特殊的受体和一个特殊的下游靶蛋白。在静息状态下，异三聚体 G 蛋白与 GDP 相结合，且与受体分离。受体与配体结合发生空间构象的改变，继而与 G 蛋白的 α 亚基接触引发 α 亚基构象改变，释放 GDP 转而结合 GTP。G 蛋白进入功能状态并解为结合 GTP 的 α 亚基和 β、γ 二聚体两个部分，这两个具有活性的亚组分别与位于细胞膜下游效应蛋白作用并使其激活，完成将信号从胞外传递到胞内的过程。当配体与受体结合解除后，G 蛋白 α 亚基将与其结合的 GTP 分解成

GDP，其构象发生改变并与效应蛋白分离，重新与 β、γ 亚基构成三聚体，恢复到静息状态下的 G 蛋白。

G 蛋白下游效应蛋白通常是离子通道或与膜结合的酶，通常为腺苷酸环化酶（adenylate cyclase，AC）、磷脂酶 C（PLC）等。不同的效应蛋白受不同类型的 G 蛋白影响。

2. cAMP 信号通路

cAMP 信号通路主要由胞外信号分子、受体、G 蛋白、腺苷酸环化酶、cAMP 和 PKA 组成。

细胞外信号（第一信使）与靶细胞的相应受体结合后，由信号转导过程产生的细胞内信使（第二信使）把信号转到细胞内。腺苷酸环化酶（adenylate cyclase，简称 AC）是位于细胞膜上的 G 蛋白效应蛋白，是 cAMP 信号转导系统的关键酶，AC 在 G 蛋白激活下催化 ATP 分解产生环磷酸腺苷（cAMP）——最重要的细胞内信使。作为第二信使的 cAMP，其绝大多数信号转导功能是通过特异地活化 cAMP 依赖性蛋白激酶 A（cAMP-dependent protein kinase A，PKA）而完成的。

蛋白激酶 A（PKA）是一类依赖于 cAMP 的蛋白激酶（cAMP-dependant protein kinase），由两个相同的调节亚基和两个相同的催化亚基组成。cAMP 与调节亚基结合导致其与催化亚基分离，游离的催化亚基随即被活化，可作用于下游的靶蛋白使之磷酸化，从而调节蛋白质（酶）活性或基因表达。在不同类型细胞中 PKA 的底物是不尽相同的，故而 cAMP 在不同细胞可引发不同的效应。PKA 被活化后，其催化亚基可从胞质进入胞核，通过磷酸化细胞核中的 cAMP 反应元件结合蛋白（CREB）而使之活化，进而激活靶基因的表达，表达的蛋白质产物对细胞产生各种生物学效应（图 3 - 2 - 1）。

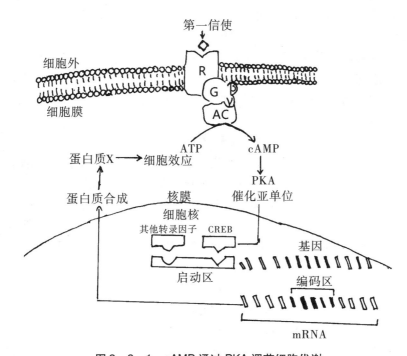

图 3 - 2 - 1 cAMP 通过 PKA 调节细胞代谢

3. 磷脂酰肌醇信号通路

磷脂酰肌醇信号通路的信号转导是通过磷脂酶 C（PLC）完成的。胞外信号分子与细胞表面受体结合，通过膜上特定的 G 蛋白激活质膜上的磷脂酶 C，使质膜上 4，5 - 二磷酸磷脂酰肌醇（PIP$_2$）水解产生 1，4，5 - 三磷酸肌醇（IP$_3$）和二酰基甘油（DAG）两个重要的第二信使，胞外信号转换为胞内信号，IP$_3$ 扩散入细胞质中，DAG 仍继续留在细胞膜中，这一信号系统又称为"双信使系统"（double messenger system）。

IP$_3$ 是小分子水溶性物质，其产生后即可从细胞膜扩散至细胞质，与内质网膜上的受体结合，开启 Ca^{2+} 离子通道，使胞内 Ca^{2+} 浓度升高，启动细胞内的 Ca^{2+} 信号系统，激活各类依赖钙离子的蛋白，使细胞产生相应的反应。脂溶性的 DAG 生成后仍留在质膜上，在有 Ca^{2+}、磷脂酰丝氨酸存在的情况下，激活与质膜结合的蛋白激酶 C（protein pinase C，简称 PKC）。活化的 PKC 可以磷酸化其底物蛋白质的丝氨酸或苏氨酸残基从而使不同的细胞产生不同的反应，如细胞分泌、肌肉收缩、细胞增殖和分化等。

静息状态下，细胞质内 Ca^{2+} 浓度非常低。当一个信号令细胞膜或钙库膜上的钙通道开放时，短时间内 Ca^{2+} 顺浓度梯度从胞外或内质网等钙库进入细胞质，就令细胞质内 Ca^{2+} 浓度大幅度增加。细胞质内 Ca^{2+} 浓度增加后，Ca^{2+} 能够与特定的蛋白质或酶结合，使其激活，引起细胞反应。进入胞内的 Ca^{2+} 作为第二信使，通过活化钙结合蛋白而发挥作用，参与多种胞内信号转导过程。钙结合蛋白有多种，了解最多的是钙调素（calmodulin，简称 CaM）。它由具有 4 个钙离子结合区域单一肽链构成，每个区域结合 1 个 Ca^{2+}。CaM 原无活性，与 Ca^{2+} 结合后构象发生改变，形成 Ca^{2+}-CaM 复合体而被活化，活化后可激活蛋白激酶或磷酸酶，由后两者再去磷酸化或去磷酸化底物蛋白，进而调节细胞内代谢活动。

IP$_3$ 动员细胞内的 Ca^{2+} 与 DAG 活化 PKC，两个信号通路既独立又相互协调，二者的协同作用对于完成信号的跨膜转导及控制细胞内对外界信号反应是十分必要的。

（二）具有酶活性受体介导的信号通路

具有酶活性的受体通常是单次跨膜蛋白，当胞外信号（配体）与受体胞外结构域结合，即激活受体胞内部分激酶活性区的活性，通过级联磷酸化反应调控基因表达和细胞功能。这类受体主要包括酪氨酸蛋白激酶受体、丝氨酸/苏氨酸蛋白激酶受体、鸟苷酸环化酶受体和酪氨酸磷酸酶受体等。

1. 具有酪氨酸蛋白激酶活性的受体信号通路

酪氨酸蛋白激酶型受体是一类位于细胞膜上起受体作用的酪氨酸蛋白激酶，也称为受体酪氨酸激酶（RTK）。RTK 受体超过 60 种，其配体主要为一些生长因子和分化因子，如表皮生长因子、血小板源生长因子和胰岛素等，因此，这类受体介导的信号转导途径在参与细胞生长和分化的调控中起着重要的作用。除胰岛素受体外，RTK 都是单次跨膜糖蛋白，可分成细胞外的配体结合区、细胞质一侧的激酶活性区和连接这两个区域的跨膜区三个结构域。

当配体与 RTK 的配体结合区结合后，引起膜上相邻的 RTK 相互靠近形成受体二聚体化，构象的变化激活 RTK 的酪氨酸激酶活性，使位于细胞质部分的激酶活性区的酪氨酸残基发生自体磷酸化，在空间结构上形成一个或数个 SH2 结合位点。受体通过这些位点与具有 SH2 结构域的蛋白质（其本身是蛋白激酶、磷酸酶或磷酸酯酶）结合并使之激活，被激活的蛋白质进一步催化细胞内的生化反应，由此完成信号从胞外向胞内的传递。

2. 鸟苷酸环化酶（GC）与 cGMP

环磷酸鸟苷（cGMP）是信号传递系统中另一个较早被确认的广泛存在的第二信使，由鸟苷环化酶（guanylate cyclase，简称 GC）催化 GTP 分解形成。GC 与 AC 不同，它有两种存在形式，一是细胞膜结合性的，另一个是可溶性的，都可以调节细胞中的 cGMP 含量。

膜结合性的 GC 是一种单次跨膜蛋白，即鸟苷环化酶受体，其胞外结构域起着受体的作用，能与以神经肽为主的第一信使起反应。该跨膜蛋白的胞内结构域为鸟苷酸环化酶催化域，具有分解 GTP 成为 cGMP 的活性。当神经肽与 GC 的受体部位结合后触发其构象发生改变，激活 GC 特定部位的酶活性，催化形成 cGMP。

由两种不同的 GC 所催化形成的 cGMP 可进一步作用于细胞内的蛋白质分子。但在不同的细胞中，cGMP 作用的底物不同，视网膜光感受器上的 cGMP 直接作用于离子通道；而别的细胞中，cGMP 则像 cAMP 一样激活蛋白激酶，称为 cGMP 依赖性蛋白激酶（cGMP-dependent protein kinase，简称 PKG）。PKG 可进一步使某些特殊的酶蛋白磷酸化，改变靶酶分子的活性，进而调节细胞内的物质代谢。在不同组织中 PKG 的底物不同，因而 cGMP 可活化或抑制不同的酶系，使细胞对不同的胞外信号产生不同的反应。

（三）细胞内受体介导的信号通路

细胞内受体的配体大多是疏水的信号分子，如类固醇激素、甲状腺素等，可以透过细胞膜，进入细胞与细胞内受体结合而传递信号。

1. 核受体及其对基因表达的调控

由于胞质受体与配体结合后，一般也要转入核内发挥作用，通常把细胞内的受体统称为核受体。胞内受体的配体多为脂溶性小分子甾体类激素，以类固醇激素类较为常见，此外还包括甲状腺素类激素、维生素 D 等，这些分子可自由扩散进入细胞内，与位于胞质或胞核内的胞内受体结合。不同的胞内受体在细胞中的分布情况可不同，如糖皮质激素和盐皮质激素的受体位于胞浆中，称为胞浆受体；还有一些受体可同时存在于胞浆及胞核中，如雌激素受体、雄激素受体等。胞内受体是基因转录调节蛋白，与配体结合后分子构象发生改变而进入功能活化状态，其 DNA 结合区与 DNA 分子上的激素调节元件（HRE）相结合，通过稳定或干扰转录因子对 DNA 序列的结合，选择性地促进或抑制基因转录。由于胞内受体介导的信号转导反应过程很长，细胞产生效应一般需经历数小时至数天。

2. 一氧化氮信号

小分子气体一氧化氮（NO）作为细胞内信号传递的信使是近年来的一个重要发现。一氧化氮合酶（nitric oxide synthase，简称 NOS）催化 L–精氨酸和氧分子，分解合成瓜氨酸和一氧化氮（nitric oxide，简称 NO）。NO 以自由基的形式介导细胞独特的信号通路，NO 可以快速地通过细胞膜，所以实现细胞与细胞间的弥散，使血管平滑肌舒张或作为神经递质传递信号。NO 的主要受体是可溶性的鸟苷酸环化酶，NO 与鸟苷酸环化酶血红素基团中的铁可逆性结合，引发其构象改变从而激活鸟苷酸环化酶，生成 cGMP，而 cGMP 通过 cGMP 依赖的蛋白激酶 G 的活化从而使血管舒张。在运动过程中，刺激骨骼肌收缩的 Ca^{2+} 反复释放，Ca^{2+} 与 CaM 结合，并激活 NOS 生成 NO，NO 弥散出骨骼肌，进入围绕血管壁的平滑肌细胞，再通过激活 GC 生成 cGMP 使血管舒张，增加局部的血液（营养和 O_2）的供给。硝酸甘油可以治疗心绞痛的原因就在于它可以在体内转化为 NO，从而使血管舒张，减轻心脏负荷和心肌的缺氧量。

三、细胞信号转导的基本规律

每一条信号转导途径都是由多种信号转导分子组成，不同分子间有序地依次进行相互作用，上游分子引起下游分子的数量、分布或活性状态变化，从而使信号向下游传递。信号转导分子之间的相互作用构成了信号转导的基本机制。

（一）信号的传递和终止

信号转导通路上的每一个节点，在接受上游一次信号并转导致下游后，该节点的信号会及时终止，并恢复到未接收信号的初始状态，以便接收下一次信号，这一特征称为信号转导的"一过性"。蛋白质信号转导分子，通过与上、下游分子的迅速结合与解离而传递信号或终止信号传递，或者通过磷酸化作用和去磷酸化作用在活性状态和无活性状态之间转换而传递信号或终止信号传递。

（二）级联放大效应

信号转导过程中的各个反应相互衔接，形成一个级联反应过程。经历多次的信号转换后信号得以强化，将细胞外的微弱信号分子逐级放大，作用于大量胞内效应分子，产生显著的效应。G 蛋白偶联受体介导的信号转导过程和蛋白激酶偶联受体介导的 MAPK 途径都是典型的级联反应过程。

（三）通用性与特异性

细胞内许多信号转导分子和信号转导途径常常被不同的受体共用，信号转导途径的通用性是指同一条信号转导途径可在细胞的多种功能效应中发挥作用。信号转导途径的通用性使得细胞内有限的信号转导分子可以满足多种受体信号转导的需求，呈现保守和经济的特点。信号转导途径的特异性是对细胞功能进行精细调节的前提，其产生的基础首先是受体的特异性，不同的细胞具有不同的受体；此外，与信号转导相关的蛋白在结构及分布等方面的多样性，以及它们作用发生的时间差异，决定了一种细胞能对特定的细胞外信号分子产生专一性应答。

（四）信号转导的网络化

细胞内的信号转导通路并不是各自独立存在的，细胞内存在的多条信号转导通路之间彼此可交叉调控，构成复杂的信号网络。一个特定的信号转导蛋白的上游蛋白可以身处不同的信号通路，自己也可以拥有属于不同信号通路的多个下游蛋白。在细胞信号网络中，各条通路相互沟通、相互制约、相互协调，使细胞能对各种刺激做出迅速而准确的反应，从而顺应环境的变化。

四、信号转导与疾病

信号转导在细胞的正常功能与代谢中起着极其重要的作用，是细胞对外界刺激做出必要反应的途径，从受体接收信号至细胞对信号做出反应过程中的任何环节发生异常均可导致疾病的发生，许多疾病的产生与信号转导异常相关。细胞信号转导机制的研究在医学发展中的意义主要体现在两个方面：首先是对疾病发病机制的深入认识；其次可为疾病的诊断和治疗提供新的靶位。

（一）受体异常与疾病

受体异常是受体的数量、结构或功能异常，使其不能正确介导信息分子信号的病理过程，根据病因不同，可分为三类：①因受体基因突变，致使受体缺乏或结构异常引起遗传性或原发性受体疾病，如非胰岛素依赖性糖尿病；②机体自身产生受体的抗体可导致自身性免疫性受体疾病，如重症肌无力；③机体自身代谢紊乱引发继发性受体疾病，如肥胖可降低胰岛素受体的功能而引发糖尿病。

（二）G 蛋白与疾病

G 蛋白的 α 亚基上含有细菌毒素糖基化修饰位点，细菌毒素能使这些位点糖基化，引起 α 亚基的 GTP 酶活性失活或与受体结合的能力降低，导致某些疾病的产生。由霍乱弧菌所致的腹泻即与 G 蛋白的异常密切相关。

（三）蛋白激酶与疾病

在 B 淋巴细胞和 T 淋巴细胞中有许多种类的酪氨酸激酶，它们在传递淋巴细胞特异性信号、调节机体免疫反应中起重要作用。这些激酶组成及数量上的变化可使淋巴细胞功能出现异常，导致免疫不全症的发生。

（四）信号转导与药物研发

研究细胞信号转导在疾病发生过程中的重要作用可为药物的筛选和开发提供新的靶位。信号转导分子的激动剂和抑制剂是信号转导药物研究的基础，尤其是各种蛋白激酶的抑制剂已被广泛用作母体药物进行抗肿瘤新药的研究中。

（蔡巧青）

 ## 第三节　细胞的生物电现象

机体所有活的细胞在安静和活动时均伴有电活动的现象称为生物电现象（bioelectricity）。细胞的生物电主要是由带电离子跨膜流动从而产生的，表现为一定的跨膜电位（transmembrane potential），简称膜电位（membrane potential）。细胞的跨膜电位主要包括两种表现形式：一种是安静状态下的相对稳定的静息电位，另一种是受有效刺激时迅速产生且向远处扩散的动作电位。机体所有细胞都具有静息电位，而动作电位则见于兴奋细胞，如肌细胞、神经细胞以及部分腺体细胞。

当今生物电已被广泛应用于临床实践和医学科研。借助不同的检测仪器，可以将不同器官的生物电变化记录出来。例如，临床上常见的心电图、脑电图和肌电图等检查，对相关疾病的诊断、疾病变化进程的观察和治疗效果的评价都有着重要的意义。

一、静息电位

（一）静息电位的概念

静息电位（resting potential，简称 RP）是指细胞在静息时，细胞膜两侧存在着外正内负的电位差。当两个测量电极置于安静的细胞外表面任意两点或细胞内任意两点时，示波器荧屏上的光点在等电位线（零点）做横向扫描，表明细胞膜外表面或细胞内两点间不存在电位差；如将一个测量电极置于细胞膜外表面任意一点，而另一个测量电极置于膜内任意一点时，示波器屏幕上的光点迅速从零电位线下降到一定水平时继续做横向扫描，表明细胞膜内外两侧存在着电位差（图 3-3-1）。实验证明，大多数细胞的静息电位都表现为膜内电位较膜外低。相关测定表明，当细胞外液固定于零电位时，各类细胞的膜内电位在安静情况下均为负值，范围在 -100～-10 mV。例如，红细胞的约为 -10 mV，平滑肌细胞的约为 -55 mV，神经细胞的约为 -70 mV，骨骼肌细胞和心室肌细胞的约为 -90 mV。因记录膜电位时均以细胞外电位为零，故而细胞内负值越大，表明细胞膜两侧的电位差越大，即静息电位也越大。

生理学中，通常把膜外的电位规定为零，膜内电位即为负值，即外正内负的状态。静息电位是用膜内电位表示，故静息电位是负值。人们通常把细胞静息时，外正内负的稳定状态称为极化（polarization）；当细胞受到刺激时，静息电位可发生变化。必须要提的是，某些神经元和具有自律性的心肌细胞、平滑肌细胞可出现自发性的静息电位波动。静息电位增大（细胞内电位从 -70 mV 变为 -90 mV）表明细胞膜电位的极化状态增强，这种静息电位增大的过程或状态，称为超极化（hyperpolarization）；静息电位减小（细胞内电位从 -70 mV 变为 -55 mV）的过程或状态称为去极化（depolarization）；去极化至零电位后膜电位如进一步变为正值，即膜内电位变为正值、膜两侧极性倒转的状态称为反极化（reverse polarization），膜电位零电位以上的部分称为超射（overshoot）；细胞膜电位去极化后再向静息电位方向恢复的过程称为复极化（repolarization）。

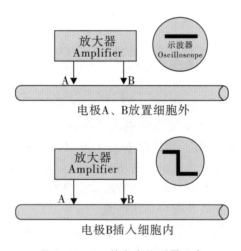

图 3-3-1　静息电位测量示意

（二）静息电位的产生机制

静息电位的产生有两个前提条件：①细胞膜内外的各种离子的分布不均，形成细胞膜内外离子浓度差。②静息状态下，细胞膜对各种离子的通透性不同。在静息状态下，细胞膜外的正离子主要是 Na^+，负离子主要是 Cl^-，细胞膜内的正离子主要是 K^+，负离子主要是大分子蛋白质有机负离子（A⁻）。安静状态下细胞膜对 K⁺ 的通透性较大（K⁺ 通道开放），但对 Na⁺ 和 Cl⁻ 的通透性很小，而对大分子蛋白质有机负离子（A⁻）几乎不通透。

静息电位产生的机制为：静息状态下，细胞膜主要对 K⁺ 通透性大，细胞内的 K⁺ 浓度高于细胞膜外，细胞膜内外离子浓度差就是促进 K⁺ 外流的动力，K⁺ 顺着浓度差从细胞内向细胞外扩散即 K⁺ 外流。假设细胞膜对所有离子的通透性都相同，最终会使膜两侧离子浓度相等，则不会形成电位差。此时，细胞内的蛋白质有机负离子（A⁻）在 K⁺ 的吸引下也有随 K⁺ 外流的趋势，但因细胞膜对它几乎没有通透性而被阻隔在膜内表面，从而使膜外带正电，膜内带负电，由此产生膜两侧电位差。膜内外两侧的电位差所形成的电场力是 K⁺ 的继续外流的阻力。随着 K⁺ 的外流，膜两侧 K⁺ 浓度差（动力）逐渐减小，电位差（阻力）逐渐增大。当促使 K⁺ 外流的浓度差（动力）和阻止 K⁺ 外流的电位差（阻力）这两种相互拮抗的力量达到平衡时，K⁺ 的净外流停止，此时膜电位即为 K⁺ 平衡电位，即为静息电位。根据 Nernst 公式可计算某种离子的平衡电位：

$$E_X = \frac{RT}{zf} \text{Ln} \frac{[X]_0}{[X]_i} (\text{V})$$

其中，E 为某离子 X 的平衡电位，单位为伏特（V），R 为气体常数，T 为绝对温度，Z 为离子电荷，F 为法拉第常数，$[X]_0$ 和 $[X]_i$ 分别表示该离子在细胞外内液体的浓度。如果离子 X 价为正 1 价，环境温度为 29.2 ℃，将自然对数转换为常用对数以及 E_X 的单位用 mV 表示时，上式可简化为：

$$E_X = 60 \text{Ln} \frac{[X]_0}{[X]_i} (\text{mV})$$

将胞内和胞外 K⁺ 浓度带入该式，可计算出理论上哺乳动物骨骼肌的静息电位值，约为 −90 mV，与实际测定的静息电位（约为 −80 mV）略有差距。主要原因是，在静息状态下，细胞膜对 Na⁺ 也具有一定的通透性，因此也会有少量 Na⁺ 内流，可抵消部分由于 K⁺ 外流所产生的膜内负电位。因细胞膜对 K⁺ 的通透性要远远大于对 Na⁺ 的通透性，故而其静息电位的形成主要是 K⁺ 平衡电位。此外，细胞膜两侧的溶液中还有 Ca²⁺、Cl⁻ 和其他有机负离子（A⁻）等，它们对静息电位的形成均无明显作用。简言之，静息电位是 K⁺ 外流所形成的电—化学平衡电位（表 3 − 3 − 1）。

表 3 − 3 − 1 安静状态下细胞膜内外主要离子分布及膜对离子通透性

主要离子	离子浓度（mmol/L）		膜内与膜外离子比例	膜对离子通透性
	膜内	膜外		
Na⁺	14	142	1:12	通透性很小
K⁺	155	5	30:1	通透性大
Cl⁻	8	110	1:14	通透性次之
A⁻（蛋白质）	60	15	4:1	无通透性

二、动作电位

（一）动作电位的概念

在静息电位基础上，给细胞一个适当的刺激，可触发其产生向远处传播的膜电位波动，称为动作电位（action potential，简称 AP）。动作电位产生是细胞兴奋的标志。

以神经细胞为例，采用细胞内微电极记录法测定单一神经纤维动作电位（图 3-3-2），动作电位主要由上升支和下降支组成。当神经纤维受到有效刺激时，膜电位首先从 −70 mV 迅速去极化至 +35 mV，形成动作电位上升支（去极相），随后又迅速复极至接近静息电位水平，形成动作电位的下降支（复极相），去极相和复极相两者共同形成尖峰状的电位变化，称为锋电位（spike potential）。锋电位是动作电位主要的组成部分，具有动作电位的主要特征，被视为动作电位的标志。锋电位持续时间较短（约 1 ms），在锋电位随后出现的膜电位低幅且缓慢地波动，称为后电位（after potential）。后电位包括两部分：一部分是前面尚未复极到静息电位的部分，称为后去极化电位（after depolarization potential，简称 ADP）或负后电位（negative after potential）；另一部分是后面复极超过静息电位以下的部分，称为后超极化电位（after hyperpolarization potential，简称 AHP）或正后电位（positive after potential）。后电位持续的时间较长，哺乳动物 A 类神经纤维的后电位可持续将近100 ms。后电位结束后膜电位才会恢复到稳定的静息电位水平。

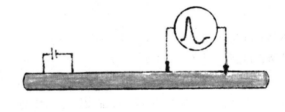

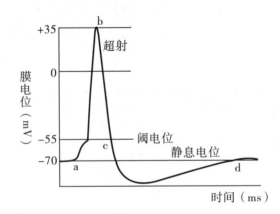

ab. 锋电位上升支；bc. 锋电位下降支；abc. 锋电位；cd. 后电位。

图 3-3-2　神经纤维动作电位产生示意

不同类型的细胞动作电位具有不同的形态，例如上述的神经纤维的动作电位时程很短，锋电位持续时间较短（约 1 ms）；骨骼肌细胞的动作电位时程稍长，约数毫秒，波形也呈尖峰状；心室肌细胞动作电位时程较长，可达 300 ms 左右，其复极化时间长是因形成一个平台期。

（二）动作电位的产生机制

动作电位的形成主要有两个必不可少的因素：一是离子的电 – 化学驱动力，二是细胞膜对离子的通透性。因此，动作电位的产生正是在静息电位基础上两者发生改变的结果。

当细胞受到有效刺激时，首先会使细胞膜上的 Na^+ 通道少量开放，少量的 Na^+ 顺浓度差内流，细胞膜发生局部去极化。当细胞膜去极化达到某一临界值时，此时膜上 Na^+ 通道突然大量开放，在浓度差和电位差双重力的推动下，Na^+ 以易化扩散的方式大量快速内流，从而爆发动作电位。这个能使膜对 Na^+ 通透性突然增大的临界膜电位值称为阈电位（threshold potential），任何刺激必须使细胞膜电位达到阈电位才能爆发动作电位。由于 Na^+ 的快速大量内流，细胞内正电荷迅速增加（正反馈过程），使膜电位迅速升高，甚至出现内正外负的电位倒转状态，即反极化状态。随着 Na^+ 内流，膜内外 Na^+ 浓度差逐渐减小，促使 Na^+ 内流的动力也会逐渐减小，相反膜内正电位所形成的电场阻力逐渐增大，当浓度差促使 Na^+ 内流的动力与电场阻力达到平衡时，Na^+ 的净内流停止。此时的膜电位即为 Na^+ 平衡电位。简而言之，动作电位上升支就是 Na^+ 内流所形成的电 – 化学平衡电位。

在上升支接近 Na^+ 平衡电位时，细胞膜上 Na^+ 通道迅速关闭，细胞膜对 Na^+ 的通透性会迅速下降。与此同时，细胞膜上 K^+ 通道开放，细胞膜对 K^+ 的通透性增大，K^+ 在浓度差和电位差双重动力的推动下，以易化扩散的方式快速大量外流，使膜内电位迅速复极到静息电位水平，形成动作电位的下降支，即膜电位从 Na^+ 平衡电位又恢复到 K^+ 平衡电位。因此，动作电位下降支主要由 K^+ 快速外流形成。

动作电位在复极化后，跨膜电位虽然恢复，但离子分布并未恢复到静息状态。此时由于细胞兴奋所导致的细胞内 Na^+ 浓度的增加和细胞外 K^+ 浓度的增加，会使细胞膜上的钠泵被激活，钠泵逆着浓度差将 3 个 Na^+ 转运至细胞外，同时将 2 个 K^+ 转运至细胞内，重新恢复动作电位之前细胞内外的离子分布，从而维持细胞正常的兴奋性。

（三）动作电位的特点

1. "全或无"现象

要让细胞产生兴奋，所给的刺激强度就要足够大。若刺激未达到一定的强度，动作电位就不会产生（无）；当刺激到达一定强度，动作电位一旦产生就会达到最大值（全）。对于同一类型的单细胞来说，一旦产生动作电位，其形状和幅度将保持不变，不会随刺激强度的增加而增大。这就是动作电位的"全或无"（all and none）现象。

2. 不衰减性传导

动作电位产生后不会仅局限于受刺激的部位，而会迅速沿着细胞膜向四周扩布，直至整个细胞都依次产生相同电位的变化。在此兴奋传导过程中，动作电位的波形和幅度始终保持不变。

3. 双向性传导

如果刺激神经纤维或离体的神经纤维中段，动作电位可沿细胞膜向神经纤维两端传导。

4. 连续刺激不融合

如果连续刺激细胞所产生的多个动作电位总有一定时间间隔，不会出现动作电位融合起来的现象，而是呈现为一个个分离的脉冲式发放。

（四）动作电位产生条件

1. 刺激与反应

细胞受到刺激可以引起动作电位，但只有有效刺激才能触发细胞产生动作电位。通常刺激（stimulus）是指活的机体或组织细胞所感受的内外环境的任何变化。根据性质不同可将刺激分为：机械（包括振动、扩张、压力）、化学、温度、电、声、光、生物和放射性等。若要细胞对刺激发生反应，尤其是使某些细胞产生反应，刺激必须达到一定的刺激量，通常必须具备三个基本参数，即刺激强度、刺激持续的时间和刺激强度—时间变化率。由于电刺激的这三个基本参数很容易控制，有很好的重复性，对组织损伤较小，故而在生理学实验中常选用电脉冲作为人工刺激。因此，在实际工作中，为了方便起见，往往将刺激持续时间和强度－时间变化率固定，把刚刚能使细胞产生动作电位的最小刺激强度，称为阈强度（threshold intensity），简称阈值（threshold），它与兴奋性成反变关系；相当于阈强度的刺激称为阈刺激（threshold stimulus）；大于阈强度的刺激称为阈上刺激，而小于阈强度的刺激称为阈下刺激。所谓有效刺激就是能使细胞产生动作电位的阈刺激或阈上刺激。反应（response）是指当环境发生改变时，机体内部的代谢和外表的活动将发生变化。机体对刺激所产生的反应是多种多样的，形式各异，但都属于各器官或组织细胞的特有功能表现，如肌肉收缩、神经传导、腺体分泌、纤毛运动、变形运动等。

2. 兴奋与兴奋性

这些功能表现若在感受有效刺激后明显加强，称为兴奋（excitation）；若在感受有效刺激后功能表现明显减弱，则称为抑制（inhibition）。抑制并不是无反应，而是与兴奋过程相对立的另一种主动过程。如在动物实验中，以电刺激家兔颈部交感神经，动物的心跳加快、加强（兴奋）；若刺激颈部迷走神经，则心跳减慢、减弱，甚至停止（抑制）。神经、肌肉、腺体三种组织均能在接受刺激后迅速产生特殊生物电反应，因此三者被称为可兴奋组织（excitable tissue）。兴奋性指的是活组织或细胞对刺激产生反应（动作电位）的能力或特性，兴奋性是生物体对环境变化做出适应性反应的基础。

3. 阈电位

并非所有的刺激都能触发细胞产生动作电位。有些情况下，刺激引起的反应是膜的超极化，如有些神经递质作用于细胞后，可引起带负电荷的 Cl^- 内流，细胞产生的反应不是兴奋而是抑制。只有刺激引起细胞膜内正电荷增加，即膜内负电位减小（去极化）并快速减小到一个临界值时，细胞膜的 Na^+ 才能发生正反馈，激活大量内流而形成动作电位，这个能触发动作电位的细胞膜电位临界值称为阈电位（threshold potential，简称TP）。去极化达到阈电位水平是细胞产生动作电位的必要条件。一般来说，细胞的阈电位比静息电位小 10～20 mV，如神经纤维的静息电位为 –70 mV，其阈电位为 –55 mV 左右。阈刺激就是其刺激强度刚好能使细胞在静息电位的水平发生去极化达到阈电位水平的刺激。一定强度的阈下刺激也能引起部分钠通道开放 Na^+ 内流而产生较小的去极化，无法达到阈电位水平，去极化很快被增强的 K^+ 外流（钾漏通道介导）所抵消而出现复极化。当有效刺激引起的去极化达到阈电位水平时，则 K^+ 外流不足以对抗 Na^+ 内流，于是在净内向电流的作用下，膜发生的去极化与 Na^+ 内流之间形成正反馈，使膜电位出现爆发性去极化，形成动作电位陡峭的上升支。故而，对那些以钠通道大量开放而触发的动作电位而言，阈电位也可定义为刚好能触发膜去极化与 Na^+ 电导之间形成正反馈的膜电位水平。动作电位之所以具有"全或无"现象，其原因是刺激强度只决定膜电位是否能达到阈电位水平，一旦到达阈电位，动作电位的爆发程度如锋电位的幅度和速度等，则是由钠通道本身性状和离子所受电 – 化学驱动力大小所决定，而不再与刺激强度变化相关。

（五）兴奋在同一细胞上的传导

动作电位一旦在细胞膜上的某一点产生，就会快速沿着细胞膜不衰减地传播至整个细胞。动作电位在同一细胞上的传播称为传导（conduction），在神经纤维上传导的动作电位又称为神经冲动（nerve impulse）。

兴奋在同一细胞上的传导机制可用局部电流学说解释。以动作电位在无髓神经纤维上的传导为例（图 3 – 3 – 3），当细胞某一局部受到有效刺激而兴奋时，其兴奋部位膜电位由原来的外正内负转变为外负内正的去极化状态，于是兴奋部位和邻近的未兴奋部位之间出现了电位差，从而导致局部的电荷移动，即细胞膜外正电荷由未兴奋部位移向兴奋部位，膜内正电荷由兴奋部位移向未兴奋部位，形成局部电流（local current）。这种局部电流使邻近未兴奋部位细胞膜内电位升高和膜外电位降低，发生去极化，去极化达到阈电位即产生新的动作电位。这样的过程动作电位沿着细胞膜向四周扩散，直到整个细胞膜都发生动作电位为止。由于局部电流可以同时在神经纤维兴奋部位的两端产生，因此动作电位可以从受刺激的兴奋部位向神经纤维两端传导，称为双向传导。

兴奋在其他可兴奋细胞上的传导基本上都是相同的。但是有髓神经纤维传导兴奋呈跳跃式，因为有髓神经纤维的髓鞘具有绝缘作用，动作电位无法在髓鞘部位的神经细胞膜上发生。髓鞘相连接的郎飞结处的细胞膜是裸露的，该处细胞膜上 Na^+ 通道密集。因此动作电位只能在郎飞结处产生。有髓神经纤维的动作电位传导时，兴奋从一个郎飞结跳到下一个相邻郎飞结，这种传导方式称为跳跃式传导（saltatory conduction）。有髓神经纤维上动作电位的跳跃式传导比无髓神经纤维上的顺序式传导速度要快得多，例如较粗的有髓神经纤维传导速度可达每秒 100 m 左右，而纤维较细的无髓神经纤维传导速度每秒 1 m 左右。由于有髓神经纤维的兴奋只发生在郎飞结处，这使得动作电位传导过程中跨膜流入 Na^+ 和流出 K^+ 的数量较无髓纤维大

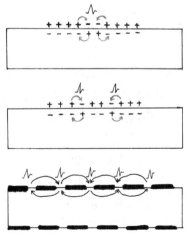

图 3 – 3 – 3 动作电位在神经纤维上传导示意

大减少，动作电位之后发生的钠泵所消耗的能量也就大大减少。故而，有髓神经纤维不仅提高了传导速度，而且还减少了细胞的能量消耗。

（六）细胞兴奋后兴奋性的变化

组织细胞在发生一次兴奋的过程及之后的一段时间，兴奋性将出现一系列周期性变化。不同组织或细胞的兴奋性周期性变化所维持的时间因动作电位持续时间的不同而不同。

1. 绝对不应期

在细胞兴奋发生的当时以及兴奋后最初的一段时间内，无论施加多强的刺激也无法使细胞再次兴奋，这段时间称为绝对不应期（absolute refractory period，简称 ARP）。处在绝对不应期的细胞，阈刺激无限大，表明其失去了兴奋性，即兴奋性可看作零。其原因：细胞产生兴奋后大部分的钠通道或钙通道已经进入激活状态，无法再发生激活；组织兴奋后最初的一段时间大部分钠通道或钙通道已经处于失活状态，就不可能再次接受刺激而激活。神经细胞或骨骼肌细胞的绝对不应期相当于锋电位发生的时期，即在产生动作电位过程中不可能同时再接受刺激产生另一个动作电位，所以锋电位不会发生叠加（图 3-3-4 中 ab）。另外，锋电位产生的最高频率也受绝对不应期长短的影响，如心室肌细胞的绝对不应期约 200 ms，其产生动作电位的最大频率理论上不超过 5 次/s，神经细胞的绝对不应期为 2 ms 左右，故其锋电位产生的最大频率理论上不超过 500 次/s。

2. 相对不应期

在绝对不应期之后，细胞的兴奋性逐渐恢复，受一次强刺激后可发生兴奋，刺激强度必须大于原来的阈强度，即阈上刺激可产生一个动作电位，这段时期称为相对不应期（relative refractory period）。相对不应期是细胞兴奋性从无到有，直至接近正常的一个恢复时期。此时期细胞兴奋性较低的原因是电压门控钠（或钙）通道虽开始复活，但是复活的通道数量较少，因此必须给予阈上刺激才能爆发动作电位。神经纤维的相对不应期大约相当于负后电位出现的前半段时期（图 3-3-4 中 bc）。

3. 超常期

相对不应期过后，有的细胞还会出现兴奋性轻度高于正常水平的时期，此期称为超常期（supranormal period）。神经纤维超常期相当于动作电位中负后电位的后半段（图 3-3-4 中 cd）。此时，电压门控钠（或钙）通道已经基本复活，但是细胞膜电位未完全回到静息电位，距离阈电位水平较近，因此只需要比阈值低的阈下刺激就可以使膜去极化到达阈电位而产生动作电位。

4. 低常期

超常期后有的细胞出现兴奋性的轻度降低，此前称为低常期（subnormal period）。低常期（图 3-3-4 中 de）相当于动作电位正后电位出现的时期。此时期电压门控钠（或钙）通道虽已完全复活，但膜电位处于轻度的超极化状态，与阈电位水平的距离加大，因此需要比阈值大的阈上刺激才能引起组织细胞再次兴奋。

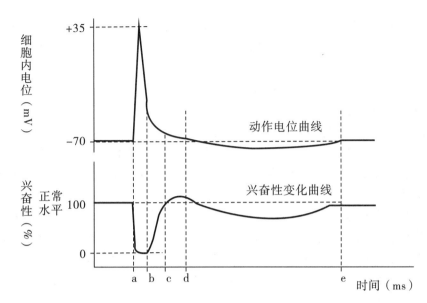

ab：绝对不应期　bc：相对不应期　cd：超常期　de：低常期。

图3-3-4　动作电位兴奋周期变化示意

三、电紧张电位和局部电位

（一）电紧张电位

1. 电紧张电位的概念

由细胞膜自身的被动电学特性决定其空间分布和时间变化的膜电位称为电紧张电位（electrotonic potential）。细胞膜和细胞质作为一个静息的电学元件时所表现的电学特性，称被动电学特性。

2. 电紧张电位的特征

电紧张电位完全是由细胞膜和细胞质固有的被动电学特性所决定的。电紧张电位的产生没有离子通道的激活和膜电导的改变。与前面提的动作电位相比较，电紧张电位有以下特征：①幅度大小呈"等级"性，电紧张电位的幅度大小可随刺激强度的增大而增大；②传导呈衰减式，电紧张电位的幅度随传播距离的增加呈指数函数下降；③反应可以总和，因电紧张电位没有不应期，故而可多个电紧张电位融合在一起，去极化电紧张电位的幅度达到一定程度时，可引起细胞膜中少量电压门控钠（或钙）通道开放，从而形成局部电位。

（二）局部电位

1. 局部电位的概念

电紧张电位的大小完全由细胞膜的被动电学特性所决定，没有离子通道的激活和细胞膜电导的改变。但在生物体内，例如神经递质的作用或电紧张电位的刺激下，细胞膜会出现部分离子通道开放，形成较小的去极化或超极化反应。单个阈下刺激不能触发细胞产生动作电位，但也可引起少量离子通道开放，从而发生小的去极化。这样达不到阈电位水平的小的电位波动，仅限于膜局部，不能远距离传播膜去极化电位波动，称为局部电位（local potential）。因为有少量 Na^+ 通道激活产生的去极化膜电位波动，又称局部兴奋（local excitation）。生物体内的局部兴奋包括骨骼肌终板膜上的终板电位、神经系统突触后膜上的兴奋性突触后电位、感觉神经末梢上的发生电位等。

2. 局部电位的特征和意义

局部电位具有电紧张电位的电学特征：①幅度大小呈"等级"性，即其幅度随阈下刺激的增强而增大，没有动作电位"全或无"的特征；②传导呈衰减式，局部电位是以电紧张的方式向四周扩散，但会随传播距离的增加而减小，最后消失，因此不能在细胞膜上做远距离传导；③反应可以总和，反应的总和可分为空间总和与时间总和两种情况。由多个相距较近的局部兴奋同时产生的叠加称为空间总和（spatial summation），由连续刺激产生的多个局部兴奋先后叠加称为时间总和（temporal summation）。局部电位总和的结果，可使膜去极达到阈电位，从而引发动作电位。因此，动作电位可以由一次阈刺激或阈上刺激引起，也可以由多个阈下刺激产生的局部电位经过总和而引发（图3-3-5）。

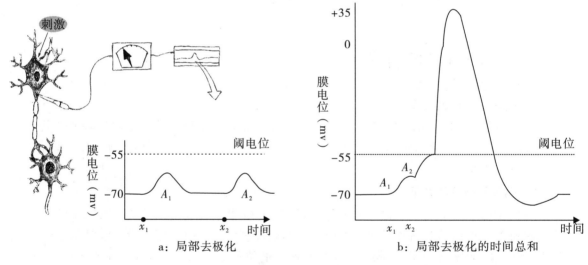

a：局部去极化　　　　　　b：局部去极化的时间总和

图3-3-5　刺激引起的局部兴奋及时间总和示意

（董战玲）

第四节 肌细胞的收缩功能

机体各种形式的运动都要靠肌细胞的收缩来完成。肌细胞包括骨骼肌细胞、心肌细胞和平滑肌细胞三类，其中骨骼肌和心肌在光学显微镜下呈现明暗相间的横纹，故而称为横纹肌。不同的肌组织虽然在结构上各有特点，但是基本功能都是收缩，其收缩原理也基本相似。现以骨骼肌为例，讨论肌细胞的收缩机制及其外部表现形式。

兴奋在不同细胞间的传播，通常称为传递。骨骼肌的收缩是在中枢神经系统控制下完成的，每一个肌细胞都受到来自运动神经元轴突末梢分支的支配；仅在支配肌肉的神经纤维发生兴奋时，动作电位经神经－肌接头传递给肌肉，才能引起骨骼肌的兴奋和收缩。因此，肌组织又可以分为随意肌（骨骼肌）和非随意肌（心肌和平滑肌），骨骼肌受躯体运动神经的支配和控制，心肌和平滑肌受自主神经的调控。

一、骨骼肌神经－肌接头的兴奋传递
（一）骨骼肌神经－肌接头的结构
运动神经末梢在接近骨骼肌细胞时失去髓鞘，裸露的轴突末梢膨大，并嵌入到肌细胞膜的凹陷内形成的特化结构，称为神经－肌接头（neuromuscular junction）。神经－肌接头包括接头前膜（prejunctional membrane）、接头间隙（junctional cleft）和接头后膜（postjunctional membrane）三个部分（图 3 - 4 - 1）。

1. 接头前膜
接头前膜是运动神经末梢嵌入肌细胞膜的部位。在神经末梢含有大量的囊泡，称为突触囊泡（synaptic vesicle），囊泡内含有大量的乙酰胆碱（ACh）。乙酰胆碱是传递信息的化学物质，属于神经递质。

2. 接头间隙
接头前膜与接头后膜之间充满细胞外液的窄小空隙称为接头间隙。接头间隙约 20 nm，其中充满细胞外液。

3. 接头后膜
与接头前膜相对应的骨骼肌细胞膜为接头后膜，又称终板膜（endplate）。由肌细胞膜增厚且凹陷成许多小皱褶，从而增加接头后膜的面积，有利于兴奋的传递。且终板膜上存在 N_2 型乙酰胆碱受体阳离子通道（N_2-ACh receptor cation channel），它们集中分布于终板皱褶的开口处，属于通道偶联的受体或化学门控通道。其受体可与乙酰胆碱特异性结合，引起通道的开放。另在终板膜的表面还分布有胆碱酯酶，它可将乙酰胆碱分解为胆碱和乙酸，使其失去活性。

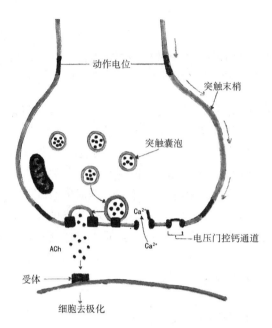

图 3 - 4 - 1　骨骼肌神经 - 肌接头的结构示意

（二）神经 - 肌接头处兴奋传递过程

如图 3 - 4 - 1 所示，当神经冲动沿神经纤维传到轴突末梢时，引起接头前膜 Ca^{2+} 通道开放，Ca^{2+} 从细胞外液进入轴突末梢，触发接头小泡以胞吐的方式将小泡内的乙酰胆碱"倾囊"释放或称量子释放到接头间隙。可见接头前膜乙酰胆碱释放具有 Ca^{2+} 依赖性，此观点早已由我国生理学家冯德培在神经 - 肌接头传递的研究中提出。乙酰胆碱通过接头间隙到达终板膜时，立即与终板膜上的 N_2 型胆碱受体结合，使原来处于关闭状态的通道蛋白发生构象改变而开放，导致大量 Na^+ 内流，少量 K^+ 外流，从而导致终板膜去极化，即终板电位（end-plate potential）。终板膜上无电压门控钠通道，因而不会产生动作电位，但终板电位是一种具有局部电位特征的局部反应。终极电位可通过电紧张电位刺激周围具有电压门控钠通道的肌膜，使之产生动作电位，并传播至整个肌细胞膜。乙酰胆碱在刺激终板膜产生终板电位的同时，可被终板膜表面的胆碱酯酶迅速分解，所以终极电位的持续时间仅几毫秒。终极电位的迅速消除可使终板膜继续接受新的刺激，这可以保证每次神经冲动都可引起一次肌细胞有效的兴奋收缩。

乙酰胆碱发挥传递信息作用后，很快被终板膜上的胆碱酯酶水解而失去作用，接头处的兴奋是 1∶1 传递的。

（三）神经 - 肌接头兴奋传递的特征

1. 单向传递

神经 - 肌接头的兴奋传递只能从接头前膜传向接头后膜，不能反向传递，但信息传递是可以双向的。因为只有接头前膜处能释放乙酰胆碱，而乙酰胆碱受体仅存在于运动终板膜上。

2. 时间延搁

神经 - 肌接头的兴奋传递要历时 0.5 ～ 1.0 ms，因此，传递过程比兴奋在同一细胞上的传导要慢。

3. 易受药物或内环境因素的影响

由于神经－肌接头兴奋传递的是化学物质，接头间隙所处的环境就是内环境即细胞外液，故比兴奋在同一细胞的传导容易受药物或其他环境因素变化的影响。

二、肌细胞的兴奋－收缩偶联

肌细胞兴奋时，首先在肌膜上出现动作电位，然后发生肌丝滑行、肌小节缩短的机械性收缩反应。通常把肌细胞的电兴奋和机械收缩联系起来的中介过程，称为兴奋－收缩偶联（excitation-contraction coupling）。

（一）骨骼肌的微细结构

肌细胞呈细长圆柱状，亦称肌纤维。骨骼肌收缩的微观结构基础是细胞内有大量的肌原纤维和高度发达的肌管系统（图3－4－2）。

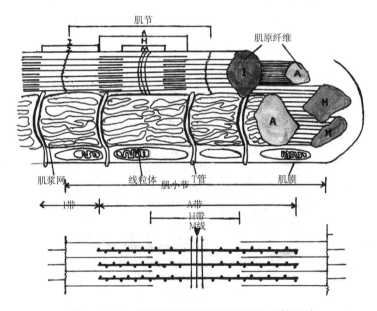

图3－4－2 骨骼肌细胞的肌原纤维和肌管系统

1. 肌原纤维和肌节

肌原纤维与肌纤维长轴平行排列，每条肌原纤维上有明暗相间、交替排列的横纹，分别称为明带（I带）和暗带（A带）。在同一肌原纤维中，所有I带和A带都相互对齐，构成了骨骼肌纤维光镜下可见的明暗相间的横纹。在电镜下位于A带中央有一条浅色的窄带，称为H带，其中央有一条深色横向的线，称为M线；I带中央有一条深色的细横线，称为Z线。两条相邻的Z线之间的一段肌原纤维，称为肌节（sarcomere），肌节递次排列构成的肌原纤维是骨骼肌纤维结构和功能的基本单位。

2. 肌管系统

肌管系统是围绕在肌原纤维周围的横管系统和纵管系统。横管又称T管（T tubule），是肌细胞膜于明、暗带交界处内陷形成的，与肌原纤维垂直；纵管又称 L 管（L tubule），位于相邻横管之间，纵行包绕在肌原纤维周围，是与肌原纤维走向平行的膜性管道，是肌纤维内特化的滑面内质网，即肌质网（sarcoplasmic reticulum，简称 SR）。纵管在靠近横管处膨大或呈扁平状，称为终池（terminal cisternae）或连接肌质网（junctional SR），内含大量的 Ca^{2+}。骨骼肌中每一 T 管和它两侧的终池合称为三联体（triad）。三联体能将从横管传来的动作电位和终池释放的 Ca^{2+} 联系起来，完成信息传递。

（二）兴奋－收缩偶联过程

神经冲动沿神经纤维传到肌细胞，兴奋沿着膜通过 T 管迅速传到三联体，使终池膜上 Ca^{2+} 通道开放，Ca^{2+} 顺浓度差进入肌质网中，使肌质网中 Ca^{2+} 浓度升高，细肌丝及其所固着的 Z 线向暗带的中央滑行，明带变短，肌节缩短，骨骼肌细胞发生收缩（图 3-4-3）。

当神经冲动停止时，肌细胞恢复到静息电位，终池膜上 Ca^{2+} 通道关闭，Ca^{2+} 泵激活，将肌质中 Ca^{2+} 逆浓度差泵回终池，使肌质网中 Ca^{2+} 浓度降低，引起肌细胞舒张。可见，兴奋－收缩偶联过程的关键物质是 Ca^{2+}。如果肌质网中 Ca^{2+} 升高到一定程度，即使肌细胞能够产生兴奋，也不能引起肌细胞的收缩，即"兴奋－收缩脱偶联"。

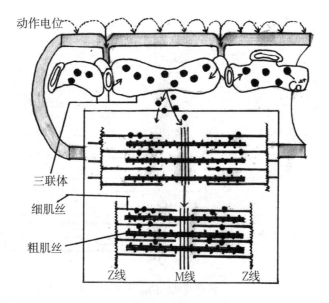

图 3-4-3 骨骼肌的兴奋－收缩偶联示意

（三）骨骼肌细胞的收缩机制

1. 肌丝的分子组成

（1）粗肌丝。粗肌丝长约 1.6 μm，主要由肌球蛋白［也称肌凝蛋白（myosin）］分子聚合构成。单根粗肌丝中含 200～300 个肌球蛋白分子。每个肌球蛋白分子形似豆芽状，由头部和秆状部组成。其秆状部都朝向暗带中的 M 线平行排列，构成粗肌丝的主干；球形的头部连同与它相连的一小段称作"桥臂"的秆状部，一起由肌丝中向外伸出，与细肌丝垂直排列成横桥（cross-bridge）（图 3-4-4）。每条粗肌丝上伸出的横桥为 300～400 个。横桥被激活后向 M 线方向扭动，且横桥具有 ATP 酶的活性，是肌丝滑行的动力。

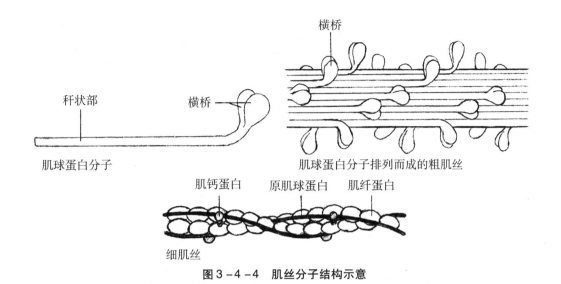

图 3 - 4 - 4　肌丝分子结构示意

（2）细肌丝。细肌丝长约 1.0 μm，主要由三种蛋白构成，即肌纤蛋白（actin，也称肌动蛋白）、原肌球蛋白（tropomyosin，也称原肌凝蛋白）和肌钙蛋白（troponin）。肌纤蛋白单体是球形分子，它在细肌丝中聚合成两条链并相互缠绕成螺旋状，是细肌丝的主干。另外，肌纤蛋白上具有与肌球蛋白横桥相结合的位点，与横桥结合后引起肌丝的相对滑行，故而肌球蛋白与肌纤蛋白称为收缩蛋白。原肌球蛋白分子呈长杆状，由两条肽链缠绕成双螺旋结构，沿肌纤蛋白双螺旋的浅沟旁走行。在肌肉舒张时，原肌球蛋白遮盖住肌纤蛋白分子与横桥头部相结合的位点，起到阻止肌纤蛋白分子与横桥头部相互结合的作用。肌钙蛋白由三个亚单位组成，分别为肌钙蛋白 T（troponin T，简称 TnT）、肌钙蛋白 I（troponin I，简称 TnI）和肌钙蛋白 C（troponin C，简称 TnC）。肌肉舒张时，TnT 与 TnI 分别与原肌球蛋白和肌纤蛋白紧密相连，将原肌球蛋白保持在遮盖肌纤蛋白上结合位点的位置；TnC 具有 Ca^{2+} 结合位点，对 Ca^{2+} 有很强的亲和力。当胞质内 Ca^{2+} 浓度升高时将促进 TnC 与 Ca^{2+} 结合，使肌钙蛋白发生构象变化，导致原肌球蛋白分子的移位而暴露肌纤蛋白上的结合位点，引发横桥与肌纤蛋白的结合而发生肌肉收缩现象。原肌球蛋白和肌钙蛋白有控制和调节肌丝滑行的作用，故称为调节蛋白。

2. 肌肉收缩和舒张的过程

粗肌丝与细肌丝间的滑行，是通过横桥周期（cross-bridge cycling）完成的。目前认为肌丝滑行的基本过程（图 3 - 4 - 5）如下。①安静状态：粗肌丝的横桥具有 ATP 酶活性，呈高势能状态，处于与肌纤蛋白相结合的备用状态；②收缩启动：当肌质中 Ca^{2+} 浓度升高到某一阈值时，TnC 结合了足够量的 Ca^{2+}，引起肌钙蛋白和原肌球蛋白构型先后发生改变，使原肌球蛋白分子移位而暴露肌纤蛋白上的结合位点，进而使粗肌丝的横桥与细肌丝的肌纤蛋白发生结合；③肌丝滑行：肌纤蛋白与横桥的结合使横桥 ATP 酶被激活分解 ATP 释放能量，供横桥头部向 M 线方向扭动，将细肌丝往粗肌丝中央的方向滑动。横桥每分解一分子 ATP 释放能量可供横桥头部摆动一次，然后横桥变为低能量状态而与肌纤蛋白的结合位点解离；横桥可又结合另一分子 ATP 供能，再一次与新的肌纤蛋白的位点结合发动横桥的45°摆动，进一步拖动细肌丝向粗肌丝中央方向发生滑行。这样通过横桥与肌纤蛋白结合位点不断结合、解离，使横桥反复摆动，即横桥周期，使细肌丝向粗肌丝中央方向滑行，从而导致肌小节不断缩短，即发生肌肉收缩；④肌肉舒张：当胞质中 Ca^{2+} 浓度降低时，Ca^{2+} 与肌钙蛋白分离，肌钙蛋白和原肌球蛋白的构型恢复，原肌球蛋白重新遮盖肌凝蛋白上的结合位点，使横桥和肌纤蛋白分离，横桥停止摆动，细肌丝恢复原位，表现肌小节长度恢复，即发生肌肉舒张。

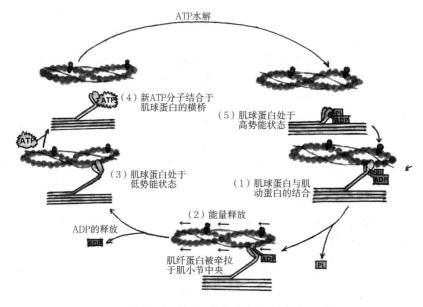

图 3 - 4 - 5　肌丝滑行机制示意

三、影响骨骼肌收缩效能的因素

影响骨骼肌收缩的因素主要有前负荷、后负荷和肌肉收缩能力。

（一）前负荷

肌肉在收缩前所受到的负荷，称为前负荷（preload）。前负荷的大小决定了肌肉在收缩前所处的长度，即肌肉的初长度。如图 3 - 4 - 6 所示，在一定范围内，肌肉收缩产生的张力与初长度成正相关。若初长度的增加超出正常范围时，肌张力与初长度则不成正相关，肌张力反而会因初长度的过度增加而减小。这表明肌肉收缩可产生的最大张力存在最适初长度（optimal initial length），此时的前负荷称为最适前负荷。在最适初长度下收缩，可产生最大肌张力；大于或小于最适初长度，肌肉收缩产生的张力都下降。人体骨骼肌最适初长度为 2.0～2.2 μm。该长度的肌节中粗肌丝与细肌丝处于最理想的排列状态，使粗肌丝上的每个横桥都对应细肌丝肌纤蛋白上的结合位点，即增加参与收缩的横桥数量，因而能增加收缩的力度。

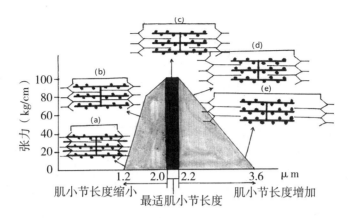

图3-4-6 肌小节的粗细肌丝重叠程度和长度—张力曲线关系示意

（二）后负荷

肌肉开始收缩后所遇到的负荷，称为后负荷（afterload）。后负荷是肌肉收缩时遇到的阻力或做功对象，它影响肌肉收缩产生的张力和速度。在肌肉处于最适初长度时，改变后负荷的大小，可获得不同的缩短速度，由此可得到张力－速度曲线（图3-4-7）。如图3-4-7所示，随着后负荷增大，由于肌肉收缩产生的张力增加，肌肉的缩短速度会减慢。当后负荷增大到一定程度时，产生最大的收缩张力（P_0），而缩短速度为零。相反，若后负荷减小，收缩遇到的阻力也小，肌肉的缩短速度反而会增快。

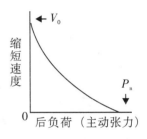

图3-4-7 骨骼肌张力－速度曲线关系示意

若负荷在理论上为零，肌肉收缩可达最大缩短速度（V_{max}）。显然，后负荷过小，虽然肌肉的收缩速度可增快，但肌肉收缩张力会减小；肌肉收缩承受的后负荷过大，肌张力随之增大，但肌肉的缩短速度会减慢。所以，只有适宜的后负荷才能使肌肉收缩获得最佳的做功效率。

（三）肌肉收缩能力

肌肉收缩能力（contractility）是指与前、后负荷无关的肌肉本身的收缩特性。肌肉的收缩能力提高后，收缩所产生的张力和缩短的速度都可提高，肌肉的做功效率增加。肌肉的这种内在收缩特性与多种因素有关，主要是骨骼肌兴奋－收缩偶联过程中胞质内Ca^{2+}浓度水平的变化、横桥ATP酶活性、细胞内各种功能蛋白及其亚型的表达水平等所决定的。显然，在其他条件不变的情况下，肌肉收缩能力的提高，收缩时产生张力的大小、肌肉缩短的程度以及产生张力或肌肉缩短的速度均提高；相反，肌肉收缩能力降低时则发生相反的改变。人体内有许多神经递质、体液因子、病理因素和药物都可通过上述途径影响肌肉收缩能力，如Ca^{2+}浓度、肾上腺素升高会使肌肉收缩能力增强，相反酸中毒、缺氧则会降低肌肉收缩能力。

四、骨骼肌的收缩形式

人体内骨骼肌收缩时产生的变化主要有两种形式：一是长度的缩短，二是张力的增加。在不同情况下，肌肉收缩有不同的表现形式。

（一）等长收缩与等张收缩

根据肌肉收缩的张力大小、缩短程度，以及产生张力或缩短速度等外在表现，可将收缩分为等长收缩（isometric contraction）和等张收缩（isotonic contraction）两种形式。前者指肌肉收缩时只有张力增加而无肌肉长度变化；后者指肌肉收缩时只有长度的缩短而无张力变化。

肌肉以哪种形式收缩，关键要看肌肉所承受的负荷。前负荷使肌肉在收缩之前就处于被拉长状态，可使肌肉收缩时产生的张力相应增大。由于后负荷阻碍了肌肉的缩短，肌肉首先表现为增加张力，以克服负荷，即处于等长状态，当肌张力增加到等于或大于后负荷时，肌肉开始以一定的速度缩短，使承受的负荷产生位移，此时肌肉处于等张收缩的状态。由此可见，肌肉在承受后负荷的条件下肌肉开始收缩时，先是增加肌肉收缩张力，只有肌张力克服后负荷时肌肉才会出现缩短，通常体内肌肉收缩形式一般是先等长收缩再等张收缩。

（二）单收缩与强直收缩

1. 单收缩

肌肉受到一次有效刺激可产生一次完整的收缩和舒张，这种收缩形式称为单收缩（twitch）（图3-4-8）。

2. 强直收缩

肌肉受到连续刺激产生的持续收缩状态称为强直收缩（tetanus）。依据肌肉受刺激频率的不同，强直收缩又分不完全强直收缩（incomplete tetanus）和完全强直收缩（complete tetanus）两种（图3-4-8）。

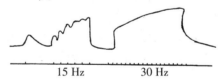

15 Hz   30 Hz

图3-4-8　刺激频率对骨骼肌收缩形式的影响示意

（1）不完全强直收缩。连续刺激时，若新刺激落在前一次收缩的舒张期内，就会表现出舒张不完全，记录的曲线形成锯齿状波，称为不完全强直收缩。

（2）完全强直收缩。如果使刺激频率继续增加，新刺激落在前一次收缩的收缩期内，会出现收缩曲线的叠加，记录的曲线锯齿状波消失，顶端有斜率曲线，称为完全强直收缩。完全强直收缩产生的力量是单收缩的3～4倍，产生强大的收缩效果。正常情况下，人体传来的神经冲动的频率总是连续的，因此，在体内骨骼肌收缩都是强直收缩。

（董战玲）

参考文献

[1] 胡以平. 医学细胞生物学 [M]. 4版. 北京：高等教育出版社，2019：88-114.

[2] 陈誉华. 医学细胞生物学 [M]. 6版. 北京：人民卫生出版社，2018：80-97，273-296.

[3] 翟中和. 细胞生物学 [M]. 4版. 北京：高等教育出版社，2011：68-84，156-192.

［4］易静.医学细胞生物学［M］.2 版.上海：上海科学技术出版社，2013：221 – 241，270 – 298.

［5］安威.医学细胞生物学［M］.3 版.北京：北京大学医学出版社，2013：197 – 224.

［6］王庭槐.生理学［M］.9 版.北京：人民卫生出版社，2018：15 – 31.

［7］梁平，符史干.生理学［M］.北京：中国医药科技出版社，2010：21 – 33.

［8］朱妙章主.大学生理学［M］.北京：高等教育出版社，2009：24 – 32，46 – 54.

第四章 细胞的基本生命活动

细胞是生命的基本单位，是生命存在的最基本形式。在单个细胞中也能展现各项生命活动，其中最基本的生命活动就是生、长、老、死，细胞生于已有细胞的分裂，长于细胞分化，经历衰老后走向死亡。那么，细胞的生、长、老、死又是怎样的过程？这其中又展现出什么样的复杂而又精彩的生命奥秘？

 第一节 细胞增殖

增殖是细胞的基本生命活动之一。细胞通过增殖来增加其子代细胞的数目，单细胞生物通过细胞增殖来保持物种的延续，多细胞生物通过增殖还可以完成个体发育和对衰老死亡细胞的补充。细胞以分裂的形式实现增殖，一个细胞通过一次细胞分裂只产生两个子细胞。上一次细胞分裂结束，标志着新细胞的生长开始，由此到下一次细胞分裂结束，产生两个子细胞，整个细胞所经历的过程称为细胞周期（cell cycle）（图4-1-1）。在此期间，细胞的遗传物质经过复制，被均等地分配到两个子细胞中，从而保证了细胞遗传的稳定性。

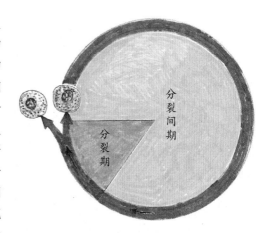

图4-1-1　真核生物细胞周期

一、细胞分裂

细胞通过分裂实现增殖。在分裂过程中保持亲代与子代细胞遗传物质的稳定是最基本也是最重要的要求，高等生物在进化过程衍生了两种主要分裂方式来把遗传物质均等地分配进子细胞中去。一是有丝分裂（mitosis），这是真核生物主要的分裂方式；二是减数分裂（meiosis），这种方式主要存在于多细胞生物生殖细胞产生过程中。

（一）有丝分裂

1882年，德国科学家W. Fleming在观察了蝾螈细胞分裂现象的基础上，提出"有丝分裂"（mitosis）这一术语。其特点是：在分裂的过程中细胞中有纺锤体和染色体出现，经过一次复制的染色体被平均分配到两个子细胞，使子细胞的染色体与母细胞完全相同，从而保证遗传物质在分裂前后的稳定。

　　根据细胞形态学特征在分裂过程中的变化，可将有丝分裂分为六个阶段：前期、前中期、中期、后期、末期、胞质分裂期（图4－1－2）。

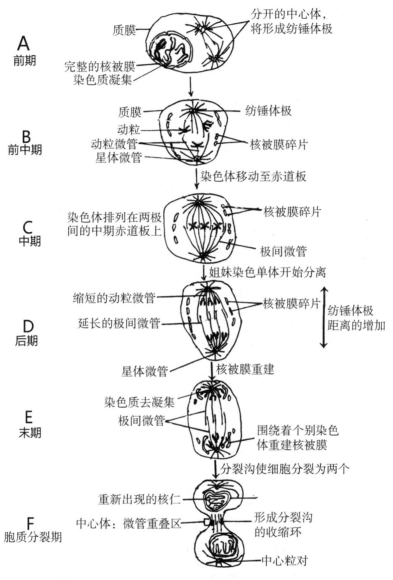

　　注：引自胡以平主编《医学细胞生物学》第3版。

图4－1－2　有丝分裂过程

1. 前期

　　前期（prophase）是有丝分裂的第一阶段。在这一时期里发生的主要事件有：形成染色体、确定分裂极、核仁消失、核膜解体。

　　在分裂间期，DNA以染色质的形式存在。进入前期，染色质开始逐步变短、变粗，并最终包装成染色体。染色质包装成染色体的过程几乎贯穿于整个前期时间段。在前期的晚期，染色体着丝粒处出现动粒。随着染色体的形成，各染色体的核仁组织区从核仁处分散开，核仁也随之消失。

在染色体形成的同时，间期已复制产生的两个中心体也沿着核膜外围分开，并向两极移动。同时，中心体作为微管组织中心，开始发出纺锤丝（微管），但由于核膜的阻隔，纺锤丝并不能进入细胞核与染色体结合。两个中心体移动的最后位置就是细胞分裂的两个分裂极。核膜的裂解标志着前期结束。

2. 前中期

核膜裂解后，细胞进入前中期（prometaphase）。此时期的主要事件有：纺锤丝捕获染色体、染色体向中央赤道板移动。

随着核膜裂解，纺锤丝得以进入细胞核区域，并捕获染色体。染色体通过其两侧的动粒结构分别与来自两极的纺锤丝结合，这一过程是随机发生的。因为两侧的纺锤丝结合存在不同步，所以染色体表现为活动剧烈，个别染色体剧烈振荡、徘徊于两极之间。

染色体与两极的纺锤丝结合后，在纺锤丝的牵引下，逐步向中央赤道板移动，并最终停留在中央赤道板处，此处为两极的中央，与来自两极动粒微管的作用力达到平衡。

3. 中期

当所有染色体最终整齐排列在中央赤道板上，细胞即进入中期（metaphase）。哺乳动物细胞中，染色体排列在赤道板上持续 10～20 min。

在中期，纺锤体（spindle）的结构最为清晰。纺锤体是一个由微管构成的纺锤形结构，是细胞分裂过程形成的保证染色体能均等分配进两个子细胞的临时性结构。构成纺锤体的微管又被称为纺锤丝。纺锤体的微管可以分为三类：动粒微管、极间微管、星体微管。动粒微管（kinetochore microtubule）就是与染色体动粒结合的微管；极间微管（polar microtuble）是来自两极的通过重叠、交叉的方式直接相连的微管；星体微管（aster microtuble）是由中心体向外呈辐射发出的微管，不与染色体和其他微管结合，部分与细胞膜结合，对纺锤体起定位作用。星体微管和其所在的中心体合称为星体（aster）（图 4-1-3）。

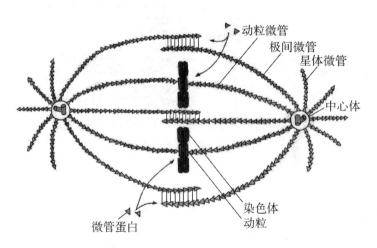

图 4-1-3　纺锤体及其微管

4. 后期

后期（anaphase）的主要事件有姐妹染色单体分离，并分别向两极移动。

染色体的两条姐妹染色单体通过称为黏着素的蛋白质被连接在一起。在后期，由于一种能降解黏着素的分离酶被激活，黏着素复合体被降解，姐妹染色单体随之分离。几乎所有染色体的姐妹染色单体分离同时发生。

染色单体向两极移动的过程包括两个相对独立而又相互重叠的过程：后期 A、后期 B。

后期 A 是后期的前半阶段，这一阶段主要发生的是染色体向两极靠近移动，其间伴随着动粒微管长度变短。这一时期染色体运动的力主要是由动粒微管的去装配产生的。

后期 B 是后期的后半阶段，这一阶段主要发生的是两极分离，纺锤体两极间的距离加大，染色体单体间的距离也随之加大。这一时期染色体运动的力主要是由极间微管的组装和相互滑动产生的。

后期 A 和后期 B 在时间上可以重叠。后期 A 中染色单体分离一段距离后即开始两极分离，而动力微管会持续解聚，在末期时基本消失。在哺乳动物中，后期 A 开始后立即开始后期 B 的进程。

5. 末期

染色单体到达两极后，细胞分裂即进入末期（telophase）。末期的主要事件有核膜和核仁重新出现、染色体去包装恢复染色质状态。

研究表明，前期核膜的裂解和末期核膜的重建都与核纤层密切相关。核纤层蛋白是一种中间纤维蛋白，在前期，核纤层蛋白被磷酸化，导致核纤层纤维去组装，核纤层解体，核膜因而解体成小泡状碎片分散在细胞中。进入末期后，核纤层蛋白再发生去磷酸化，去磷酸化的核纤层蛋白又可以组装成核纤层纤维，再聚合成核纤层，核膜碎片随之相互融合，最终形成完整核膜。

6. 胞质分裂期

细胞经过末期，其遗传物质被均等地分配到两个子细胞核中，但这两个细胞核还处于同一个细胞中，随后还要经过胞质分裂，使母细胞一分为二，产生两个独立的子细胞，且每个子细胞分别获得一个子细胞核，细胞膜、细胞质、细胞器也同时获得。

动物细胞的胞质分裂是通过细胞膜沿赤道板平面向内凹陷，形成分裂沟，最终使细胞一分为二。研究表明，细胞膜凹陷是由于结合在细胞膜下的收缩环产生的，收缩环由肌纤蛋白和肌球蛋白装配而成，通过肌纤蛋白纤维和肌球蛋白的相对滑动，使收缩环收缩，最终将细胞质一分为二（图 4-1-4）。

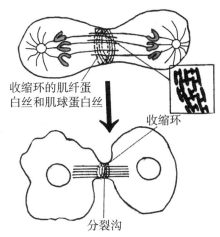

收缩环的肌纤蛋白丝和肌球蛋白丝

收缩环

分裂沟

图 4-1-4　胞质分裂与收缩环

注：引自柳惠图主编《分子细胞生物学》。

（二）减数分裂

有性生殖的物种需要通过两个配子受精融合来繁殖后代，这两个配子一个来自父本，一个来自母本，因而后代能得到父母双方的遗传物质。为了保持物种繁殖过程中遗传物质的稳定，生物进化出减数分裂。1883 年，比利时学者 E. van Beneden 在研究马蛔虫受精作用时首次发现减数分裂。减数分裂是一种能使子细胞染色体数目减半的细胞分裂方式，这种方式只存在于有性生殖物种的配子产生过程中。减数分裂过程中，染色体复制一次，但细胞连续分裂了两次，配子的染色体数目减半；再通过受精过程，合子又恢复正常数量的染色体。

减数分裂经历两次细胞分裂过程：减数分裂Ⅰ（或第一次减数分裂）和减数分裂Ⅱ（或第二次减数分裂）。一个母细胞通过减数分裂形成 4 个染色体数目减半的子细胞。DNA复制发生减数分裂Ⅰ的间期，两次分裂之间的间期不进行染色体复制（图 4-1-5）。

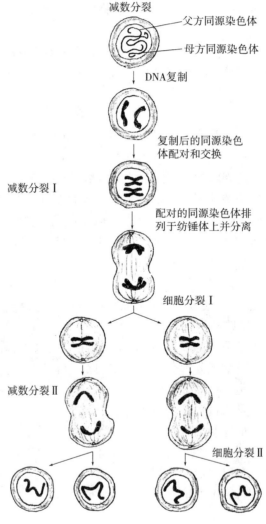

图 4-1-5　减数分裂过程

注：引自胡以平主编《医学细胞生物学》第 3 版。

1. 减数分裂Ⅰ

细胞在减数分裂Ⅰ中的主要变化：同源染色体发生重组交换、同源染色体分离、子细胞染色体数目减半。

（1）前期Ⅰ。

减数分裂Ⅰ的前期具有变化复杂、持续时间长的特点，前期Ⅰ时间能占到整个减数分裂过程的90%。这一时期又被分为5个时期：细线期、偶线期、粗线期、双线期、终变期。

A. 细线期（leptotene stage）：细线期是前期Ⅰ的第一阶段，该时期主要发生的事件是染色质向染色体包装凝聚，但还没有形成明显的染色体形态。在光学显微镜下可逐渐见到染色体呈细线状。

部分染色体区域还被包装形成一些大小不一的颗粒状结构，称为染色粒（chromomere）。这一时期，染色体的端粒会结合在核膜上，使染色体呈现花束状。

B. 偶线期（zygotene stage）：又称配对期（pairing stage）。该时期主要发生的事件是同源染色体联会（synapsis），即同源染色体互相靠近，并沿长轴紧密结合在一起。

偶线期的染色质进一步向染色体包装凝聚，比细线期染色体更粗，但光学显微镜下仍然呈细线状。同源染色体完全配对后被称为二价体（bivalent），又由于其包含有4条紧密相连的染色单体，因而又被称为四分体（tetrad）。

同源染色体联会从同源染色体上的若干接触点开始，进而迅速扩展到整个染色体。同源染色体之间通过形成一种称为联会复合体（synaptonemal complex，简称SC）的特殊结构进行联会。联会复合体包含三个平行的组成部分：两侧为侧生成分，电子密度较高，由宽约10 nm的纤维组成，成分主要为DNA，同时还包括RNA和组蛋白；中间区域电子密度较低，由横向排列的蛋白质纤维组成，称为中央组分，主要成分为非组蛋白，呈梯状结构（图4－1－6）。关于联会的机制至今尚不清楚，比如同源染色体之间是如何相互识别的，以及什么时候开始识别。

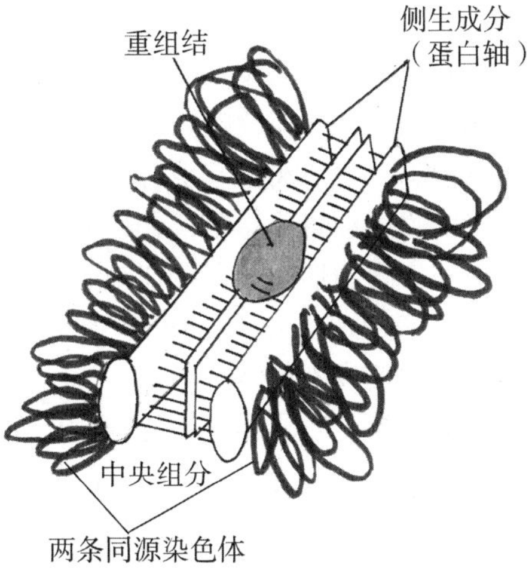

偶线期还进行了少量的DNA复制，这些区域是间期染色体复制未完成的部分，称为偶线期DNA（zygDNA），约占DNA总量的0.3%。zygDNA的复制与联会复合体的形成相关，使用DNA合成抑制剂能抑制联会复合体的形成；并且zygDNA在偶线期活跃转录，其转录产物也与联会相关。

图4－1－6 联会复合体的结构
注：引自胡以平主编《医学细胞生物学》第3版。

C. 粗线期（pachytene stage）：又称重组期（recombination stage）。该时期的主要事件是同源染色体进行重组交换。

粗线期的染色体进一步包装折叠，变粗变短明显，已初步显现染色体形态，四分体结构也清晰可见。联会复合体中央出现很多间隔不规则、球形、椭圆形或棒状的小体，称作重组结（recombination nodule）。重组结直径约为 90 nm，结构不清，但内含与 DNA 重组相关的酶类，其与同源染色体之间的交叉数量相同、位置相近，所以推测重组结与同源染色体重组交换有关。对果蝇的研究显示，某些突变引起交叉分布的异常，重组频率降低，重组结也相应出现数量减少、分布发生变化的现象。

在粗线期也存在少量 DNA 的合成，称为 P-DNA，长度为 100～1 000 bp，编码一些与 DNA 链修复、剪切有关的酶类，其转录产物参与 DNA 的重组交换。在许多动物的卵母细胞中，还进行 rDNA 的扩增，如非洲爪蟾的卵母细胞中，rDNA 可以扩增产生约 2 500 个拷贝。rDNA 通过扩增转录生产大量 rRNA，形成核糖体。此外，粗线期还合成减数分裂专有的组蛋白，并将染色体上体细胞类型的组蛋白部分或全部置换下来。

细线期和偶线期一般持续几小时，而粗线期要持续几天或几周，甚至几月或更长。

D. 双线期（diplotene stage）：该时期主要发生的事件是联会复合体消失，同源染色体分开，但通过交叉相连。交叉（chiasma）是同源染色体之间的接触点，被认为是粗线期同源染色体发生过重组交换的细胞形态学支持证据。交叉的数目随物种不同而不同，人类平均每对染色体的交叉数为 2～3 个，同时，在较长的染色体上交叉数目也较多。交叉的位置在双线期会逐渐向染色体端部移动，这种现象称为端化（terminalization）。

卵母细胞的双线期持续时间很长。两栖类卵母细胞双线期持续近一年，而人类卵母细胞在 5 个月胎儿期就达到双线期，其后一直持续到个体性成熟，而没有获得成熟机会的卵母细胞则可持续到生育期结束，期间可长达四五十年之久。

双线期的基因转录非常活跃。比如，灯刷染色体（lampbrush chromosome）是在鱼类、两栖类和爬行类动物的卵母细胞双线期发现一类形似灯刷的特殊巨大染色体，会发出很多 DNA 侧环，这些侧环就是基因转录活跃区域。这些转录产物为卵母细胞进一步发育提供大量的物质和营养储备，有的 mRNA 很快被翻译为蛋白质，如组蛋白、卵黄蛋白等，有的则以非活跃的形式储存在细胞质中，直到受精后才翻译成蛋白质，参与胚胎早期发育。

E. 终变期（diakinesis）：终变期是前期 I 的最后一个阶段，染色质被进一步凝聚，并最终被包装成染色体。

此时期，四分体均匀地分布在细胞核中，部分端化移动的染色体交叉点最终到达染色体端部，同源染色体通过端部的交叉结合在一起。前期 I 即将结束，像有丝分裂一样，中心体移至两极形成纺锤体，核仁消失。核膜裂解标志前期 I 的结束。

（2）中期 I。

纺锤丝进入原细胞核区捕捉染色体。减数分裂 I 的染色体两侧的动粒融合在一起，同源染色体通过交叉相连，并分别位于赤道面两侧；一侧的纺锤丝只和同侧染色体的动粒结合，而同一条染色体上的染色单体紧密黏附在一起，在纺锤丝的牵引下，染色体排列在赤道板上。

（3）后期 I。

在后期 I，同源染色体间的交叉断开，在两极纺锤丝的作用下，分别移向两极。每条染色体的两条染色单体一起移动，而不同的同源染色体间随机组合，因而移向每一极染色体数目只有原来的一半。

（4）末期 I。

在末期Ⅰ，每一个分裂极接受一套随机组合的染色体组，经过核膜组装，产生两个子细胞核。在不同的物种中，末期Ⅰ的染色体变化有所不同，主要存在两种形式：一种类型是染色体需要完全恢复至染色质状态；另一种则没有明显可见的染色体去凝聚过程，直接保持染色体状态进入第二次减数分裂。

细胞通过胞质分裂期Ⅰ后分裂成两个子细胞，称为次级精母细胞或次级卵母细胞，它们都只含有一套染色体，但都是复制过的含有两条姐妹染色单体的染色体。两次减数分裂之间的时期称为减数分裂间期（interkinesis），这一时期很短，没有染色体复制，但中心体被复制。

2. 减数分裂Ⅱ

通过分裂间期即进入减数分裂Ⅱ。减数分裂Ⅱ也分为前期Ⅱ、中期Ⅱ、后期Ⅱ、末期Ⅱ、胞质分裂期Ⅱ。

减数分裂Ⅱ各时期发生的事件与有丝分裂过程相同。在前期Ⅱ，染色体凝聚、核膜破裂、中心体到达两极并组装纺锤体；中期Ⅱ时，染色体排列在赤道板上；后期Ⅱ，姐妹染色单体分离并移向两极；末期Ⅱ时，染色体恢复染色质状态、核膜核仁重新出现；经胞质分裂期Ⅱ后，减数分裂Ⅱ结束。

经过一次完整的减数分裂，一个母细胞产生 4 个单倍体子细胞。在哺乳动物中，1 个初级精母细胞分裂产生 4 个精子细胞，而一个初级卵母细胞分裂产生 1 个卵细胞和 3 个极体。不过哺乳动物卵母细胞的减数分裂在受精前会停留在中期Ⅱ，在受精过程中才得以继续进行。

3. 减数分裂的生物学意义

减数分裂是有性生殖得以进行的基础。减数分裂使配子遗传物质的整倍性减半，再通过受精过程使合子的整倍性恢复到原来的水平。这一点保证了有性生殖生物在世代交替中染色体数目的恒定。

减数分裂也是遗传变异产生的主要原因。同源染色体的自由组合和同源染色体间的交换，大大增加了同一物种个体间基因的多样性，从而增加物种适应环境的能力，增加物种的延续能力。

二、细胞周期

细胞周期（cell cycle）是指从一次细胞分裂结束开始，到下一次细胞分裂结束为止的整个过程。经过一个细胞周期，一个新细胞又产生两个子细胞。在此期间，细胞的遗传物质得到复制并向两个子细胞均等分配。

（一）细胞周期时相

整个细胞周期可分为两个主要的时期：分裂期（mitotic phase，简称 M 期）和间期（interphase）。

M 期指的是母细胞启动分裂到分裂为两个子细胞的过程，包括核分裂和胞质分裂，即有丝分裂的整个过程。M 期所持续的时间较短，只占整个细胞周期时间的一小部分。

间期指的是两个 M 期之间的间隔时期，占整个细胞周期时间的大部分。在这一时期，细胞代谢旺盛，新细胞得以成长，染色体获得复制，储备着 M 期所需的物质和能量。分裂间期持续的时间与细胞类型有关，也与所处的条件有关，体内细胞还受机体的调节，可以有几个小时、几天、几个月或更长。根据细胞的生理和生化变化的差异，可将间期分为 G_1 期（gap 1 phase）、S 期（synthetic phase）、G_2 期（gap 2 phase）。其划分的依据是，S 期是 DNA 合成期或染色体复制期，上一次 M 期结束与 S 期的时间间隔期为 G_1 期，S 期与本周期 M 期的时间间隔期为 G_2 期（图 4 - 1 - 7）。

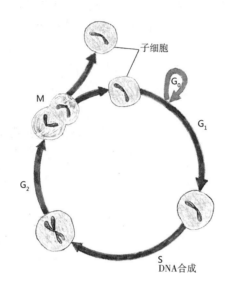

图 4 - 1 - 7　真核生物细胞周期
注：引自柳惠图主编《分子细胞生物学》。

（二）细胞周期各时相的活动

1. G_1 期

G_1 期细胞代谢活动非常活跃。细胞刚由上一次细胞分裂产生，需要有一段生长期，包括体积增加、细胞器的形成等。细胞生长到一定程度才能具备进行下一次细胞分裂的条件。在 G_1 期晚期，机体通过调控使细胞通过限制点，细胞开始启动大量与细胞分裂有关的基因表达，为细胞分裂做准备，其中就包括 DNA 复制相关的各种酶类，如 DNA 聚合酶等。准备完成后，细胞通过 G_1/S 期检查点，进入 S 期，启动 DNA 复制。

2. S 期

S 期即 DNA 合成期（DNA synthesis phase），完成 DNA 复制。同时，组蛋白、非组蛋白等染色质相关蛋白也同步合成，DNA 合成后即形成染色质结构。

DNA 复制时，不同的序列存在时间上的差异。通常，转录活性高的 DNA 先复制，转录活性低的 DNA 后复制；常染色质先复制，异染色质后复制；GC 含量高的 DNA 先复制，AT 含量高后复制。

S 期还完成中心体的复制。复制时，原有的一对中心粒先互相分离，而后在各自垂直的方向合成一个新的中心粒。

3. G_2

G_2 期 DNA 复制完成后，细胞进入 G_2 期。G_2 期主要是为 M 期做准备，合成 M 期相关的蛋白质，如染色质凝聚相关蛋白、微管蛋白等。

4. 分裂期

在分裂期，细胞经历核分裂和胞质分裂。核分裂过程包括前期、前中期、中期、后期、末期，将复制后的染色体平均分配到两个子细胞核。胞质分裂将细胞质、细胞器和细胞核分配到两个独立的子细胞中。这一时期，由于染色质被包装成染色体，基因转录基本停止，蛋白质合成减少。

不同物种的细胞周期所需的时间是不同的。人的细胞周期一般约为 24 h：分裂期 30 min，G_1 期 9 h，S 期 10 h，G_2 期 4.5 h。不同器官中的同一类型细胞，细胞周期也会有差异。但一般说来，$S+G_2+M$ 期的时间变化较小，细胞周期的差异主要体现在 G_1 期时间的差异。如小鼠食管和十二指肠上皮细胞同属于消化系统，但它们的细胞周期时间分别为 115 h 和 15 h，其中食管上皮细胞的 G_1 期长达 103 h，而十二指肠上皮细胞的 G_1 期仅为 6 h。

（三）细胞周期和细胞类群

对于细胞来说，并不是每个细胞都能具备持续分裂的能力，细胞分裂是受调节的。对于单细胞生物，细胞分类会受环境因子和营养条件的调节，环境适合和营养充足时才能持续分裂。而多细胞生物的细胞还受机体内环境的调控，并且细胞间存在分工，因而分裂行为也有很大差异。根据细胞的分裂行为，可将多细胞真核生物的细胞分为三类：

1. 持续分裂细胞

机体内某些组织细胞需要不断地更新，原有细胞不断衰老死亡，也就需要持续分裂产生新细胞进行补充，如精原干细胞能不断地产生精母细胞、造血干细胞需要不断地产生红细胞和白细胞、上皮基底层细胞持续分裂不断补充表面衰老死亡的细胞、植物根尖的生长区细胞需要持续分裂来补充根冠细胞和增加延长区的细胞数目等。

2. G_0 期细胞

G_0 期的细胞又称休眠细胞。这一类细胞能在 G_1 期暂时脱离细胞周期，不进行细胞分裂，但保持着细胞分裂能力。在条件适合的时候，能重新进入细胞周期。例如，肝细胞，切除部分肝组织后可以诱导自体肝细胞分裂使肝脏得到修复。实验证明，老鼠切除肝脏 75% 后，3 周便能恢复原状，人类则需 4 个月左右，与抗原的相互作用能诱导 G_0 期淋巴细胞进行增殖。

3. 不分裂细胞

不分裂细胞即永久性失去了分裂能力的细胞，它们不可逆地脱离了细胞周期。这些细胞都是高度特化的细胞，如哺乳动物的红细胞、神经元细胞、肌细胞等。

在胚胎发育早期，所有的细胞均为周期性细胞。随着胚胎发育成熟，某些细胞进入 G_0 期，某些细胞分化成终末分化细胞后就会丧失分裂能力。到成体时，只有少数细胞（主要是干细胞）处于增殖状态，以此来补充丢失的细胞，维持机体细胞的稳定，或对外界刺激进行反应。

三、细胞周期调控

细胞通过分裂产生子细胞来延续细胞生命。这一过程要求子细胞与母细胞在遗传和结构上保持绝对的一致。因此，细胞进化出有丝分裂和减数分裂等分裂形式，使整个细胞周期有序高效地进行。同时，要保证细胞周期有序高效的运转，就要求细胞能对细胞周期进行精确的调控，真核细胞进化出了一套复杂的细胞周期调控机制，称为细胞周期调控系统（cell-cycle control system）。细胞周期调控系统的基本组成高度保守，很多在酵母细胞中的调控机制可以推导到人类细胞。

利兰·哈特韦尔（Leland Hart-well）、蒂莫西·亨特（Timoth Hunt）和保罗·诺斯（Paul Nurse）三位科学家因发现细胞周期关键分子的调节作用而获得了 2001 年诺贝尔生理学或医学奖。利兰·哈特韦尔的主要贡献是发现了调控细胞周期起始阶段的"START"基因；蒂莫西·亨特的主要贡献是发现了细胞周期调控系统的核心成分——细胞周期蛋白依赖性激酶；保罗·诺斯的主要贡献是发现了 CDK 活性调节的关键调节因子——细胞周期蛋白。

（一）细胞周期调控系统的核心组分

1. 细胞周期蛋白依赖性激酶

细胞周期蛋白依赖性激酶（cyclin-dependent kinase，简称 CDK）是细胞周期调控系统的核心，属于丝氨酸/苏氨酸蛋白激酶家族，其成员都是小分子量蛋白质，分子量为 $34 \sim 40$ kD。迄今已发现的 CDK 家族成员有 CDK1、CDK2、CDK3、CDK4、CDK5、CDK6、CDK7、CDK8、CDK9 等。CDK 功能在进化中高度保守，如果把酵母的 CDK1 基因替换为人的 CDK1，酵母细胞依然能正常增殖。

细胞周期的有序运转实际上都表现为特定 CDK 激酶活性在特定时期的实时激活或抑制。整个细胞周期主要有四种 CDK 起关键作用：CDK1、CDK2、CDK4、CDK6。

CDK4、CDK6 活性的激活能启动新一轮细胞分裂。CDK2 的激活能激活大量与细胞分裂有关的基因表达，并使细胞启动 DNA 复制。CDK1 的激活使细胞进入 M 期，而细胞进入 M 期的后期则需要抑制 CDK1 的活性。

实际上，CDK 的表达量在细胞周期过程中并不发生变化，细胞对 CDK 活性的调节主要通过其他方式进行。调节的主要方式有：细胞周期蛋白的结合、CDK 抑制蛋白的结合、CDK 的磷酸化和去磷酸化等（图 4-1-8）。

2. 细胞周期蛋白

细胞周期蛋白（cyclin）是细胞调节 CDK 活性的最重要的细胞因子，其蛋白伴随细胞周期进行周期性的被表达和被降解。目前已发现已知 30 多种细胞周期蛋白，它们都含有一段约 100 个氨基酸的保守序列，称为周期蛋白框。该序列介导周期蛋白与 CDK 结合，另外在细胞周期蛋白其他不同位置还含有与其降解有关的序列。其作用方式主要是通过与相应 CDK 结合，激活 CDK 的激酶活性，作为 cyclin-CDK 复合体的调节亚基一起参与 CDK 的作用。

细胞周期蛋白与 CDK 结合还能决定 CDK 的底物特异性和将 CDK 带到其底物所在的空间部位的作用。例如，CDK2 与周期蛋白 E 结合的主要作用是激活转录因子 E2F，CDK2 与周期蛋白 A 结合的主要作用是激活 DNA 复制复合体，启动 DNA 复制。

参与对关键 CDK 活性调节的蛋白主要有四种：周期蛋白 A、周期蛋白 B、周期蛋白 D、周期蛋白 E。其中周期蛋白 D 与 CDK4、CDK6 结合，形成周期蛋白 D-CDK4、周期蛋白 D-CDK6 复合物，从而激活 CDK4、CDK6，启动细胞新一轮分裂活动。周期蛋白 E 激活 CDK2 的活性，启动很多与细胞分裂有关基因的表达。周期蛋白 A 同样是激活 CDK2 的活性，但其作用是促使细胞启动 DNA 复制。周期蛋白 B 激活 CDK1 使细胞进入 M 期。细胞 M 期的在中期向后期转变时，则通过降解周期蛋白 B 来抑制 CDK1 的活性。

3. CDK 抑制蛋白

CDK 抑制蛋白与细胞周期蛋白结合是 CDK 活性激活的必要条件。但在必要时，细胞还能通过表达 CDK 抑制蛋白（CDK inhibitors protein，简称 CKI）来抑制 cyclin-CDK 复合体中 CDK 活性。已发现很多种 CKI，在哺乳动物中主要分为两大家族：INK4 家族和 CIP/KIP 家族。INK4 家族的主要成员有 P16、P15、P18、P19 等，它们可与 cyclin D 竞争性结合 CDK4/6，阻止 G_1 期通过限制点。CIP/KIP 家族的主要成员有 P21、P27、P57 等，它们能在细胞周期各个阶段起作用，抑制细胞周期的运转。

4. CDK 的磷酸化酶和去磷酸化酶

CDK 还存在一些磷酸化位点，其活性需要特定位点的磷酸化和去磷酸化来调节，细胞可以通过调节 CDK 磷酸化来调节 CDK 的活性。例如，CDK1 上有 Thr14、Thr15、Try161 三个磷酸化位点，其中 Thr161 位点的磷酸化是 CDK1 活性所必需的，而 Tyr14、Tyr15 位点的磷酸化则能抑制 CDK1 的活性，因而 CDK1 的激活需要 CDK 活化激酶（CAK）、蛋白激酶（Wee1）、蛋白激酶（Myt1）、磷酸酶（Cdc25）等一系列酶的协同作用。

5. 促进 CDK 调节因子降解的酶复合体

周期蛋白的表达能激活 CDK 的活性，从而推动细胞周期进程。CDK 抑制蛋白的表达能抑制 CDK 的活性，从而阻止细胞周期进程。它们的适时出现能调控细胞周期有条不紊地精准运行。细胞周期不同时期需要不同的周期蛋白适时表达来推进，而特定周期蛋白在完成其功能后则需要被适时降解，以保证细胞周期向下一时期转变。同样，细胞周期的推进也需要及时去除 CDK 抑制蛋白，因而细胞周期的运转也需要适时清除这些 CDK 调节因子。

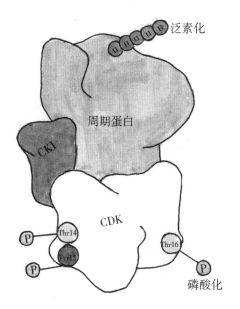

图 4-1-8　细胞周期调控系统的组成

研究发现，细胞周期中有两种重要的酶复合体参与 CDK 调节因子的降解：SCF（Skp1-cull-F-box protein，简称 SCF）、后期促进复合体（anaphase promoting complex，简称 APC）。SCF 主要参与 G_1/S 期周期蛋白和某些 CKI 的降解，而 APC 参与 M 期周期蛋白的降解。

SCF 和 APC 介导的蛋白降解过程采用一种特殊的机制：泛素化途径。SCF 和 APC 能引导待降解的蛋白在泛素化酶的作用下连接上一系列泛素基团，发生泛素化的蛋白就能被特殊的蛋白酶体识别并降解。SCF 和 APC 起到识别待降解蛋白和泛素连接酶的作用。SCF 的活性在细胞周期中是不变的，而 APC 仅在有丝分裂中后期转换时才被激活。

（二）细胞周期过程的调控机制

细胞周期调控系统本质上是个强大可靠的生化计时器，能够在新细胞周期起始时被激活，在正确的时间、以正确的顺序、程序性地开启细胞周期事件（图4-1-9）。

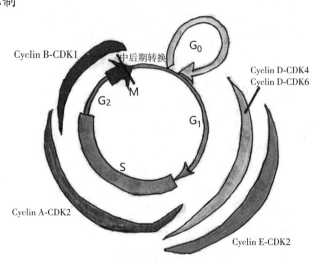

图4-1-9　细胞周期的运转与Cyclin-CDK复合物

1. 新细胞周期的启动

上一次细胞分裂结束后，细胞进入一定的生长期，具备相应物质基础或受有丝分裂原刺激后即可以启动新一轮细胞分裂。而周期蛋白D的表达就是新细胞周期的点火引擎。周期蛋白D表达依赖于有丝分裂原。周期蛋白D与CDK4/6结合，激活CDK4/6的活性，cyclinD-CDK4/6的活性在 G_1 期的晚期达到阈值。活化后的CDK4/6能使Rb蛋白磷酸化，从而基因调节因子E2F从pRB-E2F复合物被释放而激活。E2F是一个非常强大的基因调节因子，能启动很多基因的转录，在人类细胞中被启动转录的基因可能超过1 000个，其中就包括周期蛋白E、周期蛋白A。但cyclin D-CDK4/6只能激活部分E2F。E2F的完全激活需要Cyclin E-CDK2的出现。

2. G_1/S 期的转换

cyclin D-CDK4/6激活部分E2F，周期蛋白E得到表达，激活CDK2的活性。cyclinE-CDK2进一步使Rb磷酸化，彻底释放E2F，并形成正反馈，促进cyclin E的大量表达，进一步激活CDK2。细胞大量基因被表达，为细胞分裂和DNA复制做准备。周期蛋白A也被表达并与CDK2结合，但其活性被CDK抑制蛋白结合抑制。cyclin E-CDK2在G1期的晚期达到阈值，细胞通过 G_1/S 期检查点，激活cyclin A-CDK2，促使细胞周期进入S期，启动DNA复制。

3. S期DNA复制

cyclin E-CDK2促使CDK抑制蛋白磷酸化，磷酸化的抑制蛋白被SCF识别而通过泛素化途径降解，cyclin A-CDK2活性被激活，启动DNA复制。同时，S期-CDK还能使cyclin D/E磷酸化而被降解，从而关闭E2F的活性，使细胞退出 G_1 期。

DNA复制只能在S期启动，而且整个细胞周期只能被复制一次。DNA复制从复制起始点开始，真核细胞有多个复制起始点。研究表明，真核细胞的复制起始点在整个细胞周期都结合有起始点识别复合体（origin recognition complex，简称ORC），但其复制起始的活性受到很多因子的调节。Cdc6就是其中重要的一种调节因子，其表达水平只在 G_1 期早期瞬间升高。G_1 期早期，Cdc6与DNA解旋酶MCM一起与ORC结合，在复制起始点形成一个大的蛋白复合体，称为前复制起始复合体。S期-CDK使Cdc6磷酸化而从前复制起始复合体上解离并被泛素化降解，DNA复制即被触发启动。DNA复制完成后DNA解旋酶

MCM 同样被 S 期 – CDK 磷酸化而转运至细胞质中。S 期 – CDK 通过这些机制确保 Cdc6 和 MCM 不能再一次与 ORC 结合，从而保证 DNA 不能再一次被复制。M 期 – CDK 也可以起到相同的作用。

4. G_2/M 期转换

M 期周期蛋白在 G_2 期开始表达，并在 G_2、M 期逐渐累积，人类细胞中 M 期周期蛋白主要是 cyclin B。

在 G_2 期，cyclin B 与 CDK1 结合，但其活性受到磷酸化和去磷酸化的调节。CDK 活化激酶（CAK）负责 CDK1 的 Thr161 位点磷酸化，而蛋白激酶 Wee1 催化 Tyr15 位点的磷酸化，蛋白激酶 Myt1 催化 Thr14 和 Tyr15 位点的磷酸化。CDK1 的活化需要 Thr161 位点磷酸化，但 Thr14 和 Tyr15 位点的磷酸化则能抑制 CDK1 的活性。在 G_2 期晚期，磷酸酶 Cdc25 被激活，Cdc25 能催化 Thr14 和 Tyr15 位点去磷酸化，同时抑制蛋白激酶 Wee1 和 Myt1 的活性，从而激活 cyclin B – CDK1，触发细胞进入 M 期。

5. 有丝分裂中后期转换

有丝分裂中期是 M 期的一个转折点，后期和末期发生的事件几乎是前期和前中期事件的逆转。M 期 – CDK 的活性也在中期达到高峰，在中期向后期转换时，M 周期蛋白被降解，M 期 – CDK 活性被抑制，中期之前被磷酸化的蛋白开始去磷酸化，细胞就开始逐步退出 M 期，如染色体解凝聚、核膜重新聚合等。

中期向后期转变触发的关键因素是后期促进复合体（APC）的激活。APC 激活后有两个重要的作用：一是使 M 周期蛋白磷酸化被降解，抑制 M 期 – CDK 的活性；二是引起姐妹染色单体分离。染色体中，姐妹染色单体通过着丝粒处的黏着素复合体相连，分离酶能降解黏着素复合体。但在后期前，分离酶活性被称作安全子（securin）的蛋白质抑制，活化后 APC 会介导安全子被泛素化降解。

APC 能触发中期向后期转变，其被活化的时机必须得到精准的控制，这个时机至少在中期之后，即所有的染色体都整齐排列在中央赤道板上。事实上，正常细胞中，任何一条染色体没有到达中央赤道板，APC 都不能被激活，或者说，细胞必须等到所有的染色体都整齐排列在中央赤道板后才会激活 APC。M 期 – CDK 的活性也在中期达到高峰，随后 APC 被激活，但 APC 并不是被 M 期 – CDK 激活的。那么后期等待信号又是怎么产生的呢？动粒上的微管附着和两侧拉力缺陷可能是后期等待信号产生的原因。研究发现，未附着或者无拉力的动粒可以催化产生可扩散的抑制信号，如 Mad2 蛋白，这些信号能抑制 APC 的活性。因此只要有一条染色体的动粒没有结合微管，其产生的抑制信号就会抑制 APC，使中期不能向后期转变。

（三）细胞周期检验点（check point）

细胞周期的有序运转，受到细胞周期调控系统的精确调控，同时还受到一些控制系统的监测。在哺乳类细胞中，细胞周期过程中存在一系列检验点，严格地监视着细胞周期事件的发生、发展过程是否严格按程序进行；如未满足条件或出现异常，细胞周期则不能通过这些检验点而被阻断。如 DNA 损伤未修复前不能进入 S 期，S 期 DNA 复制未完成不能进入 M 期，M 期的纺锤体和染色体连接不正常则不能进入后期。这一套监控系统保证了细胞周期运转正常进行，预防错误发生。

哺乳动物细胞主要存在三个检验点：G_1/S 检验点、G_2/M 检验点、纺锤体组装检查点。G_1/S 检验点能监测细胞大小是否足够、营养是否充足、生长因子是否存在、DNA 是否损伤等；G_2/M 检验点主要监测 DNA 复制是否完成、DNA 是否损伤；而纺锤体组装检查点主要监测所有染色体是否都被整列在赤道板上，以保证中后期转换时姐妹染色体分离并均等分配进入两个子细胞核（图 4 - 1 - 10）。

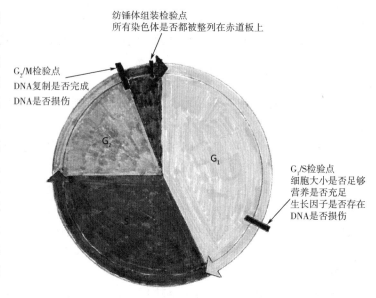

图 4 - 1 - 10　细胞周期检验点

哺乳动物中，DNA 损伤位点能被两种蛋白激酶 ATM 和 ATR 识别，从而激活蛋白 P53，P53 启动 CDK 抑制蛋白 P21 的表达，P21 能抑制 G_1 期 - CDK、S 期 - CDK 的活性，从而促使细胞周期停留在 G_1/S 检验点、G_2/M 检验点。

第二节　细胞分化

多细胞生物个体都由受精卵发育而来，经过受精卵卵裂、胚胎发育、个体发育等过程最终发育成一个个体，因而，多细胞生物个体的所有细胞都由同一个受精卵细胞分裂而来。但相对于受精卵，多细胞生物个体除了细胞数目增多以外，细胞的种类也变多了，如人体有 200 多种类型的细胞。不同种类的细胞之间，细胞形态结构、生理功能和生化特征都相互不同。这种来自同一个细胞的后代在形态结构、生理功能和生化特征上发生差异的过程称为细胞分化（cell differentiation）。

一、细胞分化的基本特征

（一）细胞分化的潜能变窄和方向性

细胞分裂产生的子细胞在形态和生化组成上会向专一性或特异性方向发展。不同的细胞具有不同的分化能力，即细胞的分化潜能是有差异的。根据细胞分化潜能的大小，可以分为全能细胞、多能细胞、单能细胞。全能细胞（totipotent cell）是指具有分化产生其物种所有类型细胞甚至发育成一个完整个体潜能的细胞。受精卵能发育成一个完整个体，因而受精卵就是典型的全能细胞。实际上，在绝大多数情况下，从受精卵一直到囊胚的内细胞团，这些阶段的细胞都是全能细胞。多能细胞（pluripotent cell）是指具有分化产生多种类型（但不是全部类型）细胞潜能的细胞。在正常生理条件下，原肠胚出现三胚层之后，细胞分化潜能受到限制，失去发育成完整个体的能力，仅具有发育成多种特定表型的能力，各胚层也只发育产生特定的组织器官。例如，外胚层只能发育成神经、表皮等；中胚层只能发育成真皮、肌肉、骨骼及其他结缔组织和循环系统等；而内胚层只能发育成消化道、肝脏、胰脏及肺的上皮等。在哺乳动物整个生命周期中机体内都保留有多能细胞，如造血干细胞，其能产生红细胞、淋巴细胞、巨噬细胞等各类型成熟血细胞。单能细胞（unipotency cell）是指仅具有分化成一种特定类型细胞潜能的细胞。随着器官发生，各种组织细胞在形态、结构和功能上逐渐专一化，机体多数细胞最终都是单能细胞。

在胚胎发育过程中，细胞分化潜能由"全能"减弱为"多能"，最终只有"单能"，细胞分化潜能逐渐变窄，是细胞分化的普遍规律，同时也体现细胞分化的方向性。如，神经干细胞只能向神经元、星形胶质细胞和少突胶质细胞等神经系统方向的细胞分化；造血干细胞只能向红细胞、淋巴细胞等循环系统方向的细胞分化。由此也看出，细胞在发生形态、结构和功能上出现可识别的分化特征之前，其分化命运就已经决定，这称为细胞决定（cell determination）。

（二）细胞分化的稳定性

在正常生理状态下，分化细胞的状态是稳定的，其寿命都保持不变，细胞分化的方向不会逆转，不同种类的细胞不能相互转变。如神经元、骨骼肌细胞在个体生命周期中都保持不变，红细胞一直保持到其衰老死亡。

（三）细胞核的全能型

分化的细胞虽然形态、结构、功能都已经发生稳定的变化，失去全能性或多能性分化潜能，但其细胞核依然保留着其物种的整个基因组。核移植实验也证明了细胞核具有全能性，克隆动物就是核移植实验技术的实践结果。将胚胎发育早期的动物细胞或成年动物的体细胞细胞核移植到去掉细胞核的同物种卵母细胞中之后，适当的条件下就可以重新发育成正常胚胎和个体。

（四）细胞分化的可逆性

分化细胞在特定条件下会发生去分化（dedifferentiation）和转分化（trans-differentiation）现象。去分化是指已分化的细胞失去其特有的结构和功能而转变成未分化细胞的现象。转分化是指一种类型的分化细胞转变成另一种类型的分化细胞的现象。去分化和转分化都需要特定条件进行诱导才能发生，如在体外条件下使用特定的细胞因子或通过转基因技术等手段可诱导去分化和转分化。

诱导多能干细胞（induced pluripotent stem cells，简称iPSCs）的制备就是典型的去分化现象。2006年日本科学家Shinya Yamanaka首次利用病毒载体将4个转录因子（Oct4、Sox2、Klf4和c-Myc）转入小鼠成纤维细胞中，使其去分化成类似胚胎干细胞的细胞。而后科学家又相继发现，转Oct4、Sox2、Nanog、Lin28四个基因可以将人类成纤维细胞转化为iPSC；转Oct4和Sox2两种因子就能将人脐血干细胞重编转化为iPSC；仅转Oct4一个基因即可将神经干细胞重编转化为iPSC。

二、细胞分化的影响因素

多细胞个体起源于一个受精卵细胞，一个受精卵通过细胞分化衍生出各种组织器官的整个机体。各种类型细胞各司其职、相辅相成、互相协同；同时机体也需要对各种类型细胞的产生做一个整体的调控，使所有细胞在数量、时间和空间位置上"恰到好处"地存在。机体可以从多方面对细胞分化进行调控。

（一）卵细胞质对细胞分化的诱导

卵细胞质成分分布在不同区域是有差异的，例如，用肉眼就能明显地观察到蛙卵母细胞的动物极和植物极的差异。因而，受精卵卵裂时，子细胞从受精卵中获得的细胞质的成分也存在差异。在早期胚胎发育之前，细胞质的成分分布差异能对子细胞的分化方向起决定作用。

Bicoid 基因是一个果蝇的母体效应基因，其产物是基因转录因子，是决定果蝇的前后胚轴的关键因子之一。在受精之前，Bicoid 基因就已经表达产生 mRNA 并储存在卵细胞质中，其 mRNA 在卵细胞质中分布并不均匀，主要集中在卵细胞的一极。受精后，Bicoid mRNA 迅速翻译产生 Bicoid 蛋白，Bicoid 蛋白就在受精卵中形成一定的浓度梯度。果蝇受精卵在受精后的 2 h 内只进行核分裂，细胞质不分裂，形成合胞体胚胎，经胞质分裂后，短时间内在受精卵边缘产生共约 3 500 个子细胞的细胞胚层。受精卵细胞质中的 Bicoid 蛋白浓度梯度这时就变成不同位置子细胞内浓度差异，这种差异导致不同细胞基因表达出现差异，从而决定果蝇的前后胚轴，Bicoid 蛋白浓度高的一极将发育成胚胎前极，浓度低的一极将发育成胚胎后极。

（二）相邻细胞间相互作用对细胞分化的诱导

相邻细胞能对分化产生相互影响。如脊索可诱导其上方的外胚层细胞分化形成神经管，神经管前部形成脑的部位向两侧长出视杯，视杯可诱导紧邻的外胚层细胞分化为晶状体，晶状体和视杯又可诱导外表的上皮分化成透明的角膜。这种现象称为胚胎诱导（embryonic induction），即在胚胎发育中，一部分细胞诱导其邻近细胞向特定方向分化的现象。胚胎诱导一般发生在内胚层和中胚层或外胚层和中胚层之间。如，从两栖类原肠期的早期胚胎中将正常的能够发育成神经组织的细胞移植到另一个胚胎的可以发育成表皮的区域，移植来的细胞会分化成表皮细胞而不是神经细胞。

相邻细胞间的影响还有分化抑制现象。分化抑制（differentiation inhibition）是指分化成熟的细胞可以抑制相邻细胞发生同样的分化的现象。如用含有成蛙心组织的培养液培养蛙胚时，蛙胚不能发育出正常的心脏。通过分化抑制，胚胎发育过程中可以使器官间相互区别，避免重复发生。

（三）激素对细胞分化的影响

激素是远距离细胞间的相互调节作用。激素对细胞分化的作用出现在发育的晚期，由于随着机体发育，细胞数目增加，机体结构复杂，机体需要远距离对细胞分化进行调节。激素可以由特定的组织器官分泌，随着循环系统运送到靶细胞与其受体结合，通过特定的信号转导途径调节靶细胞的分化。

（四）环境对细胞分化的影响

环境中存在的一些物理、化学、生物的因素也能对细胞分化产生影响。人类胚胎发育在受精后 3～8 周内是细胞分化的高潮期，大部分器官原基在这段时期形成，这段时期也是胚胎对环境致畸因子的敏感期，受环境致畸因子干扰可造成胚胎严重畸形甚至死亡。在

20世纪60年代发生的"反应停"事件就是典型的例子。"反应停"又称为酞胺哌啶酮，曾经被广泛应用于治疗女性妊娠早期的呕吐反应，但随后发现这种药物导致了大量海豹肢畸形儿的出生。

三、细胞分化的调控

细胞分化使来自同一个细胞的后代在形态结构、生理功能和生化特征上出现差异，然而细胞核却具备全能性。那么分化细胞间的差异是怎么产生的？分化的本质是什么？

（一）细胞分化与基因差异表达

研究发现，分化细胞的细胞核具备全能性，但细胞并不将基因全部表达，分化的成体细胞仅表达全部基因的5%～10%。而细胞分化的基础在于不同细胞的基因差异表达。多细胞个体发育过程，细胞按一定时空顺序发生分化，是细胞内的基因按一定时空顺序差异表达的结果。

分化细胞内表达的基因可以分为两大类：持家基因与奢侈基因。持家基因（housekeeping gene）是维持细胞存活和生长所不可少的基因，如组蛋白基因、核糖体蛋白基因、ATP合成酶复合体相关基因、细胞骨架基因等。这类基因在所有类型的细胞中都必须表达。奢侈基因（luxury gene）是指特定类型细胞才表达的基因，这一类基因的差异表达是分化细胞间出现形态结构、生理功能和生化特征等各方面差异的原因。如表皮细胞表达角蛋白基因、肌细胞表达α肌动蛋白基因、红细胞表达珠蛋白基因、胰岛β细胞表达胰岛素基因等。

（二）真核生物基因差异表达的调控机制

细胞分化的本质是基因的差异表达。那么人类有200多种细胞类型，细胞是如何对各自表达的基因进行选择的？这就涉及真核生物对基因表达的调控。真核生物可以在基因表达的各个水平进行调控，如基因组水平调控、转录水平调控、转录后加工水平调控、翻译水平调控、翻译后加工水平调控、非编码RNA对基因表达的调控等。

1. 基因组水平的调控

基因组水平的调控方式主要有DNA重排、染色体丢失、基因扩增。基因组水平的调控并不普遍，只存在于极少数物种或细胞类型中。

DNA重排（DNA rearrangement）是指DNA序列在分化过程中通过重新排列产生不同基因产物的现象。最典型的例子是人类多样性抗体的产生。

人类抗体是一类糖蛋白，具有高度特异性，不同抗原可以诱导不同抗体的产生。一个人类个体一生中可能需要产生超过1亿种的抗体。但对人类基因组的研究表明，人类基因数目只有2.5～3万个。B淋巴细胞在发育过程中通过基因重排的方式将抗体不同的基因区段进行重排来增加基因的种类。例如，抗体重链分隔为L、V、D、J、C五个基因区段，其中V基因区段又分为300个小节段、D区段包含30个小节段、J区段包括6个节段、C区段包括9个节段，而最终的抗体基因只由每个区段的任意一个节段通过DNA重排相连而成。因而，通过重排，能够产生5×10^5（$300 \times 30 \times 6 \times 9$）种重链。

染色体丢失是指在分化过程中一些细胞失去了某些染色体的现象。在某些线虫、原生动物、甲壳动物的体细胞都存在染色体丢失的现象，例如蜜蜂的工蜂和蜂后是二倍体，而单倍体则发育成为雄蜂。

基因扩增是指通过增加基因数量而增加基因表达效率的现象。例如，非洲爪蟾卵母细胞的 rDNA 拷贝数可由平时的 1 500 个扩增到 2 000 000 个，以此来适应胚胎发育中核糖体需求的增加，胚胎期开始后这些扩增的 rDNA 拷贝又逐渐消失。

2. 转录水平的调控

转录水平的调控是真核生物控制基因表达的最主要调控方式。基因转录涉及很多成分，其中主要包括基因顺式作用元件和反式作用因子两大类。细胞可以对两类成分进行调控从而影响基因的表达。

顺式作用元件（cis-acting element）是存在于基因侧翼序列中能影响基因表达的 DNA 序列，包括启动子、增强子、调控序列和可诱导元件等。调控顺式作用元件的方式主要有 DNA 甲基化、组蛋白修饰。

DNA 甲基化（DNA methylation）是在甲基转移酶的催化下，在 DNA 碱基上选择性地添加一个甲基的现象。常见 DNA 甲基化发生在 CG 二联核苷的胞嘧啶，胞嘧啶被甲基化后形成 5 - 甲基胞嘧啶。基因启动子区的低甲基化与基因活性表达相关，其甲基化可关闭基因的表达活性，去甲基化与重新开放基因的表达活性相关。组蛋白修饰是指对核小体中的组蛋白进行化学修饰的现象，包括甲基化、乙酰化、磷酸化、泛素化等（图 4 - 2 - 1）。组蛋白修饰与基因表达活性有很强的相关性。组蛋白的修饰存在位置和类型的多样性，不同修饰类型、不同修饰位置可以构成不同组合，基因的活性也随之开放或关闭，这些组合称为组蛋白密码。例如，组蛋白 H3K9 的乙酰化修饰与基因活性表达相关联，而 H3K9 的甲基化修饰则引起基因沉默，H3K4 或 H3K36 的甲基化修饰又与基因表达活性活化相关联。

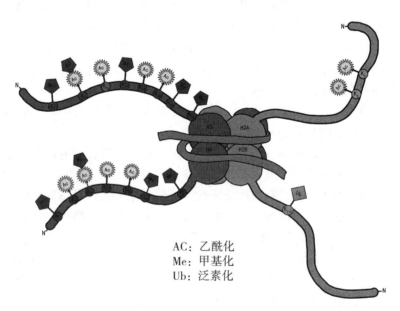

AC：乙酰化
Me：甲基化
Ub：泛素化

图 4 - 2 - 1　常见的组蛋白乙酰化和甲基化修饰位点

注：引自 http://www.amsbio.com/images/featureareas/nucleosomes - and - histone - proteins/nucleosomes.jpg，有修改。

反式作用因子（trans-acting factor）是指通过与顺式作用元件相互作用来影响基因转录的一类蛋白因子，包括激活因子和阻遏因子等，其中最主要的是转录因子。

转录因子是参与形成转录起始复合体、启动基因转录起始的关键蛋白因子，分为通用性转录因子和特异性转录因子两大类。通用性转录因子是能识别和结合启动子序列的基本转录因子，在各种组织细胞中普遍存在。特异性转录因子则只在特定的时间、特定的空间、特定的细胞类型中表达，对相关基因转录起促进或阻遏作用。转录因子作用模式有两种：第一种是一个关键转录因子能调控多个基因的表达，甚至能决定细胞向特定谱系细胞分化或决定某一器官的发生。如果蝇发育过程中各种同源异形框基因，其中 BXC 基因突变能引起果蝇双胸突变（bithorax mutant），使第三胸节应长出平衡棒的位置长出一对翅膀；第二种是多个转录因子的组合共同调节一个基因的转录，不同的组合调节不同的基因转录，这种方式能使细胞以较少的转录因子调控多种类型的细胞分化。

3. 转录后加工水平的调控

转录后加工主要包括剪接、戴帽、加尾三个过程。转录后加工水平的调控主要表现为对剪接过程的调控。真核基因初始转录 RNA 产物的剪接分为两种类型：一种是简单的转录单元，只能形成一种 mRNA，这是多数基因转录产物的形式；另一种是复杂的转录单元，可以通过不同的剪接方式形成多种不同的 mRNA。例如，大鼠 α－原肌球蛋白（α-tropomyosin）基因通过外显子和内含子不同的间接方式可产生 10 种不同的组织特异性蛋白，大鼠的肌钙蛋白可产生 64 个蛋白质同源体。

4. 翻译水平的调控

翻译水平的调控有很多方式，包括翻译速度的调控、mRNA 寿命的调控、翻译起始的调控等。典型的例子就是红细胞血红蛋白合成速度的调控。红细胞合成珠蛋白的速率很高，但如果细胞中没有足够的血红素，一种血红素控制的抑制因子（heme-controlled inhibitor，简称 HCI）会将翻译起始因子 2（eukaryotic initiation factor 2，简称 eIF2）磷酸化，使其不能形成珠蛋白 mRNA 翻译起始复合物，珠蛋白 mRNA 的翻译被抑制。

翻译水平的调控在卵母细胞中具有重要作用。未受精的卵细胞中储存有大量的 mRNA，这些 mRNA 处于翻译抑制状态，但稳定存在，不被降解。这些 mRNA 只能在受精后逐渐被翻译出来。有多种假说解释卵细胞中 mRNA 翻译的抑制。掩蔽母源性 mRNA 假说认为，卵细胞 mRNA 被蛋白质结合，因而被掩蔽不能与核糖体结合。Poly(A)尾巴假说认为 Poly(A)尾巴的长短能调控 mRNA 的翻译效率，Poly(A)尾巴的变化是由 mRNA 的 3′端不翻译区调控的。储存性 mRNA 只有很短的 Poly(A)尾巴，但 3′UTR 中有两个信号需要：AAUAAA 和多聚腺苷酸化控制子序列（ACE），AAUAAA 是加尾位点，而 ACE 能使这些 mRNA 在受精后迅速加上一个长的 Poly(A)而启动翻译。

5. 翻译后加工水平的调控

真核生物中翻译出来的蛋白质很多都要进行切割和修饰，最终才能形成一个有活性的蛋白质，而且许多激素都是以一个共同的前体合成，然后在不同的组织中切割形成不同的激素。例如，阿黑皮素原（proopiom-elanocortin，简称 POMC）在大鼠脑垂体的前叶中只被切割成促肾上腺素、β－促脂解素，而在垂体中叶中还继续被切割成：γ－促黑激素、α-MSH、类促肾上腺皮质素垂体中叶肽、γ－促脂解素、β－内啡肽共五种不同的激素。

6. 非编码 RNA 对基因表达的调控

非编码 RNA（non-coding RNA，ncRNA）是指从基因组上转录出来但不会被翻译出蛋白质的 RNA，包括 rRNA、tRNA、小核 RNA（snRNA）、microRNA 等多种 RNA。近年的研究显示，ncRNA 是一种重要的基因表达调控因子，它们能影响染色体的结构、调节 mRNA 寿命、参与 RNA 加工等过程。例如，小分子干扰 RNA（small interfering RNA，简称 siRNA）和 microRNA（miRNA）能通过互补配对的方式与靶 mRNA 结合，从而引起 mRNA 降解，致使基因表达在 RNA 水平上沉默（图 4 - 2 - 2）。

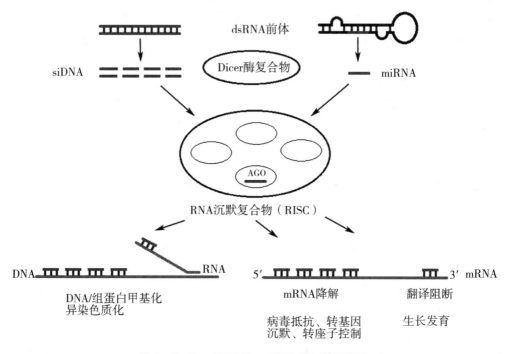

图 4 - 2 - 2　siRNA 和 miRNA 诱导基因沉默

注：修改自 https：//upload. wikimedia. org/wikipedia/commons/2/29/Rna_interference_plos. png。

第三节　细胞衰老

"生、长、老、死"是生命的基本现象。细胞在体内行使功能，随着时间的推移，细胞也将逐渐衰老，迈向死亡。

细胞衰老（cellular aging，或 cell senescence）是指随着时间的推移，细胞发生生理功能逐渐衰退的现象。机体衰老与细胞衰老相关联。机体衰老是机体在退化时期生理功能下降和紊乱的综合表现。机体衰老伴随着细胞总体水平的衰老，但机体衰老并不等同于细胞衰老。不同的细胞有不同的寿命，很多细胞的寿命都远远短于机体的寿命。同时，衰老的机体也不断有新细胞产生。机体中无论在哪个年龄段都会有细胞不断地衰老和死亡，同时又不断有新的细胞补充进来。

　　机体内各种类型的细胞寿命很不一样。一般来说，机体中有三类寿命不同的细胞。第一类细胞的寿命接近于动物的整体寿命，如神经元、脂肪细胞、肌细胞等。此类细胞在机体出生后，便不再分裂增生，所以数量不会增加。这类细胞如果受到损伤而死亡，则功能难以恢复，如脑部受损一般是不可逆的。第二类是缓慢更新的细胞，其寿命比机体的寿命短，如肝细胞、胃壁细胞等，肝细胞终生保留分裂能力，部分切除肝后，剩余的肝细胞即能旺盛分裂进行补充。第三类是快速更新的细胞，如皮肤的表皮细胞、红细胞等，它们寿命更短，正常人红细胞平均寿命约为 125 天，机体内的造血干细胞通过不断分裂来补充红细胞。这三类寿命不同的细胞分工合作，组成统一的有机体。

　　细胞在体外环境下也存在寿命限制。1961 年，Leonard Hayflick 在体外培养胚胎来源和成体来源的成纤维细胞时发现，体外培养的人成纤维细胞增殖能力和寿命是有一定限度的，与供体年龄呈反相关，胚胎成纤维细胞分裂传代 50 次后才开始衰退和死亡，而成体成纤维细胞只能培养 15～30 代，而来自沃纳综合征（Werner's syndrome，简称 WS）（一种成人早衰症）患者的成纤维细胞只能传 2～10 代。Hayflick 还发现，细胞在体外可传代的次数与物种的寿命呈正相关。这种现象称为 Hayflick 界限。

一、细胞衰老的基本特征

　　衰老细胞的生理功能出现衰退现象，这一点在细胞水平和分子水平都有呈现。

（一）细胞水平的衰老特征

　　衰老细胞的各种结构都呈现退行性变化，主要表现有：①细胞水分减少，体积皱缩；②细胞质膜中磷脂及其不饱和脂肪酸链含量下降，流动性降低；③线粒体的数量逐渐减少，体积逐渐增大；④生成色素随着衰老而增加，如脂褐素；⑤核骨架和微丝系统的结构和成分发生变化；⑥核膜内折增加，染色质固缩化。

（二）分子水平的衰老特征

　　分子水平的衰老特征有：①DNA 复制和转录总体上受到抑制，端粒 DNA 丢失，DNA 出现氧化、断裂、缺失和交联；②mRNA 和 tRNA 含量降低；③蛋白质含量下降，出现各种化学修饰，稳定性、抗原性和可降解性下降，肽键断裂、交联变性，但纤粘连蛋白和胶原酶被大量合成；④酶活性中心被氧化、二级结构发生改变等致使失活或活性下降，但 β - 半乳糖苷酶活性增强。

二、细胞衰老的发生机制

　　随着对细胞衰老机制研究的深入，科学家们提出很多细胞衰老的观点或学说，如遗传决定学说（genetic program theory）、自由基理论（free radical theory）、损伤积累学说、端粒钟学说、代谢废物累积学说等。但衰老是一个十分复杂的生命现象，受到环境因素和遗传因素共同影响，因而所有学说都难以全面揭示衰老的机制。

（一）遗传决定学说

　　遗传决定学说认为衰老是遗传上的程序性发生过程。细胞分化和机体发育过程一样，是特定基因表达的结果，一切衰老现象都是按照基因程序性启动表达发生的。

　　这一理论有一定的证据支持。首先，体外细胞分裂次数存在 Hayflick 界限的现象就是这一理论的实验基础，细胞分裂到一定次数后不再分裂并出现衰老。其次，对早老症（symptom of early aging）的研究也发现一些导致早衰症状的基因。例如，儿童早老症（hutchinson-gilford progeria syndrome，简称 HGPS）是核纤层蛋白 A（LMNA）基因突变而引起，而经典的 Wemer 综合征是由 WRN（一种 DNA 解旋酶）基因突变引起的。另外，还发现多个其他的衰老基因（如 MORF4、p16、p21 基因等）和抗衰老基因（如 SOD、p53、APOC3 基因等）。

（二）自由基学说

自由基（free radical）是指那些在原子核外层轨道上具有不成对电子的分子或原子基团。自由基的种类很多，活性最强的是氧自由基，包括超氧自由基、羟自由基和过氧化氢等。

机体代谢过程中能产生大量的自由基。此外，空气污染、辐射、某些化学物质等都可产生自由基。具有自由基的分子是一类高度活化的分子，这些分子在细胞中累积则容易与细胞内的生物大分子发生氧化反应，使这些生物大分子受到伤害：①自由基与核酸分子中的碱基发生加成反应，使 DNA 链断裂、交联、基因突变；②自由基氧化膜脂及其他脂类不饱和脂肪酸的不饱和键，从而影响细胞膜相结构的稳定性；③自由基能作用于肽链上的脯氨酸残基，使蛋白质发生水解，还可以引起蛋白质交联、破坏蛋白质高级结构等。

细胞内有自由基清除系统，如细胞内的谷胱甘肽过氧化物酶、超氧化物歧化酶、过氧化物酶及过氧化氢酶等能通过酶促反应清除自由基，过氧化物酶体中就含有这些生物酶。细胞还能产生或吸收一些抗氧化作用的小分子物质，如谷胱甘肽、维生素 C、β-胡萝卜素、维生素 E、半胱氨酸、硒化物、巯基乙醇等，这些物质通过与自由基发生反应来清除自由基。

自由基学说认为：衰老是由于氧自由基对细胞成分的损伤引起的。随着年龄的增加，细胞合成蛋白质的能力下降，自由基清除能力下降，导致自由基积累而引起细胞衰老，因而维持适当水平的抗氧化因子和自由基清除因子的水平就可以推迟细胞衰老和延长寿命。

（三）损伤积累学说

损伤积累学说认为，细胞在生命活动过程中会出现各式各样的损伤，这些损伤包括细胞成分的磨损、撕裂或合成错误，如 DNA 复制错误、蛋白质合成错误。当细胞对损伤修复的能力低于损伤的产生时，就出现损伤积累，最终导致细胞衰老。这类学说中最有代表性的理论是错误成灾理论，即蛋白质在生物合成中如果由于某些原因发生差错，当这些差错达到一定水平时，出现完全丧失某些功能的"错误灾难"，这些差错会积累并扩大，引起代谢功能大幅度降低，导致衰老。

（四）端粒钟假说

染色体末端存在端粒结构，端粒能维持染色体的稳定。人类染色体端粒 DNA 由 250～1 500 个高度保守的 TTAGGG 重复序列组成。研究发现，正常细胞在体外培养时随分裂次数的增加，染色体端粒的长度会逐渐缩短。而体内细胞也存在随着年龄增加而端粒缩短的现象，如人成纤维细胞端粒每年缩短 14～18 bp，外周血淋巴细胞则每年缩短 33 bp。肿瘤细胞的端粒长度保持相对稳定，不会随年龄的增加而缩短，因而有无限增殖的能力。而且，将人端粒酶基因导入人视网膜细胞和包皮成纤维细胞，减少端粒在分裂过程中的损失，细胞传代次数至少增加 20 代。

因而，端粒钟假说认为，随着细胞分裂次数的增加，端粒不断缩短，当端粒缩短到一定程度（阈值）时引发细胞衰老。因此，端粒的长度反映细胞的年龄并预示细胞衰老死亡的时限，端粒也被称为正常细胞的"有丝分裂钟"（mistosis clock）。

第四节 细胞死亡

细胞死亡（cell death）是指细胞生命现象不可逆地终止的现象。细胞死亡主要有两种形式，即细胞坏死、细胞凋亡，此外还有细胞胀亡、细胞焦亡等形式。

一、细胞死亡的形式与特征

细胞坏死（cell necrosis）是指由外部的化学、物理或生物因素的侵袭导致的细胞因结构损伤而死亡的形式，是一种病理性、被动的细胞死亡过程。细胞坏死过程中，有大量水进入细胞而导致细胞肿胀，线粒体外膜因肿胀而密度增加，核染色质呈絮状，蛋白质合成减慢，最终细胞膜破裂，细胞内容物外泄，在机体中能引起炎症反应。整个坏死过程迅速，不涉及基因特定表达的改变。

造成细胞坏死的因素是病理性的，包括物理性或化学性的损害因子、缺氧、突然性营养供给不足等，如辐射、灼伤、强酸等。

细胞凋亡（cell apoptosis）是指细胞在一定的生理或病理条件下，由特定信号触发细胞内死亡相关级联反应而导致细胞死亡的形式，是一种主动的细胞死亡过程。细胞凋亡过程涉及一系列基因表达，是由细胞自身基因控制的自主有序的死亡过程，因而是一种细胞程序性死亡（programmed cell death，简称 PCD），细胞凋亡也是被研究得最为详细深入的细胞程序性死亡形式。

细胞凋亡过程中出现明显的形态学特征的变化。凋亡早期，细胞脱水而皱缩，表面特化结构消失，内质网膨胀与质膜融合，细胞核皱缩，染色质固缩。凋亡晚期，染色质降解，细胞核碎片化，核碎片分别与部分细胞质一起形成不同大小的芽状突起，并与细胞脱离，称为凋亡小体（apoptotic body）。机体内的凋亡小体会被周围细胞或单核细胞吞噬，因而不会引起炎症反应。

细胞凋亡最突出的生化特征是染色质 DNA 呈现有规律的片段化降解，产生的 DNA 片段都为 200 bp 的倍数，这是由于细胞内源性内切核酸酶是在染色质核小体连接处 DNA 进行水解形成的。

引起细胞凋亡的因素可以是细胞的衰老、机体发育的需要、细胞损伤后修复的失败等细胞自身因素，也可以是环境诱导因子。例如，手指在发育过程中通过部分细胞的凋亡才得以分开；蝌蚪的尾巴通过细胞凋亡才得以消除，细胞不能修复受辐射损伤的 DNA 时也会启动凋亡程序。可以将这些因素分为三大类：①生理性诱导因子，如细胞表面分子 Fas 配体、转化生长因子 β 等；②损伤相关因子，如自由基、辐射等；③细胞毒性物质等其他环境因子，如细菌毒素、病毒感染、乙醇、氧化砷、化疗药物等。

　　因此可见，细胞凋亡与细胞坏死在形态学、生化反应的改变、分子机制、细胞结局等方面都有本质的区别（图4-4-1）。

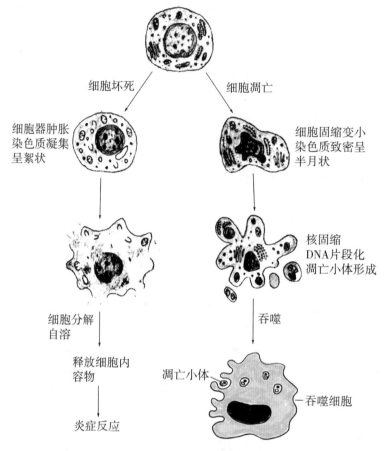

图4-4-1　细胞坏死与细胞凋亡的形态差异

注：引自胡以平主编《医学细胞生物学》第3版。

二、细胞凋亡的分子机制

（一）细胞凋亡相关基因

　　细胞凋亡是细胞自身基因控制的自主有序的死亡过程。研究发现，有很多基因参与细胞凋亡的调控和发生过程，这些基因统称为细胞凋亡相关基因。哺乳动物的细胞凋亡相关基因大致可分两类：促进细胞凋亡的基因和抑制细胞凋亡的基因。

1. bcl-2 基因家族

　　bcl-2 指 B 淋巴细胞瘤 - 2 基因（B-cell lymphoma-2），也存在于正常组织和胚胎中。bcl-2 基因家族成员都与细胞凋亡有关，但可以分为作用相反的两个亚类：促进细胞凋亡的基因，如 Bax、Bad、Bik、Bid 等；抑制细胞凋亡基因，如 Bcl-2、Bcl-xL、Bcl-xY、Bcl-w。

在无凋亡信号刺激时，bcl-2 基因家族的大部分抗凋亡蛋白作为膜镶嵌蛋白结合在线粒体内膜、内质网膜及核膜上，而促凋亡蛋白则以非活性形式存在细胞质中。

2. 死亡受体及其配体

死亡受体（death receptor，简称 DR）是一类细胞表面的跨膜糖蛋白分子，它们与相应的配体结合后，可触发细胞凋亡。主要有三种死亡受体，分别为肿瘤坏死因子受体 1（tumor necrosis facter receptor I，简称 NFR1）、凋亡相关因子（factor associated suicide，简称 Fas）（又称为凋亡蛋白 1，APO-1）、死亡受体 3（death receptor-3，简称 DR3）（又称 APO-3），它们相对应的配体分别为肿瘤坏死因子（tumor necrosis facter，简称 TNF）、凋亡相关因子配体（fas ligand，简称 FasL）（CD95L）、APO-3L。

人们对 Fas 和 FasL 研究的相对清楚。Fas 属于肿瘤坏死因子受体（tumor necrosis factor receptor，简称 TNFR）和神经生长因子受体家族，其表达比较广泛，小鼠的胸腺、心脏、肝、肺、肾和卵巢等细胞上都有表达。人 Fas 基因定位于 10 号染色体上，在活化的淋巴细胞和 HTLV-1、HIV、EBV 等病毒感染的淋巴细胞中呈现高表达。FasL 基因位于 1 号染色体上，一般只表达于活化 T 淋巴细胞。

3. Caspase 基因家族

Caspase 全称为含半胱氨酸的天冬氨酸蛋白水解酶（cysteinyl aspartate specific proteinase，简称 Caspase），名字来源于这个水解酶家族的活性位点都含有半胱氨酸，且特异地水解天冬氨酸残基位点的肽键。这种特异性使 Caspase 能够高度选择性地切割某些蛋白质，切割主要发生在结构域间的位点上，而切割的结果使某种蛋白活化或者失活。

Caspase 基因家族根据功能又分为两大亚族：ICE 亚族，主要参与机体的炎症反应，如 Caspase-1、Caspase-4、Caspase-5、Caspase-13 等；CED－3 亚族，主要参与细胞凋亡，包括激活 Caspase 和效应 Caspase 两类。激活 Caspase 包括 Caspase-2、Caspase-8、Caspase-9、Caspase-10 等，它们能通过自剪接而激活，也能激活其他 Caspase；效应 Caspase 包括 Caspase-3、Caspase-6、Caspase-7 等，主要是参与凋亡的执行，如启动 DNA 的降解、裂解核纤层蛋白和细胞骨架、促使膜脂重排等。

（二）细胞凋亡的信号转导途径

研究表明，有多条信号转导途径能引起细胞凋亡，包括死亡受体途径、线粒体途径、内质网途径和穿孔素－颗粒酶途径等，其中，死亡受体途径和线粒体途径在细胞凋亡过程中作用重要（图 4－4－2）。

1. 死亡受体途径

死亡配体与靶细胞表面的死亡受体结合后，受体三聚体化，在通过接头蛋白 FADD 激活特异的 Caspase-8，Caspase-8 进一步激活 Caspase-3、Caspase-6、Caspase-7 等，启动细胞的凋亡。

2. 线粒体途径

细胞内出现死亡信号后，激活 Bcl-2 家族促凋亡成员（如 Bid、Bad 等），致使其插入线粒体膜，线粒体跨膜电位弥散，线粒体膜的通透性增加，Cyt C 等蛋白被释放到胞质中。Cyt C 与凋亡蛋白酶活化因子（apoptotic protease-activating factor 1，简称 Apaf-1）形成凋亡复合体，招募并激活 Caspase-9，Caspase-9 进一步激活效应 Caspase-3、Caspase-7，启动细胞凋亡。

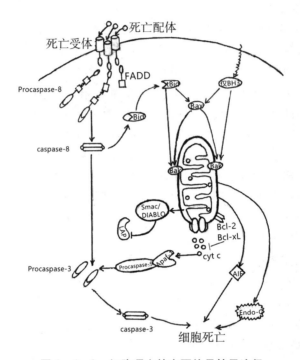

图 4 - 4 - 2 细胞凋亡的主要信号转导途径

注：引自胡以平主编《医学细胞生物学》第 3 版。

（孙元田）

参考文献

［1］胡以平. 医学细胞生物学 ［M］.4 版. 北京：高等教育出版社，2019：210 - 269.

［2］柳惠图. 分子细胞生物学 ［M］.北京：高等教育出版社，2013：253 - 258.

［3］胡火珍. 医学生物学 ［M］.9 版. 北京：科学出版社，2019：281 - 285.

［4］杨恬. 医学细胞生物学基础进展和趋势 ［M］.北京：人民卫生出版社，2011：193 - 214.

［5］陈誉华. 医学细胞生物学 ［M］.5 版. 北京：人民卫生出版社，2013：299 - 380.

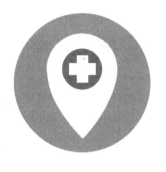

第二编 | 医学细胞工程

细胞工程（cell engineering）是以细胞为主要研究对象，应用生命科学理论和技术，借助工程学的相关知识，有目的地利用或改造生物遗传性状，以获得具有特定功能的细胞、组织或物种的一门综合性科学技术。医学细胞工程是细胞工程学与医学的交叉学科。实际上，细胞工程与医学关系紧密，细胞工程的应用也主要集中在生物医药领域。本篇仅对细胞工程在医学上的应用进行简介。

第五章　医学细胞工程基础技术

细胞工程以细胞为主要研究对象，其基本技术主要是细胞水平相关的生命科学技术和工程学技术，涉及的技术很多。本章仅对大规模细胞培养技术、核移植技术、转基因技术、细胞融合技术进行介绍。

 ## 第一节　大规模细胞培养技术

很多生物制品是应用大规模细胞培养来生产的，如抗生素、疫苗、单克隆抗体等。现阶段，大规模细胞培养的生产方式主要包括分批式培养、流加式培养、连续式培养、灌流式培养四种类型，它们各有自己的优点和缺点。

一、分批式培养

分批式培养（batch culture）是将细胞和培养基一次性加入培养容器中开始培养，培养结束时一次性收获产物的生产方式。在培养过程中不添加培养基，也不收获产物。根据细胞在培养容器中细胞数目的变化可将细胞培养过程分为四个阶段：潜伏期、对数生长期、稳定期、衰亡期（图5-1-1）。一般在衰亡期收获产物。

分批式培养的优点主要有：①操作简单，培养周期短，对设备要求低；②染菌和细胞变异的风险小；③直观反映细胞生长代谢的过程，容易掌控培养过程；④培养规模可直接放大。

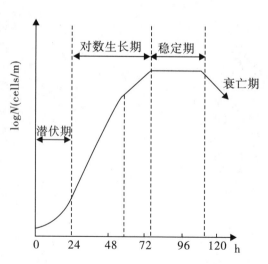

图5-1-1　分批式培养细胞生长曲线

其缺点也很明显：①细胞所处的生长环境时刻都在发生变化，不能使细胞自始至终处于最优的条件，得到出产物浓度不高；②细胞生长周期短，生产效率低。

二、流加式培养

初始培养时只接种最终体积 1/3 ~ 1/2 的培养基，在培养过程中根据细胞对营养物质的不断消耗和需求，间歇或连续补加浓缩的培养基，直至最终体积为止，结束培养时一次性收获产物，这种生产方式称为流加式培养（feeding culture）。

流加式培养的优点主要有：①具备分批式培养的大部分优点；②根据需要补充营养，可以避免培养过程中的营养限制和有毒代谢物积累对细胞的损伤，使细胞在一段时期内处于最优生长条件，增加细胞密度和提高产物浓度；③可以降低最初培养时的底物抑制等影响，缩短潜伏期或减少细胞接种量。

流加式培养是对分批式培养的优化，因而也具备分批式培养的缺点。

三、连续式培养

培养过程中，在细胞达最大密度之前，间歇或连续地向培养容器添加新鲜培养基，同时将原培养物和细胞以相同的速度从培养容器中取出，这种生产方式称为连续式培养（continuous culture）。在整个培养过程中，培养体积保持恒定，理论上讲，培养过程可无限延续，并以恒定的速度持续收获产物。

连续式培养的优点有：①细胞所处的环境条件可保持不变，细胞生长稳定，从而使细胞保持较好的活力；②可有效地延长对数生长期，提高细胞密度；③产品在容器内停留时间短，可及时回收到低温下保存，有利于保持产品的活性；④能长时间持续收获产物，有较高的生产效率。

连续式培养的缺点包括：①由于是开放式操作，容易造成污染；②培养周期较长，细胞容易发生变异；③对设备、仪器的控制技术要求较高。

四、灌流式培养

灌流式培养（perfusion culture）是在细胞培养过程中，连续不断地向培养容器灌注新鲜培养基，同时将原培养物以相同的速度从反应器取出。灌流式培养与流加式培养的区别在于从容器中取出培养物时，将细胞保留在容器里面，因而灌流式培养需要细胞截留装置，或者使细胞黏附在支持物上生长。

灌流式培养具备连续式培养的优点和缺点，还可以进一步提高细胞密度，提高生产效率，但对设备和仪器的要求更高。

第二节 核移植技术

核移植技术是将一个细胞的细胞核取出，再移植进另一个去核的成熟卵细胞中，从而得到一个重组细胞的技术。如果利用重组细胞继续发育成一个动物个体，则称为动物克隆技术。1952 年，美国科学家罗伯特·布里格斯（Robert Briggs）和托马斯·金（Thomas King）将青蛙受精卵的细胞核移植到卵细胞中，并发育为蝌蚪。这是人类首次成功使用细胞核移植技术。1996 年，英国科学家基思·坎贝尔（Keith Campbell）和伊恩·威尔穆特（Ian Wilmut）用乳腺细胞的细胞核移植到另一个体的卵细胞中，成功克隆了哺乳动物——多莉羊，从而开启用成熟体细胞核克隆哺乳动物的研究先河。

核移植技术的基本技术路线主要包括几个步骤：受体细胞去核、供核细胞取核、核移植、重构胚激活、重构胚培养、胚胎移植、核移植后代鉴定。

一、受体细胞的选择和去核

受体细胞一般采用成熟的卵细胞。然而，哺乳动物的成熟卵细胞在受精之前都处于第二次减数分裂的中期，因而，又称为 M II 期的卵母细胞。

去核的方法主要有以下几种：

（一）盲吸去核法

先用细胞松弛素 B 或秋水仙素处理卵母细胞，通过显微操作将卵母细胞核吸出，完成卵母细胞去核。一般卵母细胞核位于第一极体附近，但位置会受一些因素影响而发生改变，从而影响去核效率。

（二）紫外线照射法

通过紫外线或激光照射使 DNA 损伤而达到功能性去核的目的。这种方法对细胞损伤较大，同时也会损伤线粒体 DNA。

（三）化学诱导法

用高浓度的蔗糖溶液增加卵母细胞与透明带之间的间隙，再用脱羰秋水仙碱处理，使染色体全部进入第二极体，从而达到卵母细胞去核的目的。

二、供核细胞取核

供核细胞取材比较广泛，理论上所有具有完整基因组的细胞都可以作为供核细胞，可以是卵裂球细胞、早期胚胎细胞、成体干细胞和成熟体细胞等，也可以是体外培养的细胞。一般来说，分化程度越高，核移植成功率越低。

取核前一般诱导细胞进入 G_0/G_1 期，常用的方法为血清饥饿法。利用细胞松弛素 B 诱使细胞排核或显微操作就可得到完整细胞核。

三、核移植

常用的核移植方法主要有直接注射法和透明带下注射法。

（1）直接注射法，即将供体核直接注入去核卵母细胞质中，这种方法对细胞损伤较大。

（2）透明带下注射法，即将供体核注入去核卵母细胞透明带下的卵周隙中，然后诱使供体核和卵母细胞融合。现阶段诱导细胞融合的方法广泛使用的是电融合法。

核移植得到的重组细胞称为重构胚。

四、重构胚激活

卵细胞在正常受精过程中会被激活而发生很多事件，如皮质反应、卵质膜反应、第二次减数分裂的继续。核移植的重构胚没有经过受精过程，需要通过一定的方式被激活才能启动胚胎发育过程。激活的方法主要有化学激活和电激活两类方法，其作用原理通常是抑制 MPF 活性或引起胞质内 Ca^{2+} 的波动。

（一）化学激活

常用的钙离子载体、三磷酸肌醇、氯化锶、乙醇等可使卵母细胞内的 Ca^{2+} 浓度升高，而嘌呤霉素、亚胺环己酮、6-二甲基氨基嘌呤等可以抑制 MPF 活性。它们都可以用于卵母细胞的激活。

（二）电激活

电激活的原理主要是促使细胞外 Ca^{2+} 内流。该法主要用于胚胎细胞作为供核的核移植实验中。

五、重构胚培养和移植

重构胚激活后将经历卵裂、供体核基因表达的重编程，这对重构胚是否能健康发育至关重要，需要对重构胚进行一段时间的培养。重构胚培养有体外培养和体内培养两种方式。体外培养是将重构胚在特定培养液中培养至囊胚，再选择优质胚胎进行胚胎移植，使其植入子宫后继续发育。体内培养是将重构胚直接植入受体输卵管中，待重构胚发育至一定时期（囊胚或桑椹胚），回收胚胎后再进行胚胎移植。

第三节　转基因技术

转基因技术是利用分子生物学技术，将外源基因导入到受体细胞或动植物中，从而使受体具备特定遗传形状的技术。

一、转基因技术流程

（一）目的基因的获得

从供体细胞中分离基因组 DNA 或 mRNA，利用 PCR 技术进行扩增。

（二）构建重组转基因载体

将目的基因片段连接入转基因载体。转基因载体（vector）是一段特殊的 DNA 序列，它能携带目的基因序列在靶细胞中复制、表达或者整合进靶细胞基因组中。

（三）导入受体细胞

借助相应转基因方法将目的基因导入相应受体细胞，使其单独存在表达或整合到受体细胞基因组中表达。

（四）筛选鉴定

筛选出目的基因高效表达的受体细胞，并进行鉴定，获得重组转基因细胞或制备生物反应器。

二、转基因的方法

将外源基因导入哺乳动物细胞的方法主要分为物理法、化学法、生物法三种类型。

（一）物理法

常用的物理方法主要为电穿孔法，利用电脉冲作用细胞，在细胞膜上可以形成微小的孔，从而允许外源 DNA 透过质膜进入细胞。另外还有显微注射法，直接将纯化后的外源基因溶液显微注射进受体细胞中。

（二）化学法

常用的化学方法有脂质体包埋法和磷酸钙 – DNA 共沉淀法。脂质体是一种由磷脂双分子层构成的闭合中空球状结构，将 DNA 和磷脂在水相中混合，磷脂形成的脂质体将 DNA 包埋在内部，由于磷脂双分子层结构能与细胞膜相融合，包埋在脂质体中的 DNA 就可以随之进入细胞中。

（三）生物法

生物法主要是应用病毒介导外源基因进入受体细胞，根据受体细胞类型选择不同的病毒作为外源基因的载体，主要分为 DNA 病毒载体和反转录病毒载体两类，常用的病毒载体有腺病毒载体等。腺病毒是一种双链无包膜 DNA 病毒，基因组全长 36 kb，腺病毒基因完全缺失的第三代腺病毒载体可包装长达 37 kb 的 DNA。腺病毒可以通过受体介导的内吞作用进入细胞内，并转移至细胞核，但并不整合进宿主基因组中。腺病毒载体转基因效率高，体外实验可接近 100%，还具有安全性好、包装容量大、稳定性高、不依赖受体细胞细胞周期等优点。

 第四节 细胞融合

细胞融合（cell fusion）是指在人工诱导下，两个或两个以上的细胞或原生质体融合形成一个杂种细胞的过程。

一、细胞融合的过程

（一）融合细胞的制备

动物细胞没有细胞壁，可以直接进行细胞融合。植物和微生物细胞有细胞壁，需要去掉细胞壁，制备成原生质体才能融合。

（二）细胞融合

将待融合的细胞混在一起，在一定诱导方法的作用下进行融合。

（三）融合细胞的筛选与鉴定

在诱导融合后，混合液中存在多种细胞，如未融合细胞、同核体、异核体、多核体等，需要将正确融合的细胞筛选出来。不同的细胞有不同的筛选方法，如药物抗性筛选、营养互补筛选、温度敏感筛选、分子标记筛选、细胞性状筛选等。

二、细胞融合的方法

细胞融合的方法主要可以分为物理法、化学法、生物法三种类型。

（一）物理法

常用的物理方法是电融合法，即利用直流电来诱导细胞融合，其原理是将细胞悬浮液置于直流电场中，细胞排列成串，再以电脉冲击穿细胞质膜，致使细胞膜相融形成细胞桥，从而引起细胞融合。

电融合具有融合效率高、操作简便、对细胞伤害小等优点，广泛应用于动物细胞融合的诱导。

（二）化学法

常用的化学诱导剂有聚乙二醇、硝酸钠、钙离子、植物凝聚素伴刀豆球蛋白 A 等。1974 年华裔加拿大学者高国楠首次发现聚乙二醇能诱导植物原生质体融合，从而开创了化学法诱导细胞融合的研究。聚乙二醇也是最常用的细胞融合化学诱导剂。

聚乙二醇诱导细胞融合的机制并不清楚，可能的机制是引起细胞膜中的磷脂分子的极性基团发生结构重排；也可能是其分子的负极性与质膜上的正极性基团形成氢键，从而介导原生质体质膜接触而融合；聚乙二醇也可以增加质膜的流动性，这也可能是其能诱导细胞融合的原因。

现阶段的研究表明，高钙离子、高 pH 能提高聚乙二醇诱导细胞融合的效率，因而聚乙二醇常联合高钙离子、高 pH 一起使用。

聚乙二醇具有融合成本低、无须特殊设备、异核率高、不受物种限制等优点，广泛用于植物细胞融合的诱导上。

（三）生物法

生物法主要是应用病毒进行诱导细胞融合，其原理是利用病毒侵染宿主细胞时，其壳体或包膜成分先与宿主细胞结合，如果一个病毒同时结合两个或多细胞，就可以诱导细胞融合。1958 年日本科学家冈田善雄首次发现仙台病毒能诱发艾氏腹水瘤细胞融合。仙台病毒属于副粘病毒科，是一种具有包膜的单负链 RNA 病毒，可以凝集许多种动物的红细胞，如人的 O 型红细胞和豚鼠、公鸡、大鼠、小鼠、仓鼠、兔、牛、绵羊、鸽、猴和狗的红细胞。由于细胞融合过程只是利用病毒的壳体或包膜，因而一般先将病毒灭活再进行使用，融合时也需要一定的 pH 和钙离子浓度。现今仙台病毒也是最常用的细胞融合诱导病毒。

（孙元田）

参考文献

[1] 胡以平. 医学细胞生物学 [M]. 4 版. 北京：高等教育出版社，2019：318 - 326.

[2] 胡火珍. 医学细胞生物学 [M]. 8 版. 北京：科学出版社，2019：254 - 260.

[3] 李志勇. 细胞工程学 [M]. 北京：高等教育出版社，2008：57 - 59.

[4] 安利国. 细胞工程 [M]. 3 版. 北京：科学出版社，2019：122 - 123.

[5] 陈誉华. 医学细胞生物学 [M]. 5 版. 北京：人民卫生出版社，2013：408 - 415.

第六章 细胞工程在医学中的应用

　　细胞工程是生物工程的重要组成部分，在医学实践中有着极为广泛的应用，研究人员通过细胞工程技术生产了大量的医药产品和医学材料，建立一些新的疗法。更令人振奋的是，细胞工程仍有广阔的领域等待开拓和深入。随着细胞工程研究的深入，人们对疾病的认识将不断加深，将会获得更多更有效的医疗产品，人类的健康水平必将会得到提高。本章对细胞工程当前的主要应用领域加以介绍。

 第一节　医用蛋白质的生产

一、单克隆抗体

　　单克隆抗体（monoclonal antibody，简称单抗）是指由单一 B 细胞克隆产生的高度均一、仅针对某一特定抗原表位的抗体。1975 年，Kohler 和 Milstein 建立用杂交瘤技术制备单克隆抗体的方法，并因此而获得 1984 年诺贝尔生理学或医学奖。其制备原理为：脾细胞被抗原免疫后能分泌特异性抗体，但不能在体外大量增殖，而骨髓瘤细胞可以在体外无限增殖。将这两种细胞融合后，得到的杂交瘤细胞既具有瘤细胞无限繁殖的特性，又具有脾细胞分泌特异性抗体的能力，经筛选、克隆和培养后，就能通过杂交瘤细胞大量获得针对某一抗原的高特异性的抗体——单克隆抗体。

　　单抗具备专一性、均质性、灵敏性以及无限量制备的可能性等诸多优点，因而被广泛应用于生命科学的各个领域。其用途有以下四个方面：①医学诊断试剂。单抗的诸多优点非常便于质量控制、利于标准化和规范化，因而常用于医学诊断，检测病原体、肿瘤抗原、机体微量成分测定和细胞分型。②科研检测试剂。免疫荧光技术、ELISA、WB 等科研常用技术都用到单抗对特定蛋白进行定性定量分析。③靶向药物的载体。将药物与单抗直接或间接交联，利用单抗引导药物只针对靶细胞或特定成分起作用。④治疗药物。人源化单克隆抗体制备技术出现大大促进了单抗作为药物用于疾病的治疗，在治疗肿瘤、自身免疫疾病、器官移植等方面都有很好的应用前景。

二、疫苗

　　疫苗主要包括灭活疫苗、减毒活疫苗、亚单位疫苗、基因工程疫苗等类型，应用工业化生产的细胞株，可以实现疫苗大规模生产，特别是病毒类疫苗，因为病毒需要在相应宿主物种的细胞中才能增殖。

20 世纪 60 年代，英国 AVRI 研究所首次使用 BHK-21 细胞繁殖制备的口蹄疫病毒疫苗，并放大至 30 L 和 100 L 的培养规模。目前国际主流的培养规模为 3 000 ～ 8 000 L。在大规模疫苗生产中，动物细胞悬浮培养技术在提高单位制品产量、细胞高密度培养、简化生产工艺、降低生产成本、保证大规模生产制品质量等方面都有很大的优势，已成为近年来动物细胞大规模培养的发展趋势，也是当前世界各大生物公司产业化生产疫苗等生物制品的首要选择和发展方向。

动物细胞大规模培养多采用分批式或流加式培养，广泛使用一次性细胞培养反应器。

三、蛋白质药物

将外源基因转入微生物或动植物细胞中制成转基因细胞生物反应器，就可以利用细胞表达外源基因产物来生产基因工程药物。现已建立有原核细胞表达系统、酵母蛋白表达系统、昆虫细胞蛋白表达系统、植物细胞蛋白表达系统、哺乳动物细胞蛋白表达系统等多种类型表达系统用于制备转基因细胞生物反应器。1982 年，美国 Lily 公司首次利用大肠杆菌生产出第一个基因工程药物——重组胰岛素。

对于多数复杂人体蛋白质药物，由于存在复杂的翻译后修饰和折叠的过程以及免疫原性，一般需要使用哺乳动物细胞表达系统。1987 年，第一个由重组哺乳动物细胞规模化生产的医用蛋白——组织纤维蛋白酶原激活剂（tPA）出现，该药物可用于中风、心肌梗死等血栓疾病的溶栓治疗。另外常见的还有凝血因子Ⅷ（用于治疗血友病 A）和人促红细胞生成素（用于治疗因肿瘤化疗所致的贫血和肾功能不全合并的贫血等）。促红细胞生成素是最成功的生物制品之一，其年销售额居所有基因工程产品之首。

 第二节　转基因生物反应器

动植物生物反应器是利用转基因技术在动植物个体中生产高附加值蛋白质，以及改造动植物某种营养成分使之更适于人类利用，从而使这些动植物个体发展成为"蛋白生产工厂"。

一、转基因动物反应器

大型转基因哺乳动物（如羊、牛、马等）可以作为生产药用蛋白质的反应器，并且很多优点，如，目的蛋白质的产量高、活性好、成本低以及无 HIV 感染风险性（因牛、羊和马等动物本身不能感染 HIV）。

（一）乳腺生物反应器

乳腺分泌的乳汁不进入体内循环，不会影响到转基因动物本身的生理代谢反应。哺乳动物乳腺生物反应器好比在动物身上建"药厂"。其做法是：将编码目的蛋白的 DNA 与乳腺特异性启动子重组，制备相应的转基因动物。在所得到的动物中，选择目的蛋白在乳汁中高表达、并具有产业化价值的个体，然后将其个体繁殖保种，这样就可以从动物的乳汁中源源不断获得目的蛋白。这种目的蛋白质在乳汁中高表达的转基因动物相当于传统的反应器，故将其称为乳腺生物反应器（mammary gland bioreactor）。

乳腺生物反应器制备基因工程药物的优越性表现在产量高、易提纯，表达产物经过充分修饰和加工，具有稳定的生物活性。作为生物反应器的转基因动物又可无限繁殖，故具有成本低、药物开发周期短、经济效益高、可极大地降低成本和投资风险等。2006 年，美国 GTC 生物治疗公司生产的来源于山羊乳腺生物反应器的重组蛋白 ATryn 成为世界上首个获得欧洲药品评价局（EMEA）批准生产的重组蛋白药物，并于 2009 年通过美国 FDA 的验证标准而广泛使用。ATryn 的主要成分为抗凝血因子 Ⅲ，具有抑制血液中凝血酶活性、预防和治疗急慢性血栓血塞形成的作用，对治疗抗凝血酶缺失症有显著效果。2010 年，Pharming 公司用转基因兔生产的 Ruconest 是第二种获得 EMEA 批准的药物蛋白，用于治疗遗传性血管性水肿。国内已有众多研究机构对乳腺生物反应器进行探索，已成功制备兔、猪、绵羊、山羊和牛乳腺生物反应器，并表达 20 多种重组蛋白，有良好的应用前景。

（二）其他动物反应器

除了乳腺生物反应器，家蚕生物反应器也备受关注。众所周知，家蚕是食桑叶吐丝的经济昆虫。这种昆虫有独特的生物学特性。家蚕合成蛋白质效率很高，1 天内就可以合成几毫克的特种蛋白，比人肝细胞分泌蛋白速度快 50 倍。从重组 DNA 试验的安全性考虑，家蚕也是很好的宿主，因为它已被驯化只有在室内才能生长发育、繁衍继代。而且家蚕的生理学、遗传学、生化学知识已有大量的积累，用家蚕作生物反应器表达外源基因产物具有成本低廉、表达量高、产品后加工完全等优点。

此外还有鸡蛋生物反应器、血液和膀胱生物反应器等，这些生物反应器各有优点，但大规模生产应用都还有很多技术难关。

二、转基因植物反应器

转基因植物也可以作为生物反应器生产药用蛋白、抗体和疫苗，并且具有很多的独特优点。植物生物反应器可以对真核蛋白进行近乎准确的翻译后加工，使表达产物具有良好的生物活性和较低的免疫原性，不含有人类的潜在病原或其他污染等潜在的威胁。植物生物反应器还可进行组织培养、田间栽培。种子易于储存，投资小，成本低。

不同的外源蛋白可以选择在植物生物反应器的不同部位表达。例如，外源蛋白可以在烟草、苜蓿、生菜、菠菜、油菜等叶片中表达，这类植物生物反应器转基因载体系统成熟，外源蛋白产量高，常可用于口服疫苗和动物疫苗的生产。第一个用转基因植物表达的药用蛋白就是 1986 年 Barta 等在烟草中表达的人类生长激素蛋白。玉米、小麦、水稻、大豆等的种子也是常用的外源蛋白表达部位。这类植物生物反应器转基因载体系统也很成熟，而且种子能在室温下长期保存，从种子种提取和纯化外源蛋白技术相对简便。还可以用番茄、苹果、香蕉、胡萝卜等果实或根茎来表达外源基因，这些植物生物反应器具备可直接食用、生物产量高、可在温室大规模种植的特点，常用于用于可食性疫苗和抗体的生产。

第三节　细胞治疗

　　细胞治疗（cell therapy）是将体外培养的、具有正常功能的细胞植入病人体内（或直接导入病变部位），以代偿病变细胞所丧失的功能，也可采用基因工程技术，将所培养的细胞在体外进行遗传修饰后，再将其用于疾病的治疗。细胞治疗所需的原始细胞可以是成体细胞，也可以是干细胞，就目前来看，应用干细胞治疗疾病有着广泛的前景。

　　目前，细胞治疗的基本策略有两种：一种是直接利用干细胞或分化后的细胞修复或替代病损细胞；另一种是通过应用转基因技术制备工程化的细胞进行疾病治疗。

一、干细胞治疗

　　许多疾病都是由于细胞功能缺陷或异常造成的。通过植入功能正常的细胞，恢复其丧失的功能可以从根本上对疾病进行治疗。干细胞研究所取得的进步，尤其是人 ES 细胞的成功建系，有望能在体外大量的收获 ES 细胞以及由其分化而来的成体干细胞和功能细胞，对细胞替代治疗的发展起了极大的推动作用。目前，临床上常用的干细胞有造血干细胞、间充质干细胞等。

（一）造血干细胞替代治疗

　　造血干细胞是目前研究最深入、发现最早及应用最广泛的，能分化产生所有血细胞和免疫细胞，主要存在于骨髓、脐带血、胎盘组织及已动员的外周血。特别是围生期造血干细胞具备临床应用的巨大优势，具有资源丰富、细胞原始、活性高、病毒感染风险低、细胞纯净、移植物抗宿主病的危险性低、人类白细胞抗原配型要求低等特点。

　　造血干细胞移植广泛用于血液系统疾病的治疗，如再生障碍性贫血、重症免疫缺陷病、急性放射病、地中海贫血、急性白血病、多发性骨髓瘤，淋巴瘤等。同时在一些非血液疾病，造血干细胞移植也得到应用，如银屑病、重症肌无力、糖尿病、多发性硬化症等。

（二）间充质干细胞替代治疗

　　间充质干细胞应用于临床治疗有很大的优势。首先来源广泛，骨髓、脂肪、肌肉、肺、肝、滑膜、牙髓、牙周、胎盘、脐带血中均可以提取分离出间充质干细胞。其次，间充质干细胞有多分化潜能，在适宜条件或微环境下，能分化为成骨细胞、软骨细胞、脂肪细胞、肌细胞、表皮细胞、肝细胞、神经细胞、内皮细胞等多种细胞。另外，间充质干细胞还有免疫原性低的特点，它不表达高度组织特异性表面抗原，低表达水平的 MHC Ⅰ类抗原、MHC Ⅱ类抗原。动物实验显示异体移植后不会引发免疫排斥反应，甚至还能诱导非特异性免疫耐受。此外，间充质干细胞有自动向受损组织、肿瘤部位迁移的归巢效应，还能与淋巴细胞相互作用发挥产生免疫抑制和抗炎作用。因此，间充质干细胞有着巨大的临床应用前景。研究显示，间充质干细胞在肺部疾病、心血管病、神经系统疾病、自身免疫疾病等方面都表现出一定的功效。

二、工程化细胞治疗

正常的基因结构和功能是维持人体正常结构和生理状态的直接因素。疾病的发生不仅与基因结构的变异有关，而且与其功能异常有关。例如，将正常的有功能的基因转移到患者体内以发挥功能，就可纠正患者体内所缺乏的蛋白质水平或赋予机体新的抗病功能。干细胞和一些永生化的细胞可以作为基因转移的载体。主要方法是采用基因工程手段，对体外培养细胞进行遗传修饰，并筛选出可以稳定高表达外源基因的细胞系，将细胞在体外扩增，再将扩增细胞植入病人体内，或者直接植入病变部位，从而达到治疗的目的。为了避免免疫排斥，所用的细胞必须是同体细胞，即用于遗传修饰的细胞必须来源于病人本身。

神经干细胞作为外源基因的载体还可应用于颅内肿瘤的基因治疗。目前，神经胶质瘤的基因治疗已受到病毒载体的限制，临床试验性治疗中常需要在肿瘤周围进行多点注射。而神经干细胞植入大脑后可发生迁移，能够弥补病毒载体的不足，因此，神经干细胞可能成为颅内肿瘤治疗的更理想载体。

除神经干细胞外，骨髓间充质干细胞也是另一个较为理想的候选细胞。有证据表明，骨髓间充质干细胞具有大范围的跨系分化能力，再加上其来源和分离培养都比较容易，这就在一定程度上降低了工程化细胞来源的个体限制性。当然，这还有待于骨髓间充质干细胞生物学研究的进展。

目前，虽然基于干细胞治疗的研究和应用进展很快，但还存在很多难题，比如干细胞的来源问题，如何将干细胞定向分化成病人所需的功能细胞，如何克服免疫排斥，如何诱导干细胞形成一个具有一定解剖结构的脏器以及伦理道德上的问题等。

 第四节　人工辅助生殖

人工辅助生殖技术（assisted reproductive technology，简称 ART）是指应用现代医学技术手段代替人类自然生殖过程中某些环节，以辅助不育家庭繁衍后代的技术，主要包括人工授精技术和体外受精技术。

一、人工授精

人工授精（artificial insemination，简称 AI）是指用人工方法将精子注入女性体内完成受精的过程。该项技术主要应用男性轻微少弱精、性功能障碍、精液液化异常等所致的不孕不育，也适用于女性存在宫颈性不孕、排卵障碍、单侧输卵管梗阻等情况所致的不孕。

获取精液后，采用密度梯度离心法优化精液，并对精液进行检查，包括颜色、精液量、液化时间、酸碱性、精子密度、精子活率、精子形态等。

女性排卵正常者可以自然受孕，有排卵障碍可利用药物进行促排卵。常用的促排卵药物有人绒毛膜促性腺激素、促性腺激素、促卵泡激素等。

授精部位主要有宫颈内授精和宫腔内人工授精。

人工授精是一种相对简单经济、创伤小的人工辅助生殖方式，在临床治疗不孕症中被广泛使用。但人工授精的临床妊娠率受很多因素的影响，临床妊娠率仅为 12%～15%，即使通过重复人工授精，累积妊娠率也仅为 25% 左右，远低于体外受精——胚胎移植的临床妊娠率。

二、体外受精

体外受精（in vitro fertilization，简称 IVF）是指将体内受精动物的精子和卵子在体外人工控制的环境中完成受精过程的技术。受精完成后，受精卵会在体外培养发育成早期胚胎，再通过胚胎移植输回到受体子宫内发育。应用体外受精技术诞生的人类婴儿又称为试管婴儿。1978 年，世界首例试管婴儿诞生，至今全球已有数百万试管婴儿，中国大陆的首例试管婴儿也在 1988 年诞生。

试管婴儿的技术流程主要包括：①采集精子，并对精液进行检测和优化，并使精子获能；②采集卵子，通过控制性促排卵治疗结合阴道取卵技术获取多个卵子；③体外受精，将精子和卵子在体外共培养或显微操作术完成受精过程；④胚胎培养和胚胎移植，将受精卵在体外培养到早期胚胎一定阶段，选取优质胚胎植入母体子宫，为了保证妊娠率，一般一次移植 2～3 个胚胎；⑤妊娠确定，在移植后 12～14 天测外周血 HCG 水平，1～2 周后再复查 HCG，植入 4 周后超声检查可见正常发育胚胎和胎心搏动。

体外受精被广泛应用于不孕不育症的治疗。常见的适应证包括三类：第一类包括输卵管堵塞或功能障碍、排卵障碍、子宫内膜异位症伴不孕、人工授精失败、不明原因的不孕等；这类不孕可采用常规体外受精技术，即将精子和卵子在体外共培养完成受精。第二类适应证包括严重的少精、弱精、畸精症和常规体外受精失败等；这类不孕需采用单精子卵母细胞内注射技术，即通过显微操作术直接将单个精子注射入卵母细胞中，又分为透明带下注射、卵浆内注射、透明带修饰等方法。第三类适应证主要针对严重遗传病高风险的人群，如染色体异常的携带者、生育过遗传病患儿的夫妇等；这类适应证主要是在胚胎移植前，应用植入前诊断技术对早期胚胎进行遗传病诊断，从而排除异常胚胎，预防遗传病。

体外受精的妊娠率受女方年龄、不孕原因等很多因素的影响。根据报道，女性 35 岁以下的活婴分娩率在能达到 40% 以上，而高龄女性的活婴分娩率呈下降趋势。

（孙元田）

参考文献

[1] 胡火珍. 医学细胞生物学［M］. 8 版. 北京：科学出版社，2019：266 - 270.

[2] 胡以平. 医学细胞生物学［M］. 4 版. 北京：高等教育出版社，2019：327 - 330.

[3] 李志勇. 细胞工程学［M］. 北京：高等教育出版社，2008：109 - 111.

[4] 陈誉华. 医学细胞生物学［M］. 5 版. 北京：人民卫生出版社，2013：416 - 417.

[5] 蒋析文，刘悦，马光丽. 造血干细胞研究进展［J］. 中国老年学杂志，2017，37（10）：4935 - 4936.

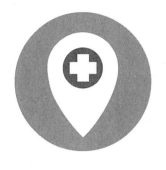

第三编 | 医学组织工程

应用工程学和生命科学的原理和技术。在正确认识哺乳动物的正常及病理两种状态下结构与功能关系的基础上，研究、开发用于修复、维护、促进人体各种组织或器官损伤后的功能和形态生物替代物的一门新兴科学。

人类一直梦想能够完全修复或再生出因创伤或疾病而受损的组织和器官。近年来，随着工程学、材料学和生命科学的各领域发展以及相互渗透、融合，形成了一门多学科交叉的新兴学科——医学组织工程学。医学组织工程的主要任务是实现受损组织或器官的修复和重建，从而延长个体寿命和提高健康水平。医学组织工程学的科学意义不仅在于提出一种新的治疗手段，更主要的是提出了体外重塑组织和器官的新概念。

第七章 组织工程概述

一、组织工程定义与内涵

组织工程（tissue engineering，简称 TE）的概念最早可追溯到 20 世纪 80 年代，麻省理工学院的再生医学专家 Eugene Bell 提出体外构建活组织修复皮肤缺损的观点。1987 年，在美国华盛顿召开的美国国家科学基金会议的生物工程小组讨论会中正式提出"组织工程"这个概念。经过若干年的发展，组织工程学已成为生命科学领域里的前沿学科。

目前，与组织工程关系最密切的学科是再生医学（regenerative medicine，简称 RM）。再生医学是组织工程在医学领域中进一步的拓展运用。相比较组织工程的概念，再生医学的概念范围更广，其主要是研究丧失功能的组织器官生理性修复的科学，是生命科学领域中新兴的、致力于器官形态与功能修复与再生，进而治愈器官因功能缺陷而引发的疾病的研究，其研究的切入点是干细胞研究。两个概念的区别在于前者限于器官的构建和功能的恢复，后者则是探索机体再生的机理，但两者均是以修复机体组织或器官为最终目标，在理论上和方法学上有许多相互交叉内容。因此，目前也有一个趋势，即将组织工程与再生医学合并成一个学科。

在医疗实践中，组织工程技术为病患者带来了巨大的希望。组织工程技术已经成功地在体外大规模培养种子细胞。同时，随着新的支架材料特别是纳米材料、智能材料和复合材料的不断涌现，新的培养技术不断改进，在支架上接种细胞构建人工器官已经获得了巨大的成功。

组织工程学涉猎的学科众多，其基本流程为：①选择合适的种子细胞，并能够大规模体外培养；②制备合适的支架材料，并将培养的细胞与支架复合；③经外科手术植入人体或动物体内，取代或恢复受损器官的功能。种子细胞植入体内后，由于异体移植，需要免疫学技术的应用，同时应用基因工程和分子生物学技术，保证移植物的存活，最终在功能上取代受损器官。因此，组织工程学技术应充分融合细胞生物学和细胞培养技术、生物化学、免疫学、外科学、材料科学、分子生物学和基因工程技术，只有在这些学科不断地深入和发展的情况下，才能够不断地促进组织工程学的发展。

二、组织工程学的发展及研究现状

组织工程作为生命科学领域的一门年轻学科，其发展经历了三个阶段，分别为学科建立前自由发展阶段，学科创立阶段以及目前的多学科不断融合、理论体系不断完善、组织工程产品的实际应用阶段。

（一）建立前自由发展阶段

组织工程学的萌芽与外科手术移植紧密相连。早在 2500 年以前，中国的古墓中就出土了义齿和假耳。1605 年，意大利医生利用病人自身胳膊上的皮瓣成功修复因受剐刑而受损的鼻子。20 世纪 50 年代开始，随着免疫学和外科移植技术的发展，在学科演化历史中出现了几个重大事件：1954 年，第一例肾脏移植成功；1963 年，第一例胰腺移植成功；1966 年第一例肝脏、肺移植成功；1967 年心脏移植成功……这一系列外科移植手术的成功催生了人造器官的研发。

（二）组织工程学的创立

1981 年，麻省理工的化学家 Robert. S. Langer 与哈佛大学整形外科医生 Joseph. P. Vacanti 合作在生物支架上种植软骨细胞。1987 年，美国国家科学基金会（The National Science Foundation，NSF）在华盛顿举办的生物工程小组会议上正式提出"组织工程学"概念。当然，在学科创始人的问题上有不同声音，但不可否认的是，正是一批研究者在此领域辛勤的耕耘，使得本学科能够脱颖而出，成为生命科学领域的前沿学科。1989 年，美国 Wakitan 教授首次将软骨细胞种植在胶原凝胶上获得成形的软骨组织。1992 年，日本科学家 Nakahava 首先开展了骨组织工程，为骨缺损患者带来康复希望。1992 年，美国航空航天局首次发明旋转细胞培养系统，并用于表皮、心肌、肝脏等组织器官的培养。

（三）国际组织工程学的发展

随着细胞工程学、材料科学等相关学科的发展，组织工程学在理论体系的建立以及临床实际应用取得了长足的进步，目前，已经建立了组织工程三要素理论、组织诱导再生理论等。在临床应用方面，已经有皮肤、骨和软骨、肝、肾、血管、神经、角膜、黏膜、肌肉、肌腱、膀胱、乳房、肺、食管等组织工程产品的应用，其中皮肤、骨和软骨、角膜已有成熟的产品形成产业化开发。

（四）国内组织工程学发展

中国组织工程学起步几乎与世界同步，1996 年，我国学者曹谊林教授利用组织工程手段构建"人耳鼠"，引起国际轰动，至此我国也开始着手进行组织工程研究。1998 年，自然科学基金委将组织工程列为重大项目研究予以资助。1999 年，科技部组织了"国家重点基础研究项目"（973 项目），将组织工程的基本科学问题列为重点资助项目。2002 年，国家"863 计划"针对皮肤、骨、软骨和肌腱立项并完成相关的产品产业化。目前，中国已经在上海、北京、西安、成都四个城市建立组织工程研发中心。可以说，我国的组织工程研发及产业化是与国际上同步的，在某些领域甚至领先于国际水平。

三、组织工程学的研究策略和方法

组织工程研究的基本方法是通过体外大量扩增种子细胞，而后筛选一种生物相容性良好的、可被人体吸收并逐步降解的生物支架材料；将种子细胞种植于支架上，模拟体内环境创建一个适宜的体外培养环境，使细胞在支架上立体生长，最终形成一个具一定外形、结构与功能的组织或器官。该方法的精髓在于研制可移植的部件或装置，以恢复或代替受损组织或器官。因此，在组织器官构建时常采用三种策略：细胞移植、原位诱导和人工组织，采用哪种方法取决于损伤的严重程度和组织特性。

（一）细胞移植

细胞移植是通过体外扩增，大量繁殖细胞达到一定浓度，将其制备成细胞悬液，直接注射至受损组织或器官，诱导机体细胞增殖以达到修复缺损组织的目的，如心脏的细胞修复、肝纤维化的修复等。采用此方式的优点是方法简单，还可以结合体外先期诱导细胞分化成待修复组织类型的细胞。此方式的缺点是修复效果有限，细胞易被血流冲刷脱落；其次是注射的细胞有致瘤的危险性。

（二）原位诱导

原位诱导是直接将具有一定可塑性和可降解性的支架材料植入体内来修复组织器官损伤的方法。为了保证移植后受损组织周围的相关细胞向支架上迁移和生长，可在支架的内外表面添加诱导细胞黏附的物质作为表面涂层，如肝组织中使用半乳糖涂层、能化型共聚酯（PHBHHx）用于血管表面处理等。当细胞开始定植于支架上并开始分泌细胞外基质，支架材料逐渐降解而被细胞外基质取代，最后达到修复组织或器官的目的。

（三）人工组织

从患者本人或捐赠者获取细胞或细胞群体，进行体外扩增，并与可吸收支架共培养，达到移植要求后，将共培养物植入体内进行损伤部位的修复。在此过程中利用相应手段，包括生长因子的使用、培养方法的改进等，为细胞在支架上生长创造一个良好的微环境，使细胞在支架上融合，避免移植后细胞的脱落。

四、组织工程学研究的基本问题

组织工程学作为一门新兴的交叉学科，目前，本学科主要围绕组织工程三要素即种子细胞、支架材料和生长因子三个方面开展研究：

（一）组织工程种子细胞（tissue engineering seed cell）

获得足够数量、不引起免疫排斥反应，并具有再生活力的种子细胞是开展组织工程研究的前提和基础。种子细胞研究的基本问题是如何根据组织工程需要选择合适的种子细胞，不同类型的细胞如何协同发挥作用，以及细胞在可控的条件下如何增殖分化以形成具有特定功能的组织。

（二）组织工程支架材料（tissue engineering scaffold）

组织工程研究的最终目的就是体外构建一个模拟或取代机体受损组织或器官功能的可移植的部件或装置。而体内细胞增殖和分化是依附在细胞外基质（extracellular matrix，ECM）上，为此，体外扩增细胞时需提供一个良好的支架。该支架材料可提供三维空间和力学支撑，有利于细胞获得足够的营养物质，进行气体交换、排除废料，使细胞按预制的形态生长。因此，支架材料的研究是组织工程研究的核心内容之一。

目前，组织工程支架材料的研究集中在以下几个方面：

（1）材料的降解性与细胞繁殖速率及机体分泌组织填充速率相互匹配问题。

（2）在降解过程中，支架的强度、硬度衰减速率与组织再生速率相互匹配问题。

（3）支架表面活性处理，以利于细胞的黏附、生长。

（4）支架内部的孔隙度和血管化。

（5）复合材料、纳米材料、智能材料的研究。

（三）生长因子（growth factor，GF）

生长因子是由活细胞合成并分泌的，通过细胞间质传导，与细胞表面受体结合并转化为细胞内信号，从而对细胞的生长、分化发挥作用的一类蛋白质或多肽。其通过自分泌（autocrine）、旁分泌（paracrine）和内分泌（endocrine）方式影响细胞的增殖、分化，衰老和死亡。

对生长因子的研究主要集中在生长因子调控细胞增殖的机理、生长因子控释缓释方法等基础理论性研究。目前已经发现几百种生长因子，其中大部分生长因子的结构、功能和作用机制还有待于进一步深入研究。

（四）组织工程体外构建微环境

有观点认为，组织工程三要素应该包括体外构建微环境因素，事实上主流观点认为其与生长因子合并为细胞在支架上的培养环境因素。培养环境因素包括三维培养环境的设计、组织工程产品血管化途径、不同类型细胞的相互影响、细胞与支架的相互作用及细胞生长的定向调控、生物反应器的选择及模拟体内细胞生长的力学微环境等复杂问题。目前，这个领域虽取得许多成果，但仍面临许多挑战。

五、组织工程产品与临床应用

组织工程的终极目标就是为患者提供功能性组织和器官。组织工程学虽然是一门年轻的学科，但在基础理论、组织构建及体内移植方面积累了大量成功案例，促进了临床医学的发展，同时，也形成了一个近800亿美元的产业。目前，临床上应用的组织工程产品主要分为四大类：

（1）细胞类，包括各种干细胞、治疗性克隆、微囊化治疗细胞。

（2）代谢类，包括人工肝、人工肾、人工胰等。

（3）结构类，包括组织工程皮肤、骨和软骨、心脏瓣膜、神经导管、肌腱等。

（4）其他类，包括组织工程黏合剂、手术缝合线等。

组织工程学研究的目的主要是制备临床实践所需要的各种替代物。各类替代物（移植物）如表7-1-1所示。

表 7 - 1 - 1   组织工程替代物一览

替代物形式	特点	适用范围
细胞加固定支架，构成模拟的组织形式	最为常用，易制作，可塑形	软组织、肌肉、内脏
细胞加半流体性凝胶	无固定形态	填充材料，乳房修复，肝修复
中空纤维/丙烯酸，50 kDa 细胞（肾上腺嗜铬细胞）	外被无免疫原性管状膜，内包被细胞	慢性疼痛，急性肌萎缩侧索硬化，人工肝系统
包被性球囊	制备通透性膜，内包被细胞	内脏和神经组织功能补偿，糖尿病
仿真性组织器官	由细胞和天然脱细胞基质组成的与组织器官相似的结构	皮肤、仿真骨、仿真血管

随着基础研究和临床应用的深入发展，组织工程化组织、器官将成为临床治疗损伤必不可少的手段。

（李　栎）

参考文献

[1] 柏树令，顾晓松，张传森. 组织工程学教程 [M]. 北京：人民军医出版社，2009：1 - 7.

[2] 曹谊林. 组织工程学理论与实践 [M]. 上海：上海科学技术出版社，2004：1 - 20.

[3] 金岩. 组织工程与再生医学 [M]. 北京：人民卫生出版社，2014：179 - 187.

[4] 庞希宁，徐国彤. 现代干细胞与再生医学 [M]. 北京：人民卫生出版社，2017：1 - 19.

[5] 杨志明. 组织工程基础与临床 [M]. 成都：四川科学技术出版社，2000：1 - 11.

[6] 王佃亮. 干细胞组织工程技术 [M]. 北京：科学出版社，2011：1 - 46.

[7] BELL E, EHRLICH H P, BUTTLE D J, et al. Living tissue formed in vitro and accepted as skin-equivalent tissue of full thickness [J]. Science, 1981 Mar 6；211（4486）：1052 - 4.

第八章 组织工程基本内容与技术

组织工程的研究内容主要包括种子细胞、支架材料、生长因子以及组织器官三维构建和移植应用等问题。在本章将重点介绍组织工程种子细胞、支架材料以及生长因子的相关内容及技术。

 第一节 组织工程的种子细胞

种子细胞是组织工程研究的三大要素之一。获得足够数量、不引起免疫排斥反应、同时具有再生活力的种子细胞是开展组织工程研究的前提和基础。尽管目前种子细胞的研究仍然面临众多问题与挑战，但相关研究已取得许多突破性的进展。本节将从组织工程对种子细胞的基本要求、种类以及当前几种重要种子细胞的特性、研究现状、临床应用情况做简要介绍。

一、种子细胞的基本要求与种类

（一）种子细胞的基本要求

作为组织构建和器官再生的种子细胞必须满足一定条件。理想的种子细胞标准主要包括：

（1）来源广、临床上易获得、供体损伤小、具有实用性，即临床上可采用非侵袭手段或微创手段即可获得。

（2）数量充足、易于培养、增殖能力强、可大量扩增。

（3）遗传背景稳定、能连续传代，并且传代培养后不发生形态、功能及遗传物质的改变。

（4）功能旺盛，可分化为再生组织所需要的细胞类型。

（5）纯度高，具备特定功能的细胞占主导。

（6）免疫排斥反应极小或无免疫排斥反应。

满足以上条件，是种子细胞能够进行重建特定组织或器官的重要保障。

（二）种子细胞的主要种类

现阶段，组织工程研究领域涉及多种哺乳动物的几乎所有器官的不同组织。因此，种子细胞的研究范围包括了多种多样的细胞类型。

按来源，种子细胞可分为自体（autogenous）种子细胞、同种异体（allogenous）种子细胞、异种（xenogenous）种子细胞（表8-1-1）。

表 8 - 1 - 1 不同来源种子细胞比较

来源	细胞类型	优点	缺点
自体	自体细胞	（1）不会发生免疫排斥反应 （2）细胞相容性好 （3）无伦理学障碍	（1）不易获得足够数量的细胞 （2）需要临时采集 （3）取材部位会有不同程度的损伤 （4）应用人群有限：不适合人群包括老年患者、自身干细胞和基因有缺陷的患者、传染病患者
同种异体	同种异基因细胞	（1）来源广泛，取材容易 （2）可以事先制备好以备用	（1）可能发生免疫排斥反应 （2）胚胎来源的同种异体细胞受到伦理学限制
异种	异种异基因细胞	（1）来源广泛 （2）无伦理学限制 （3）成本较低，适应大规模生产的需要	（1）需要克服免疫排斥反应 （2）有动物病毒传染风险

按分化程度，种子细胞可分为干细胞和成熟体细胞。

二、干细胞是最理想的组织工程种子细胞

干细胞（stem cell）是一类具有自我更新能力和增殖潜能的未分化细胞。在一定条件下，它可以分化为至少一种类型以上的功能细胞。理论上通过医学组织工程学技术可以将干细胞在人为条件下诱导、分化、培养成为任何一种人体细胞、组织或器官。将成功培养物进行体内移植，可以完美地修复或代替缺损的组织和器官。因此，干细胞是最理想的医学组织工程种子细胞。随着干细胞技术的发展，各种不同来源的干细胞已成为医学组织工程的主要种子细胞。

（一）干细胞的分类

（1）根据干细胞的发育潜能分为四大类：全能干细胞（totipotent stem cell）、亚全能干细胞（pluripotent stem cell）、多能干细胞（multiipotent stem cell）和单能干细胞（unipotent stem cell）。

A、全能干细胞，是指在自然条件或生理条件下能发育成完整个体的干细胞。受精卵及胚胎发育至四细胞期之前的每个细胞均是全能干细胞，其自我更新能力、分化能力和增殖潜能都是最强的。

B、亚全能干细胞，是全能干细胞分化而来的子代干细胞，不能形成完整个体，但可以分化为个体的所有细胞类型（包括外胚层、中胚层和内胚层来源的细胞）。胚胎干细胞、核移植胚胎干细胞及人工诱导多能干细胞（induced pluripotent stem cell，简称 iPSC）属于

此类。

　　C、多能干细胞，具有分化出多种（部分种类而非全部种类）细胞组织的潜能，但发育潜能受到一定的限制。骨髓多能造血干细胞是典型的例子，它可分化出至少 12 种血细胞，但不能分化出造血系统以外的其他细胞。

　　D、单能干细胞，又称专能干细胞、祖细胞。其分化能力较弱，只能分化成一种或者密切相关的两种组织类型的细胞，如上皮干细胞、成肌细胞等。

　　（2）根据干细胞所处的发育阶段分为两类：胚胎干细胞（embryonic stem cell，简称 ESC）和成体干细胞（adult stem cell，简称 ASC）。

　　成体干细胞是指存在于一种已经分化组织中的未分化细胞，这种细胞能够自我更新并且能够特化形成组成该类型组织的细胞，主要包括造血干细胞、骨髓干细胞、神经干细胞、脂肪干细胞、皮肤干细胞等。相对于胚胎干细胞，成体干细胞由于不存在伦理争议及发育分化条件相对简单等优势，是最具有临床应用价值的组织工程种子细胞。

（二）干细胞的生物学特性

1. 自我更新能力

　　在胃和肠上皮以及骨髓等组织器官中，干细胞分裂增殖的较频繁，以代替损伤、衰老和死亡细胞；在其他一些器官中，如胰腺的干细胞，要求在某些特殊条件下才能进行分裂增殖。另外，肝干细胞虽长期处于静止状态，但仍然具备强大的自我更新能力。

　　干细胞通过细胞分裂增殖来完成自我更新。干细胞的分裂有两种方式：一种是其独特的非对称分裂，另一种是与体细胞相同的对称分裂。非对称分裂时产生两个不同命运的子细胞。其中一个子细胞继续作为干细胞，而另一个子细胞可进入不同的路径并分化。

　　干细胞为了维持稳定的自我更新，将自我更新的机制转交给其子细胞，就必须要保持其多能性、防止分化，促进增殖繁衍。虽然其中的机制还不明确，但研究发现，有些转录因子（如 Oct3/4、Nanog、Sox2 等）在调控并维持干细胞的多能性、防止分化、促进干细胞增殖中发挥重要作用。这些转录因子类的蛋白质通过其他效应蛋白激活特定信号通路，使干细胞存活并促进细胞分裂，进入细胞周期。

2. 未分化和低分化特征

　　干细胞不能执行分化细胞的特定功能，但干细胞尤其是组织干细胞的重要作用是作为成体细胞的储备库，在某些特定条件下，可以进一步分化为成熟细胞和终末分化细胞，执行特定组织细胞的功能。

　　干细胞不具备特殊的形态特征，难以用常规的形态学方法加以鉴定。但由于干细胞的未分化和低分化特征（与干细胞的多能性特征一致）与特定转录因子密切相关。因此，可以通过分析这些转录因子对干细胞进行鉴定。

3. 分化潜能

　　干细胞经过分化过程可逐渐变为具有特殊功能的终末分化细胞。大多数干细胞在分化过程中，先产生中间型的祖细胞，然后产生一种细胞分裂簇。例如，造血干细胞第一步产生两个不同的祖细胞，一种是生成淋巴细胞系的祖细胞，另一种是生成髓性细胞系的祖细胞。然后定向的祖细胞经过多次的细胞分裂产生特定的细胞类型（图 8-1-1）。

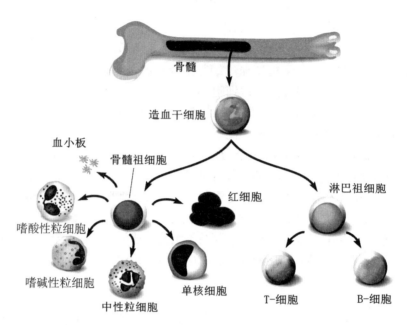

图 8-1-1　造血干细胞的分化

4. 旁分泌特征

干细胞在其组织原位、迁移部位及人为移植部位均可通过分泌多种活性因子对其所处的微环境及其邻近的细胞产生影响，促进细胞的增殖、迁移和分化，促进组织的再生。

以上干细胞的生物学特性都显示出干细胞具备了作为组织工程种子细胞的潜能。随着组织工程技术的不断发展，干细胞将作为重要的种子细胞被广泛地用于组织工程化组织和器官的临床应用中。

（三）胚胎干细胞

胚胎干细胞（embryonic stem cell，简称 ESC）是指在胚胎发育早期囊胚（受精后 5~7 天）内细胞团中未分化的细胞。哺乳动物的胚胎干细胞都具有与早期胚胎细胞相似的形态和结构特点：细胞体积小、细胞核大、具一个或多个大的核仁、核质比高、胞质较少、胞质内细胞器成分少，但游离核糖体较丰富，且有少量线粒体。在体外培养时，呈集落状生长，细胞排列紧密，集落内细胞间界限不清；集落呈岛状或巢状生长，与滋养层细胞之间界限明显。胚胎干细胞作为一类特殊的细胞，体外培养时需要进行鉴定，鉴定依据除了上述形态学特征以外，还包括多个生物学特征。

1. 分化的多能性和无限的自我更新潜能

分化的多能性是指胚胎干细胞具有自发分化成为体内任何种类细胞的能力，通常包括胚胎发育中三个胚层来源的细胞和生殖系的细胞。无限的自我更新能力是指在体外培养中胚胎干细胞可以长期地自我复制，产生大量的相对均一的多能干细胞。检测胚胎干细胞分化能力的方法目前有两种，分别是畸胎瘤实验和自分化实验。

2. 能保持正常二倍体核型

这一特征是胚胎干细胞与胚胎癌细胞（embryonic carcinoma cell）的主要区别。胚胎癌细胞的一个特征是核型不正常。人胚胎干细胞在体外培养时，如果利用机械法进行传代可以长期保持正常核型。然而在通过酶消化传代扩增时，人胚胎干细胞核型异常的情况时有发生。另外小鼠胚胎干细胞在体外培养时虽然可以长期保持正常核型，但也常发生核型异常的情况。因此为了保证胚胎干细胞的质量应定期对胚胎干细胞进行核型检查。

3. 表达干细胞的特征性标志

不同来源的胚胎干细胞都共同表达一些核心的未分化细胞特有的标志性分子，如转录因子 Oct-4、Nanog、Sox2、生长因子 FGF-4 等。另外，不同种属系动物来源的胚胎干细胞也表达其特有的分子标志：如小鼠表达阶段特异性胚胎抗原 1（stage-specific embryonic antigen 1，SSEA-1），而人和猴胚胎干细胞不表达 SSEA-1，却表达 SSEA-3 和SSEA-4。无论是上述核心的标志性分子，还是种属所特有的分子标记。一旦干细胞发生分化，这些标记性分子的表达水平将迅速下降或消失。随着研究的深入，目前已经发现更多地在未分化的胚胎干细胞中特异表达和高表达的标志性分子。利用胚胎干细胞这一特点，研究者可以通过细胞表面抗原及转录因子对胚胎干细胞进行鉴定。

目前，胚胎干细胞的应用大致可归纳为三个方面：首先是利用胚胎干细胞作为体外模型，研究人类胚胎发育过程及由于不正常细胞分化和增殖所引起的疾病，如发育缺陷和癌症等。其次是利用胚胎干细胞可以分化成特定细胞和组织的特性，建立人类疾病模型，用于疾病的发病机制研究、药物筛选、研发及毒理学研究等。再次是胚胎干细胞作为种子细胞利用组织工程技术进行体外的组织、器官构建的研究。

但胚胎干细胞及其组织工程要真正应用于人类医学中尚需相当长时间，这是因为：①胚胎干细胞向特定细胞分化的机制不明，人们还不能有效地诱导胚胎干细胞向特定的细胞类型分化；②还不能有效地建立无免疫原性的胚胎干细胞；③胚胎干细胞有形成畸胎瘤的倾向，其安全性受到关注；④胚胎干细胞应用涉及法律、伦理和道德等问题。如果这些问题得以解决，胚胎干细胞将成为组织工程领域优秀的"种子细胞库"。

（四）诱导多能干细胞

2006 年，日本科学家 Takahashi 和 Yamanaka 利用逆转录病毒基因表达载体将胚胎干细胞四种高表达转录因子（Oct4、Sox2、Klf4 和 c-Myc，简称 OSKM 因子）导入胎鼠或成年小鼠的皮肤成纤维细胞中，使其重新编程而得到了类似胚胎干细胞的多能干细胞。这些细胞被称为诱导多能干细胞（induced pluripotent stem cell，简称 iPSC），即通过人工诱导已分化的动物体细胞重新编程而获得的可进行自我更新且具有多向分化潜能的细胞。

诱导多能干细胞具有与胚胎干细胞相似的特点，包括无限的自我更新能力、分化的多能性、保持二倍体核型等。但与经典的胚胎干细胞技术和体细胞核移植技术不同，诱导多能干细胞技术不使用胚胎细胞或卵细胞，因此没有伦理学的问题。利用诱导多能干细胞技术可以用病人自己的体细胞制备专有的干细胞，所以不会有免疫排斥的问题。因此，诱导多能干细胞作为种子细胞的研究已成为组织工程的热点之一。但值得注意的是诱导多能干细胞要想真正应用于临床还存在一系列问题有待解决，其中最重要的问题是分化效率应达到100%，以避免形成恶性畸胎；另一个问题是不同细胞系是否能稳定地向多方向分化的能力存在差异，因此每种细胞系都需要进行严格测试。此外，诱导多功能干细胞的产生包括一系列步骤，这使得其在临床应用中还存在周期长、成本高等问题。

（五）间充质干细胞

间充质干细胞（mesenchymal stem cell，简称 MSC）为来源于中胚层间充质，具有多向分化潜能的一种非造血成体干细胞。最早在骨髓中发现，随后还发现在人体许多种组织中均有间充质干细胞的存在。目前，已能够从骨髓、脂肪、滑膜、骨骼、肌肉、肺、肝、胰腺等组织以及羊水、脐带血中分离和制备间充质干细胞。在体内和体外特定的诱导条件下，间充质干细胞不仅可以分化为成骨细胞、脂肪细胞、肌肉细胞等中胚层细胞，还可以分化为外胚层的神经元、神经胶质细胞，及内胚层的肝细胞。

国际细胞治疗学会（intermational association of cell therapy，简称 ISCT）制定了鉴定人间充质干细胞的三条基本标准：①在标准培养条件下，呈贴壁生长。②具有以下表型特征：≥95％的细胞 CD105、CD73 和 CD90 呈阳性；而绝大多数细胞 CD45、CD34、CD14、CD11b、CD79a、CD19 及 HLA2DR 呈阴性。③在体外标准分化条件下，具有分化为成骨细胞、脂肪细胞、成软骨细胞三类细胞的能力。

间充质干细胞由于具备多向分化潜能、免疫调节能力、易于获得及扩增性强、冻存后复性损失小、低免疫原性和无毒副作用等特点，已经在临床上被广泛用于多种疾病的治疗性研究。目前研究较深入的主要为以下几个方面：①免疫调节。动物体内实验和临床试验结果表明，间充质干细胞能有效治疗多种免疫疾病。间充质干细胞具备的免疫调节性能可诱导免疫耐受，在临床上具有广泛的应用前景，如移植物抗宿主病的治疗；②基因治疗。间充质干细胞易于外源基因的转染和长期高效的表达。因此，可将间充质干细胞作为一种基因治疗载体用于系统或局部疾病的治疗；③再生医学。在机体内间充质干细胞可被募集到损伤部位，在机体微环境的作用下，间充质干细胞可定向分化为需要的组织细胞，从而达到修复损伤部位的目的。依据此原理研究者开展了利用间充质干细胞通过细胞治疗的方法来进行损伤部位的修复研究。另外，通过与支架材料进行复合培养，间充质干细胞已经成为组织工程研究中最常用的种子细胞。

利用间充质干细胞进行组织工程研究有以下优势：①取材方便，如骨髓间充质干细胞可通过自体进行简单的骨髓穿刺而获得；②由自体间充质干细胞诱导而来的组织在进行移植时不存在组织配型及免疫排斥问题；③间充质干细胞分化的组织类型广泛。

现阶段，间充质干细胞作为组织工程种子细胞研究较多的有骨髓间充质干细胞（bone mesenchymal stem cell，简称 BMSC）和脂肪干细胞（adipose-derived stem cell，简称 ADSC）。

1. 骨髓间充质干细胞

骨髓间充质干细胞是骨髓内的一种非造血干细胞，成人骨髓中骨髓间充质干细胞含量非常少，数量不到髓内细胞总数的 0.05％，并且随着年龄的增长而逐渐减少。因此，分离获得的骨髓间充质干细胞必须进行体外扩增。从骨髓中分离骨髓间充质干细胞的方法主要有：①差速贴壁筛选法；②密度梯度离心法；③流式细胞仪分选法；④免疫磁珠分离法。目前应用比较广泛的是差速贴壁筛选法结合密度梯度离心法。

骨髓间充质干细胞是具有高度自我更新能力和多向分化潜能的一种干细胞。在特定的条件下骨髓间充质干细胞可分化为软骨、肌肉、脂肪等多种中胚层细胞，以及神经外胚层来源的组织细胞。此外，骨髓间充质干细胞还具有易于外源基因导入和表达的特点，因此在临床研究中可作为基因载体，将组织工程治疗和基因治疗有效地结合在一起。目前，骨髓间充质干细胞作为种子细胞在皮肤、骨，软骨、心脏瓣膜等组织工程研究中被广泛应用。曹谊林课题组率先采用人体自身骨髓间充质干细胞作为种子细胞，通过体外扩增及诱导使其定向分化为成骨细胞，利用组织工程的方法成功培养出组织工程化人体骨。临床应用修复 40 余例骨损伤的病例，80% 以上患者获得满意疗效。

2. 脂肪干细胞

脂肪干细胞是一种具有多向分化潜能的间充质干细胞。虽然关于脂肪干细胞的相关研究起步较晚，但其在组织工程研究应用中具有很多优势，主要包括：①来源广泛。脂肪干细胞广泛存在于人和动物不同部位的脂肪组织中。②易于获得。人脂肪干细胞能够很容易地从外科切除术、肿大脂肪抽脂术和超声辅助的脂肪抽吸术中获得。③脂肪组织中干细胞含量丰富。脂肪组织中干细胞数量至少是骨髓的 500 倍。2001 年，Zuk 从 300 mL 人脂肪抽吸物中分离纯化出（$2 \sim 6$）$\times 10^8$ 个成纤维细胞，经鉴定绝大多数（$85\% \pm 12.8\%$）细胞为间充质干细胞。因此，分离获得的脂肪干细胞甚至可不经过体外扩增过程就可满足临床对种子细胞数量上的要求。④衰老死亡细胞所占比例低。⑤体外扩增能力强，并且多代传代后遗传稳定。⑥脂肪干细胞体外培养条件要求较低，在培养基中生长旺盛。由于具备以上优势，脂肪干细胞是继骨髓间充质干细胞后组织工程种子细胞研究的又一热点。

目前，间充质干细胞在组织工程研究及细胞治疗多种疾病中已经取得了令人鼓舞的临床效果，但仍存在很多基础问题有待进一步解决。比如：①需要阐明间充质干细胞的组织修复和免疫抑制的作用机制；②需要对临床应用中的间充质干细胞分离和培养扩大方法进行标准化；③在临床研究中需要开展关于最佳的治疗时间窗口、细胞剂量和注射途径等问题的研究。

（六）造血干细胞

造血干细胞（hematopoietic stem cell，简称 HSC）是血液系统中的成体干细胞，具有长期自我更新能力和分化成各类成熟血细胞的潜能。体内所有的血细胞都由它分化发育而来，主要存在于骨髓、外周血和脐带中。造血干细胞分化的各系、各级子代细胞，即在造血干细胞分化的"时""空"上，均有特异的细胞表面标志，可以方便地进行细胞的分离和鉴定。在临床治疗中，造血干细胞移植广泛应用于血液系统疾病和自身免疫疾病的治疗中，此外还用于其他实体瘤的辅助治疗，如淋巴瘤、生殖细胞瘤、乳腺癌、小细胞肺癌等。造血干细胞在合适的条件下也可以转变为血液系统以外的细胞，如肝细胞、神经细胞等，因此造血干细胞可能成为肝及神经组织重建的种子细胞，为肝硬化及脑神经细胞退行性病变等疾病的治疗开辟新的途径。

（七）神经干细胞

神经干细胞（neural stem cell，简称 NSC）是指能产生神经组织或来自神经系统，具有分裂潜能和自更新能力的细胞。它可以通过不对称的分裂方式产生神经组织的多种细胞，其主要分布于脑室管膜、室下区、纹状体、海马齿状回等区域。这些细胞共同特征主要有：①可生成神经组织或来源于神经系统。②自稳定性。神经干细胞通过对称分裂及不对称分裂方式进行自我更新及分化，从而在生物个体生命区间内保持自身数量的恒定。③具多向分化潜能。神经干细胞可以分化为神经元、星形胶质细胞和少突胶质细胞。④具有很强的迁移性。在胚胎发育过程中，神经干细胞不断迁移至特定区域，形成新皮质等结构功能单位，构建出复杂的中枢神经系统。神经干细胞的迁移方式有两种：辐射式和切线式。辐射式是指多个神经干细胞从一个中心区域向各个方向迁移；切线式则指神经干细胞沿一条切线前后相继迁徙。⑤低免疫源性。神经干细胞是未分化的原始细胞，不表达成熟细胞抗原，不被免疫系统识别。⑥可发生转分化和去分化。转分化是指一种类型的分化细胞转变成另一种类型分化细胞的现象；去分化是指高度分化的细胞又恢复分裂能力。⑦较好的组织融合性。可以与宿主的神经组织良好融合，并在宿主体内长期存活。近年来，随着组织工程的迅速发展，利用组织工程技术进行神经系统损伤修复的研究中神经干细胞成为候选种子细胞之一。

根据存在部位，神经干细胞可分为：

（1）中枢神经干细胞，一般是指存在于脑部的中枢神经干细胞，其子代细胞能分化成为神经系统的大部分细胞。

（2）神经嵴干细胞（neural crest stem cell，简称 NCSC），也称为外周神经干细胞（peripheral neural stem cell，简称 PNSC），是脊椎动物进化过程中出现的一类特有的具有迁移能力的干细胞。在胚胎及成体发育过程中，它们既能分化发育为外周神经细胞、神经内分泌细胞和 Schwann 细胞，也能分化为诸如骨、软骨、色素细胞及内分泌细胞等多种类型的组织和细胞。神经嵴干细胞具有惊人的多系分化潜能和一定程度的自我更新能力，这种能力甚至持续到成年期。神经嵴干细胞的特定属性使其在组织修复和疾病的细胞治疗方面表现出巨大的应用潜能。

除上述介绍的多能干细胞以外，一些单能干细胞在特定组织、器官的重建和损伤修复中作为主要的种子细胞来源也被研究者所重视。例如，胰腺干细胞可作为胰岛组织重建的种子细胞；肝干细胞作为种子细胞参与肝脏体外重建的研究中；在角膜重建的研究中，眼角膜缘干细胞被列为种子细胞之一。此外，多种皮肤干细胞在皮肤组织工程重建的研究中被视为重要的种子细胞来源。

干细胞被认为是最有希望的种子细胞来源，自体细胞移植的安全性也得到承认，但仍然存在一些关键问题需要解决：①是否所有组织中均存在干细胞；②有效进行干细胞的分离和体外培养、扩增的方法；③干细胞定向诱导分化为某一目的细胞的最佳条件；④使用非自体干细胞时，如何解决免疫排斥反应。

除干细胞外，成熟的体细胞也是组织工程种子细胞的来源之一。与干细胞相比二者存在各自的优缺点（表8-1-2）。

表8-1-2　不同来源组织工程种子细胞的优缺点

种子细胞类型	优点	缺点
干细胞	（1）来源广泛 （2）易于体外培养，增殖速度快 （3）具有较强的分裂传代能力 （4）可通过体外获扩增获得足够数量的细胞	（1）可能存在伦理问题 （2）来源及成瘤性问题

（续上表）

种子细胞类型	优点	缺点
成熟体细胞	（1）取自自体，不存在免疫排斥反应 （2）无伦理学限制 （3）有利于重建器官的功能恢复	（1）在体外培养时，存在去分化及增殖速度较慢等问题 （2）由于染色体端粒的连续性缩短，成体细胞进行分裂传代能力有限 （3）很多病理情况下，自体组织不能提供正常功能的种子细胞 （4）当机体器官处于终末衰竭时，可能无法获得足够细胞的组织标本用于扩增

（李 栎）

第二节 支架材料

组织工程支架材料（tissue engineering scaffold）是根据人体不同组织特点，制备能与组织活体细胞结合并能植入生物体的材料。它是组织工程化组织的最基本构架，是生物材料学在医学领域的具体应用。组织工程支架材料不仅为细胞提供了停泊和生存的三维空间，同时也要有利于细胞获得足够的营养物质、排泄废物和气体交换，使细胞能够按照预制的形态结构进行生长、分化。

一、组织工程支架的特征及其作用

（一）特征

组织工程支架材料是组织工程研究的重要领域之一。作为细胞支架的生物可降解材料，是对细胞外基质的仿生，是保证组织工程化组织形成的前提。因此，良好的组织工程支架材料应具有以下几个方面的特征：

（1）良好的生物相容性。不引起炎症反应、排异反应和毒性反应。

（2）良好的可塑性。可塑造为任意三维结构，与机体原有特定形状保持一致。

（3）适宜的孔隙率及良好的表面化学特性和表面微细结构。利于细胞的黏附、代谢和生长。

（4）无免疫原性。支架植入机体后，不会引发机体的免疫反应。

（5）良好的生物降解性和可吸收性。降解率应与组织细胞生长率相适应，降解时间应能根据组织生长特性做人为调控，同时降解代谢产物不会引发炎症反应。

（二）作用

1. 细胞黏附和生长的支持平台

支架材料为三维立体结构，具有多孔性和细胞的高亲和性，内表面积大，既有利于细

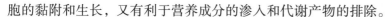

胞的黏附和生长，又有利于营养成分的渗入和代谢产物的排除。

2. 防止瘢痕组织的侵入

组织再生过程的纤维化常常导致移植物的失效，支架材料作为天然屏障可以阻止瘢痕组织的侵入，以利于移植物的存活。

3. 决定修复组织的形状

在原位诱导及人工组织中，细胞沿支架快速生长，以完成损伤的修复，支架的形状决定了修复组织的形状，因而可模拟受损组织或器官的形状进行支架材料的构建。

4. 生长因子的控制释放

体内生长因子作用特点是微量、持续时间长，而一般水溶性生长因子半衰期短，因此将生长因子结合或包埋于支架材料中，达到控释缓释的效应。

5. 组织的支撑骨架

移植物植入体内后，支架材料将提供一定强度的机械支撑，以抵御瘢痕组织的侵袭，保证组织再生空间。

6. 防止免疫排斥的隔离膜

一般应用于辅助支持系统，采用异种或异源细胞发挥生物学功能，支架可作为隔离膜防止机体的免疫排斥反应。

7. 生物反应器的细胞容纳组件

细胞的三维立体培养是构建组织工程化器官的基础，利用生物反应器有助于细胞与支架材料的复合；同时，支架材料也成为反应器中细胞容纳的组件。

二、支架材料构建的基本原则

支架材料属于生物材料，是构建组织和器官的核心要素，除了具备生物材料的一般特性以外，即良好的生物相容性、一定的机械稳定性及可加工性，还需要具备构建组织或器官的一些特殊条件。

（一）生物相容性

要求种子细胞能够黏附、生长，支架材料的降解产物对细胞无毒害作用。同时植入体内不会引发炎症和过敏反应，材料本身应该无毒，无致畸、致瘤性。

（二）多孔性

为适应种子细胞获取养分和气体交换，材料的孔隙率最好达到90%以上。

（三）结构稳定性

（1）耐腐蚀性。对一些植入要求为非降解性组织，如牙齿、人工角膜等，在植入体内应保持结构的稳定性，能在材料表面形成一层具有良好生物相容性的生物组织被膜。

（2）即便采用可降解性支架材料，也需要一定的结构稳定性，包括植入体内后支架材料与周围组织应有较强的亲和性、植入后能迅速与周边组织结合、不至于在界面处松动或破坏，从而达到部分或完全取代受损组织的功能。

（四）生物降解性

对于组织构建物是可降解生物材料，其降解速率也应该与机体的组织再生速率相匹配，支架材料逐渐被宿主组织所取代，这就要求支架材料的降解速率可人为调控，以适应不同组织重建的需求。

从以上条件可以发现，有些原则是矛盾的，如多孔性与稳定性。因此在具体构建组织时，需根据组织或器官的特点、构建方法及移植要求，选择合适的孔隙度和机械稳定性。

虽然组织工程支架材料的研究已经取得了长足的进步，但要在体外形成有活性的组织或器官仍有一段距离。一方面，现有的支架材料缺乏组织工程所需要的机械强度和生物亲和性；另一方面，支架材料与细胞之间缺乏一种有效的信号传递途径，从而影响了细胞的存活和增殖。

三、常用支架材料种类和来源

（一）支架材料的分类

随着生物材料科学的发展，支架材料种类越来越多。总体而言，可分为以下几种类型。

（1）自体生物材料（autologues bio-material）是来源于自身的材料，移植成功率高，无免疫排斥反应，如自体皮肤移植、自体血管搭桥、自体骨髓移植等。

（2）同种异体生物材料（homogenous bio-material）是来源于同种异体的生物材料，如角膜材料、羊膜材料、子宫移植、尸体皮肤等。由于均为人体组织材料，组织相容性高，但免疫排斥反应易造成移植失败，同时取材困难。部分材料的获取可能存在伦理学的风险。

（3）异种生物材料（xenogenous bio-material）是来源于其他动物同源器官的支架材料，一般采用猪的器官，如来源于猪的肾脏、肝脏。其优点在于取材容易，且可以进行基因编辑改良，不存在伦理学问题，但异种材料具有强烈的免疫排斥反应，同时，具有水平传播病毒的风险。

（4）天然生物支架材料是取材于自然界一些生物大分子组成的支架材料，如胶原、壳聚糖、珊瑚、纤维素等，具有取材方便、生物亲和性高、可塑性好等特点，但也存在机械性能差、不利于细胞黏附等缺陷。

（5）合成支架材料是利用化学或物理方法人工合成的高分子可降解材料。其机械性能良好，可塑造成理想的形状；内部孔隙度高，有利于细胞在支架内部存活。但其缺陷也是显而易见的——生物亲和性差、移植后易引发炎症反应。

（6）细胞外基质材料是可来源于异种动物的组织，经化学或物理方法脱除免疫原细胞的所得材料。由于模拟细胞附着环境、免疫原性小、机械支撑力及孔隙度适合细胞的黏附，是组织工程支架的理想材料并得到广泛的使用。

（二）支架材料的来源

支架材料的研究是组织工程学的核心，选用合适的支架材料的依据是根据替代物的形状、大小、组织周围微环境以及受体体质结构和年龄不同，来确定采用何种来源的支架作为运载种子细胞的工具。

1. 天然来源的生物材料

（1）胶原（collagen）。胶原在动物体内含量丰富，在人体中占蛋白总量的30%以上，遍布于体内几乎所有组织和器官，是细胞外基质中的框架结构。一般由成纤维细胞和上皮细胞分泌产生。

胶原有 20 种左右，它们的结构有共同的特征：原胶原（胶原分子）均由 3 条相同或不同的 α 链形成三螺旋结构，每条 α 链有 1 050 个氨基酸组成，其一级结构可以用 (Gly-X-Y)$_n$ 来表示，X 常为脯氨酸，Y 为羟赖氨酸或羟脯氨酸。由于具备规整的氨基酸残基结构，且绝大多数动物胶原结构类似，故胶原蛋白具有较低的免疫原性。

生物体内存在的胶原蛋白可分为纤维型胶原（fibrile collagen）和非纤维型胶原（non-fibrile collagen）。

A、纤维型胶原是生物体内常见的结构蛋白，根据其分子结构及组织分布，可将纤维型胶原分为 13 种型号，组织工程常用的为 I 型和 III 型。

B、非纤维型胶原为短纤维，属于细胞外基质成分，常构成网状膜，包括 VIII 型胶原和 X 型胶原，两者常为结构相关联的短链胶原，是角膜基膜（Descemet 膜）的主要结构蛋白，而 VIII 型胶原连接呈六角形格子状。

胶原具有很好的细胞亲和性，可塑性好，容易加工成形，故有生物塑料之称。其现已被用作人工皮肤、人工血管、肌腱、晶体、角膜和骨等的支架材料。其缺陷在于机械性能较差，但胶原蛋白赖氨酸残基具有自由的 ε－胺，能用于交联或被修饰连接而引入活性基团，通过简单的化学改性，即可作为组织工程支架材料的基础材料。

C、明胶是胶原分子经化学或酶水解作用，分解成可溶性的小分子肽类化合物，明胶无抗原性。由于保留了胶原分子的 Gly-X-Y 氨基酸残基结构，以及大量的羟脯胺酸和羟赖氨酸结构，具有高度的亲水性，常与其他支架材料构成水凝胶基质材料。明胶分子侧链基团可结合二价阳离子如 Ca^{2+}、Mg^{2+}，既可作为注射用组织工程支架材料，也可作为 3D 打印基质材料。

（2）藻酸盐（alginate）。藻酸盐是一种从褐藻中提取的亲水性多糖。在藻酸盐水溶液中加入盐酸或硫酸易形成凝胶化的藻酸，而加入酒石酸则形成比较软的凝胶。藻酸盐的水溶液黏度较高，升高温度或加入电解质可降低水溶液的黏度。藻酸盐是一种用途广泛的生物支架材料，当二价阳离子（如 Ca^{2+}）存在下，可通过离子交联形成具有开放晶格的水凝胶，为细胞的增殖分化提供适宜环境。其来源丰富，具有良好的亲水性和易成形性；但力学强度较低，在生物体内难以降解，有一定的抗原性。此外，藻酸盐一般不支持哺乳动物细胞的黏附，可通过结合一些黏附基序（motifs）（如具有 RGD 序列或 YIGSR 基序）的材料修饰增加细胞的黏附能力。Shachar 等利用可溶性的 RGD 多肽修饰藻酸盐支架用于心肌缺损的修复，取得了良好的效果。

（3）甲壳素（chitin）及壳聚糖（chitosan，简称 CTS）。甲壳素广泛存在于蟹虾壳以及某些真菌中，在食品工业和发酵工业有着广泛的应用。壳聚糖是甲壳素经脱乙酰化后得到的混合产物。在体内酶的作用下，壳聚糖水解为无毒性的氨基葡萄糖。壳聚糖有良好的生物相容性、可降解性、无毒性等优越性能，还有一定的抗炎和抗凝作用，可以促进细胞增殖和组织修复，有利于伤口的愈合。最近的研究表明，壳聚糖是药物缓释系统和基因运载系统理想的包埋材料。甲壳素和壳聚糖都有复杂双螺旋结构，易于进行理化性质的改变。在生物支架材料制备上，可通过各种改性，以适应不同组织或器官体外构建的需求。

（4）纤维素（cellulose）。纤维素是植物和真菌细胞壁的主要成分，是自然界中数量最多的非还原性碳水化合物，不溶于水和一般有机溶剂，在酸性环境下发生降解，完全水解时生成葡萄糖。纤维素在组织工程中应用与血液透析、人工肾的发展有着密切关系。最早使用的血液透析膜材料就是硝酸纤维素。纤维素支架材料机械支撑力强，经表面修饰可抗凝血块的产生。除了模拟肾血液透析作用，目前纤维素还拓展到模拟人工肺、埋植材料以及齿科修补材料等领域。

（5）透明质酸（hyaluronic acid，简称 HA）。透明质酸是带负电荷最大的黏多糖，是人体自身的细胞质基质成分，在平衡、转运养分以及介导炎症中起重要作用。已有商业化的水凝胶产品，主要来源是鸡冠、人脐带和动物眼球。提取的透明质酸一般以游离状态存在，易于分离纯化和规模化生产。低分子量的透明质酸降解产物不仅有刺激血管生成的作用，还能促进上皮细胞的增殖和迁移。透明质酸抗原性极低，生物相容性极好，临床上已成功应用于眼科手术和关节治疗。但透明质酸单独使用时不支持细胞的黏附，需要与胶原或其他细胞外基质成分交联使用。

（6）丝蛋白（filament protein）。丝蛋白是来源于昆虫丝状蛋白生物支架，具有良好的生物相容性和机械支撑力。蜘蛛丝蛋白是已知生物材料中拉伸力和机械支撑力最强的材料。丝蛋白可通过液化制备成纳米颗粒，是药物缓释系统理想的材料。丝蛋白可通过热的盐溶液溶解，而后通过透析方法除去盐离子得到纯合的丝蛋白溶液，脱水制成膜或三维支架用于细胞体外复合。

（7）细胞外基质（extracellular matrix，简称 ECM）。细胞外基质是由大分子构成的错综复杂的网络。细胞外基质在机体组织中是由细胞分泌产生，其合成与降解是一个动态可逆的过程。细胞外基质的功能是为细胞的生存及活动提供适宜的场所，并通过信号传导系统影响细胞的形状、代谢、功能、迁移、增殖和分化及基因表达，维持着组织特异性。组织工程实践证明，任何一种组织，除了具有特定的分化细胞外，还必须具备其特定的细胞外基质，才能称其为特定的组织。构成细胞外基质的大分子种类繁多，可大致归纳为：胶原、非胶原糖蛋白（纤维粘连蛋白和层粘连蛋白）、氨基聚糖与蛋白聚糖以及弹性蛋白。细胞外基质来源于自然组织，具有良好的生物相容性并保留了促进细胞增殖分化的细胞因子。由于是异体组织的细胞外基质，不可避免造成移植的免疫反应和炎症反应。为此，在组织工程支架的应用方面，主要采用两种策略加以应用。

A. 基质胶（matriagel）是一种商业化的细胞外基质蛋白混合物，来源于小鼠肉瘤细胞分泌的细胞外基质经蛋白酶水解的产物可随着温度的改变在溶胶、凝胶两种状态间转化，可制备成注射型支架材料。此外因含有成分单一的细胞外基质，如透明质酸和纤连蛋白，引发免疫反应和炎症反应概率小，常用于复合材料的表面涂层，以增加细胞的黏附和组织的亲和性。基质胶的缺陷在于生物力学性能较差，无法在体外为细胞提供一个稳定的支架。

B. 脱细胞基质（decellular matrix）具备两个特点：其一，细胞外基质的种属差异小，抗原性弱，移植后不易产生排斥反应。脱细胞基质作为异体组织材料，经特殊脱细胞处理后，仅保留了由胶原蛋白、蛋白多糖、糖蛋白等低抗原物质构成的细胞外基质。其二，该材料可为细胞提供生存的三维空间，有利于细胞获得足够的营养物质，进行气体交换并排除废物。将脱细胞外基质移植于缺损区后，可作为自体细胞生长框架，诱导自体细胞长入其内，实现组织的诱导再生。

脱细胞基质可利用异种器官或组织，通过化学或物理方法脱除免疫原细胞，体外再接种自体成体干细胞或直接移植诱导组织再生，可避免机体的免疫反应和炎症反应。理论上异种同源器官或同一胚层发育器官的脱细胞基质更适合于相同器官的再生与修复。

目前，组织工程脱细胞基质常用的组织或器官包括脱细胞真皮、脱细胞周围神经组织、脱细胞骨组织、猪小肠黏膜下层（small Intestinal Submucosa，简称SIS）、脱细胞羊膜等。此外，根据不同组织替换或修复的目的，采用异种同源器官的脱细胞基质复合干细胞修复缺损组织，如Uygun利用脱细胞肝支架重置人肝卵圆细胞制备人工肝获得了类肝样组织。

2. 人工合成支架材料

人工合成支架材料常常可以在实验室中制备，并能精确控制其机械性能、降解特性、形态特征和孔隙度，具有制备标准化和易于控制的特点。合成支架材料的另一重要特点就是可以通过不同材料的配比或者侧链基团改造来控制支架材料的降解速率，以便于移植后能够与所修复的组织再生速率相匹配，并最终被机体细胞分泌的细胞外基质所替代，避免了长期的异物反应危险。人工合成支架材料的缺陷在于其生物相容性和细胞亲和性不及天然大分子材料。目前，应用较多的合成材料是脂肪族聚酯类生物降解高分子，包括聚羟基脂肪酸酯（polyhydroxyalkanoates，简称PHA）、聚乙醇酸（polyglycolic acid，简称PGA）、聚乳酸（polylactic acid，简称PLA）、聚己内酯（polycaprolactone，简称PCL）、聚偶磷氮（polyphosphazenes）、聚酸酐（polyanhydrides）、聚酯氨酯（polyesterurethane）等。其次为聚醚类高分子化合物如聚乙二醇（polyethylene glycol，简称PEG）、聚丙二醇（poly propylene glycol，简称PPG），以及环氧乙烷/环氧丙烷共聚物（pluronic）。

（1）聚乳酸、聚乙醇酸及其共聚物。聚乳酸（PLA）是由乳酸的环状二聚体即丙交酯开环聚合而成，故又称聚丙交酯。其有三种异构体，分为PDLA、PLLA、PDLLA，在体内的降解产物是乳酸，可引起轻微的酸环境。聚乙醇酸（PGA）由乙交酯开环聚合而得，其在体内降解为羟基乙酸，易于参加体内代谢。同时，PGA也是一种温敏性智能材料，常与PLA配合使用。

聚乳酸-羟基乙酸共聚物（polylactic-co-glycolic acid，简称PLGA）的酯键易于水解，属于非酶性水解；其降解的时间可以通过改变两者的比例来调控，约为数周至数年。

（2）聚己内酯（PCL）。PCL也是FDA批准应用于临床的高分子材料，在欧洲常被用于可吸收手术缝合线。相较于PLA和PGA，其可塑性更强，且因玻璃化相变温度较低，在体温条件下材料行为类似于橡胶，常被用于注射型支架材料。其缺陷在于细胞的亲和性较差，体内降解缓慢，但降解产物不会产生酸。实际应用中，PCL常与PGA或PLA结合使用。

（3）聚羟基烷基酸酯（pydroxybutyrate，简称PHB）。3-羟基丁酸聚合物（PHB）由3-羟基丁酸通过酯键链接而成，适合于作为骨折固定材料，但单纯的PHB易碎、热不稳定、降解时间长、可塑性和机械性能差等缺点限制了其广泛应用。将聚羟戊酸（polyhydroxyvalerate，简称PHV）引入PHB主链形成共聚物，可以改善上述缺点，但仍有机械性能差、骨结合能力弱等问题。研究人员发现，经结构改造的PHA-聚羟基丁酸己酸酯（PHBHHx）具有比传统PHA更好的生物相容性、机械性能和加工性。

（4）聚酯氨酯（poly ester urethane，简称PEU）。聚酯氨酯的机械性能和生物降解性可以根据其组成而发生改变，生物亲和性和细胞的黏附特性可通过层粘连蛋白的预处理加以改善。

上述酯类聚合物尽管具有良好的生物学和机械性能，但缺陷也是显而易见的。由此种支架材料构建的组织或器官移植后，其降解产物是酸，在其周围形成酸性环境，从而影响移植物的生物相容性。其次，酯类聚合物一般硬度较大，构建承力组织或器官较为合适，但构建诸如肝、胰等柔软组织或血管则需要改性处理。此外，酯类聚合物分子结构缺乏结合药物或其他分子的高活性侧链结构。因此，作为组织工程支架材料还远远达不到理想的要求。

（5）无机类人工合成支架材料。这类材料都是一些小分子化合物，有些是人体正常结构组成分子，包括羟基磷灰石（hydroxyapatite，简称 HAP）、磷酸三钙（tricalcium phosphate，简称 TCP）、生物活性玻璃陶瓷（bioactive glass ceramics，简称 BGC），此外，还有一些金属材料，如镁基金属材料、不锈钢和钛合金等。由于无机材料具有较强的机械性能和硬度，在外科整形手术和齿科领域得到广泛的应用。但其有一个难以克服的缺陷就是塑形困难，移植后难以降解。单独使用仅用于老年人骨一次性手术移植。目前组织工程应用方面常与其他生物材料复合，既保留其机械性能，同时也改善材料在体内的降解特性。

3. 新型生物材料

随着生物技术、医药技术、信息技术、纳米技术和材料科学研究的深入，新型生物材料不断涌现，极大地推动了组织工程技术的发展。概括起来，新型生物材料有以下几种。

（1）纳米生物材料（nanometer material）是指在正三维结构中，至少有一维尺寸处于纳米范围（1～100 nm）的生物材料，是介于宏观和微观之间的介观材料。纳米生物材料具有小尺寸效应、表面效应和量子隧道效应等。纳米材料在组织工程应用取得突破的主要集中在纳米缓释控释技术、纳米颗粒转基因技术以及纳米表面涂层技术。我国学者研究开发的纳米级羟基磷灰石－胶原复合物在组成上模仿了天然骨基质中无机和有机成分，细胞在该支架上能很好地生长并能分泌骨基质。体外及动物实验表明，此种羟基磷灰石－胶原复合物是良好的骨修复纳米生物材料。

（2）复合生物材料（composite biomaterial）是指由两种或两种以上不同的材料优化组合而成的材料。大量的研究表明，单一材料并不是细胞的理想支架材料，需要用其他材料来弥补缺陷。材料复合的基本原则是：除了具有预期的理化性能外，复合后不允许明显降低材料的生物学性能。

很多材料均可作为复合材料的基础材料，也可以作为填充材料，包括无机与无机、无机与有机、天然与有机、天然与天然等材料的复合。例如，纳米级的羟基磷灰石（HAP）与胶原复合，增强了材料的机械性能；同时，胶原具有以脯氨酸等中性氨基酸和含有碱性或酸性侧链的氨基酸蛋白质的结构和特性；植入材料就能和受体组织胶原末端的氨基和羟基相结合，形成具有生物活性的化学性结合界面，从而发挥其正常的生理功能。

复合材料的一种特殊情况就是针对某类生物相容性和细胞黏附性较差的材料进行表面处理，以增加细胞的黏附、控制降解速率。如在人工合成高分子支架材料表面结合生理活性物质，既能保留支架材料的力学强度，又有良好的生物相容性和抗凝血性。表面肝素化是这类复合材料的典型代表。肝素属于粘多糖，具有良好的抗凝血性。通过离子键结合方式，将肝素表面的阴离子基团与含阳离子支架材料相结合，使支架材料表面缓释肝素，达到抗凝血的目的。

（3）智能生物材料是指支架材料的智能化，以适应移植环境的变化，并对内环境的各种理化信号做出应答，包括对温度、pH 及激素敏感的生物材料。如应用最为广泛的热敏材料聚 N–异丙基丙烯酰胺，是经典的温敏性支架材料，最早由日本学者在细胞层片技术上用作基质材料，它可随温度的变化在液态和固态之间转化。聚己内酯（PCL）也是一种温度响应性的智能材料，可与聚 N–异丙基丙烯酰胺配合在 32 ℃制备成注射型水凝胶，在生理条件下（37 ℃）固化形成无缝隙支架以修复组织。

四、三维支架制备技术

（一）模具与造孔技术

经典的组织工程支架制备技术，一般可分为三个步骤：即材料的液化、造模、浇铸成型。通过设计合适的结构参数，如孔隙率和通透性，制备出具有一定机械支撑力的多孔隙支架。对于塑料泡沫类有机高分子支架材料，一般溶于脂溶性溶剂，常在溶液中加入盐、蔗糖等水溶性致孔剂，再采用浸粘涂层制膜或采用挤塑成型，然后在蒸馏水中浸泡去除致孔剂即为多孔支架。而针对水溶性材料，如胶原、壳聚糖，常采用冷冻干燥法通过调节溶液浓度和冷冻速度直接制备多孔支架。造孔技术与添加不同的功能材料结合制备具有特定功能的支架材料已经成为这一领域的研究热点。徐静静等在壳聚糖和羟基磷灰石复合多孔支架材料制备中，添加纳米四氧化三铁（Nano Fe$_3$O$_4$）对复合材料进行磁改性制得了磁性多孔支架，可通过外加磁场转变成应力，刺激骨骼的生长和再生。

为了使多孔支架能够形成一定的形状，引导细胞在多孔支架内外生长，可根据修复器官或组织形状设计制造出相应的模具，采用铸型方法，制备特定形状的多孔支架。

（二）水凝胶制备技术

水凝胶指的是亲水的同源聚合物互相交联形成不可溶的大分子。这些大分子能够将水固定在材料中，从而形成凝胶样结构。水凝胶是介乎于液态和固态之间的物理形态，是生命有机体常见的物理状态。水凝胶是以水为分散介质的高分子网络体系，一般具备亲水和疏水基团，亲水残基与水分子结合，将水分子固定在网络中央。疏水残基遇水膨胀，形成一定的孔隙度，接种细胞后，因模拟机体内部自然环境，细胞易存活并增殖。目前常用天然高分子材料和人工合成高分子材料制备水凝胶。天然高分子材料包括褐藻酸钠、壳聚糖、纤维素、环糊精。人工合成的高分子材料主要有聚乙二醇、聚丙烯酰胺、聚氨基酸等。

分子间或分子内基团通过氢键或离子键交联成网格状结构是水凝胶形成的关键步骤。有两种交联方式形成网格状结构。其一是生物大分子自身携带或改性获得的疏水基团通过氢键或离子键实现交联。李丹丹等利用壳聚糖改性，获得所需的醛基和氨基基团，通过席夫碱反应快速交联。其二由单体分子在交联剂的作用下通过环加成反应或点击化学反应共聚合形成具有一定强度的抗撕裂的水凝胶。

（三）静电纺丝技术

静电纺丝是一种特殊的纤维制造工艺，可以生产出纳米级直径的聚合物细丝。通过静电纺丝装置即可完成从溶液状态或熔融状态向纤维状态的转变，调整不同的参数就能够形成不同尺寸（单位从微米到纳米）的纤维，从而能够制备出模拟天然细胞外基质的材料。

静电纺丝装置包括高压电源、溶液储存装置、喷射装置（如内径 1 mm 的毛细管）和收集装置（如金属平板、铝箔等）（图 8 - 2 - 1）。

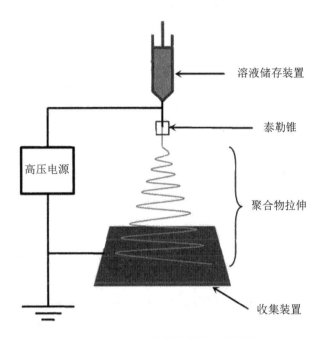

图 8 - 2 - 1　静电纺丝装置工作原理

其工作原理是将聚合物溶液或熔体带上 $1 \times 10^3 \sim 1 \times 10^4$ V 高压静电，带电的聚合物液滴在电场的作用力下在毛细管的 Taylor 锥顶点被加速。当电场力足够大时，聚合物液滴可克服表面张力形成喷射细流。细流在喷射过程中溶剂蒸发或固化，最终落在接收装置上，形成类似非织造布状的纤维毡。静电纺丝技术参数主要考虑三个方面：

1. 施加的电场强度（kV/cm）

当装置固定时，与施加的电压成正比。电场强度越大，液滴形成的纤维有更大的拉伸应力，导致有更高的拉伸应变速率，有利于制得更细的纤维。

2. 电纺流体的流动速率

当喷丝头孔径固定时，射流平均速度与施加于上的压力成正比。

3. 喷丝头与收集板之间的距离

距离增大，纤维直径变小。

目前，天然细胞外基质分子，如胶原可通过静电纺丝技术形成纳米纤维。而通过混纺技术可以把合成材料和天然的细胞外基质在纳米级别上整合，形成既具有良好生物相容性，又有很好机械强度的复合材料。

静电纺丝技术的缺点在于形成的纤维材料非常致密，无法精确形成合适的孔径以供细胞生长，所以细胞只能在材料的表面生长，而不能在材料内部生长。

（四）快速成型及 3D 打印技术

快速成型技术是基于离散和堆积原理，能够根据产品的要求，在计算机上设计出三维模型；或将已有产品的二维图形转换成三维模型；或用扫描仪（如 CT 或 MRI）对已有的产品实体进行扫描，通过层面处理重新构造出三维模型。然后对其进行分层切片，把各层断面的轮廓做近似处理，并用一系列小三角形平面来逼近模型，通过 STL 格式文件传输到快速成型机进行加工，经过热熔、切割等物理或化学手段，形成各截面轮廓，并逐步叠加成三维立体零件。

3D 打印技术属于快速成型技术的一种。该技术就是用特制的打印机打印出三维形状的生物组织。其特殊之处在于：打印机使用的墨水是生物材料，而打印纸则是需要移植生物材料的支架或者细胞培养皿。该技术的最大好处就是可以将细胞直接种植在材料内部，而不像常规那样，先做好支架，再移植细胞。前者可以大大加快组织或者器官的生长和重建速度。3D 打印技术原理虽然简单，但需要调控的因素很多，温度是一个重要因素：一方面保证细胞的存活；另一方面，打印材料需要快速凝固成型，且与细胞有较高的生物相容性。近些年，水凝胶技术结合生物 3D 打印技术，使得常温下能够快速成型，大大推进了 3D 打印在临床实践中的应用。

（五）材料自组装

自组装是在无人工干预的情况下，由基本结构单元自发形成高度有序空间结构。自组装是生命形成过程中生物大分子的自发行为，如蛋白质从一级结构成为有功能的四级结构。自组装是各种较弱的作用力共同作用的结果，包括氢键、静电力、范德华力、偶极相互作用、疏水作用、配位键等，这些作用力本身较弱，但共同作用就会引发自组装。自然界中具备自组装能力的分子种类繁多，如糖类、蛋白质、磷脂、核酸等。它们自组装形成的聚集结构在生物体内行使诸多职能，其作用类似于分子机器或者细胞机器。组织工程应用最广泛的自组装材料是肽类化合物，其具有良好的生物相容性，自组装产物为水凝胶，且通过氨基酸设计可制备成 pH 响应性或电荷响应性的智能型水凝胶。这类多肽分子利用非极性氨基酸作为疏水部分，利用极性氨基酸作为亲水部分，经自发的组装排列过程可以形成高度有序的纳米结构，如纳米球、纳米管、纳米条带等。这些自组装结构也可以通过进一步的整合形成具有特定结构的功能性生物材料。

（唐历波、李　栎）

第三节　生长因子

生长因子是组织工程化组织器官构建过程中调控目的细胞生长发育的物质基础，是组织工程的重要工具。针对生长因子的作用及其机制的研究已成为组织工程的重要内容。

一、概述

生长因子（growth factor，简称 GF）是对细胞生长及分化具有显著调节作用的一类多肽或蛋白质。生长因子具有促进或抑制细胞的分裂增殖、迁移和基因表达的作用。目前已发现几百种生长因子，但其中大部分的结构、功能和机制均不清楚。仅有少数生长因子的氨基酸序列和基因序列已被测定，并发现它们的受体，其作用机制基本阐明。其中有的生长因子已在组织工程研究和应用中发挥着重要的作用。

（一）生长因子的分类

按不同的特点有不同的分类，常用的分类方法有以下几种：

（1）根据作用分类，生长因子可分为分化调控因子和增殖调控因子。同时，生长因子的调控主要表现为促进和抑制两个方面。因此，分化调控因子又分为分化诱导因子和分化阻抑及去分化因子。分化诱导因子的作用主要是诱导低分化细胞分化成熟，成为特化功能细胞。分化阻抑及去分化因子是阻碍细胞分化和使细胞去分化，变为低分化细胞。同样，增殖调控因子又分为增殖促进因子和增殖抑制因子。

（2）根据产生生物学效应的范围分类，可分为广谱生长因子和窄谱生长因子。广谱生长因子指一种因子可作用于不同类型的细胞。窄谱生长因子指一种因子只作用于一种类型的细胞。

（3）根据化学结构和氨基酸序列的相似性分类，可将生长因子分为许多生长因子家族，如以表皮生长因子（epidermal grows factor，简称 EGF）为代表的单链多肽；以血小板衍生生长因子（platelet-derived growth factor，简称 PDGF）为代表的含糖链的多肽二聚体蛋白；以胰岛素样生长因子（insulins-like growth factor，简称 IGF）为代表的多肽二聚体蛋白；以克隆刺激因子（colony stimulating factors，简称 CSF）和白细胞介素（interleukin，简称 IL）为代表的糖蛋白。各家族中又可分许多亚型，如骨形态发生蛋白（bone morphogenetic protein，简称 BMP）家族中有 BMP-1、BMP-2、BMP-3、BMP-4……同族的生长因子功能往往相同或相近，但各亚型间的最适作用细胞往往存在差异。

（4）根据效应细胞分类，为了便于研究，常常根据所研究的细胞来对生长因子进行分类。它包括能作用于该细胞的所有生长因子。例如，成骨细胞生长因子、肌腱细胞生长因子等。

生长因子种类繁多、结构各异、来源复杂，因此任何一种分类方式均不足以完全描述生长因子的性质与作用。另外，由于体内生长因子的作用方式往往是多种生长因子的连续序贯作用。同时对于单一生长因子而言，其对不同种类细胞或同一细胞的不同阶段又有不同的作用，如在不同情况下 TGF-β 对细胞的增殖表现出促进作用或抑制效应。因此生长因子种类的划分并不绝对。

（二）作用方式与机制

在生理条件下，生长因子的作用方式通常是多种生长因子连续序贯作用。但就单一生长因子而言，其作用的基本方式是生长因子与相应受体结合，引起细胞表达的改变，进而产生一定的生物学效应。

1. 生长因子的来源

生长因子由活细胞产生后，可通过自分泌、旁分泌或内分泌三种方式到达效应细胞。自分泌（autocrine）方式是指生长因子由某种细胞产生后作用于细胞自身；旁分泌（paracrine）方式是指细胞分泌的生长因子作用于邻近的其他类型细胞，因为合成、分泌该生长因子的自身细胞缺乏相应受体而不被作用；内分泌（endocrine）方式是指生长因子从细胞分泌出来后，通过血液运输作用于远端靶细胞。如源于血小板的血小板衍生生长因子（PDGF）可作用于结缔组织细胞。

2. 受体

生长因子的受体通常位于细胞膜和（或）细胞内膜系统上，并且细胞所处的功能状态或不同因素的作用可以影响它的分布，使其在细胞膜和细胞内膜系统发生转换，从而影响处于功能状态的受体密度。

目前多种生长因子相应的受体已被成功分离纯化。有一些生长因子受体存在于体内的所有细胞，而有一些生长因子受体只存在于体内某种细胞。这通常是决定生长因子产生生物学效应的范围是广谱还是窄谱的物质基础，即生长因子的作用范围是由其受体存在的范围决定的。

研究发现，许多生长因子与其受体的氨基酸序列具有一定程度的同源性。因此，某一生长因子除可与其自身的特定受体相结合外，还可与具有同源性的生长因子的受体相结合，唯一的差异为亲和力不同。这种同源因子与不同受体相结合及其亲和力的差异往往是同一因子使不同细胞产生不同生物学效应的物质基础。例如胰岛素、类胰岛素生长因子 I 和 II 互为同源因子，它们均有各自的相应受体，但其中任何一种因子又可与上述两种受体以不同亲和力相结合，产生大小不同的生物效应。因此，细胞所含受体的种类决定了产生何种生物效应，而生长因子与受体的结合率决定了产生生物效应的大小。

3. 生长因子与受体结合后信息传递与作用机制

不同生长因子与受体结合后，信息传递方式与作用机制通常有以下几种情况。

（1）细胞内移行。当生长因子到达含有其相应受体的细胞表面时，与细胞膜上受体相互识别并结合，形成生长因子 – 受体复合物。继而复合物区域细胞膜发生内陷形成复合小泡从膜上脱落，并向细胞内移行至效应部位，从而引起细胞产生相应的生物学效应。EGF 就是通过这种机制将其携带的信息传入细胞内，进而引起细胞产生生物学效应的。在这种机制下，由于细胞的主动控制，生长因子 – 受体复合小泡也可能不移向效应部位，而移向溶酶体，从而被清除。

（2）引起膜磷酸化。有些生长因子与其受体结合后，激活了受体内在的酪氨酸激酶活性，从而将生长因子的信号传递进入细胞，如 IGF、EGF 等。

（3）第二信使介导。生长因子与受体结合后，使细胞内 cAMP 与 cGMP 的浓度发生改变，生长因子所携带的信息由第二信使进一步传递，最终引起细胞相应的变化。

4. 生长因子的作用方式

（1）生长因子的直接作用。生长因子与相应的受体结合，通过信息传递从而引发细胞产生一定的生物效应。

（2）生长因子的间接作用。生长因子除了对具有相应受体的靶细胞产生强烈的直接作用外，在体内还可通过间接的方式发挥作用。这一方式主要靠机体内各组织之间的相互协调来完成。如 TGF-β 在体内可促进单核细胞产生 IL-1，再通过 IL-1 调节细胞的生长。

（3）生长因子间的相互作用。在机体内，生长因子的作用方式往往是多种生长因子的连续序贯作用。在此过程中，不同生长因子之间的相互作用主要表现为协同与拮抗。如 TGF-β 与 IGF 联合作用时可增强对细胞生长的促进作用；单独使用 TNF-α（tumor necrosis factor-α）或 TGF-β 均对细胞的有丝分裂具有促进作用，而两者联合使用时，TGF-β 促有丝分裂作用下降。

体内生长因子间的相互协同与拮抗作用对于维持机体内环境的相对稳定具有重要的意义。如在创伤修复的过程中，当生长因子的直接、间接、协同以及拮抗作用达到平衡时，创伤便可正常修复，而当这一平衡丧失时，便会出现延迟愈合、不愈合、瘢痕增生及粘连等异常现象。

二、组织工程中常用的生长因子

生长因子的种类很多，以下简述几种在组织工程中常用的生长因子。

（一）TGF-β

转化生长因子-β（transforming growth factor-β，简称 TGF-β）是存在广泛、广谱的多肽类生长因子 TGF-β 超家族，在细胞的分化、增殖、凋亡、胚胎发育、器官形成、组织修复及免疫功能调节中均发挥重要的作用。TGF-β 的命名是根据这类生长因子在表皮生长因子（EGF）同时存在的条件下，能使正常的成纤维细胞的表型发生转化，即改变成纤维细胞贴壁生长特性而获得在琼脂中生长的能力，并失去生长中密度依赖的抑制作用。这一家族除了 TGF-β，还有骨形成蛋白（bone morphogenetic protein，简称 BMP）、活化素（activins）、抑制素（inhibins）和缪勒管抑制质（Mullerian inhibitor substance，简称 MIS）。

1. TGF-β 的产生及结构

机体多种细胞均可分泌非活性状态的 TGF-β，其非活性状态又称为无活性结合肽（latent accociated peptide，简称 LAP），可通过酸化被活化。一般在细胞分化活跃的组织常含有较高水平的 TGF-β，如成骨细胞、肾脏、骨髓和胎肝的造血细胞。

TGF-β 有 5 种异构体，1～3 型存在于哺乳动物中，TGF-β1 在人血小板和骨中含量最高；TGF-β2 在猪血小板和骨中含量最高；TGF-β3 以间充质起源的细胞产生为主。而 TGF-β4 和 TGF-β5 分别存在于鸟类和两栖类动物中。

在机体内，TGF-β1 通常以潜在的无活性复合物形式存在，包括三种：①小分子无活性复合物，相对分子质量为 105 000 Da，由成熟 TGF-β1 与无活性结合肽（LAP）的 N 端通过非共价键连接而成；②大分子无活性复合物，相对分子质量为 235 000 Da，由无活性TGF-β1 结合蛋白与小分子无活性复合物通过二硫键连接而成（图 8 - 3 - 1）；③α2 巨球蛋白- TGF-β1 复合物，是 TGF-β1 在血浆中的存在形式，由成熟 TGF-β1 与血浆中巨球蛋白 α2 结合而成。TGF-β1 的无活性复合物在体内可能是通过细胞来源的蛋白酶或纤溶酶降解 LAP 而活化，在体外则可被酸、碱、尿素或加热等处理而活化。

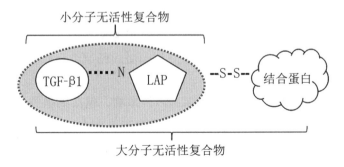

图 8 - 3 - 1　TGF-β1 两种无活性复合物

成熟的 TGF-β1 才具有生物活性，几乎存在于所有的组织细胞中，其分子量为25 kD，分子结构是两个相同亚基通过两个二硫键连接而成的同源二聚体。

2. TGF-β 受体

TGF-β 受体几乎存在于人体内所有正常组织细胞表面，目前发现的 TGF-β 超家族受体主要有三种亚型。Ⅰ、Ⅱ型 TGF-β 受体均为糖蛋白。在细胞膜上两个Ⅰ型受体和两个Ⅱ受体分子组成的异源四聚体为功能性受体，即异源四聚体的胞内区具有丝氨酸/苏氨酸蛋白激酶活性，可使下游信号蛋白中的丝氨酸或苏氨酸磷酸化，从而将细胞外信号传入细胞内，再通过影响基因转录来发挥生物学功能。Ⅲ型受体是一种蛋白聚糖（proteoglycan），不直接参与信号传导，属于辅助型受体，其主要功能是增加细胞表面与 TGF-β 的结合，并将其提供给Ⅰ型和Ⅱ型受体。

3. TGF-β 的生物学作用

TGF-β 是典型的多功能生长因子，一般对间充质起源的细胞具有刺激作用，而对上皮或神经外胚层来源的细胞具有抑制作用。TGF-β 的生物学作用主要有：

（1）免疫调节作用。TGF-β 是一类有广泛效应的免疫调节剂，其免疫调节作用主要表现在两个方面。

一方面，TGF-β 可抑制免疫活性细胞的增殖：①抑制 IL-3、巨噬细胞集落刺激因子（macrophage-colony stimulating factor，简称 M-CSF）所诱导小鼠造血前体细胞和骨髓长期培养（LTBMC）的集落形成，并降低巨核细胞对 IL－3T 和集落刺激因子的反应性；②抑制胸腺细胞增殖；③抑制 T 细胞和 B 细胞的增殖。

另一方面，TGF-β 可抑制淋巴细胞的功能：①抑制 B 细胞分泌 IgM，促进 B 细胞分泌 Ig 类型转换为 IgA 和 IgE；②抑制外周血单个核细胞（peripheral blood mononuclear cell，简称 PBMC）中自然杀伤细胞（natural killer cell，简称 NK）的细胞活性；③抑制混合淋巴细胞培养（MLC）中细胞毒性 T 淋巴细胞（cytotoxic T lymphocyte，简称 CTL）、NK 细胞和淋巴因子激活的杀伤细胞（lymphokine activated killer cells，简称 LAKC）功能；④抑制小鼠胸腺组织相容性抗原复合物（majorhisto-compatibility complex，简称 MHC）非限制杀伤性细胞的活性。

（2）对细胞表型的调节：①抑制 T 细胞 IL-2 受体、转铁蛋白受体和 T 细胞系特异性活化抗原1（T lineage-specific activation antigen1，简称 TLiSA1）的表达；②抑制黑素瘤细胞 MHCⅡ类抗原表达。

（3）抑制细胞因子产生。TGF-β 可抑制 PBMC 中 IFN-α 和 TNF-γ 的产生。

（4）促进细胞外基质合成。TGF-β 可以直接刺激成纤维细胞外基质的合成，并对其新合成的基质降解有明显抑制作用。

研究发现，TGF-β 对靶细胞的作用受多种因素影响，包括细胞类型、分化状态、生长条件及是否有其他生长因子存在。

4. TGF-β 的临床应用

TGF-β 在治疗伤口愈合，促进软骨和骨修复以及移植排斥和通过免疫抑制治疗自身免疫性疾病等方面有潜在的应用前景。

（二）BMP

骨形态发生蛋白（bone morphogenetic protein，简称 BMP）最早由美国的 Marshall R. Urist 教授于 20 世纪 60 年代发现并提出。随着研究的深入，已鉴定并克隆出多种 BMP。除 BMP-1 外，其他 BMP 均属于 TGF-β 超家族中的成员。

1. BMP 的结构与受体

BMP 在细胞内以前体形式合成，由一个信号蛋白和一个由 100 ～ 125 个氨基酸残基组成的羧基末端构成。而成熟 BMP 蛋白是由二硫键连接的同型或异型二聚体，通过与靶细胞表面的 Ⅰ 型和 Ⅱ 型 BMP 受体结合而发挥作用。BMP 受体属于 TGF－β 受体超家族的成员，具有丝氨酸/苏氨酸蛋白激酶活性。

2. BMP 的生物学功能

BMP 是正常胚胎时期骨、牙组织内部骨和成年骨修复中最重要的诱导分化因子，是目前已知最有效的促骨生长因子。其主要功能有：

（1）诱骨活性。BMP 能诱导机体内的间充质干细胞不可逆地分化为软骨细胞和骨细胞。其中以 BMP2 诱导骨化活性最强。BMP 在骨形成时诱导非分化间叶细胞的有丝分裂，增加骨细胞中芳香烃受体相互作用蛋白（AIP）的活性，诱导成骨细胞显性的表达。此外，BMP2、BMP7 不仅可诱导间充质干细胞向软骨细胞方向分化，还促进关节软骨细胞的增殖和软骨特异性细胞外基质的合成。值得注意的是，植入体内的 BMP 可引起免疫应答，这可能是由于其诱骨活性决定簇等的存在而引发的。同时，BMP 诱骨活性的发挥与免疫应答反应有密切的关系。目前相关研究发现，高等脊椎动物体内植入同种 BMP 时，体内产生的抗体并不干扰 BMP 的诱骨活性。而植入异种 BMP 时，所引起的免疫反应会削弱或消除 BMP 的诱骨能力，即 BMP 骨诱导活性有种属特异性。另外，异种 BMP 在不同植入部位所引起的免疫反应也有所不同，骨组织以外的部位植入 BMP 更容易产生抗体。这可能是由于不同部位的靶细胞对 BMP 及抑制因子的反应能力不同，也可能由于细胞介导的体液反应不同。

（2）在胚胎发生中的作用。目前研究发现，内源性 BMP-2 或 BMP-4 参与胚胎背－腹侧的转化，并参与肢芽和面部原基发生和发育过程；在果蝇胚胎发育中 BMP-2、BMP-4 也发挥重要作用。

（3）在神经发育和修复中的作用。BMP-6 是神经元特有的，在神经元的成熟和突触的形成上起重要作用。

（4）免疫调节作用。BMP 具有广泛的免疫抑制特性，对各种杀伤细胞的活化和分化表现为无种属特异性的抑制作用。但其免疫调节活性位点不同于骨形成活性位点。

除了上述功能外，BMP 在造血组织发育、诱导细胞凋亡以及精子发生和胎盘形成等过程中亦发挥作用。

3. BMP 临床应用

目前 BMP 的临床应用主要集中在治疗新鲜骨折、骨缺损、骨不连、脊柱融合及股骨头缺血性坏死等方面，并已取得良好效果。

（三）bFGF

成纤维细胞生长因子（fibroblast growth factors，简称 FGF）是由垂体和下丘脑分泌的多肽。依据其等电点不同，可以分为碱性成纤维细胞生长因子（bFGF，pI = 9.6）和酸性成纤维细胞生长因子（aFGF，pI = 5.6）。

1. bFGF 的结构与分布

bFGF 分子量为 16 ～ 18.5 kD，是含 155 个氨基酸的促有丝分裂阳离子多肽，其氨基酸序列的 55% 和 aFGF 相同。bFGF 分子结构中有 4 个半胱氨酸，以此形成分子的三维结构。bFGF 主要分布于垂体、脑和神经组织及肾上腺、视网膜、胎盘等，尤以垂体含量最高，而血清和体液中不存在或以极低浓度存在。bFGF 需与靶细胞上的受体结合而发挥作用，故细胞内合成的 bFGF 需分泌至细胞外才能发挥生物学作用。但 bFGF 的 mRNA 翻译产物缺少信号肽序列，其分泌途径与经典途径不同，可能是通过细胞受损或死亡后释发。

2. bFGF 的生物学作用

目前的研究结果显示 bFGF 的作用大于 aFGF。已发现 bFGF 的主要生物学作用有以下几个方面：

（1）促有丝分裂。bFGF 可以促进成纤维细胞以及神经外胚层源和中胚层源的大部分细胞的有丝分裂。

（2）促血管生长。体内外 bFGF 均可趋化内皮细胞迁移和增殖，并通过上调整联蛋白 α、β 及纤溶酶激活因子的表达，来促进内皮细胞的迁移和管道形成。

（3）在组织再生和创伤愈合过程中起重要作用。研究发现 bFGF 可促进成骨细胞的增殖、抑制破骨细胞增殖，有助于骨组织的修复与再生。bFGF 还可刺激外周神经的再生。另外，bFGF 能促进胚基细胞的形成，并刺激蛙断肢的再生。在创伤愈合过程中，bFGF 通过吸引一些重要细胞至创伤部位；刺激细胞在创伤部位分泌基质降解酶；刺激成纤维细胞的增殖和合成新的细胞外间质等一系列细胞反应来促进创伤愈合。另外，bFGF 对创口部位新生血管生成的促进也有助于伤口的愈合和组织再生。

bFGF 还具有加强胃肠功能、促进消化酶分解、加强骨髓造血功能、促进干细胞生成，以及调节内分泌和营养神经的作用。

3. bFGF 的临床应用

临床上对烧伤创面应用 bFGF 可缩短愈合时间、减少疤痕形成或使患者的皮肤尽快生长以用于植皮。目前已应用到临床的药物有外用重组人碱性成纤维细胞生长因子，适应证为促进创面愈合，包括烧伤创面、慢性创面及新鲜创面。重组牛碱性成纤维细胞生长因子凝胶，适应证为部分原因引起的角膜上皮缺损和点状角膜病变、复发性浅层点状角膜病变、大泡性角膜病变、轻中度干眼症、"地图"状（或营养性）单疱性角膜溃疡等。

此外，bFGF 所表现出对皮肤组织生长、修复、再生等方面明显的促进作用，使得它已成为目前医疗美容临床上常用的一种生长因子。

（四）PDGF

血小板衍生生长因子（platelet derived growth factor，简称 PDGF）是贮存于血小板 α 颗粒中的一种碱性蛋白质，因最初从血小板中发现而得名。

1. PDGF 的产生

正常生理状态下 PDGF 存在于血小板的 α 颗粒内，当血液凝固时由崩解的血小板释放出来并且被激活。此外，在组织受到损伤时巨噬细胞、血管平滑肌细胞、成纤维细胞、内皮细胞、胚胎干细胞等也可以合成并释放 PDGF。

2. PDGF 的结构与受体

PDGF 是分子量为 30 kD 的热稳定糖蛋白，具活性的存在形式为二硫键相连的 A、B 两条多肽链组合成的二聚体。可通过自分泌、旁分泌的方式与细胞膜上的相应受体结合而发挥相应的生物学效应。PDGF 受体由两种亚单位 α 及 β 构成，其分子量为 170 ～ 180 kD。α 亚单位与 PDGF A 链及 B 链有较高的亲和力，而 β 亚单位仅与 B 链有高亲和力。

3. PDGF 的生物学作用

（1）趋化活性。诱导成纤维细胞与巨噬细胞的游走，对中性粒细胞、成纤维细胞、平滑肌细胞有趋化性。在创伤早期，通过促进周围细胞向创伤部位聚集，配合血小板凝血，激活创伤部位免疫系统，为创伤修复奠定基础。

（2）具有收缩血管活性。在创伤初期，通过刺激创伤部位的毛细血管迅速收缩，而降低创伤部位的血压与流速，为创伤修复创造条件。同时，PDGF 可以诱导受损的内皮细胞与上皮细胞分裂增殖，促进血管的形成与再生，为创伤修复提供保证。

（3）促分裂效应。PDGF 是低分子量促细胞分裂素，能刺激停滞于 G_0/G_1 期的成纤维细胞、神经胶质细胞、平滑肌细胞等多种细胞进入分裂增殖周期。

（4）参与磷酸酯酶激活与前列腺素代谢。当 PDGF 与靶细胞作用时，能诱导磷酸酰肌醇循环和花生四烯酸的释放，促进前列腺素的生成。前列腺素的增加可能会加速骨吸收，并增加其扩血管以及抗血小板的活性。

（5）PDGF 还具有抗衰老的作用。其抗衰老的作用发挥主要通过以下几个过程：①促进真皮层或纤维细胞的生成，从而修复由于衰老和损伤造成的真皮层胶原纤维断裂与变形，促进真皮层生长与弹性提升，使皱纹自然长平；②促进成纤维细胞分泌胶原蛋白；③促进皮下毛细血管形成，修复皮下血液微循环系统，为皮肤提供充足营养；④促进皮肤细胞的生长与更新，提升皮肤组织的生理活性与新陈代谢水平，增强皮肤细胞的免疫力与自我修复能力。因此，PDGF 已成为医疗美容界的祛皱抗衰新秀。

4. PDGF 的临床应用

目前，血小板衍生生长因子的应用在美国等发达国家十分广泛。当前众多生长因子中基因重组人类血小板衍生生长因子（recombinant human platelet derived growth factor，简称 rhPDGF）是唯一通过美国 FDA 批准被应用的临床处方药的生物工程产品。其应用之一就是以重组人血小板衍生生长因子凝胶剂型的 REGRANEX Gel 用来作为糖尿病晚期肢端溃疡的清创愈合与修复。另外，PDGF 在重度烧伤、皮肤病患、骨骼与牙齿缺损与再生，以及关节修复方面的应用也取得了巨大的进展。

（五）VEGF

血管内皮生长因子（vascular endothelial growth factor，简称 VEGF），又称血管通透因子（vascular permeability factor，简称 VPF），可由内皮细胞、平滑肌细胞及一些间质细胞和基质细胞分泌，是一种高度生物活性的糖蛋白、可特异性的促血管内皮细胞生长因子。其具有促进血管通透性增加、细胞外基质变性、血管内皮细胞迁移、增殖和血管形成等作用。

1. VEGF 种类

血管内皮生长因子家族包括 VEGF-A、VEGF-B、VEGF-C、VEGF-D、VEGF-E。VEGF-A 可促进新生血管形成和使血管通透性增加；VEGF－B 在非新生血管形成的肿瘤中起作用；VEGF-C 和 VEGF-D 在癌组织的新生血管和新生淋巴管的形成过程中起作用；VEGF-E 也是一种潜在的新生血管形成因子。

2. VEGF 受体

目前发现的 VEGF 受体有五种：VEGFR1（Flt1）、VEGFR2（KDR/Klk1）、VEGFR3（Flt4）、NP1 和 NP2。Flt1、KDR、Flt4 均是受体酪氨酸蛋白激酶（receptor tyrcsine kinase，简称 PTK），前两者主要在血管内皮细胞上表达，调节血管的生成；后者主要存在于淋巴管内皮细胞，调节肿瘤淋巴管的生成。NP1 和 NP2 为非酪氨酸蛋白激酶跨膜受体，不仅在内皮细胞表达，在某些肿瘤细胞内也有表达。VEGF 的主要生物学功能是通过 VEGFR2实现的。

3. VEGF 的临床应用

VEGF 在临床应用方面的研究包括两个方面：①抑制血管生成及血管内皮细胞增生作用，减少组织的血供，以抑制肿瘤的生长、转移及对机体有害的病理发展；②促进血管生成及血管内皮细胞的修复，以增加组织血供、促进损伤组织及血管内膜的修复。

（六）EGF

表皮生长因子（epidermal growth factor，简称 EGF）主要由颌下腺、十二指肠合成，广泛存在于体液和多种腺体中。EGF 通过与靶细胞上的特异性受体识别结合后，发挥其生物学作用。

1. EGF 的结构与受体

EGF 是一种由 53 个氨基酸残基组成的单链低分子多肽，热稳定性好，等电点约为 4.6。分子内有 3 对二硫键，三级结构呈致密环状，其中无规则卷曲约占 75%，β 片层约占 25%，活性中心位于第 48 ～ 53 个氨基酸残基之间。

EGF 受体是一种糖蛋白，分子量为 150 000 ～ 170 000 U，存在于人体多种类型细胞的胞膜表面，以上皮细胞膜含量最为丰富，平滑肌细胞和成纤维细胞的胞膜上也存在很多 EGF 受体。按其功能可将 EGF 受体分为三种类型：①能于 EGF 结合并引发效应的受体；②能与 EGF 结合但不引发效应的受体；③既不结合也不介导 EGF 生物学效应的受体。

2. EGF 的生物学作用

（1）促进细胞生长和繁殖。EGF 能促进各种表皮细胞，成纤维细胞和上皮组织的分裂、转化和增殖，促进 DNA、RNA 及蛋白质的合成，促进细胞迅速生长。在体外，EGF 可促进原代培养肝细胞有丝分裂以及诱导再生肝细胞合成 DNA。EGF 还可促使神经干细胞存活和增殖，刺激胶质前体细胞的增殖。

（2）刺激细胞迁移。EGF 可刺激单核细胞、内皮细胞等多种细胞的迁移，刺激肉芽组织的形成和上皮化，加速启动创伤组织的再生。

（3）调节细胞代谢。如调节细胞糖酵解，促进细胞分泌透明质酸和糖蛋白，促进脯氨酸合成，促使胶原酶及胶原的合成及分泌，增加其他内源性生长因子如血小板衍生生长因子、转化生长因子的合成。

此外，EGF 及 EGF 受体的过度表达与多种肿瘤的发生、低分化、深浸润、高移除率、淋巴结转移及高增殖有关。

3. EGF 的临床应用

EGF 主要用于皮肤组织的创伤修复治疗。临床研究发现，EGF 能促进烧伤创面愈合，明显缩短疗程，对皮浆移植、各种顽固性残存创面、大面积烧伤微粒皮移植均有很好的临床效果。此外，EGF 在糖尿病足溃疡、鼓膜的修补、胃溃疡、肝功能衰竭等治疗上也有应用。

三、生长因子的控制释放技术

（一）外源性生长因子控制释放的必要性

在组织工程技术中，生长因子的存在为组织工程化组织器官的构建提供一个良好的微环境，可以促进细胞在支架上的黏附、增殖与生长。因此，保证生长因子在组织工程构建条件下能有效地发挥作用尤其重要。

生长因子的特性及其与环境的相互作用是使生长因子有效发挥作用所必须要考虑的问题。通常生长因子以无活性或有部分活性的前体形式存在，这些前体需要蛋白水解来激活或者与细胞外基质分子结合来维持其稳定性和活性；同时，生长因子具有多向调节作用，大剂量给药难以控制细胞的分化方向。另外，绝大多数生长因子都具有半衰期短、高扩散性、在水中不稳定等特点。这就要求使用生长因子时需要解决两个关键问题：一是维持生长因子活性，二是保证生长因子的有效作用浓度。

（二）生长因子的控制释放

目前，生长因子的应用主要通过以下两种方式实现：一种是将生长因子直接复合到支架材料上或先进行支架构建再将生长因子与之复合，另一种是将能够分泌生长因子的细胞移植到支架材料上。这些细胞可以是自然状态下分泌生长因子的，也可以是经过基因改造的。

药物控制释放技术为生长因子控制释放技术的发展和研究提供了借鉴。目前利用药物控制释放技术是使生长因子在组织工程体外构建及体内环境下仍然保持生物活性并实现长期有效释放的主要途径。

1. 药物控释系统原理

生长因子控释系统原理与药物控释系统相同。药物控释系统（drug controlled release system，简称 DCRS）是通过在预定的时间内自动以预定速度释放药物，使血药浓度长时间维持恒定在有效浓度范围内的药物释放系统。药物的控释技术通常是借助药物载体来实现的，用作药物载体的材料可以是非生物降解性材料，也可以是生物降解性材料。不同性质的药物载体具有不同的药物释放行为。以非生物降解性材料作为药物载体时，其药物释放速度，随着载体中药物浓度的降低而逐渐下降。而以生物可降解性高分子材料作为药物控释载体时，虽然药物释放速度同样会随着药物在载体中的浓度下降而下降，但由于随着药物载体逐渐降解，药物载体结构逐渐变得疏松，导致药物分子在载体中扩散、溶解及释放阻力减小，可以加快药物的释放速度。因此，可通过调节药物载体适当的降解速度，使由于药物浓度下降，导致药物释放速度的减慢与药物载体降解所引起的药物释放速度的加快相互抵消，从而获得理想的药物恒速释放行为。

2. 生长因子控释体系

目前，生长因子控制释放体系主要有两种。

（1）骨架型（或基体型）。生长因子以分子或微晶、微粒的形式均匀分散在各种载体材料中，则形成骨架型控释体系；骨架型控释体系易于制备，可依据需要制作成各种形状，且可承载释放大分子量的生长因子。但骨架型控释体系不能通过注射给药，药物释放不成零级释放。

（2）贮库型（或贮存型）。生长因子被包裹在高分子聚合物膜内，则形成贮库型控释体系。贮库型控释体系可以进行药物注射，药物表现出零级或接近零级释放的行为。体系所承载的因子一般分子量相对较小，并且制备相对难度较大。

因此，应该根据所要承载的生长因子的自身特点来选择合适的控制释放体系。

3. 载体材料

生长因子能否有效地促进细胞的生长、增殖和分化，能否在组织工程化组织器官的构建中更好地发挥作用，作为载体的生物材料尤为重要。作为生长因子控制释放的载体材料根据材料类型可分为天然的有机材料和无机材料、合成的有机材料和无机材料、高分子材料和非高分子材料等。以下介绍几种热点载体材料及其控释体系。

（1）高分子微包囊。微包囊是通过成膜物质将囊内空间与囊外空间隔离开以形成特定几何结构的物质。其内部可以是填充的，也可以是中空的。人工制作的微包囊是一种流动性好、相互分离的包衣颗粒。改变囊内物与囊壁的比例、包囊材料及微囊化方法可获得不同释放速率的微囊化生长因子。另外，由于微包囊具有很大的表面积，也增加了药物的有效性。高分子微包裹还可延长生长因子的活性、控制其释放剂量、减少施加次数、避免浪费、提高疗效、拓宽施加途径等。

（2）水凝胶。由于在水凝胶中存在着介于大分子链之间的、具有相当孔径的结构，所以水凝胶可作为蛋白质或者生长因子的控制释放载体。水凝胶可通过物理方法或化学方法得到。应用物理方法交联得到的水凝胶最大的特点是凝胶过程的可逆性，制备技术要求较简单，不会引起蛋白类药物的变性。化学方法一般是通过化学键、氢键结晶区或疏水相互作用将亲水性的聚合物基体进行交联得到。由于水凝胶具有随外部环境的变化而改变的结构特点，可有效控制药物释放的速度、时间及释放部位，因此被称为智能型释放体系。

（3）纳米控释载体。随着纳米材料和纳米技术的发展，纳米控释系统逐渐显示其明显的优势。其主要表现在生长因子可通过溶解，包裹作用于粒子内部或通过吸附、附着作用于粒子表面。其具有负载量大、包封效率高、体积超微小、减少给药剂量、释放时间长、便于保存、能较好地维持生长因子的活性、便于注射、容易控制生长因子的最终使用浓度等优点。

4. 生长因子控制释放体系存在的问题

近年来，随着生长因子控释体系研究的深入，生长因子的控释技术取得了很大的进步，控释时间不断延长；载药量和包封率不断提高。但要在临床推广应用还有许多问题需要解决。

（1）"突释效应"造成生长因子早期大量释放。

（2）生长因子的活性不能长久保持。

（3）多因子控释和靶向控制策略有待进一步优化。

（4）控释结果的评价缺乏客观性标准。

令人欣慰的是，控制释放技术正由持续型释放逐步向智能型释放转化。采用生物降解型高分子材料和刺激响应性高分子材料将进一步提高生长因子控释的快捷性、安全性和高效性，充分体现控制释放长效和低毒的优点。随着相关学科的进一步发展，必将推动生长因子控制释放技术的发展。

（李 栎）

第四节 组织工程体外重建相关技术

如何将种子细胞、支架材料和生长因子这三种要素在人为控制的条件下"完美"地结合是组织工程能够真正意义上实现损伤组织和器官重建与修复的关键所在。这方面涉及的技术主要包括组织工程化组织器官的体外重建技术、移植技术及移植后组织工程化组织器官与机体相容，并与周围组织进行血管重建，最终在形态和功能上代替、修复缺损组织器官的相关技术。在本节中，主要介绍组织工程化组织器官的体外重建技术中所涉及的三维细胞培养技术、种子细胞与支架材料的联合培养技术、组织工程生物反应发生器。

一、三维细胞培养技术

大多数组织细胞都是通过形成特定的三维组织结构来实现其在体内生长和发挥功能的。因此组织工程体外细胞培养的一个重要原则是为体外培养细胞提供与其在体内生长条件尽可能相同的模拟环境，该模拟系统中最重要的核心因素是细胞与培养环境之间的相互作用。传统的二维细胞培养，由于所处环境并不是细胞的天然状态，加上无基质支持，细胞仅能贴壁生长，所以无论是在形态、结构还是在功能方面都与在体内自然生长的细胞相差甚远，不能满足组织工程的需要。

三维细胞培养（three dimensional cell culture，简称 TDCC）是指将具有三维结构的支架和基质与不同种类的细胞在体外共同培养，模拟细胞的体内生长微环境，使细胞沿三维空间迁移、生长，形成类似体内组织结构的三维细胞 – 载体复合物或细胞 – 细胞复合物。三维细胞培养的鲜明特点是细胞与细胞、细胞与细胞外基质（天然生物材料、合成生物材料、纳米生物材料）的相互作用（图 8 – 4 – 1）。完整的三维细胞培养技

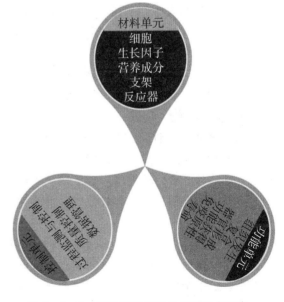

图 8 – 4 – 1　细胞三维培养的主要考虑因素

术体系是由材料单元、控制单元和功能单元所组成的系统整合。材料单元是三维细胞培养的物质基础，包括细胞的来源和类型、调控细胞的因子和信号、三维支架材料和基质以及组织工程生物反应器等。控制单元是细胞三维培养的条件保障，通过监测培养过程、优化培养条件和控制培养质量，为培养物提供动态的体外培养微环境。功能单元是细胞三维培养的体现形式，以三维细胞–载体复合物或细胞–细胞复合物向特定组织形态发生和功能为特征。

当前，三维细胞培养在组织工程当中的应用主要有以下三个方面：

（一）组织与器官修复

成熟的软骨细胞和多种干细胞被广泛用于三维细胞培养，以重建软骨、骨、韧带、肌腱和膝关节半月板。

（二）血管再生

新血管生成包括两个基本过程，即血管发生（vasculogenesis）和血管生成（angogenesis）。血管发生是指内皮前体细胞，即成血管细胞分化成内皮细胞形成原始血管网的过程。血管生成是指从已存在的血管以生芽方式长出新毛细血管的过程。三维培养方法可使细胞呈立体生长，更接近于体内生长模式，可为血管生长模拟类似于体内的三维空间，诱导细胞出芽、增生、迁移或分化等一系列变化。

（三）神经再生

神经再生对于移植后组织工程化组织器官正常生理功能的发挥具有重要意义。同时，神经组织工程在体外再生的神经组织对于体内神经组织损伤的修复也具有重要意义。近年来，研究者利用三维细胞培养技术使神经干细胞在生物支架上进行分化、增殖、生长，在恢复视神经功能的研究方面已经取得了良好效果。

与长达百余年的细胞培养技术发展历程相比，三维细胞培养技术只有短短十几年左右的发展过程。尽管哺乳动物细胞的二维培养为三维细胞培养技术的建立和发展提供了大量有价值的借鉴和支持，个别三维细胞培养技术的研究在近年来也取得长足进展，但现阶段的三维细胞培养技术总体上还处于不成熟的发展阶段。

二、种子细胞与支架材料的联合培养技术

种子细胞与支架的联合培养是体外构建工程化组织器官的关键技术之一。主要的联合培养方式有两种。

（1）按预先设计将支架材料制作成特定的形态，再接种细胞，在体外经过较长时间的联合培养至成熟组织的形成，然后再移植到体内，以修复组织器官的缺损。这种方式的优点是：在体外联合培养物已形成了缺损组织器官的形态和一定的功能，移植后培养物与受区一旦愈合，即能发挥形态修复及功能修复。但缺点也显而易见：①这种培养方式需要在体外长期培养，时间越长可能出现的污染机会越多；②以目前的技术水平，体外培养环境不可能与体内环境完全一致，这使得联合培养物与体内正常组织存在一定差异；③联合培养物植入受区后，需要一定时间建立血液循环以保持其生命力，时间的长短与联合培养物的大小、三维结构等都存在密切关系。在这段时间中，部分细胞会因为营养条件改变或生存环境改变而死亡，从而影响工程化组织器官的质量。

（2）将种子细胞接种在体积小而非定型的支架材料上，短时间在体外进行联合培养后就植入体内，在体内正常微环境下继续生长发育，最后达到修复损伤组织和器官的目的。这种方式的优点在于由于体积较小，容易从组织液中获取营养，也易于与周围组织建立血液循环。但也存在一些不足：①培养物移植时并不具备缺损组织器官的形态，需在体内逐渐成形；②早期生物力学强度不足，常需辅助装置提高力学强度。

种子细胞与支架的联合培养主要用于：①评价材料对细胞的毒性作用；②考察细胞对支架材料的选择性；③研究细胞与支架材料的相互关系及其机制；④研究细胞接种在支架材料上的方法、数量、密度；⑤研究适合细胞生长、进行新陈代谢的最佳材料结构。

三、组织工程生物反应器

生物反应器是组织工程中的关键一环。种子细胞的培养、种子细胞与支架的复合及组织的分化塑型和功能的完善几乎都是在生物反应器中实现的。因为机体细胞都是在机体提供的微环境中生长的，所以只有在体外模拟出稳定的、与生物体内相似的环境，才有可能培养出与天然生物组织相似的体外人工组织。因此，研制用于体外组织器官培养的生物反应器就成了组织工程的一个重要课题。

与传统生物反应器和动植物生物反应器不同，组织工程生物反应器（tissue engineering bioreactor）是在体外制造一个与体内相似的环境，加速培养细胞、组织乃至器官的系统，可广泛应用于器官缺损患者组织功能的替代、构建、保持或增强，以及生物制药等领域。

用于组织工程研究的生物反应器需要满足的基本要求有以下几点：①控制体外微环境，能为细胞的生存与发育提供最接近体内微环境的培养环境；②提供精确的传质控制，使营养组分的浓度及介质的 pH 能尽量维持恒定，并使梯度尽量减小；③能进行无菌操作；④能保持种子细胞与微载体在培养过程中良好的结合。

近几十年来，随着生物工程和组织工程学的发展，现已研制出用于不同用途、不同型号的组织工程生物反应器，主要类型有：搅拌生物反应器、微载体生物反应器、气升式生物反应器、旋转壁式生物反应器以及模式反应器等。

组织工程生物反应器在组织工程中的应用主要表现在种子细胞培养。研究发现组织工程化器官的质量与细胞接种密度密切相关。从理论上讲，相同容积的生物反应器和普通培养瓶相比，前者可比后者多培养数十倍甚至上百倍的细胞，可以满足较大体积的组织构建时对种子细胞数量的需求。生物反应器还可用于组织工程中体外组织的构建和组织熟化的促进。组织工程生物反应器能够最大限度地模拟体内微环境，促进工程化组织形态与功能的形成，即促进工程化组织的熟化。此外，组织工程生物反应器还可以提供多种培养组织所需的物理信号。

组织工程生物反应器的最终目的是通过模拟体内环境使体外培养的细胞与体内细胞生长过程一致。而要达到这一目的需要解决的问题还有很多，其中关键性问题有：①组织工程力学问题；②反应器面向患者的个体化设计问题；③反应器内培养条件的优化及理化条件的在线监控，确保产品的一致性和标准化、质量控制及自动化等。

随着组织工程学研究的不断深化和发展，组织工程生物反应器将受到越来越多的重视。目前利用组织工程生物反应器已培育出的骨、软骨、血管、皮肤及神经组织应用于体内实验。将来组织工程生物反应器将是集培养、控制、研究、生产于一体的智能化系统生命机器。

（李 栎）

参考文献

[1] 丁斐，刘伟，顾晓松. 再生医学 ［M］. 北京：人民卫生出版社，2012：60-82.

[2] 丁义涛，施晓雷，褚薛慧，等. 新型生物人工肝细胞反应器：CN201211251YL ［P］. 2009.

[3] 侯旭，黄华，万昌秀，等. 组织工程生物反应器及其仿生力学环境探讨 ［J］. 航天医学与医学工程，2006，19（2）：153-156.

[4] 胡晓波，杨海鹰，吴多能. 异种（猪）骨基质明胶的抗原性研究：免疫组化酶标法 ［J］. 中华骨科杂志，1996，16（6）：392-394.

[5] 黄婧欣，曾楚楚，郭明. 新型温敏网络半互穿多孔水凝胶的制备及其固定化酶的研究 ［J］. 材料导报，2017，21：158-163.

[6] 焦岩涛，王大章，韩文利，等. bFGF、IGF-1 及 TGF-β1 对人髁突软骨细胞增殖的影响 ［J］. 中华口腔医学杂志，2000，35（5）：347-349.

[7] 李丹丹，莫秀梅. 基于席夫碱反应的氧化葡聚糖/胺化羧甲基壳聚糖双组分水凝胶粘合剂 ［J］. 中国组织工程研究. 2018，22：3527-3532.

[8] 习佳飞，王韫芳，裴雪涛. 成体干细胞及其在再生医学中的应用 ［J］. 生命科学，2006，18（4）：328-332.

[9] 夏青，沈铁城，黄永辉，等. 应用纳米晶胶原基骨体外构建组织工程骨 ［J］. 中国组织工程研究与临床康复，2007，23：4492-4495.

[10] 徐静静，陈希亮. 磁改性 HAP/CS/SiO2 骨组织工程支架的制备及性能研究 ［J］. 人工晶体学，2016，6：1683-1690.

[11] 杨志明，项舟，邹立群. 肌腱细胞类胰岛素生长因子1受体密度分析 ［J］. 中国修复重建外科杂志，1998：12（3）：164.

[12] 虞刚，虞和济. 集成化激光智能加工工程 ［M］. 北京：冶金工业出版社，2002：113-139.

[13] 赵春化. 干细胞原理、技术与临床 ［M］. 北京：化学工业出版社，2006：3-126.

[14] ALVARER-BARRETO J E, LINEHAN S M, SHAMBAUGH R L. Flow perfusion improves seeding of tissue enginering scaffolds with different architectures ［J］. Ann biomed eng, 2007, 35（3）: 429-442.

[15] ANTHONY A, ROBERT L, JAMES T. Principles of regenerative medicine ［M］. 2nd edition. Amsterdam: Academic Press, Elsevier, 2011: 55-67.

[16] BAGLEY J, ROSENZWEIG M, MARKS D F, et al. Extended culture of multipotent hematopoietic progenitors without cytokine augmentation in a novel three-dimensional device ［J］. Exp hematol, 1999, 27: 496-504.

[17] BANCROFT G N, SIKAVITSAS V I, MIKOS A G. Design of a flow perfusion bioreactor system for bone tissue-engineering applications ［J］. Tissue eng, 2003, 9（3）:

549 – 554.

[18] BATTISTA S, GUARNIERI D, BORSELLI C, et al. The effect of matrix of composition of 3D constructs on embryonic stem cell differentiation [J]. Biomaterials, 2005, 26: 6194 – 6207.

[19] BIANCO P, ROBEY P G, SIMMONS P J. Mesenchymal stem cells: revisiting history, concepts, and assays [J]. Cell stem cell, 2008, 2: 313 – 322.

[20] BILODEAU K, MANTOVANI D. Bioreactors for tissue engineering: focus on mechanical constraints A comparative review [J]. Tissue eng, 2006, 12: 2367 – 2383.

[21] BOTCHWEY E A, POLLACK S R, LEVINE E M, et al. Bone tissue engineering in a rotating bioreactor using a micro-carrier matrix system [J]. J Biomed mater res, 2001, 55 (2): 242 – 253.

[22] BURDICK J A, VUNJAK-NOVAKOVIC G. Engineered microenvironments for controlled stem cell differentiation [J]. Tissue eng part A, 2009, 15: 205 – 219.

[23] CENTRELLA M, CASINGHINO S, IGNOTZ R, et al. Multiple regulatory effects of transforming growth factor-beta on type I collagen levels in osteoblast-enriched cultures from fetal rat bone [J]. Endocrinology, 1992, 131: (6) 2863 – 2872.

[24] CLEMENTSCHITSCH F, BAYER K. Improvement of bioprocess monitoring: development of novel concepts [J]. Microb cell fact, 2006, 5: 19 – 24.

[25] COLETTI F, MACCHIETTO S, ELVASSORE N. Mathematical modeling of three-dimensional cell cultures in perfusion bioreactors [J]. Ind eng chem res, 2006, 45: 8158 – 8169.

[26] CUKIERMAN E, PANKOV R, STEVENS D R, et al. Taking cell-matrix adhesions to the third dimension [J]. Science, 2001, 294 (5547): 1708 – 1712.

[27] DOMINICI M, LE BLANC K, MUELLER I, et al. Minimal criteria for defining multipotent mesenchymal stromanal cells. The international society for cellular: Therapy position statement [J]. Cytotherapy, 2006, 8 (4): 315 – 317.

[28] EAGLE H. Nutrition needs of mammalian cells in tissue culture [J]. Science, 1955, 122 (3168): 501 – 14.

[29] ESTES B T, DIEKMAN B O, GIMBLE J M, et al. Isolation of adipose-derived stem cells and their induction to a chondrogenic phenotype [J]. Nat Protoc, 2010, 5 (7): 1294 – 1311.

[30] EVANS M J, KAUFMAN M H. Establishment in culture of pluripotential cells from mouseembryos [J]. Nature, 1981, 292 (5819): 154 – 156.

[31] FRIEDENSTEIN A J, CHAILAKHYAN R K, GERASIMOV U V. Bone marrow osteogenic stem cells: in vitro cultivation and transplantation in diffusion chambers [J]. Cell Tissue Kinet, 1987, 20 (3): 263 – 272.

[32] FROESCH E R, SCHMID C, SCHWANDER J, et al. Actions of inculin-like growth factors [J]. Annu Rev Physiol, 1985, 47: 443.

[33] GAGE F H. Mammalian neural stem cells [J]. Science, 2000, 287 (5457): 1433 – 1438.

[34] GOSHIMA, GOLDBERG V M, CAPLAN A L. The osteogenic potential of culture-expanded rat marrow mesenchymal cells assayed in vivo in calcium phosphate ceramic blocks [J]. Clin orthp, 1991, 262: 298 – 311.

[35] HOLY C E, SHOICHET M S, DAVIES J E. Engineering three dimensional bone tissue in vitro using biodegradable scaffolds: investigating initial cell-seeding density and eulture period [J]. J Biomed mater res, 2005, 51 (3): 1376 – 1382.

[36] JONGPAIBOONKIT L, KING W J, MURPHY W L. Screening for 3D environments that support human mesenchymal stem cell viability using hydrogel arrays [J]. Tissue eng part A, 2009, 15: 243 – 253.

[37] JOSHI A, SINGH N, VERMA G. Fabrication and self: assembly of nanobiomaterials [M]. Norwich: William Andrew, 2016: 29 – 33.

[38] KANNAN R Y, SALACINSKI H J, SALES K, et al. The roles of tissue engineering and vascularisation in the development of micro-vascular networks: a review [J]. Biomaterials, 2005, 26 (14): 1857 – 1875.

[39] KING J A, MILLER W M. Bioreactor development for stem cell expansion and controlled differentiation [J]. Curr opin chem biol, 2007, 11: 394 – 398.

[40] KORIN N, BRANSKY A, DINNAR U, et al. Periodic " Flow-stop" perfusion microchannel bioreactors for mammalian and human embryonic stem cell long-term culture [J]. Biomed Microdsyire, 2009, 11: 87 – 94.

[41] KUHBIER J W, WEYAND B, RADTKE C, et al. Isolation, characterization, differentiation, and application of adipose-derived stem cells [J]. Adv biochem eng biotechnol, 2010, 123: 55 – 105.

[42] LANGER R, VACANTI J P T. Issue engineering [J]. Science, 1993, 260 (5110): 920 – 926.

[43] LEVEN B, GOLUB J S, AMIT M, et al. Endothelial cells derived from human embryonic stem cells [J]. Proc Natl Acad Sci USA, 2002, 99: 4391 – 4396.

[44] MATSUMURA G, MIYAGAWA-TOMITA S, SHINOKA T, et al. First evidence that bone marrow cells contribute to the construction of tissue-engineered vascular autografts in vivo [J]. Circulation, 2003, 108 (14): 1729 – 1734.

[45] PLACZEK M R, CHUNG I M, MACEDO H M, et al. Stem cell bioprocessing: fundamentals and principles [J]. J R soc interface, 2009, 6: 209 – 232.

[46] SASAI Y. next-generation regenerative medicine: organogenesis from stem cells in 3D culture [J]. Cell stem cell, 2013, 12: 520 – 530.

[47] SELL C, PTSZNIK A, CHANG C D, et al. IGF-I receptor levels and proliferation of young and senescent human fiblasts [J]. Biochem biophys res commun, 1993, 194 (1): 259 – 265.

［48］ SHACHAR M，TSUR-GANG O，DVIR T，et al. The effect of immobilized RGD peptide in alginate scaffolds on cardiac tissue engineering ［J］. Acta biomaterialia，2011，7 （1）：152 - 162.

［49］ SPORN M B，ROBERTS A B. Minireview： interactions of retinoids and transforming growth factor - β in regulation of cell differentiation and proliferation ［J］. Molecular endocrinology，1991，1 （5）：3 - 7.

［50］ TAKAHASHI K，YAMANAKA S. Induction of pluripotent stem cells from mouse embryonic and adult fibroblast cultures by defined factors ［J］. Cell，2006，126 （4） ：663 - 676.

［51］ THOMSON J A，ITSKOVITZ-ELDOR J，SHAPIRO S S，et al. Embryonic stem cell lines derived from human blastocysts ［J］. Science 1998，282 （5391）：1145 - 1147.

［52］ TREMOLLIERES F，MOHEN S，BAYLINK D J，et al. Autocrine regulation of cell proliferation and secretion of insulin-like growth factor I （IGF - 1） in osteoblastic cell line MC3T3-E1 ［J］. Annales d'endocrinologie，1994，55 （2）：95 - 102.

［53］ UYGUN B E，SOTO-GUTIERREZ A，YAGI H，et al. Organ reengineering through development of a transplantable recellularized liver graft using decellularied liver matrix ［J］. Nat. Med，2010，16 （7）：814 - 820.

［54］ WAGERS A J. The stem cell niche in regenerative medicine ［J］. Cell stem cell，2012，10：362 - 369.

［55］ WANG D，LIU W，HAN B，et al. The bioreactor A powerful tool for large-scale culture of animal cells ［J］. Currpharm biotechnol，2005，6 （5）：397 - 403.

［56］ WANG Y，KIM U J，BLASIOLI D J，et al. In itro cartilage tissue engineering with 3D porous aqueous-derived silk scaffolds and mesenchymal stem cells ［J］. Biomaterials，2005，（26）：7082 - 7094.

［57］ WEISSMAN I L. Stem cells：units of development，units of regeneration，and units in evolution ［J］. Cell，2000，100：157 - 168.

［58］ ZHANG J. LIU L. GAO Z，et al. Novel approach to engineer implantable nasal alar cartilage employing marrow precursor cell sheet and biodegradable scaffold ［J］. Journal of oral and surgery，2009，67 （2）：257 - 264.

［59］ ZUK P A，ZHU M，MIZUNO H，et al. Multilineage cells from human adipose see implication for cell-based therapies ［J］. Tissue engineering，2001，7：211 - 227.

［60］ ZUK P A. Stem cell research has only just begun ［J］. Science，2001，293 （5528）：211 - 212.

第九章　组织工程化组织和器官的构建及其临床应用

 第一节　皮肤组织工程

皮肤组织工程（human skin equivalents，简称 HSE）是指由细胞或细胞外基质或二者结合的皮肤产品，通过在体外培养扩增大量的功能细胞，复合到支架材料，通过细胞与支架相互作用，诱导、生长形成有活性的皮肤替代物。

一、基本组织结构

皮肤被覆于体表，作为人体最大的器官与所处的外界环境直接接触，具有保护、排泄、调节体温和感受外界刺激等作用，对维持人体内环境稳定、保护机体免受有害物质入侵等极其重要。皮肤由表皮、真皮和皮下组织构成，其中含血管、淋巴管、神经、肌肉及各种皮肤附属器如毛发、皮脂腺、汗腺和甲等。表皮属于复层鳞状上皮，主要由角质形成细胞、黑素细胞、朗格汉斯细胞和麦克尔细胞等构成。

（一）表皮（epidermis）

1. 角质形成细胞

角质形成细胞是表皮的主要构成细胞，数量占表皮细胞的80%以上，在分化过程中产生角蛋白（keratin）。根据分化阶段和特点可分为五层，由深至浅分别为基底层、棘层、颗粒层、透明层和角质层。角质形成细胞间连接的主要结构为桥粒，桥粒具有很强的抗牵拉作用，此外相邻细胞间由张力细丝构成的连续结构网，使细胞间的连接更为牢固。

（1）基底层（stratum basale）。基底细胞有活跃的分裂能力，新生细胞逐渐分化成熟向表层移动，最终脱落，故基底层亦称生发层。

（2）棘层（stratum spinosum）。棘层位于基底层上方，基底细胞不断增殖形成棘层细胞，一般4～8层多角形细胞。

（3）颗粒层（stratum granulosum）。颗粒层位于棘层上方，由1～3层梭形或扁平细胞组成。而在掌跖等部位此层的细胞可厚达10层。

（4）透明层（stratum lucidum）。透明层位于颗粒层与角质层之间，仅见于掌跖等部位的较厚表皮中，由2～3层较扁平的细胞构成。

（5）角质层（stratum corneum）。角质层位于表皮最外层，由5～20层已经死亡的扁平细胞构成。在掌跖部位此层可厚达40～50层。

2. 黑素细胞（melanocyte）

黑素细胞位于基底层，数量约占基底层细胞总数的10%。黑素细胞可产生分泌黑素并向其周围10～36个角质形成细胞运输。黑素能遮挡和反射紫外线，保护真皮及深部组织免受辐射损伤。

3. 朗格汉斯细胞（Langerhans cell）

该细胞是起源于骨髓的单核–巨噬细胞通过一定循环通路进入表皮中形成的免疫活性细胞。其主要分布于表皮中上部，在表皮棘层细胞之间，亦可见于真皮、口腔黏膜、食管、淋巴结、胸腺及脾脏等处。

4. 麦克尔细胞（Merkel cell）

该细胞多分布于基底层细胞之间，细胞有短指状突起，胞质中含许多神经内分泌颗粒。该细胞在感觉敏锐部位分布数量较多、密度较大。

（二）真皮（dermis）

真皮由中胚层分化而来，由浅至深分为乳头层和网状层，两者间无明确界限。全身各部位真皮厚薄不一，一般为1～3 mm，眼睑处真皮最薄，为0.3 mm。

1. 细胞

真皮内存在较多类型细胞，包括成纤维细胞、肥大细胞、巨噬细胞、朗格汉斯细胞等，还有少量淋巴细胞和白细胞。其中真皮内主要的细胞为成纤维细胞和肥大细胞。成纤维细胞能产生胶原纤维、弹力纤维、网状纤维和基质。在皮肤组织深层损伤后，成纤维细胞是其主要的组织修复细胞。

2. 胶原纤维（collagen fibers）

胶原纤维是真皮中的主要成分，由直径为70～140 nm的胶原原纤维构成，主要成分为Ⅰ型胶原，少数为Ⅲ型胶原。胶原纤维韧性大，抗拉力强，但缺乏弹性。

3. 网状纤维（reticular fibers）

这种纤维用银染可将纤维染成黑色，故又称嗜银纤维。纤维较细，由直径为40～65 nm的网状原纤维构成，彼此交织成网状，主要成分为Ⅲ型胶原。

4. 弹力纤维（elastic fibers）

这种纤维又名黄纤维，含量较胶原纤维少，直径较胶原纤维细，为1～3 nm，分布广。弹力纤维由弹力蛋白和微原纤维构成，具有较强的弹性，弹力蛋白对牵拉有很大的耐受力。

5. 基质（matrix）

基质为一种无定型物质，填充于胶原纤维及胶原束间隙。正常真皮内基质主要含非硫酸盐酸性黏多糖，如透明质酸，由于其可以吸收1 000倍的水分，所以在皮肤抗皱抗老化方面具有重要意义。

（三）皮下组织

皮下组织位于真皮下方，由疏松结缔组织和脂肪小叶组成，又称皮下脂肪层。其内含有血管、淋巴管、神经、小汗腺及顶泌汗腺等，其下方与肌膜相连。皮下组织的厚度因年龄、性别、部位及基础疾病等而有所差异。一般腹部、臀部皮下组织最厚，脂肪组织最丰富；眼睑、阴茎处最薄。

（四）其他

皮肤除上述表皮、真皮、皮下组织结构，还有附属器结构，如毛发、皮脂腺、汗腺、甲。毛囊中含有表皮干细胞，故毛发毛囊在伤口愈合中发挥重要作用。皮脂腺通过分泌皮脂保持皮肤和毛发的湿润，汗腺可调节体温。此外，皮肤中有丰富的神经、血管、淋巴管及肌肉。神经分为感觉神经、运动神经，可感受各种刺激，支配靶器官活动及完成神经反射；神经纤维多分布在真皮及皮下组织。在真皮及皮下组织中，除了具有丰富的神经，还有血管分布，皮肤组织可通过其吸收营养，还可进行有效的体温调节。皮肤毛细淋巴管在乳头下层和真皮深部汇合成浅、深淋巴管网，经皮下组织流向淋巴结；皮肤中的组织液、游走细胞、病理产物、细菌、肿瘤细胞等均可通过淋巴管到达淋巴结，后被吞噬或引起免疫反应。

二、种子细胞

（一）角质形成细胞（keratinocyte）

角质形成细胞来源于外胚叶，属于一种长边细胞，不断进行自我更新。在机体发育过程中，角质形成细胞逐渐分化形成表皮、毛囊上皮的主要构成细胞。角质形成细胞是表皮的主要构成细胞，主要产生皮肤角蛋白；毛囊角质形成细胞主要形成毛发；指趾末端背侧部分角质形成细胞则分化产生甲。

角质形成细胞的功能：一为保护作用，二为建立表皮内环境、参与皮肤免疫应答。①保护作用。角质形成细胞自最底层的基底细胞在向上增殖分化时产生坚韧的角蛋白。最外层的角质层一般由 5～20 层扁平细胞组成。这些细胞没有细胞核或其他的细胞结构，细胞中充满了角蛋白和无定形基质组成的复合物。角质层细胞呈叠瓦状排列，其周围包绕着丰富的脂质，形成人体的一道保护屏障；②角质形成细胞可对颗粒性抗原进行摄取和分解，同时还可释放多种细胞因子，调节 T 淋巴细胞活性。活化的 T 淋巴细胞又反馈调节角质，形成细胞免疫活性。

目前，经角质形成细胞器官型培养已生产多种人工皮肤。这些产品的表皮与天然表皮具有相似组织学结构：基底细胞富含张力细丝和桥粒；过渡细胞含有板层体和透明角质；未分化表皮有角质化外膜和高电子密度的角质层。表皮角质形成细胞作为组织工程化表皮的种子细胞，在体外分离培养，由细胞克隆、扩增，形成与正常皮肤相似的表皮层，应用于临床治疗。

（二）成纤维细胞（fibroblast）

成纤维细胞也称为纤维母细胞，是疏松结缔组织的主要细胞成分，在人体中广泛存在，位于真皮的结缔组织及皮下脂肪小叶间隔的结缔组织中。成纤维细胞由胚胎时期的间充质细胞分化而来，属于终末分化细胞。成纤维细胞外观呈长梭形、纺锤体或星状。胞体较大，在电镜下见胞质内有丰富的粗面内质网、游离核糖体和高尔基复合体，其胞质为弱嗜碱性。

成纤维细胞与纤维细胞为同一细胞的两种不同状态，二者在一定条件下可以互相转变。成纤维细胞功能活跃，可合成和分泌蛋白质，还可合成和分泌胶原纤维、弹性纤维、网状纤维及有机基质。它合成的前胶原蛋白分子经内切酶作用、聚合和重排，可形成具有

64 nm周期横纹的胶原原纤维，胶原原纤维经互相黏合形成胶原纤维。这两种细胞合成分泌的胶原纤维均是Ⅰ型胶原纤维。在结缔组织中，成纤维细胞还以另一种状态存在，即其成熟状态、相对静止的细胞，我们称之为纤维细胞。纤维细胞胞体小，呈长梭形，粗面内质网和高尔基复合体均不发达。在外伤等因素刺激下，部分纤维细胞可重新转变为幼稚的成纤维细胞，其功能活动得以恢复，即恢复合成胶原和细胞外基质成分的基本功能，从而参与修复受损组织。以伤口愈合过程为例，成纤维细胞增殖、合成和分泌大量的胶原纤维和基质，与新生毛细血管等共同形成肉芽组织，填补组织缺损，为表皮细胞的覆盖创造条件。

成纤维细胞的生物学特性：①迁移与趋化。②细胞附着。成纤维细胞能够附着于胶原、纤维粘连蛋白、板层素等不同基质成分的底物上。③增殖。皮肤创伤后，成纤维细胞增殖是肉芽组织形成中必不可少的。④合成细胞外基质。⑤释放基质金属蛋白酶，维持结缔组织的稳定，促进成纤维细胞生长、分化和迁移；⑥介导组织收缩。⑦产生生长因子。成纤维细胞可产生IL-1、IL-6、TGF-β和TNF-α等多种生长因子，可引起自分泌或旁分泌刺激效应。⑧成纤维细胞与其他类型细胞或细胞外基质存在相互作用、相互影响。

（三）干细胞

在皮肤组织工程研究过程中，干细胞的研究越来越受到重视，特别是具有多分化潜能及生长因子分泌功能的干细胞。干细胞的主要来源有胚胎干细胞、骨髓间充质干细胞和脂肪干细胞等。胚胎干细胞具有免疫原性，且涉及伦理学问题，骨髓间充质干细胞来源少、取材时创伤大，因此限制了二者的临床应用。脂肪干细胞具有来源丰富、取材方便、低免疫原性、易扩增等优点，成为目前皮肤组织工程较为理想的种子细胞之一。

三、支架材料

支架材料的选择是组织工程化皮肤制作的重要部分，理想的组织工程化皮肤支架材料应该有良好的机械性能（主要包括机械强度和伸缩性能）、良好的生物相容性（能够引导细胞黏附及生长，为种子细胞的生长繁殖提供适宜的空间）和降解产物无毒无害等特点。按照其化学性质的不同，组织工程化皮肤支架材料主要可分为天然支架材料和合成支架材料。天然支架材料拥有良好的生物相容性，但生物力学性能相对较差；而人工合成支架材料的生物力学性能优于天然支架材料，但往往有一定的细胞毒性，限制其广泛应用及发展。因此生物相容性好、无毒无害的合成支架材料，有着广泛的临床应用前景，代表性材料为聚乳酸。

（一）天然生物支架材料

天然生物支架材料主要是胶原类、壳多糖类、纤维蛋白类、糖胺聚糖类、脱细胞真皮基质等物质。

1. 胶原类

胶原是哺乳动物结缔组织中最重要的结构蛋白，是细胞外基质的主要成分。胶原作为组织工程支架材料的优点：生物相容性好，能促进细胞的黏附、生长和形成新的胶原纤维，低免疫原性，生物安全性高，有生理活性和凝血作用，易生物降解及较好的溶解性，来源广泛。缺点：力学强度不大，易发生胶化反应，生物降解速度快、不易控制，溶解后的胶原不易固定。其制备过程是以牛皮为原料用酸法提取纯化Ⅰ型胶原蛋白，然后以提取纯化的Ⅰ型胶原蛋白为支架材料。

基于胶原的皮肤组织工程替代物有胶原膜支架、胶原海绵支架、水凝胶支架。①胶原膜支架通常是经纯化后的胶原溶液冻干后，经风干或用浓氨溶液熏30 min，在37 ℃恒温箱中干燥成膜，成膜后可以用紫外线照射或与0.06%戊乙醛交联。胶原膜可用于制备表皮替代物，但由于其脆性大，搬运过程中易损，故临床应用较少；②胶原海绵支架是胶原或胶原与其他细胞外基质通过戊二醛等方法交联后制备的胶原海绵，成纤维细胞种植其中，表面接种表皮细胞，形成双层结构的皮肤替代物，其在临床有较多应用；③水凝胶支架，除含有胶原蛋白，还具有多种天然大分子如琼脂糖、藻酸盐、壳聚糖、透明质酸等。水凝胶的含水量、结构与许多组织的细胞外基质相似，且运输过程中可达到最小限度的损伤。

2. 壳多糖类

胶原－壳多糖海绵适用于构建组织工程化皮肤，与人成纤维细胞培养1个月，产生分化的结缔组织，能应用胶原－壳多糖材料为支架培养人角质形成细胞和成纤维细胞形成的人工皮肤。

3. 纤维蛋白类

纤维蛋白主要来源于血液，具有较好组织相容性，为较理想的细胞外基质材料。将角质形成细胞培养在纤维蛋白凝胶上，能形成表皮替代物。

4. 糖胺聚糖类

糖胺聚糖是细胞外基质重要的组成部分，主要有透明质酸、硫酸软骨素、硫酸皮肤素、硫酸角质素、硫酸乙酰肝素和肝素五类。糖胺聚糖链是长而无分支、不折叠且含多个重复多糖片段的多糖链，每2个多糖片段中常有一个含有氨基葡萄糖，易形成线圈样结构而占据较大空间。该物质具亲水性，是多聚阴离子，呈酸性。糖胺聚糖在细胞黏附、增殖、分化及细胞外基质合成中起到重要作用，常被应用于皮肤组织工程中。因透明质酸易溶于水、吸收迅速、组织中停留时间短等因素，限制了它的直接应用。但糖胺聚糖可与胶原等其他水凝胶类材料共同构建生物性能更优良的水凝胶支架或交联制成海绵支架应用于临床。

脱细胞真皮基质也称去表皮的死真皮，是全厚皮肤（源于尸体皮、异种皮）经处理去除表皮和真皮中的细胞成分，细胞外基质、血管等结构依然保存，然后将取自患者自身的细胞种在该支架上，所得到的人工皮肤免疫排斥反应较小。其代表产品Alloderm由美国Life Cell公司生产。

（二）合成支架材料

该种材料主要包括聚乳酸（真皮支架）、聚羟基乙酸等。

（1）聚乳酸也称聚丙交酯，常以纤维网状支架、多孔泡沫等形式使用。由于其具有良好的生物相容性和生物降解性，对人体无毒、无刺激，且来源丰富，可再生，因此成为全世界研究和开发的热点。其优点：生物相容性、生物降解性、机械性能及物理性能均良好；缺点：细胞亲和性差、降解速度相对较慢，易引起组织炎症和肿胀等。基于上诉缺点，可通过分子设计合成以聚乳酸为主的各类共聚物，从而改善其降解性能。

（2）聚羟基乙酸具有良好的生物相容性，在组织中降解为羟基乙酸而被代谢。基于聚羟基乙酸降解速度快而出现局部塌陷、pH呈酸性，有碍于组织重建，因此较少单独应用。

（3）3－羟基丁酸－co－3－羟基戊酸共聚物能够更好地为脂肪干细胞提供支撑及微环境，可保持创面水分及抗机械摩擦。脂肪干细胞通过分泌血管内皮生长因子和碱性成纤维细胞生长因子促进血管再生。3－羟基丁酸－co－3－羟基戊酸共聚物支架经 28 天后可完全降解。在原位生成的真皮具有更加复杂、接近机体的胶原结构。

此外，合成材料复合动物性材料的皮肤支架也已面市，如牛胶原蛋白复合糖胺聚糖与有机硅聚合物构成的双层结构真皮替代物，代表产品是 Integra。猪真皮胶原蛋白与尼龙网和半透性硅胶膜组成的临时性创面覆盖材料，代表产品是 Biobrane。

四、组织或器官构建

组织工程化皮肤是指由种子细胞和支架材料体外三维构建培养成的皮肤替代物，可分为组织工程化表皮、组织工程化真皮、组织工程化复合皮肤。

（一）组织工程化表皮

1. 体外培养自体角质形成细胞

（1）取患者自体标本，清洁消毒后分离获得角质形成细胞单细胞悬液，在灭活的成纤维细胞滋养层上面形成表皮膜片，完全由 FDA 培养基培养，当 80% 角质形成细胞融合时、进行胰酶 EDTA 消化传代，待角质形成细胞完全融合，滋养细胞被推挤到边缘时，收获皮片。代表性产品 Epicel 由美国 Genzyme Biosurgery 公司生产。

（2）取自体表皮细胞经体外培养后与激光打孔的透明质酸膜复合而成，应用于患者创面后表皮细胞可从支架材料上通过激光孔进入创面。透明质酸支架材料是重组人皮肤细胞外基质多聚物，可促进成纤维细胞和表皮细胞增殖和迁移，主要用于创面能减少瘢痕增生。代表性产品 LaserSkin 由意大利 Fidia Advanced Biopolymers 公司生产。

（3）将自体表皮细胞接种在纤维蛋白封闭层上培养，形成组织工程化表皮。代表性产品 Bioseed-S 由德国 BioTissue Technologies GmbH 公司生产。

2. 体外培养毛囊外根鞘细胞

取患者自体头皮毛囊外毛根鞘细胞，然后进行器官型培养，培养 2 周后收获使用。代表性产品 EpiDex 由瑞士 Modex Therapeutiques 生产。

（二）组织工程化真皮

组织工程化真皮是指将培养的成纤维细胞接种于可降解的多孔生物支架材料上，利用成纤维细胞分泌及合成细胞外基质，在体外重建似组织真皮结构，用于创面修复。FDA 认证的组织工程化真皮产品有三个，包括 Dermagraft、Transcyte、Hyalograft 3D 和 Intergra。

Dermagraft（美国 Advanced Tissue Sciences 公司）以新生儿包皮来源的成纤维细胞为种子细胞在支架材料上进行体外三维培养，支架材料为硅胶薄膜、覆盖猪胶原基质的尼龙膜。种子细胞增殖并分泌多种基质蛋白，如胶原、纤维连接蛋白、生长因子等，与支架材料一起形成具有活性的真皮组织。

Transcyte（美国 Advanced Tissue Sciences 公司）又称 Dermagraft-TC，是以新生儿包皮来源的成纤维细胞为种子细胞，以不可降解的尼龙网联合胶原蛋白（猪胶原）作为细胞培养基质，再复合硅胶薄膜。硅胶薄膜在最外层，起屏障作用。成纤维细胞在尼龙网空隙中的胶原蛋白基质中进行三维培养，可分泌胶原、氨基多糖、生长因子等基质成分，最后经冷冻过程成纤维细胞失去活性，而细胞外基质蛋白和因子仍保持活性，从而在创面愈合过程中发挥作用。

Hyalograft 3D（意大利 Fidia Advanced Biopolymers 公司）是以自体成纤维细胞和同种异体透明质酸膜支架材料在体外三维培养构建的人工真皮。

Intergra（美国 Integra Life Sciences 公司）曾称 artificial skin 由 Burke 和 Yannas 等首创。上层为硅胶薄层，下层是由交联纤维组成的复合基质。移植后，创面处毛细血管及成纤维细胞生成新的真皮组织，真皮形成后去除硅胶膜，再覆盖培养的自体表皮细胞膜片或自体表皮皮片。

（三）组织工程化复合皮肤

组织工程化复合皮肤，亦为全皮替代物，即包含表皮层、真皮层。由自体或异体的角质形成细胞和成纤维细胞形成的双层结构。典型代表产品为 Organogenesis 公司生产的 Apligraf。此外，同类产品还包括 Regenicin 公司生产的 Perma Derm、Forti Cell Bioscience 生产的 Orcel，以及中国再生医学国际有限公司生产的安体肤。下面介绍 Apligraf 及安体肤的简要制作过程。

Apligraf 制备工艺可以分为三部分：提取胶原、细胞库建立和皮片构建。胶原提取是以牛皮为原料用酸法提取纯化 Ⅰ 型胶原蛋白，然后以提取纯化的 Ⅰ 型胶原蛋白为支架材料；以新生儿包皮组织为原料消化培养表皮细胞和成纤维细胞建立细胞库。细胞库内的成纤维细胞和表皮细胞为种子细胞，体外三维构建人工皮肤。具体的构建培养步骤为：第 1 天将成纤维细胞与胶原凝胶混合构建培养真皮层；第 6 天在真皮层表面接种表皮细胞，液下培养 4 天至表皮细胞增殖汇合覆盖真皮层后，进行气液面培养，使表皮细胞实现复层化和进一步成熟；然后隔天换液至第 20 天培养结束。

安体肤生产工艺与 Apligraf 类似。首先将成纤维细胞接种于牛胶原凝胶中形成细胞胶原凝胶，3 天后接种表皮细胞，浸没培养 2 天，表皮细胞融合成片，然后进行气液界面培养 1～2 周，即完成了安体肤的制备。

此外，脂肪干细胞也在组织工程化皮肤的构建中发挥作用。多数组织工程化皮肤支架材料可与脂肪干细胞结合，从而黏附、增殖，构建的皮肤组织可很好促进创面愈合。

五、临床应用

皮肤组织工程主要应用于两个方面：一方面应用于临床，作为皮肤替代物解决皮肤缺损的问题；另一方面可应用于基础研究，模拟皮肤结构以探索皮肤在不同影响因素下的病理生理反应。

临床医生熟知，直径大于 4 cm 的全层皮肤缺损是无法自愈的，这就需要进行皮肤移植。但移植术存在局限性和副作用，故皮肤组织工程提供了另一种解决途径。当皮肤缺损面积较大，如大面积烧伤、严重创伤，此种情况常因缺乏自体皮源而致皮肤缺损处难以修复，不仅影响了机体的外观形态及功能，而且严重者可危及生命，此为临床医生面对的难题。随着组织工程技术的发展，基于临床医生面临自体皮源缺乏、异体皮源存在排斥反应的情况下，组织工程化皮肤被研发出来，成为发展速度最快、最为成熟的组织工程器官替代物，是世界上第一种获得 FDA 批准的组织工程产品。

组织工程化皮肤可保护创面、改善创面微环境，有利于创面修复及皮肤再生。组织工程化皮肤的表皮细胞和成纤维细胞在移植到患者创面时具有活性，在患处表皮细胞和成纤维细胞可持续分泌多种生长因子和细胞外基质，促进创面处细胞增殖与新生血管形成，从而缩短愈合时间。组织工程化皮肤常应用于大面积皮肤缺损，于缺损处进行修复重建，在保护创面、防止体内水分及电解质丢失的同时，还可以一定程度改善外观，有益于患者身心健康。

组织工程化皮肤分为组织工程化表皮、组织工程化真皮和组织工程化复合皮肤三类。每类组织工程替代物均存在优缺点，因此临床应用适应证不同。每一类组织工程替代物又包含多种产品，因其制作材料及生物工艺不同，其适应证亦不同。

（1）组织工程化表皮。优点是可迅速恢复皮肤的屏障作用，并获得良好的功能和美学效果。缺点是细胞膜片较薄易碎，难以操作；愈合后创面易收缩、易起疱、易破溃，不适应用于深度创面。代表产品 Laser Skin，主要用于创面，能减少瘢痕增生；Bioseed-S 主要用于治疗较难愈合的下肢静脉溃疡，临床数据显示 Bioseed-S 治疗腿部静脉溃疡比常规治疗的创面愈合率提高 50%。

（2）组织工程化真皮。优点是具有更强的稳定性，可增加创面愈合后的皮肤弹性、柔软性及抗机械性摩擦，减少或缓解痉挛及瘢痕增生；但多数需要与表皮替代物结合共同修护创面。代表产品 Transcyte、Intergra DRT 成功应用于烧伤治疗；Dermagraft 以静脉溃疡和糖尿病足溃疡为主要适应证；Hyalograft 3D 治疗深度烧伤具有显著效果，能有效促进创面上皮化、抑制瘢痕增生和促进创面收缩。在临床，Hyalograft 3D 与培养的角质形成细胞膜片或自体刃厚皮移植结合用于治疗糖尿病溃疡；无细胞真皮基质代表产品 Alloderm，在使用前会再与自体角化细胞形成的表皮结合，应用于烧伤患者。

（3）组织工程化复合皮肤是表皮、真皮双层结构组成的皮肤替代物，在外观形态及生理机能与人体皮肤接近。代表产品 Apligraf 用于通过常规方法治疗无效的腿部静脉溃疡、糖尿病足溃疡；安体肤用于修复深度烧伤创面，加速创面愈合、缩短病程。此外临床通过脂肪干细胞与 3 – 羟基丁酸 – co – 3 – 羟基戊酸共聚物结合，可有效抑制创面瘢痕增生；脂肪干细胞还可通过抑制黑色素合成酶从而抑制黑素细胞的增殖和黑色素的合成，减少色素沉着，达到美白的效果；最大限度地恢复患者创面的外观和功能，减少患者的心理负担。

皮肤组织工程除上述应用于临床的情况外，还被应用于基础研究，例如，作为体外测试模型来评价药品及化妆品安全性及功效，或制作成白癜风、银屑病、皮肤肿瘤等皮肤疾病模型。与临床产品相比，用于基础研究的组织工程化皮肤安全性要求及价格较低，很多实验室已具备建立进行体外皮肤研究的能力。

虽然组织工程化皮肤在临床应用中取得一定成效，但与理想的组织工程化皮肤相比仍存在较大差距。理想的组织工程化皮肤应当具有正常皮肤的特征与功能，其细胞成分、分化程度、蛋白质表达以及皮脂成分等应与正常人类皮肤相似。如表皮应具有复层鳞状细胞结构及树突状细胞（黑色素细胞、朗格汉斯细胞等成分），真皮内具有附属器结构（毛囊、皮脂腺、汗腺等），且所制皮肤有柔韧性和抗机械摩擦，可与创面短时间内良好贴附，安全、不携带病毒，易于包装及运输等特点。因此，应用皮肤干细胞再生出含有毛囊、皮脂腺、汗腺等附属结构的皮肤将成为未来创伤愈合的发展方向。

（魏　彬）

第二节　骨组织工程

骨与关节起源于胚胎期中胚层间充质。生理状态下的特异性基因活动及其调节因素，使获得了某些发育特征的胚胎间充质细胞，通过募集、增殖、发育，形成组织特异性细胞群体并具备向成纤维细胞、成骨细胞、软骨细胞、网织细胞等多方向分化潜能的性质。其中，参与骨与关节形成的细胞系则是在这种干细胞群所营造的胚基基础上分裂、增殖，定向性分化为成骨细胞或软骨细胞，并通过有序且规律的特异表型表达、功能转换和细胞凋亡等过程而形成骨或软骨组织。

骨组织是一种特殊的结缔组织，主要作用是对人体的支撑和保护。同时，作为人体内主要的无机盐来源，骨骼在维持人体钙平衡方面也发挥着重要作用。骨是由细胞、有机基质和沉积在其中的无机矿物质组成。有机基质中95%是Ⅰ型胶原，另有5%为蛋白多糖和其他非胶原蛋白。矿物质的主要成分是钙磷酸盐和钙碳酸盐，含少量的钠、镁和氟化物，多数以羟磷灰石晶体的形式存在。

在大体形态上，骨可以分为松质骨和皮质骨两大类。皮质骨主要位于长骨的骨干和扁平骨的表面，由哈佛系统，即骨单位组成。每一个骨单位由10～20层呈同心圆排列的环状骨板围绕而成，中央有哈佛管。环状骨板有骨陷窝，内含骨细胞。骨单位之间为间质骨板，不同骨单位之间有伏克曼管连通。松质骨则位于长骨的骨端和扁平骨的内部，是由不规则的棒状或片状骨小梁相互连接构成的网状框架结构，其内充满骨髓、血管等组织。皮质骨量为松质骨的4倍，而松质骨的代谢更为活跃，这主要是由于松质骨为多孔结构，拥有更多与骨髓腔接触的表面。皮质骨有外膜面和内膜面，在生长过程中，皮质骨的增粗是依靠内膜面的吸收和外膜面新骨的存积完成的。在皮质骨的外膜面上覆盖了一层骨膜，其内有生发层细胞，在骨折愈合过程中常发挥重要作用。

尽管骨骼具有很强的自愈及再生能力，但大面积骨缺损只能通过骨移植进行治疗。骨移植的方法有自体/异体骨移植、异种骨移植、人工骨移植或复合人工骨等。由于自体和异体骨量不足及异种骨免疫等原因，在应用方面有诸多限制。随着交叉学科的发展，利用组织工程原理和方法开发能促进骨愈合、减少骨不连的复合人工骨材料，一直是骨科和材料学的研究热点。骨组织工程是指利用体外培养、扩增后的种子细胞，将其种植于支架材料中，在相关调节因素的作用下形成组织工程化骨的过程与方法。骨组织工程主要有三个要素：种子细胞、支架材料、生长因子。支架可以填充缺损，提供支撑，也可作为载体根据目的负载药物、活性因子、离子等，使局部有效物质保持较高浓度并能缓慢释放，提高支架材料的骨生成、骨传导、诱导成骨的能力，在促进骨愈合、治疗、预防感染、抗肿瘤复发等方面发挥作用。

一、种子细胞

骨组织工程所使用的理想的种子细胞应该具备以下特性：取材方便，对机体损伤小，具有较强的增殖和向成骨方向分化的能力，体内植入后能耐受机体免疫，适应受区环境能力强，安全性好。种子细胞可以取自患者本人，也可以是由志愿者提供，通过分离、体外扩增、经过或不经过与载体（支架材料）共培养后移植到骨缺损部位，从而修复骨缺损。目前，常用的种子细胞有骨髓间充质干细胞、脂肪干细胞和胚胎干细胞，其他种子细胞还有如脐带间充质干细胞、转基因干细胞、外周血来源的间充质干细胞等。

（一）间充质干细胞

间充质干细胞是多潜能干细胞，存在于体内多种组织中，可在体外增殖并维持未分化状态，并具有分化骨髓、成骨、软骨、肌腱、肌肉、脂肪等中胚层来源组织的能力。骨髓中的间充质干细胞含量为 $0.001\% \sim 0.010\%$，可在体外进行分离培养，增殖能力强，贴壁性强，冷冻后不影响成骨性能，便于储存，因此，间充质干细胞具有广阔的临床应用前景。

（二）成骨细胞

成骨细胞的前体是前成骨细胞。前成骨细胞在多处结缔组织中都能找到，存在于骨内外膜、骨髓基质及骺板软骨基质中。骺板软骨基质中的前成骨细胞能自动分化为成骨细胞，其他部位的成骨细胞需经过诱导才有骨形成能力。成骨细胞能合成和分泌碱性磷酸酶（alkaline phosphatase，简称 ALP），ALP 可促进骨矿化过程，产生 I 型胶原和多种非胶原蛋白。成骨细胞表面还存在多种刺激因子受体，还能分泌多种细胞因子，调节骨形成和骨吸收，是参与骨生成生长、吸收代谢的关键细胞。

（三）成纤维细胞

成纤维细胞与成骨细胞均来源于中胚层的间充质细胞。它存在于全身结缔组织中，是机体重要的创伤修复细胞，参与创伤修复的许多过程。在骨折早期，成纤维细胞即出现在损伤部位的血肿中，逐渐分泌 I 型胶原，包裹骨折断端，形成纤维性包裹，稳定断端，随着骨折的愈合过程，部分成纤维细胞死亡，部分成纤维细胞周围钙盐沉积形成细胞陷窝，转化为骨细胞。成纤维细胞取材容易，在体外有较强的增殖能力，是重要的骨组织工程种子细胞。

（四）脂肪干细胞

脂肪干细胞是从脂肪组织中分离出的中胚层间充质干细胞，具有骨髓间充质干细胞类似的生物学特征，在传至 10 代以上时，其增值速度仍不衰减。人类脂肪组织非常丰富，可在局部麻醉下获得足够的细胞量，避免体外扩增和培养过程中造成的污染和表型改变。在骨组织工程中脂肪干细胞可用于关节软骨和骨缺损的修复，但脂肪干细胞可多向分化，必须在持续诱导下才能实现，其机制有待进一步研究。

（五）胚胎干细胞

胚胎干细胞可以在长时间内自我复制，并具有很强的多向分化能力，在适当的诱导下可分化为成骨细胞或其他多种细胞。Buttery 和 Bourne 将胚胎干细胞与小鼠成骨细胞在含血清的培养基中加入维生素 C、β-甘油磷酸、地塞米松和维生素 A 共培养，14 天后形成大量骨结节，这使得它可用于再生医学。但由于伦理问题，其应用受限。国外有报道脐带血中的干细胞可替代胚胎干细胞，并且比胚胎干细胞更安全，可用于骨组织工程。

二、支架材料

生理条件下的细胞是生活在基质编制的三维支架中，不同组织有其特有的微结构和微环境，并储备供细胞生存的水、营养物质、细胞因子和生长因子。在骨组织工程中，为恢复受损伤组织的功能或促使组织再生，就需要有一个模板或支架为细胞增殖和基质沉积提供场所，为新骨长入和血管化创造条件，最好能释放生长因子从而主动参与骨再生过程。因此，构建合适的三维支架是组织工程研究的重要组成部分。

在组织工程中，人工骨支架需要满足的条件如下。首先，该支架应具有生物相容性，即与生物体器官、组织细胞等高度相容，对血液、免疫等系统无不良反应。其次，要能够促进成骨细胞在其表面附着、增殖与分化，即生物功能性。再次，支架材料要能够随着成骨细胞的生长而逐渐被吸收和降解，不影响新骨的生成；且降解产物必须无毒，对机体无不良反应，即生物降解性；此外，要具有一定的强度和韧性，易于加工且植入骨缺损部位后能够起到有效支撑，直至新骨生成，即力学性能。最后，应当具有相互连通的三维多孔结构（孔径在 $300 \sim 600 \ \mu m$），能够为细胞生长提供足够的空间，且有利于氧气、营养物质的传输及新陈代谢的顺利进行，即结构特性。人工骨支架的应用需实现这一系列特殊性能，对其材料成分和结构形貌都有严格要求。目前常用支架材料有天然材料、生物陶瓷、人工合成高分子聚合物以及它们的复合物等几大类。

（一）天然材料

天然生物材料主要是指从自然界现有的动植物中提取的天然活性高分子物质。天然生物材料来源广泛，具有良好的生物相容性，且有较好的微结构和功能。

1. 同种异体骨和异种骨

同种异体骨是来自同一种类、不同个体的骨组织材料经过深低温冷冻干燥、巴氏灭活、辐照灭菌等加工而成的骨移植材料。它保留其特有的天然网状结构，又具备优良的成骨性能和低免疫原性的特点，是一种与自体骨组织具有高度相容性，可替代自体骨修复骨缺损的材料。其目前仍为广泛应用的生物材料，但异体骨来源相对有限，且存在传播疾病的潜在危险性。异种骨移植材料主要来源为牛骨，在去除细胞、有机物等成分后获得。相比之下，异种骨来源广泛，且因骨组织结构在不同种属动物间存在高度同源性；其骨小梁、小梁间隙、孔隙率、骨内管腔系统及骨盐支架的三维结构，有利于组织细胞黏附、生长，并为细胞外基质的分泌提供宽大的内部空间及表面积；加之其无机成分主要是羟基磷灰石，与人骨成分相同。因此，异种骨结构植入体内后易被宿主组织细胞接近而发生爬行替代及生物降解，应当是较理想的载体材料。然而，由于存在潜在排斥反应和携带人畜共患疾病如疯牛病、朊病毒等风险而限制了其使用。

2. 天然高分子聚合物

自然界中人工可提取的胶原、纤维蛋白、壳聚糖、藻酸盐、透明质酸等天然高分子聚合物，具有可降解性，且来源丰富，取材方便，免疫原性低，可提供成骨细胞黏附、扩散、增殖分化的平台，常用于制备骨组织工程支架。但存在易水解、机械性能不足、降解速率难以控制和难以单独用于承重部位骨缺损的修复等问题。

3. 海洋生物外壳

在天然生物材料中，各种海洋生物外壳是一个重要的骨修复材料来源。以碳酸钙及羟基磷灰石为主体的生物材料富含 Ca^{2+} 及 CO_3^{2-}，具有良好的生物相容性，与人体骨成分组成具有一定的相似之处。天然来源的碳酸钙可作为新的骨替代材料。可用于制备人工骨的海洋生物材料有牡蛎壳、墨鱼骨、乌贼骨等。虽然海洋生物材料有一定的力学性能，生物成分与人体骨组织有良好的生物相容性，能够促进人体骨细胞黏附、增殖和分化，但不具有三维多孔结构，不能为细胞生长提供足够的空间，不利于氧气、营养物质的传输及新陈代谢。

另外一类海洋生物珊瑚，具有与人体松质骨极为相似的三维连通微孔结构，有利于成骨细胞的附着、生长，在人工骨的研究占有重要的地位。海南医学院付昆课题组经过多年潜心研究，改进了珊瑚人工骨的制作方法，通过水热反应实现珊瑚成分的表面转化，制成珊瑚羟基磷灰石。在成骨性能不受影响的同时，其生物降解性能明显提高，达到与骨正常代谢同步。在临床实验中，16 名骨肿瘤患者植入珊瑚羟基磷灰石以填充肿瘤切除术后造成的大段骨缺损，术后 3 个月缺损部位达到临床骨愈合标准，并且植入材料在 18～30 个月内降解，这充分证明珊瑚羟基磷灰石作为自体骨移植物替代的有效性。尽管珊瑚羟基磷灰石具有优良的成骨和降解性能，但其临床使用仍受到限制，这是因为中国南海虽然有世界上最大的珊瑚资源，但珊瑚生长缓慢，且由于海洋过度开发破坏了珊瑚生长环境，1/3 的造礁珊瑚濒临灭绝，已列入濒危物种，其采收和使用受到严格限制，难以满足世界范围内长时间大量需求。

4. 生物陶瓷

生物陶瓷主要由钙、磷元素组成，其化学组成和骨盐相似，是骨组织的主要无机成分，具有良好的骨传导性，并且本身就具有骨诱导性。这种材料可加工成多孔隙结构，利于组织细胞长入和营养及代谢物质出入，显示出良好的生物相容性。生物陶瓷轻度溶解，所形成的 Ca^{2+} 及 $P_2O_4^-$ 能为骨再生提供原料。骨组织工程中常用的羟基磷灰石（HAP）、磷酸三钙（TCP）作为细胞外基质材料。但是生物活性陶瓷的强度低、韧性差、塑形困难以及降解缓慢等问题，会影响新生骨组织的生长。

（二）人工合成高分子聚合物

与天然材料相比，人工合成的高分子聚合物的优势是在组成、微结构、机械性能、降解速率等方面可加以控制。因此，近年来人工合成高分子材料发展迅速，成为组织工程的主体材料。目前应用最为广泛的合成生物高分子材料包括左旋聚乳酸（PLLA）、聚醚醚酮（PEEK）、聚己内酯（PCL）、聚羟基乙酸（PGA）以及聚乳酸 - 乙交酯（PLGA）等。该类材料具有良好的生物相容性，广泛用于生物医疗领域；但这类材料通常机械强度有限，且不能促进成骨细胞的黏附及增殖，不适宜单独用作人工骨支架的制备。

（三）3D 打印人工骨支架

随着现代医学影像学、数字医学、材料学的不断发展，3D 打印技术为组织器官修复提供了一种全新的选择。在骨科领域中，以生物材料、干细胞、组织培养为基础，利用 3D 打印技术制造的具有生物活性的人工骨组织替代坏死、缺损的骨组织，在未来将成为现实。3D 打印支架材料具有良好的可控性，即能生产出定制化的支架外形，又可精确控制支架孔径的大小及孔隙率。选用适宜的材料组合如：可降解高分子材料与无机物质的组合，可集合两种材料的优势，有望制造出力学性能优越、生物降解可控、符合生理结构、适合人体微环境的骨缺损修复支架，进一步满足组织工程的需要。3D 打印技术制作的骨组织工程支架在力学、结构、个性化方面有其独特的优势，在骨支架制造方面有广泛的应用前景，已成为国内外骨组织工程研究的焦点。

三、生长因子

自 1965 年人们在骨基质中发现骨形态发生蛋白以来，现已经研究出有多种生长因子可以通过诱导和促进相关细胞增殖、促进血管和胶原合成等方面调节成骨，以及在骨重塑、改建方面发挥重要作用。因此在构建组织工程复合人工骨时，合理有效使用骨诱导生长因子十分重要。骨诱导生长因子除骨形态发生蛋白外，还有碱性成纤维细胞生长因子、血小板衍生生长因子、胰岛素样生长因子和转化生长因子等。

（一）骨形态发生蛋白

骨形态发生蛋白（bone morphogenetic protein，简称 BMP）是一类多功能生长因子，属于 TGF-β 家族，是目前已知最强的骨诱导形成因子。它通过增强膜内和软骨内成骨来促进骨的生长发育，可诱导干细胞和母细胞转化为成骨细胞和成软骨细胞，也是可知的唯一能诱导间充质干细胞分化成为成骨细胞来诱导骨形成的蛋白质。在目前发现的 20 多种骨形态发生蛋白中，BMP-2 和 BMP-7 已应用于临床。然而直接使用骨形态发生蛋白仍存在问题：一是容易被体液稀释并被各类蛋白酶降解，作用时间短；二是副作用大，如常见的炎症反应、异位成骨、骨质溶解、变性的风险，甚至刺激健康的骨组织向癌细胞转化，因此需要与载体复合才能安全有效地发挥作用。

（二）碱性成纤维细胞生长因子

成纤维生长因子（FGF）是一类具有广泛生物活性的多肽类物质，能促进中胚层和神经外胚层有丝分裂，促进细胞增殖，是体内重要的创伤愈合因子，包括碱性成纤维生长因子（basic fibroblast growth factor，简称 bFGF）和酸性成纤维生长因子（aFGF）。其中，bFGF 在骨修复中的生物学效应主要体现为能促进原始干细胞、骨祖细胞在骨损伤部位聚集；使成骨细胞、软骨细胞 DNA 合成增加，促进有丝分裂，从而促进骨和软骨生长。另外它还有促进内皮细胞分裂、增殖，并延长内皮细胞的寿命，诱导血管生成的作用；有利于细胞营养物质和代谢物的运输。

（三）胰岛素样生长因子

胰岛素样生长因子（insulin-like growth factor，简称 IGF）有 IGF-Ⅰ和 IGF-Ⅱ两种存在形式，它们在结构上与胰岛素同源，分子大小几乎相同。其中 IGF-Ⅰ是由 70 个氨基酸组成的多肽，以前称之为生长调节素–C，它可促进骨细胞分化和增殖，刺激成骨细胞生成非胶原蛋白骨钙素和Ⅰ型胶原等，从而促进骨折愈合；通过刺激软骨细胞合成基质蛋白，抑制软骨细胞衰老和死亡。IGF-Ⅰ是生长激素功能的主要辅助调节因子，在骨修复中的作用与 bFGF 具有协同作用。

（四）转化生长因子–β

转化生长因子–β（transforming growth factor β，简称 TGF-β）与 BMP-2 属同一家族，

是一类通过二硫键联结两条相同的多肽链而成的蛋白质。已知 TGF-β 至少有 5 种同分异构体，在骨愈合过程中，TGF-β 各亚型表达的高峰不同，它们分别有专一的受体。TGF-β 能促进间充质细胞和骨形成细胞趋化、增殖、移动、分化，促进成纤维细胞分泌粘连蛋白和胶原，诱导微血管生成，加快骨和软骨形成。

（五）血小板衍生生长因子

血小板衍生生长因子（platelet-derived growth factor，简称 PDGF）是由血小板、骨和巨噬细胞合成。它在创伤愈合中起重要作用，曾称为"创伤因子"或"损伤激素"。其主要功能是诱导成骨和骨祖细胞的分化，对于培养的成骨细胞有强大的趋化作用。研究发现，PDGF 有 IGF-I 同样的效果，能刺激小鼠骨 DNA 增加胶原蛋白合成，但也有促使降解胶原的性能。在骨愈合早期，是 PDGF 首先激活骨膜间质细胞的增生和分化。

（六）血管内皮生长因子

在骨修复过程中，血管化是成骨一个关键环节，其作用贯穿于整个过程。血管内皮生长因子（vascular endothelial growth factor，简称 VEGF）作为一种最有效的促血管生成因子，它不仅能抑制血管内皮细胞凋亡，促进内皮细胞生长、增殖，血管相关的平滑肌细胞迁移，还参与随后的血管改建、塑形，促进血管网成。此外，血管内皮生长因子还能促进成骨相关的细胞分化、迁移、扩增，聚集及增强碱性磷酸酶的活性，从而促进成骨。

四、负载策略

骨组织工程的基本要素如前所述，包括支架材料、种子细胞、生长因子三个元素。支架为载体，而如何将种子细胞、生长因子或者是治疗作用的如抗感染或抗癌成分的物质负载到支架上发挥作用也是一个重要问题。常用的方法有局部缓释、细胞接种、基因转染细胞、联合顺序释放等，而具体选择哪种策略，是由患者的临床状态决定的。要考虑的因素有年龄、性别、健康状况、是否有其他系统疾病和缺损部位的解剖形状；此外，还应考虑植入部位，因为身体不同区域具有不同的功能负荷和血管分布。

（一）局部缓释

蛋白质成分的生长因子静脉注射在体内的半衰期只有几分钟，远远少于产生效应的时间，无法达到稳定、持久、有效的成骨作用。局部单纯应用生长因子可吸附的支撑物会扩散向四周，不能保证其在某个部位发挥作用，还有异位成骨或成瘤等并发症的风险。缓释是以确定的速率缓慢释放某些分子的过程，除了为细胞因子提供保护之外，还可实现其在局部缓慢、持续释放是目前骨组织工程研究的热点。

有部分生物填充材料加入负载物后可直接起到缓释作用。张海燕等报道，经过改性的磷酸钙骨水泥可负载抗生素、抗肿瘤药物、生长因子和中药成分起到修复骨缺损和药物载体双重作用，是理想的缓释载体材料。有部分生物支架在起到缓释细胞定向发育所需的细胞因子的同时，还能为骨细胞提供生长所需的三维空间。随着控释技术和工艺技术的进步，越来越多的材料被用于包载细胞因子或药物后负载于支架材料上，方法有物理吸附和表面化学键结合。Ⅰ型胶原海绵载体具有吸附结合重组人骨形态发生蛋白-2（rhBMP-2）的固有能力，已被证明是 rhBMP-2 的良好载体。将Ⅰ型胶原海绵置于 rhBMP-2 溶液中浸泡15 min后，约95%的 rhBMP-2 结合到胶原上，浸泡 2h 后结合率接近97%，浸泡过 rhBMP-

2 胶原海绵植入体内后，其在局部可持续释放 2 周，并且在前 2 ～ 3 天释放约 50% 的 rhBMP-2量。这种早期释放在快速启动骨形成过程中是很重要的，可以趋化干细胞，并诱导其分化为成骨细胞，促进骨形成，机体接下来的几周内会继续生成骨痂以促进骨缺损愈合。

壳聚糖是由甲壳素经脱乙酰作用后衍生得到的一种带正电荷的天然多糖。壳聚糖作为药物释放载体的研究近年来已经多有报道，相对于其他载体，壳聚糖纳米药物载体具有较高的溶解性和包载效率、较好的生物相容性、较低的细胞毒性、较高的生物利用度和可降解性等。因此壳聚糖纳米可作为许多生物活性大分子药物，如疫苗、多肽、核酸、蛋白质和胰岛素等的理想包埋载体。Viveka 等用壳聚糖包载抗癌药物他莫昔芬后，借助傅里叶变换红外光谱（fourier transform infrared spectroscopy，简称 FTIs）分析发现，他莫昔芬携带少量负电荷的表面对壳聚糖具有亲和力，聚阳离子壳聚糖可以通过静电相互作用和化学反应结合他莫昔芬。冷冻干燥再分散后，载药纳米颗粒在 PBS 中的流体动力学几乎没有变化，表明含有他莫昔芬的壳聚糖纳米颗粒具有良好的再分散稳定性。体外细胞实验表明，载药壳聚糖纳米颗粒增加他莫昔芬在肿瘤细胞中的积累，诱导肿瘤细胞半胱天冬酶依赖性凋亡，增强他莫昔芬的抗癌活性。因此，基于壳聚糖纳米颗粒的他莫昔芬的药物缓释系统是癌症治疗极具前景的策略。

其他可用于缓释的材料还有水凝胶、淀粉凝胶、胶原基质、藻酸盐等。

（二）细胞接种

将患者自身或异体来源的种子细胞移植到支架材料上植入体内，通过局部微环境作用，诱导种子细胞增殖、迁移和分化，可以大大增强骨组织形成和重塑，加快骨修复。而如何将种子细胞复合到生物相容性支架上是获得骨组织工程化成功的决定性步骤，这个阶段通常被称为"细胞接种"。高效、快速、高存活和均匀的空间分布的细胞接种可以改善组织工程化骨的临床潜力。

接种方法上，有传统的简单细胞接种和使用生物反应器培养。传统的以二维细胞扩增、静态细胞－支架复合物培养方式为主的组织工程化骨培养方法有很多弊端，如在支架内部的细胞缺乏足够营养物质，较少的氧气输送且废物无法排除，无法满足科研及应用需要。生物反应器能使细胞体外培养条件接近体内环境，它可以模拟体内生理条件下细胞所处的组织生长微环境，改善营养物质的传递，克服传统静态培养物的扩散限制。生物反应器在骨组织工程的细胞培养中不仅能增加三维结构内的物质传递，而且可减少处理步骤，以减少污染发生。由于混合或灌注介质引起的流体剪切应力使细胞暴露于机械刺激中，相比静态培养，机械刺激可以使种子细胞在更短的时间内产生细胞外基质，细胞外基质可增加支架和组织移植物的机械稳定性。机械刺激可保持干细胞表型，诱导干细胞沿特定的路径分化。较大尺寸支架易于制造，但随着支架的尺寸增加，细胞向三维支架的中心扩散变得困难。静态培养中在大尺寸三维支架中心只具有较少数细胞，生物反应器中流动的环境特性可以确保适当的细胞迁移，改善细胞分布和加速构建体成熟。生物反应器的种类很多，在骨组织工程中常用的有旋转壁式、灌注式和搅拌式生物反应器。

（三）基因转染细胞

基因治疗是将具有特殊功能的 DNA 或 RNA 序列递送到细胞或组织中以治疗疾病或校

正遗传缺陷的技术。近年来，基因治疗与骨组织工程相结合，将编码成骨细胞因子和转录因子的基因用病毒载体或非病毒载体转染到种子细胞内，调节基因提高其表达生长因子和转录因子的效率，以自分泌或旁分泌的方式影响自身和周围细胞，诱导这些细胞转化为骨细胞，从而促进新骨形成。

基因转染可以在体内或离体下完成。在体内转染方法中，一种是将携带治疗性 DNA 或 RNA 的载体直接注入患者体内，这种方法不能将基因递送至特定的部位和靶细胞群。另外一种方法是将治疗性的 DNA 与阳离子转染试剂如脂质体缩合为多聚体，再将 DNA 多聚体封装或涂在支架上。这一支架被称为基因激活基质（gene activation matrix，简称 GAM），GAM 系统作为可持续释放治疗性 DNA 的库植入损伤部位，可保持治疗性 DNA 基因在细胞微环境中有较高浓度，促进细胞持续性的转基因表达所需要的生长因子，加快损伤修复。GAM 系统相对于局部应用或直接注射用生长因子和治疗性 DNA 载体具有更好的稳定性，并避免全身分布及降低载体的免疫应答。离体基因转染方法是取患者自身的细胞，在体外使用细胞培养技术扩增。尽管与该方法相关联的时间和成本增加，但是可以在植入之前筛选细胞并转染特定的细胞群。

（四）联合顺序释放

组织形成和修复是涉及多种细胞类型和生长因子的复杂的级联事件。在特定再生阶段，某一个生长因子的作用会显得非常重要。我们不仅要将相关生长因子负载于支架中，而且还要模拟自然生长过程，以有生物学意义的顺序释放生长因子组合，这更符合组织工程的策略。许多研究人员已经在应用这种方法，Maegawa 将 FGF-2 和 BMP-2 按不同的顺序加入大鼠 MSC 培养液中，发现早期补充 FGF-2 可增加应答细胞数量或未成熟成骨细胞数，其后加入 BMP-2 可增强 MSC 向成骨细胞分化的能力。Ramazanoglu 在修复家猪颅盖骨的实验中发现，BMP-2 和 VEGF 联合顺序给药有协同作用，有利于骨矿化和重要骨基质蛋白的表达。

五、展望

随着交叉学科的发展，在治疗骨科疾病中，以模拟骨修复的自然过程为基础的骨组织工程策略，已经引起了极大的关注，并有了长足的进步。近几年除用于修复骨缺损外，也开始了具有抗感染和抗癌功能的组织工程骨的探索。这些理念的转变无不体现着人们对组织工程理解的深入。但是今后仍然需要解决一些问题，例如增强包封蛋白质的稳定性，以允许释放延长的时间，例如数周至数月；另外，迄今为止进行的大部分工作都是用动物模型进行的，如何将这些方法转化后应用于临床，还有很长的路要走。从更广阔的角度来看，一旦技术发展成熟服务于临床后，骨科疾病的治疗将由传统的骨移植向修复重建或组织再造的新时代转变。

（李　君　王子振彪）

第三节　软骨组织工程

　　骨间连接有三种类型：①缝隙（或骨性）连接，通过结缔组织（膜）或骨间结缔组织的骨化将两骨连接起来，一般不可动，如颅的冠状缝、矢状缝等；②微动关节，即软骨性关节，可有部分活动，如耻骨联合、椎间关节等；③活动关节（即滑膜关节），活动度大。滑膜关节是由关节囊、关节腔、关节面组成，每个关节面上被覆关节软骨，为透明软骨，关节软骨下为软骨下骨。关节软骨由细胞外基质和软骨细胞组成，基质是由胶原、蛋白聚糖、水分、糖蛋白等所形成的固态结构，软骨细胞则分布于基质中。

　　关节软骨在人体关节内起着承载负重与减少摩擦的重要作用，但是由于其本身无神经、血管支配且所含细胞量少，损伤后自身修复的能力十分有限。目前临床常用修复的方法有软骨清创修整、截骨矫正肢体力线、骨膜和软骨膜移植等，这些修复方法虽能达到暂时缓解症状和改善关节功能的目的，但终不能完全修复组织和防止周围正常组织的退变。其部分原因在于所形成的修复组织多为纤维软骨，缺乏正常关节软骨的分区结构；即使在形成透明软骨的部位，也是发育不成熟，并未形成真正的关节表面。在功能上，这种修复组织不能承担对关节软骨的机械负荷要求，修复组织与周围残留软骨之间也不能发生整合，关节软骨退变难以避免。直到近十几年，随着生物力学、分子生物学、组织工程学等多学科的发展，及医学对软骨的病理生理学认知的迅速加深，为关节软骨缺损的修复提供新的方法和思路。软骨组织工程学方法对关节软骨缺损的修复已成为当下研究的热点。

　　软骨组织工程与其他组织工程一样，也具备着三大基本要素：支架、种子细胞和可调控细胞生长、增殖及分化的生长因子。

一、种子细胞

　　作为软骨组织工程的基础，种子细胞的选择和来源一直是研究的重点。目前应用于软骨组织工程的种子细胞主要有以下三大类。

（一）软骨细胞

　　软骨细胞作为种子细胞主要有自体软骨细胞和同种异体软骨细胞两大类。

　　自体软骨细胞自身具备软骨组织工程种子细胞所需要的细胞表型，且无抗原性，移植后可避免产生免疫反应，在理论上一直是最为理想的种子细胞。自体软骨细胞移植作为软骨组织工程治疗的一种常规方法也被广泛地应用于临床，并被证实具有良好的治疗效果。但自体软骨细胞移植取材的来源途径较为局限，软骨细胞寿命有限，并且软骨细胞增殖能力低下，体外培养时多次传代扩增后常易发生去分化而失去原有的软骨细胞表型。同时，研究还证实软骨细胞的活性与年龄相关，随着年龄的增长其活性逐渐下降。

　　同种异体软骨细胞作为软骨细胞移植的另一种选择，虽有效地解决了自体软骨细胞取材来源途径局限的问题，但因其免疫原性、可能传播疾病等问题，一直不能成为可靠的种子细胞来源。

（二）干细胞

近年来，随着对各种不同来源干细胞的广泛研究，许多不同类型的干细胞逐渐被应用到软骨组织工程之中。迄今为止发现的干细胞主要分为胚胎干细胞和成体干细胞。胚胎干细胞具有良好的细胞增殖、定向分化的能力，但由于受到法律和伦理等方面的影响，及其存在致瘤性，胚胎干细胞的研究始终存在着一定的局限性。因此，成体干细胞便成为当前国内外研究的重点。

成体干细胞主要是指位于成体组织内的具有进一步分化潜能的细胞，其存在于机体的各种组织器官中，在病理状态或在外因诱导作用下可以表现出不同程度的再生和更新能力。成体干细胞种类繁多，常用的有骨髓间充质干细胞、脂肪干细胞等。

1. 骨髓间充质干细胞

骨髓间充质干细胞是成体干细胞的一类，被广泛认为有可能成为软骨组织工程理想的种子细胞。骨髓间充质干细胞取材简便、创伤小，易于从骨髓中分离及体外扩增纯化，增殖能力较强，且可始终稳定保持向软骨、骨细胞分化的能力，可用于修复软骨、软骨下骨的联合缺损。

2. 脂肪干细胞

脂肪干细胞来源于脂肪组织，来源广泛、取材简便，且对供体损伤小，并具有较强的增殖能力，是目前发现生长最为迅速的干细胞。在经体外诱导作用下，脂肪干细胞也可向软骨细胞特性方向分化。但脂肪干细胞作为种子细胞应用于软骨组织工程以修复关节软骨缺损还处于初步研究阶段，运用于临床治疗还需经历长期的过程。

（三）基因修饰后的组织细胞

组织工程中的基因修饰组织细胞的途径主要指利用转染等技术，将目的基因导入靶细胞，使其获得相应的生物学特性，以达到促进组织修复的作用。软骨组织工程中常用的细胞修饰基因主要来源于外源性生长因子，如骨形态发生蛋白、转化生长因子β、成纤维细胞生长因子和胰岛素样生长因子等。基因修饰细胞有它的缺点，如转染过程缓慢、转染后稳定性差、生物伦理及安全性等问题，使得基因修饰后的组织细胞尚未能作为种子细胞广泛应用于软骨组织工程中。

二、支架材料

常用于软骨组织工程的支架材料主要有三大类：天然生物材料、人工材料及由它们复合制备的复合材料。

1. 天然生物材料

常用的天然材料包括胶原蛋白、纤维蛋白、透明质酸、藻酸盐及琼脂糖凝胶等。天然材料与软骨细胞基质成分相近，细胞相容性好。但天然生物材料也存在着许多的缺陷，其机械强度差、可能存在免疫原性及降解速率的控制等问题，还需进一步解决。

2. 人工合成材料

迄今为止已有大量的人工高分子聚合材料被应用于软骨组织工程中。常见的人工高分子聚合材料有聚乳酸、聚羟基乙酸、聚原酸酯、聚己内酯及聚氨酯等。人工合成材料具有机械强度、弹性模量、降解时间、分子质量、孔隙率与孔径可控等特点。但其亲水性差，不利于种子细胞的黏附、增殖及定向分化，且易引发免疫反应，单一应用于软骨组织工程研究存在着许多方面的局限性。

3. 复合材料

有研究证实将软骨细胞种植在纤维蛋白－聚氨酯复合物材料支架上，并与无纤维蛋白的聚氨酯支架做比较，结果证实了复合支架材料更有利于软骨细胞的生长增殖，并可显著提高细胞活性。Chen 等将已去分化的软骨细胞接种在复合聚乳酸－聚羟基乙酸共聚物－胶原混合支架材料上进行复合培养，结果证实去分化的软骨细胞在支架内可发生再分化。有研究还证实，聚乳酸与壳聚糖混合后所制备的复合支架，亲水性有明显的提高，并且可有效解决聚乳酸支架材料降解速率过快、降解后产物呈酸性等问题。复合支架材料已成为当前研究的主要趋势，随着材料科技的不断发展，越来越多的新型材料被开发并运用到组织工程中，如纳米材料、仿生材料等，逐渐为软骨组织工程开辟出又一条新的途径。

三、生长因子

一般认为，关节软骨损伤修复是一个有着多种生物因子共同参与的复杂过程。作为组织工程中必不可少的组成部分，生物调控因子起着重要的作用。生物调控因子种类繁多，常见的主要为生长因子。目前软骨组织工程常用的生长因子主要有骨形态发生蛋白、转化生长因子β、成纤维细胞生长因子和胰岛素样生长因子等。不同的生长因子通过自分泌和旁分泌的方式，共同作用于软骨细胞，其作用相互交织形成网络，并表现出一定规律的时间和空间分布。

1. 调节软骨细胞分化的生长因子

转化生长因子β（TGF-β）、骨形态发生蛋白2（BMP-2）能够促进软骨细胞分化；而碱性成纤维因子（bFGF）、表皮细胞生长因子（EGF）则促进软骨细胞的反分化。

2. 调节软骨细胞增殖的生长因子

胰岛素样生长因子（IGF-Ⅰ）、bFGF、BMP-2、TGF-β、表皮细胞生长因子（EGF）、血小板来源的生长因子（PDGF）等能够促进软骨细胞的增殖；而白细胞介素－1（IL-1）、肿瘤坏死因子α（TNF-α）、前列腺素E-2（PEG-2）则抑制软骨细胞的增殖。

3. 调节软骨细胞代谢的生长因子

IGF-Ⅰ、TGF-β、BMP-2、PDGF 属于促进软骨细胞合成代谢的生长因子，而IL-1、TNF 及 PEG-2 属于促进软骨细胞分解代谢的生长因子。

目前，利用软骨组织工程学方法修复关节软骨缺损的成果较多，但尚未形成一种被广泛认可的治疗方案，关节软骨缺损的修复仍是一个巨大的挑战。软骨组织工程作为未来的一种发展新趋势，无疑是关节软骨缺损的最佳治疗方式之一。虽然软骨组织工程现在还只是停留在基础研究及人体实验阶段，但随着各相关学科的不断发展及进一步的研究探索，其临床治疗将会有崭新的突破。

（李　君　王子振彪）

第四节 心血管组织工程

心血管组织工程包括心肌组织工程、心脏瓣膜组织工程和血管组织工程。

一、基本组织结构

血管系统可分为动脉系统和静脉系统。心脏规律地舒张与收缩，将血液断续地射入动脉。血管构造决定了它们的性能，由于大动脉具有较大的弹性，心脏收缩时大动脉管径扩张，而心脏舒张时其管径回缩，使血液变为连续而较均匀地流动。中动脉能使管腔显著地扩大或缩小，借以调节分配到身体各部和各器官的血流量。

（一）动脉

所有动脉均具有共同的基本结构。典型动脉的管壁由内膜、中膜和外膜组成。动脉有多级分支，从最大的动脉到最小的动脉，管径的大小和管壁的结构是逐渐变化的，各级动脉之间无明显的分界。通常根据管径的大小，将动脉分为大、中、小三级。

（二）静脉

静脉逐渐汇合，管径逐渐增粗，管壁也逐渐变厚。中静脉及小静脉常与相应动脉伴行。静脉管壁薄而柔软，弹性也较小。

静脉按管径大小也分为大、中、小三级，但静脉管壁结构的变异比动脉大，甚至一条静脉的各段也常有较大的差别。静脉管壁大致也可分为内膜、中膜和外膜三层，但三层膜常无明显的界限。静脉壁内平滑肌和弹性组织不及动脉丰富，结缔组织成分较多。

（三）心肌组织

心肌组织有着特殊组织结构和电生理特征。心脏的心壁主要有三层结构，从内向外依次是心内膜、心肌膜和心外膜。心内膜（endocardium）位于心腔内面，最上面是内皮，往下是内皮下层和内膜下层。其中，内皮下层较薄，为细密的结缔组织；内膜下层由疏松结缔组织组成，内含血管、神经和心脏传导系的分支。心肌膜（myocardium）即主要的心壁成分，由心肌纤维构成，其间有少许结缔组织和丰富的毛细血管。心外膜（epicardium）即浆膜心包的脏层，其结构为浆膜，它的表层是间皮，间皮下面是薄层结缔组织，含血管和神经，并常有脂肪组织，与心肌膜相连。

心壁内有特殊心肌纤维组成的传导系统，其功能是发生冲动并传导到心脏各部，使心房肌和心室肌按一定的节律收缩。这个系统包括窦房结、房室结、房室束、位于室间隔两侧的左右房室束分支以及分布到心室乳头肌和心室壁的浦肯野纤维（Purkinje's fibre）。

心瓣膜位于房室孔和动脉口处，是心内膜突向心腔而成的薄片状结构，心瓣膜表面覆以内皮，内部为致密结缔组织，与纤维环相连，心瓣膜的功能是阻止血液逆流。

二、种子细胞

（一）血管组织工程的种子细胞

用于构建血管组织工程的种子细胞包括初始内皮细胞（primary endothelial cell，简称

PEC）、内皮祖细胞（endothelial progenitor cell，简称 EPC）、血管壁细胞（vascular parietal cell，简称 VPC）、胚胎干细胞（embryonic stem cell，简称 ESC）和骨髓间充质干细胞（bone marrow mesenchymal stem cell，简称 BMSC）等。自体细胞具有高度的生物相容性，成为组织工程化血管首选的种子细胞。2005 年，Meihart 等证实了人大隐静脉内皮细胞接种后其顶端和腔面能够形成大量细胞骨架，具有抵抗动脉血管剪切力的作用。Shen 等将接种了动脉平滑肌细胞的生物可吸收（聚乙醇酸）支架在裸鼠皮下培养 6～8 周后，再将由胚胎干细胞分化而来的内皮细胞植于管道内腔，并进一步皮下培养 5 天，可形成典型的血管结构。动物实验证实，骨髓间充质干细胞是建立组织工程化血管管壁细胞的重要来源。Oswald 等发现间充质干细胞能够转化为血管平滑肌细胞，并且具有上皮细胞特异性表现，体外培养能够形成毛细血管样结构。间充质干细胞还能分化成血管平滑肌细胞，并参与平滑肌细胞重建。

此外，最近胚胎干细胞和多能干细胞（pleuripotent stem cell，简称 PSC）作为血管工程和再生治疗的细胞来源也引起了大量关注。这些细胞具有自我更新和多向分化能力，可分化为内皮细胞（endothelial cell，简称 EC）、平滑肌细胞（smooth muscle cell，简称 SMC）和外周细胞等。构建稳定和功能性的血管结构除了需要 EC 外，还需要外周血管细胞以支持初始内皮细胞毛细血管丛的形成。共培养间充质干细胞和 EC 或血管内皮祖细胞（Endothelial progenitor cell，简称 EPC）能在血管网络形成中，支持间充质来源外周细胞发挥作用。从祖细胞群中产生两种不同类型的细胞（EC 和外周细胞或 SMC）是需要时间的，理想的血管再生方式是以一种单一的祖细胞就能产生所需的两种细胞类型。最近一项研究发现了来源于人多能干细胞的特殊细胞类型，称为早期血管细胞，能分化为 EC 和外周细胞且在基质上自组织形成微血管网络。在组织工程化血管形成中，这种以单一血管祖细胞产生两种不同细胞类型的能力，能帮助我们减少血管分化的时间和消耗，并形成更稳定的血管结构。

（二）心肌组织工程种子细胞

构建组织工程化心肌的最佳种子细胞应该具备以下特点：易获得，能增殖，没有免疫原性，能分化为成熟的、有心肌功能的细胞。截至目前还没有发现这样的细胞。异体细胞相对容易获得，但是必然带有免疫排斥反应的危险；自体细胞虽然没有免疫反应的困扰，但是很难获得和扩增；终末分化的心肌细胞虽然理论上在电生理、结构和收缩特性方面具备作为理想的供体细胞条件，但由于很难获得和大量扩增，而且存在对缺血敏感和异体移植导致宿主组织的免疫应答。以往研究中应用的细胞来源种类包括胎儿心肌细胞、胚胎干细胞、骨骼肌细胞、间充质干细胞、造血干细胞、平滑肌细胞、天然骨髓细胞、成纤维细胞等（表 9 - 4 - 1）。基于细胞的心脏修复开始于自体骨骼肌卫星细胞移植（一般指成肌细胞）。尽管这种移植会导致心律失常，但临床试验表明这种移植是安全可行并对患者有利的。然而，成肌细胞植入人体内以后能否主动地收缩，能否真正建立细胞与细胞之间的连接还没有被证实。

具有多向分化潜能的胚胎干细胞是心肌再造研究最重要的种子细胞来源。研究人员很久以前就发现胚胎干细胞可以分化成为心肌细胞，鼠胚胎干细胞分化成心肌细胞的能力证明比较早。随后证明了自然发生的人胚胎干细胞可分化形成三个胚层的细胞（包括心肌细胞），这些为解决细胞治疗，包括心肌组织工程的细胞来源问题提供了新途径。心肌细胞分化率低是胚胎干细胞受限的一个原因。Guo 等采用鼠胚胎干细胞在体外成功构建出心肌条带。

来源于骨髓、脂肪组织或循环的自体成体干细胞是另外一个很有希望的种子细胞来源。但成体干细胞能否高效率地诱导分化成心肌细胞仍有争议。目前的研究正致力于寻找有效的可重复的方法来控制和引导干细胞在体外向指定细胞分化，并通过应用生长因子，优化培养条件和改造基因来提高干细胞向心肌细胞分化的效率，从而为组织工程提供无限的种子细胞来源。

表 9 - 4 - 1　各种用于修复心肌的细胞来源的利与弊

	自体的	获得难度	高扩增程度	心肌细胞发生概率	临床应用	安全性
胎儿心肌细胞	无	不易	不	有	无	无
胚胎干细胞	无	不易	是	有	无	畸胎瘤
骨骼肌细胞	有	易	依赖年龄	有争议	有	心律失常
骨髓细胞	有	易	依赖年龄	有争议	有	有钙化
间充质干细胞	有	易	依赖年龄	有	无	钙化纤维化
造血干细胞	无	易	是	有争议	有	无
成纤维细胞	有	易	是	无	无	无
平滑肌细胞	有	易	是	无	无	无

（三）瓣膜组织工程种子细胞

作为组织工程化瓣膜的种子细胞，一般要求具备如下特点：①细胞的黏附力强，繁殖迅速；②具有正常瓣膜细胞的生理功能；③临床易于获取。目前研究较多的有以下几种。

1. 血管内皮细胞

血管内皮细胞可以作为组织工程化瓣膜的种子细胞，主动脉内皮细胞与心脏瓣膜一样处于高压环境。Paranya 等发现主动脉瓣内皮细胞一定条件下可转化为间充质细胞，表现为对血小板衍生生长因子（PDGF）有反应，生成 α2 平滑肌肌动蛋白等。这表明接种的内皮细胞可转化为肌成纤维细胞。但主动脉内皮细胞获取相对困难。

2. 干细胞

干细胞具有多向分化的潜能，更适合于构建组织工程化瓣膜。干细胞主要存在于胚胎、骨髓、外周血（含脐血）和胎儿肝中。其中，胚胎干细胞虽然具有多向分化潜能，但是由于伦理等因素的制约使胚胎干细胞的推广应用受到限制。目前，在瓣膜组织工程研究中使用得较多的是骨髓间充质干细胞和内皮祖细胞。这些细胞可以从共体或患者自身获得，经体外培养后接种到支架。与血管来源的细胞相比，干细胞有以下特点：①获取更容易，创伤更小，更适合临床应用；②骨髓间充质细胞具有自我增殖能力和多向分化潜能；③细胞稳定，在体外培养附壁生长，细胞分裂增殖快，经 20 ～ 25 次传代仍能保持多向分化潜能；④免疫原性低，移植入体内不产生明显免疫排斥反应。

　　Hoerstrup 等将骨髓间充质干细胞从骨髓分离后体外扩增，接种在可吸收聚合物支架上并于体外生物反应器内培养，发现在高流量及低流量的状态下瓣膜活动良好。免疫组化显示，瓣膜基质存在大量的 I 、III 胶原及 α－平滑肌肌动蛋白和波形蛋白。瓣膜的力学特征和正常的人类瓣膜相近，但是其细胞外基质较正常人类瓣膜少，其 DNA 含量约为人类瓣膜两倍多。

　　但同时也有人对干细胞用于组织工程心脏瓣膜的研究持否定意见，他们观察到接种了干细胞之后，部分支架出现了钙质堆积、挛缩及反流；胚胎干细胞还可以导致畸胎瘤的发生。

3. 其他来源的种子细胞

　　利用脐带血来源的内皮祖细胞培育组织工程化瓣膜已获得成功。人胎盘绒毛细胞，经无血清培养基冲洗并经胶原酶处理后，反复温育，离心后取沉淀溶解于 Bio-AMF-1 培养基；再以纤维蛋白为载体，细胞被接种于人工可降解的瓣叶表面；在生物反应器中培养 28 天后，瓣叶表面细胞成分层堆积，外部细胞外基质丰富，中部则较为疏松。其中波形蛋白含量和人瓣膜相似，但其平滑肌肌动蛋白和羟脯氨酸含量远少于人类瓣膜。

三、支架材料

　　多种生物材料均被用作组织工程心血管支架的基本材料，包括胶原、甲壳素、透明质酸盐等细胞外基质的天然生物材料和聚乳酸（PLA）、聚羟基乙酸（PGA）、聚羟基丁醇（PHB）、聚酸酯等人工合成材料。天然生物材料是正常情况下细胞外基质的成分，有利于细胞的黏附、爬行和生长，但组织强度低、力学性能差、降解过程不易控制；而人工生物材料则强度较好、加工容易、降解时间可调，但相对不利细胞的黏附和生长，现在多利用综合了二者优点的复合材料作为支架。

（一）心肌组织工程支架材料

　　心脏与众不同的结构及功能要求心肌组织工程所选择的支架材料更具生物学特性和理化特性。心肌细胞的收缩性要求支架材料有很大的弹性、较高的强度、较好的拉伸性和持久性。另外，由于心脏的结构高度复杂，肌纤维排列形成不同的内层和外层并交织在一起，而且未成熟的心肌细胞植入能力差，这就要求对支架材料进行复杂的三维设计与制造。心脏是人体灌注率和耗氧率最高的器官之一，心肌细胞对缺血很敏感，因此，支架材料要有很好的通透性。目前没有材料和方法能完全满足以上这些标准。解决上述问题的方法：一种是将受体细胞种植于已经去细胞处理后的供体心脏支架上，然后再植入受体体内；另一种是三明治技术，该技术可以构建出不同形状的组织片层，并通过加入成纤维细胞层来增强其机械稳定性。

　　心肌组织工程目前选用的支架材料主要包括合成的聚合物（如聚乙二酸、聚焦乙酸或聚乙烯甘油）和生物材料（如藻酸盐、胶原或明胶）。以聚乳酸和聚乙醇酸为支架构建的组织降解后会引起局部 pH 的减小，对于周围的细胞产生潜在的危害。通过对合成聚合物进行化学和物理特性处理，副产物的形成和炎症反应都会减轻。

　　可注射的支架提供了一个基质支持，使得梗死后的修复变得容易，与单纯的细胞移植相比，支架里细胞更容易得以保留和迁移，也有利于新血管的发生。而且，可注射的组织工程方法避免了打开胸腔外科手术和麻醉所带来的风险。

（二）心瓣膜组织工程支架材料

心瓣膜组织工程材料可分为高分子可降解支架材料和脱细胞瓣膜支架材料两大类。

1. 高分子可降解支架材料

这类支架材料根据其来源可分为天然高分子材料和人工合成高分子材料。

（1）天然高分子材料，如胶原、甲壳质（chitin）、纤维蛋白凝胶（fibringlue）等，这类材料中构成瓣膜通道的结构完全来源于自体组织，细胞分布也较为均匀。然而其机械力学性能较差、来源有限、加工困难、成本很高，这些都限制了其广泛应用。

（2）人工合成高分子材料，如聚乳酸（PLA）、聚乙醇酸（PGA），以及两者的合成产物聚乳酸－羟基乙酸共聚物（PLGA）、聚羟基烷酯类（PHA）、聚4－羟基丁酸酯盐（P4HB）等，由于酯键在水中的不稳定性，利用非酶作用的水解过程使其降解，代谢产物以二氧化碳和水的形式排出体外。聚合物的降解速度可以依据材料的组成分别通过改变其结晶度、原始分支质量或共聚物中乳酸和乙酸的比例等方式进行调节。P4HB是一种生物衍生吸收快速的高分子材料。它的强度和韧度均很高，且由于其良好的热塑效应，可以被塑造成几乎任何形状。Hoerstrup等在无纺PGA上覆盖P4HB，使材料吸收的速度加快，将以此构建的瓣膜植入体循环后，8周完全降解，且表现出更有利于细胞生长的特性。目前这种方法制造的心瓣膜支架在瓣膜组织工程的实验研究中应用得十分广泛。

2. 脱细胞瓣膜支架材料

内皮细胞和间质细胞表面表达的组织相容性（MHC）Ⅰ和Ⅱ类蛋白是引起免疫排异反应的主要抗原。脱细胞同种或异种组织纤维支架上不存在供体细胞，最大限度上降低了免疫原性，同时其完整地保留了细胞生存的三维微环境，机械性能也与原组织基本相同，成为细胞黏附的良好平台。因此，脱细胞瓣膜支架的良好特性是任何人工合成材料不能比拟的。Dohmen等在对50名接受去细胞瓣膜移植患者的研究中发现：其中1人于手术后死亡，2人因为瓣膜相关的并发症需要再次手术，其余的患者在2年时间内表现良好。Hopkins应用酶消化法去除供体羊心脏瓣膜的肌成纤维细胞和内皮细胞后，再种植自体成纤维细胞和内皮细胞，并植入受体羊肺动脉瓣区，结果显示瓣膜结构功能均能适应环境。但这类瓣膜支架仍有缺陷，如活力不够、不能降解、可能存在传染性疾病等。

四、组织或器官构建

血管组织工程构建的关键在于选择合适的种子细胞、最佳的支架材料（非必要条件），以及各种刺激诱导因素（生长因子、力学刺激等）的使用。

组织工程化血管的构建方法也比较多，但目前研究较为集中，应用前景较好的是体外构建自体血管。即应用自体血管壁细胞，包括平滑肌细胞和内皮细胞，在体外先后接种于生物可吸收材料支架上，形成多层次的平滑肌细胞层和内腔单层内皮细胞层，随着支架的吸收完成构建自体血管。移植后，由于血管腔完全来自自体细胞，且有完整的内皮细胞层，因此不会产生免疫排斥和血栓形成，而能够维持管道的长期通畅。同时，可根据不同需要制作各种口径的血管支架以获得所需的自体血管，移植后还有生长的潜能。目前，构建组织工程化血管主要有以下几种方法。

（一）全生物化组织工程血管

"全生物化"就是完全没有合成材料的参与。这种血管的优点在于它是一种有生物活性可以自我更新的组织，其生物基质可以根据体内环境的需要进行调整，因其完全没有合成材料参与而可以减少感染的发生、降低机体免疫反应，有利于提高远期通畅率。但缺点是制作周期长，需3个月以上，所以临床价值和意义不大。同时，该血管还缺乏足够的动物实验以及临床观察来判断其在体内生物行为的有效性。早在1986年，Weinberg等就用牛肺的EC、SMC及成纤维细胞构建了全生物化的血管，它包括EC、SMC、胶原层和成纤维细胞胶原层。内皮细胞构成一层平滑的单细胞层并覆盖90%以上的面积，可作为大分子如白蛋白的渗透屏障并产生血管性血友病因子（von willebrand factor，简称VWF）。但是以这种方式制成的人工血管不具有足够的机械张力，尽管在血管壁外以涤纶（dacron）网加固，仍不耐受血流的冲击力。

（二）非血管细胞构建组织工程化血管

具有生物活性的组织工程化血管多是应用异体（最终要用自体或自体异体混合细胞）获得人类或动物细胞后在体外培养构成而形成具有一定力学特性，有生命的，并能够自我更新、修复和生长的血管移植物。但是，Campbell等取不同直径的硅胶管插入大鼠或兔子的腹腔，腹腔内发生的炎症反应使管面覆盖肌成纤维细胞、胶原基质和单层间皮。此时取出硅胶管，分离小管与黏附的管型再生组织，翻转管型组织形成类动脉管，整体结构类似正常动脉，间皮作为内皮，肌成纤维细胞似平滑肌细胞分布于胶原弹性纤维网中作为血管中膜，胶原性成分作为血管外膜。将该移植物自体移植至大鼠腹主动脉或兔子颈动脉4个月，移植血管在体内继续发育并保持通畅，产生出类似弹性膜的结构，肌母细胞中出现大量肌丝。肌纤维对药理性血管刺激因子有收缩反应。该实验另择途径构建组织工程化血管，同时解答了一个重要问题，细胞对环境影响的适应性相对而言比组织构建中细胞来源更重要。该移植物由非血管成分的腹膜细胞构成，起始结构既不是动脉也不是静脉，移植后一旦置于动脉作用的生理环节，机体提供了一个潜在的细胞分化限定氛围，从而确定了对血管移植物需要的基本构型。因此，本实验说明细胞根据环境需要定向分化，血管基质由机体重新改造，肌纤维密度、胶原和弹性蛋白含量组成都由移植物所处的环境及血流动力学决定。

（三）可吸收支架材料的组织工程化血管

用可吸收支架材料构建组织工程化血管的有效方法之一是内皮细胞种植法。早在20世纪50年代，由涤纶和特氟隆（teflon）制成的人工血管已作为血管外科大、中型动脉的替代物，但对于较小直径的人工血管，植入人体后表面很快就产生血栓并造成堵塞而失败。随着对血管内皮细胞研究的深入，认为完整的胚胎干细胞是维持血管表面不产生血栓的重要因素。1978年，Herring等提出并证实了EC能种植到人工血管表面并形成完整的内膜，人工血管内皮化应运产生。目前，临床效果较好的是由Zilla等发明的人工血管内皮细胞离体衬里技术，将EC种植于纤维蛋白预衬的人工血管内壁形成完整并具有良好的抗切应力和抗血栓形成的内皮单层细胞。应用此技术进行灵长类的动物实验，结果发现实验组内膜完整且血栓形成率明显降低。在此基础上将离体衬里技术直接应用于临床并获得成功。因此，此技术在理论和实际应用中都是较理想的人工血管内皮化方法。但其缺点是要求有细胞实验室和一定经验的技术人员，难以应用于急性和亚急性血管患者等。此外，将生物工程化内皮细胞种植到合成的移植物上也是一个研究热点。随着生物工程的飞速发展，将某种特定的基因转染到 EC 或 SMC 中，再种植于血管移植物表面，通过基因的表达使移植物具有抗血栓形成及预防再狭窄等功能不再是想象。

另外，还有生物可吸收移植物法。为了获得移植物的长期通畅性，研究人员采用生物可吸收合成材料诱导组织向内生长形成新血管。此方法的优点是由于生物可吸收移植材料不会有残余细菌，发生感染的可能性下降；由假性内膜过度增生导致的异物炎性反应下降。缺点是早期移植物易于发生动脉瘤性扩张并破裂。通过采用复合材料（可吸收与不可吸收材料的复合）、应用生长因子催化剂和（或）细胞结合到移植物上、加强组织向内生长等措施改良移植物，可减少小动脉瘤性扩张的机会。这些研究工作为组织工程化血管的构建开创了新的前景。

（四）生物反应器

目前，在细胞接种及血管组织工程预处理方面，技术先进的生物反应器成为主要研究趋势。生物反应器是在外界力学因素促进细胞或组织的生长及提高其性能等基础研究上逐渐发展起来的。生物反应器能够提供与正常生理活动相似的三维力学环境，能够加速组织成熟及功能形成，能够通过一定频率的泵压模拟体内脉动压力及频率，对血管组织工程进行良好的预处理，使其预先形成与体内较为接近的组织及较好的机械性能。血管组织工程对于生物反应器的要求也比较严格，如能够采用静态或动态方法接种细胞，能够提供及监控生理条件下的流速及轴向或周向的压力，能够动态记录数据，能够外部水浴控制温度，能够保持循环的培养基液体中具有合适的氧气及养分浓度，能够保持系统处于无菌条件，构建得到的组织工程化血管易于转移等。目前已有多家企业能够提供商业化生物反应器系统，但价格较为昂贵。

在心肌组织工程研究中，科研人员开展了大量研究以使体外培养环境尽可能模拟体内组织自然生长的内环境。生物反应器就是一种检测和控制培养环境的有效装置，用来尽可能模拟体内生理环境。生物反应器一般用于离体的三维细胞构造物的培养，其作用在于提供组织生长所必需的正常应力和物质传输，产生大批量的目的细胞以及促进组织再生。在心肌组织工程的研究中，搅拌式生物反应器是最常用的一种生物反应器，但是这种生物反应器对于心肌细胞并不是最好的，因为构建物表面强烈的液体流动经常产生漩涡可能损伤种子细胞。随后由美国研究人员研制成功的旋转式细胞培养系统，已应用于心肌组织工程。目前，一种大小可变的旋转培养系统已经应用于干细胞的扩增，这种培养系统可以在特定条件下获得大批量的胚胎干细胞，满足组织再生的需要。同时，旋转悬浮培养也可以促进胚胎干细胞的心肌分化。除旋转式生物反应器、搅拌式生物反应器外，灌注式生物反应器等其他类型的生物反应器也是近年来心肌组织工程研究人员关注的焦点。

组织工程化心肌组织的构建目前仍是一项挑战，它是复杂的肌肉结构，需要多重的信号来诱导组织再生。生物反应器中融合机械性周期伸缩、电刺激以及循环灌流三个要素，才可能加速构建出具有功能、临床上可用的心肌组织。有学者研究发现，由压迫产生机械力信号和液体灌注产生切应力可以极大地促进心肌组织的形成。除此以外，电刺激也是一

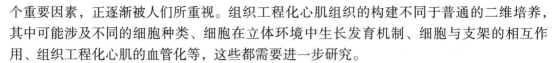

个重要因素，正逐渐被人们所重视。组织工程化心肌组织的构建不同于普通的二维培养，其中可能涉及不同的细胞种类、细胞在立体环境中生长发育机制、细胞与支架的相互作用、组织工程化心肌的血管化等，这些都需要进一步研究。

细胞接种技术可分为顺序接种和混合接种。混合接种成纤维细胞和内皮细胞于心脏瓣膜支架，当细胞随支架植入体内后会重排成有序的结构，且与周围组织整合，形成接近正常瓣膜的组织结构。Sodian 等把混合的血管来源细胞接种于支架，将构建好的 TEHV 置于生物反应器中，瓣膜表面出现有活力的细胞层。Hoerstrup 等在 TEHV 构建中使用模拟体内环境的生物反应器后，TEHV 有良好组织学结构及机械性能，生长细胞长轴与流场方向一致，并且在 20 周时细胞外基质含量和 DNA 含量超过了自体瓣膜组织。使用搏动流生物反应器和静态培养作对比研究，发现前者内皮细胞黏附及生长明显优于后者。

自体内皮移植脱细胞同种异体和异种心脏瓣膜假体在动物模型中获得非常理想的数据之后，目前已经获得人类患者第一个成功结果。

脱细胞之前，异种基质支架可能引起免疫反应，将分离得到的自体内皮细胞重新接种到异种脱细胞基质支架上。在动态生物反应器系统中，在支架腔表面培养和分化的细胞单层中发现的 von Willebrand 因子、CD31（PECAM-1）和 flk-1 阳性染色表明了这些细胞的内皮性质。对 2 例 13 岁和 11 岁先天性肺瓣膜功能衰竭患儿植入自体内皮细胞组织肺瓣膜。术后，两个孩子都有轻微的肺反流。术后 7 年，患者人体体表面积增加（分别为 $1.07 \sim 1.42$ m^2 和 $1.07 \sim 1.46$ m^2），均无瓣膜退变迹象。由此可见，利用自体内皮祖细胞进行心脏瓣膜组织工程是一种可行、安全的方法，至少对于肺动脉瓣置换术是如此。

五、临床应用

在过去的几年里，对许多聚合物（可降解和不可降解）进行了评估，但大多数聚合物被发现具有很强的血栓形成性，诱导排异反应，导致动脉瘤的形成或吸收过快。关于（生物）人工血管移植的最重要的问题，与以下特点有关：耐久性、感染并发症的易感性、凝血活性、抗原性。

通过诱导内皮细胞生长和抗血栓特性来调节固有血栓形成性的前瞻性基因治疗方法或改进的外科技术和方法是否有助于提高通畅率仍不清楚，但到目前为止只观察到极少的积极作用。

在各种药物和外科治疗中，新兴研究的重点是使用干细胞来治愈或替换受损的心脏组织。几种干细胞有潜在的用途，因为它们有自我更新的能力，并在体内分化成各种类型的细胞。胚胎干细胞能够无限扩张，具有多能性。然而，人类胚胎干细胞虽然是无限增值的、多能的，但存在着道德伦理的问题。因此，干细胞的使用是备受争议的，它们被限制在极少的实验室设计中使用。

围绕这些细胞的伦理问题使它们无法用于任何临床环境。此外，他们的免疫基因性、畸胎瘤形成的风险、与他们的分化命运相关的困难，以及胚胎起源所带来的伦理挑战，都将他们排除在再生医学的主要候选之外。

然而，最近的一项突破彻底改变了这一领域，将其带入一个全新的方向。通过使用四种转录因子，Yamanaka 博士的小组能够将小鼠成纤维细胞重新编程成干细胞样状态，从而产生诱导多能干细胞（iPSC）。从那时起，许多实验小组已经能够用不同的方法将人类、猪、大鼠和小鼠体细胞重新编程成这些 iPSC 细胞。这些 iPSC 细胞已分化成不同的组织类型，有望在再生细胞和组织替代领域掀起一场革命。

成体干细胞被认为是干细胞和组织替代疗法的潜在来源，尽管这些细胞呈现出它们独有的特性，在质量上有所不同。这取决于供体/患者的饮食、年龄、健康程度，而且分化常常局限于细胞来源的起源谱系（多能性）。一个重要的考虑因素是成人干细胞的扩展潜能被认为是再生细胞治疗潜力的一个可行来源。与胚胎干细胞几乎具有无限的扩展能力不同，成体干细胞可能只能进行有限数量的加倍增。因此，能够提供大量细胞和组织替代疗法的细胞，可能是胚胎干细胞、骨髓干细胞、骨髓间充质干细胞、内皮祖细胞、骨骼肌成细胞、脂肪干细胞和诱导多能干细胞。

1994 年，美国外科医生 John Mayer 和 Joseph Vacanti 采用了一种方法合成基质支架，并分别基于聚合物聚乙醇酸（PGA）和聚乳酸（PLA）开发心脏瓣膜。在用自体动脉血管壁特异性细胞重新植入这些基质后，他们产生肺动脉瓣和肺动脉段，并在绵羊身上进行试验。聚合物支架最初经历的高刚性缺点导致了新型聚合物和共聚物的发展，如聚羟基辛酸盐、聚羟基丁酸酯和聚乙醇酸。然而，到目前为止，这些支架材料均未达到临床开发阶段。

自 2009 年开始，相关研究者已经成功尝试了肺瓣膜置换术。但利用组织工程的概念进行主动脉瓣和二尖瓣置换术方面，我们还有很长的路要走。

在过去的十年中，组织工程技术已经取得长足的进步，并逐渐发展成为一个受到重视、前景广阔的科学领域，并已进入心血管医学的临床实践。如今，取代病变组织结构（如心脏瓣膜）的古老最终目标几乎已经成为过去，而第二步"生成主要连接血管系统的更大三维结构（如生物人工心肌）"成为关注的焦点。虽然目前活跃的研究领域数不胜数，但未来的研究方向可能主要包括以下三个方面：①模拟生理机械刺激的动态体外系统的开发和采用；②微结构基质支架制备技术的研究，以实现具有初级血管化的三维组织结构；③选择性分离、无污染扩增和分化多能、主要未分化的干细胞，使基质再充满活力。尽管目前组织工程在心血管医学中的临床应用有限，但其在扩大临床应用方面的应用前景是可以预见的。

（赵亚樵）

 第五节 神经组织工程

一、基本组织结构

神经组织由神经胶质细胞和神经细胞组成，是神经系统的主要构成成分。神经细胞也称神经元，是神经系统的基本结构和功能单位。神经元数量庞大，它们都具有接受刺激、传导冲动和整合信息的能力，部分还有内分泌功能。神经胶质在神经组织中起着支持、保护和营养作用。神经元包括细胞体和突起两部分。一般每个神经元都有一条长而分支少的

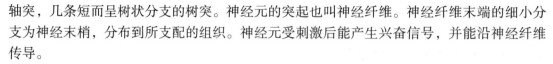

轴突，几条短而呈树状分支的树突。神经元的突起也叫神经纤维。神经纤维末端的细小分支为神经末梢，分布到所支配的组织。神经元受刺激后能产生兴奋信号，并能沿神经纤维传导。

（一）神经系统组成

神经组织广泛分布于人体各组织器官内，具有联系、调节和支配各器官的功能活动，使机体成为协调统一的整体。神经系统分为中枢神经系统（central nervous system，简称CNS）和周围神经系统（peripheral nervous system，简称PNS）。中枢神经系统包括脑和脊髓，接受从全身各处传来的信息，整合加工后传出，或者储存成为学习、记忆的神经基础。周围神经系统包括脑神经和脊神经，由脑和脊髓发出后，分布到全身，接受外来的各种感觉信息，支配肢体、腺体和内脏的运动。

（二）神经细胞

神经细胞（nerve cell）是高度分化的细胞，其结构复杂、形态多样、数量庞大，在生理功能上具有能感受刺激和传导冲动（进行分析综合）产生反应的特点。它是神经组织的结构和功能单位。神经细胞又称为神经元。根据功能的不同分为感觉神经元、运动神经元和中间神经元。根据细胞体发出突起的多少可分为三类：假单极神经元、双极神经元和多极神经元。神经元的胞体（soma）在脑和脊髓的灰质及神经节内，其形态各异，常见的形态为星形、锥体形、梨形和圆球形状等。胞体大小不一，直径为 5 ～ 150 μm。胞体是神经元的代谢和营养中心。胞体的结构与一般细胞相似，有核仁、细胞膜、细胞质和细胞核。胞体的胞膜和表面的突起，是连续完整的细胞膜。除突触部位的胞膜有特有的结构外，大部分胞膜为单位膜结构。神经细胞膜是敏感而易兴奋的，在膜上有各种受体（receptor）和离子通道（ionic channel），二者各由不同的膜蛋白所构成。

神经胶质细胞（neuroglial cell）是神经组织的辅助成分，是神经组织中除神经元以外的另一大类细胞，也有突起，但无树突和轴突之分。在中枢神经系统中的神经胶质细胞主要有星形胶质细胞、少突胶质细胞和小胶质细胞等。神经胶质细胞的胞体一般比神经细胞的胞体小，其数量约为神经细胞的 10 倍，对神经细胞起支持、营养、绝缘、保护和修复等功能。神经胶质细胞的突起一般较神经细胞小，多而不规则，数量约为神经细胞的 10 倍，多分布在神经元胞体、突起以及中枢神经毛细血管的周围。星形胶质细胞（astrocyte）是胶质细胞中最大的一种，胞体呈星形，核大的呈圆形或椭圆形，染色较浅。胞质内有交织的神经胶质丝（neuroglial filament）。由胞体伸出许多呈放射状走行的突起，部分突起末端膨大形成脚板（end foot），附着在毛细血管基膜上，或伸到脑和脊髓的表面形成胶质界膜。星形胶质细胞约占全部胶质细胞的 20%。星形胶质细胞含有高浓度的 K^+，并能摄取某些神经递质（如 γ - 氨基丁酸），它通过调节细胞间隙的 K^+ 和神经递质浓度，来影响神经元的功能活动。因此，星形胶质细胞对维持神经细胞微环境的稳定和调节代谢过程起重要作用。当中枢神经系统损伤时，星形胶质细胞迅速分裂增殖，以形成胶质瘢痕形式进行修复。周围神经系统中的神经胶质细胞称为施万（Schwann，又译为雪旺）细胞，它沿神经元的突起分布。施万细胞包裹在神经纤维上，这种神经纤维叫有髓神经纤维。有髓神经纤维和无髓神经纤维的施万细胞的形态和功能有所差异，施万细胞的外表面有基膜，能分泌神经营养因子，促进受损的神经元存活及其轴突的再生，参与周围神经系统中神经纤维的构成。

（三）神经纤维

神经纤维（nerve fiber）是以神经细胞的突起（包括轴突与树突）为中轴，外包神经胶质细胞（施万细胞或少突胶质细胞）。根据神经纤维有无髓鞘包裹，分为有髓和无髓神经纤维两种。有髓神经纤维由轴突（或树突）、髓鞘、神经膜构成。髓鞘（myelin sheath）及神经膜呈鞘状包裹在轴突的周围。在轴突的起始部无髓鞘包裹，称此部为起始段；起始段远侧的轴突部分，髓鞘呈节段包卷轴突，形似藕节，称为结间体；其间断部位，轴膜裸露，可发生膜电位变化，称此部位为神经纤维节，又称郎飞结。结间体是由一个施万细胞所形成的髓鞘及其周围的神经膜构成。施万细胞核呈长椭圆形，位于髓鞘边缘的少量胞质内。髓鞘主要是由类脂质和蛋白质所组成，称为髓磷脂。髓鞘有保护和绝缘作用，可防止神经冲动的扩散。有髓神经纤维的神经冲动传导，是从一个郎飞结跳到相邻郎飞结的跳跃式传导，长的神经纤维，轴突就粗，髓鞘亦厚，结间体也长，传导速度快；反之，传导速度慢。大部分脑、脊神经属于有髓神经纤维。中枢神经系统有髓神经纤维的髓鞘由少突胶质细胞形成。

无髓神经纤维较细，无髓鞘，无郎飞结，神经冲动传导是沿着轴突进行连续性传导，其传导速度比有髓神经纤维慢得多。植物神经的节后纤维和部分感觉神经纤维属无髓神经纤维。

二、种子细胞

目前，神经系统组织工程中细胞移植是研究最为深入的策略。细胞移植又称细胞疗法，其目的是为受损组织提供神经胶质细胞、神经元，甚至细胞外基质成分，如黏附分子和（或）神经营养因子。细胞疗法可以产生神经保护作用，帮助胶质细胞和神经元重塑，促进血管生成和突触发生，并调节炎症反应。目前已经采用多种细胞来帮助受损的中枢神经系统再生，包括神经胶质细胞、成体干细胞、胚胎干细胞和多能干细胞。

（一）施万细胞

施万细胞（Schwann cell）是促进外周神经系统再生的细胞，它能产生神经营养因子，包括成纤维细胞生长因子（fibroblast growth factor，简称 FGF）、神经营养因子-3（neurotrophin-3，简称 NT - 3）、脑源性神经营养因子（brain-derived neurotrophic factor，简称 BDNF）、神经生长因子（nerve growth factor，简称 NGF）和睫状神经营养因子（ciliary neurotrophic factor，简称 CNTF），以及分泌蛋白质，如层粘连蛋白（laminin，简称 LN）以促进轴突生长。此外，施万细胞提供再生轴突的途径，辅助生长锥延伸和引导，并在损伤后去除髓鞘碎片并使再生轴突再髓鞘化。然而，它们用于解决中枢神经系统再生的用途是有限的，因为施万细胞激活星形胶质细胞，增加了抑制性硫酸软骨素蛋白聚糖（chondroitin sulfate proteoglycans，简称 CSPG）的轴突再生和神经胶质原纤维酸性蛋白（glial fibrillary acidic protein，简称 GFAP）的过表达。

（二）嗅鞘细胞

嗅鞘细胞（olfactory ensheathing cell，简称 OEC）已经被用于脊髓损伤和中风的动物模型，并且有一些强于施万细胞的优势。这些细胞在其自然环境中将轴突从周围神经系统引导至中枢神经系统。此外，OEC 表达许多与施万细胞相同的神经营养因子和蛋白质，包括 NGF、BDNF、胶质细胞源性神经营养因子（glialcellline-derivedneurotrophicfactor，简称 GDNF）和神经营养因子 3（neurotrophin-3，简称 NT-3），促进轴突再生和提供神经保护。在不同的脊髓损伤模型中移植后，OEC 已经证明了它们能够产生更宽松的微环境，甚至能导致有限的再生、电生理和功能恢复。通过输注 OEC 来治疗中风，有利于修复受损的脑组织，提供神经保护，促进神经突向外生长，激活干细胞，减少病变和减少细胞凋亡，甚至能改善神经功能。

（三）成体干细胞

成体干细胞包括间充质干细胞（MSC）、神经干细胞（NSC）和神经祖细胞（neural progenitor cell，简称 NPC）。MSC 和 NSC 是多能干细胞，能分化成一个或者几个谱系的细胞。MSC 可分化为分泌神经营养因子的细胞，而 NSC 可分化为神经胶质细胞和神经元。MSC 已在脑卒中临床试验中进行了研究，证明其在人体中的安全性。NSC 植入纹状体导致神经元分化和一些功能改善，表明这些细胞的输注可构成神经退行性疾病中细胞替代的可能疗法。

（四）胚胎干细胞

胚胎干细胞具有全能干性，可以复制和自我更新，可以分化为三个胚层的细胞。因此，胚胎干细胞可能构成不同细胞的来源，包括神经元细胞，在中枢神经系统再生中具有许多可能性。来自小鼠和人类的胚胎干细胞已用于解决不同中枢神经系统损伤的实验研究，已经证明可以刺激髓鞘再生，促进运动的改善。小鼠和人类胚胎干细胞也已在体外分化为多巴胺能神经元，使用它们治疗帕金森病（Parkinson's disease，简称 PD）的前景广阔。然而，使用胚胎干细胞仍需要解决许多问题，例如细胞存活率低和移植细胞效率低，以及伦理方面问题。

（四）诱导多能干细胞

它是一种基因重新编程细胞，通过过表达四种重编程因子（Oct4、Sox2、Klf4 和 Myc），从体细胞中获得，是与胚胎干细胞类似的全能干细胞。它不会引起伦理问题，可以通过适当的分子刺激分化成所需的谱系，包括神经胶质细胞和神经元。然而，诱导多能干细胞的使用仍存在需要解决的问题，包括畸胎瘤形成、异常重编程等。

三、支架材料

在脑和脊髓损伤后神经细胞缺乏支撑结构，而生物支架可以模拟细胞的自然环境，促进它们的附着，有助于神经细胞再生过程。生物支架可以在三维环境中放置细胞，允许营养物扩散并充当底物以增强细胞存活、神经突延伸、轴突再生和细胞浸润。通常，优选使用天然聚合物而不是合成聚合物。

从生物学角度来看，任何生物材料的基本要求是其生物相容性，避免不良细胞反应，导致胶质瘢痕形成和（或）急性炎症。所用生物材料中表面电荷、亲水性和疏水性是生物材料生物相容性的决定因素。细胞优选附着在阳性表面上，因为它们的膜含有唾液酸残基，能提供静负电荷。理想生物材料的结构应提供高表面/体积比例（互连的多孔支架，微球，纳米纤维等）。此外，底物表面在细胞附着中也起着重要作用，较软的底物可以有利于神经前体和神经干细胞分化成神经谱系。

（一）天然生物材料

1. 胶原蛋白

胶原蛋白是一种常用的生物材料，是形成细胞外基的一种纤维状蛋白质，可生物降解，具有良好的生物相容性。这种天然聚合物可植入脑中，形成互连的多孔支架或原位凝胶。然而，单独使用这种生物材料不会减小病变腔的大小，也不会产生显著的功能恢复。基于胶原蛋白和糖胺聚糖（GAG）混合物的交联支架（如透明质酸、硫酸软骨素和硫酸乙酰肝素）的植入似乎可以导致一些功能恢复。可以通过将基于胶原蛋白的互联多孔支架与终止间充质干细胞组合来实现脑功能的修复。为了避免开放手术等侵入性操作，可以采用原位凝胶化，因为胶原蛋白能够在生理温度下形成凝胶。例如，胶原蛋白与神经干细胞和蛋白质（纤连蛋白和层粘连蛋白）的混合物定位注射于脑中。植入后胶原蛋白与神经干细胞的凝胶化使得细胞在病变部位广泛分布，与单独植入神经干细胞时发生的情况相反。硅胶管是最早应用于研究的人工合成材料，但对其临床应用易出现长期的并发症，包括神经纤维化、慢性神经压迫、具有一定的毒性、不能降解、需要二次手术取出导管。因此，硅胶管和聚乙烯等生物非降解性神经导管由于其不可吸收性和对再生神经的远期不良影响，几乎没有临床应用价值，只适合应用于神经再生的实验中。

2. 透明质酸

透明质酸（HA）是一种带负电的葡糖氨基聚糖，是中枢神经系统组织中发现的丰富的细胞外基质组分。来自 HA 降解过程的产物可刺激内皮细胞增殖和迁移，促进血管生成。此外，高分子量的 HA 具有抗炎作用，可以控制小胶质细胞活化并避免异物反应。HA 的主要缺陷是其细胞黏附性差，因此，它通常与黏附分子一起使用或与其他聚合物组合使用。

3. 壳聚糖

壳聚糖来源于甲壳素脱乙酰化，甲壳素是蟹壳和许多贝类中发现的天然多糖。脱乙酰化过程可产生正电荷，因此能增加细胞附着、减少炎症并增强生物相容性。脱乙酰壳多糖通过溶菌酶的作用自然降解，其生物降解性可通过脱乙酰化程度来控制。壳聚糖在生理温度下变成热反应凝胶，并且凝胶化过程形成能够附着细胞并运输营养物的水凝胶，甚至降解过程也允许细胞浸润。该特性已被开发用于原位获得凝胶用于脑修复以避免侵入性外科手术。然而，已发现将壳聚糖凝胶植入大鼠脑中通过激活巨噬细胞产生高炎症反应，导致生物材料在几天内完全吞噬。

4. 甲基纤维素

甲基纤维素是一种通过甲基取代得到的纤维素衍生物，形成水溶性和热敏性凝胶。该化合物的凝胶化可以通过改变盐浓度和组成在生理温度下进行，允许通过微创手术将其注射到脑损部位。甲基纤维素是用于脑修复的合适的生物相容性生物材料，但它的主要缺陷是不可被生物降解，出于这个原因，他们已经与可生物降解的聚合物如 HA 混合，以合成部分可生物降解的凝胶。

5. 其他细胞外基质化合物

其他细胞外基质化合物包括 LN 和纤维蛋白，它们通常用作可注射的原位形成凝胶或通过与其他聚合物混合以改善细胞附着。这些底物能够固定神经营养因子如 BDNF，产生促进神经突生长的底物和通过掺入该分子的神经保护作用。

（二）合成生物材料

与天然聚合物不同，合成的材料显示出较低的成本，可以根据用途定制，易获得并且可以大量生产等优势。

1. 基于丙烯酸酯的生物材料

这类合成材料已广泛用于周围神经修复。聚甲基丙烯酸、2 – 羟乙酯（PHEMA）和聚甲基丙烯酸羟丙酯（PHPMA）是脑修复中最常用的丙烯酸酯底物，因为它能够形成水凝胶，产生具有与天然组织相似性质的底物。两种聚合物都显示出良好的生物相容性，并与宿主组织整合，牢固地黏附在周围的脑组织上。具有互联多孔结构的交联 PHEMA 和 PHPMA材料的植入导致致密的胶质瘢痕和围绕界面材料 – 宿主组织的硫酸软骨素蛋白聚糖沉积。然而，这两种聚合物均允许多孔结构内的星形胶质细胞、组织化合物（成纤维细胞、胶原和血管）和神经突浸润。PHPMA 支架在神经突浸润和毛孔内存在大量神经突和结缔组织方面表现出对脑修复的改善。然而，这些支架呈现低细胞黏附，其可通过掺入黏附肽而增强。因此，IKVAV 和 RGD 肽在 PHPMA 上的固定可使跨腔结构连续性增加，并使促进轴突向内生长和神经胶质瘢痕减少的基质更充分。PHPMA 已与 RGD 基序和工程化成纤维细胞结合以表达 CNTF 和（或）BDNF，引起更大量的再生轴突，更少的星形胶质细胞增殖，与仅含有工程化成纤维细胞的水凝胶一样，它们具有相似的炎症反应。

2. 脂肪族聚酯

这类合成材料为广泛用于中枢神经系统再生的合成聚合物家族。它们很容易通过开环聚合获得。最常见的脂肪族聚酯有 PCL、PLLA、PGA 和 PLLA-PGA 共聚物（PLGA）。FDA 批准将这些聚合物用于多种组织工程目的，这使它们在脑损伤的再生研究中具有吸引力。由于这些聚合物易于加工（多孔支架，电纺纤维等），因此可以用这些聚合物实现多种结构。它们显示出不同的机械性能和生物降解速率，通过形成共聚物的可能性开发了各种中间体。PCL 和 PLGA 被设计为多孔支架，具有颅脑损伤（TBI）模型的海绵状结构，并且已经证明与大鼠脑组织具有良好的生物相容性。研究显示两种聚合物都可维持病变腔体积，并保留了原发性损伤的健康组织以及减弱了继发性组织的损伤。PCL 和 PLGA 可减少细胞死亡，诱导神经突向内生长并且不会引起严重的炎症。然而，PCL 具有优于 PLGA 支架的一些优势，因为它可引起小胶质细胞和星形胶质细胞活化，并促进更高水平的神经突向内生长。具有不同架构的 PCL 已经过大脑修复测试。例如，植入大鼠脑内的 PCL 纳米纤维，无论是随机的还是对齐的，都显示良好的生物相容性。另外，随机纳米纤维支架允许纤维网中的神经突浸润，而对齐的那些没有显示神经突向内生长，并且它们优选在 7 天后定位在网的表面上。这种现象表明，通过垂直接触引导而不渗透到内部网络中，对齐的纤维构成了神经突在其表面上排列和生长的良好基质。已经采用具有不同内部结构（单通道、平行通道和垂直通道）的基于 PCL 通道的架构来解决大脑损伤并引导大鼠的轴突生长。所有基于通道的结构已被证明对神经向内生长有用，并且它们减少了胶质瘢痕形成。其中，正交通道是允许细胞更大程度地向内生长，使其成为目前最佳的神经突排列结构，而平行通道有利于神经突沿着通道表面的再生。

（三）常用的生物材料

用于脑修复的最常见材料是上文所提及的聚丙烯酸酯和脂肪族聚酯。此外合成聚酯家族，例如聚三亚甲基碳酸酯（PTMC），具有快速降解和缓慢吸收特性的 PTMC，显示出与 PLGA 相似的脑修复程度。同时，前者比普通 PLGA 具有更快和更有效的组织恢复能力。硅基底也是神经界面，如电极中使用的成分。它们与神经元黏附蛋白 L1 的功能化已显示出星形胶质细胞反应、成纤维细胞黏附、小胶质细胞和巨噬细胞反应。此外，L1 功能化硅增加了植入物 - 组织界面处的神经元密度。碳纳米管（carbon nanotubes，简称 CNT）由于其电特性而在神经组织工程中备受关注，可通过化学修饰增强其生物相容性。将疏水和亲水修饰的 CNT 都植入大鼠的受损脑中，均可促进受损组织功能的恢复。

（四）神经退行性疾病中的最常用生物材料

神经退行性疾病的特征在于神经元亚型的进行性丧失，并且许多患者最终自主丧失甚至死亡。影响大脑纹状体的两种神经退行性疾病是 PD 和霍奇金病（Hodgkins Disease，简称 HD）。实验疗法基于细胞疗法和药物递送，生物材料的作用是结合细胞或药物以将它们固定到靶部位。

用于药物递送的生物材料在神经退行性疾病治疗中具有较好的前景，因为它们可以通过化学修饰的方法提高其靶向性，它们可以选择性地穿过包括不可渗透的血脑屏障（blood brain barrier，简称 BBB）的生物膜，并且可以通过调节生物可降解的性质来控制释放。在神经退行性疾病中最常见的用于药物递送的生物材料载体是纳米颗粒、脂质体和水凝胶。左旋多巴类药物左旋多巴作为多巴胺合成前体补充脑内多巴胺，仍为目前最常用、最有效、最基础的治疗药物，被誉为 PD 药物治疗的"金标准"。但口服左旋多巴的主要问题是其长期使用可产生耐受性，并且其功效受 BBB 渗透性的限制。研究发现，将载有多巴胺的生物材料植入纹状体可获得更有效的控释方法。在水凝胶作为载体递送多巴胺的研究中，使用非细胞毒性生物材料如明胶交联的葡聚糖用于 PD 模型，多巴胺的递送可在数周内完成，并在偏侧帕金森病大鼠的模型中产生运动功能恢复。

理想的生物材料应可增加移植细胞的细胞存活，控制细胞命运，维持细胞表型并促进细胞植入靶部位。通常细胞在生物材料中的固定的途径有两种：一是通过将细胞包封在聚合物微粒中；二是通过将细胞附着在生物材料表面。通过掺入表达该神经递质的细胞或通过具有分化成多巴胺能神经元能力的基质细胞，可以改善 PD 疾病典型的多巴胺和多巴胺能神经元缺失。在这两种情况下，通过将细胞与生物材料复合可以改善细胞存活。藻酸盐是用于包封细胞的另一种天然聚合物，用于治疗影响纹状体的神经变性疾病。它的微粒与脉络丛细胞结合，分泌几种神经营养因子。将藻酸盐微粒与脉络丛细胞复合，并用于 HD 大鼠模型中发现该复合物可通过释放神经营养因子，减少损伤腔，改善运动功能，起到保护神经的作用。合成聚合物也已用于治疗影响纹状体的神经退行性疾病。例如，将 NT-3 固定在 PLGA 微粒中，其表面含有 LN，用于附着和扩增 MSC，并植入偏侧帕金森病大鼠；LN 改善 MSC 与表面的附着，而神经营养因子 NT-3 促进 MSC 向神经元的分化。这个复合物导致神经元分化的改善和黑质纹状体通路的再生，并随后适度改善行为。

四、生长因子

神经损伤后,在损伤局部(包括近、远两侧断端)会释放一系列内源性因子促进神经再生,这些具有诱导和促进神经生长作用的因子主要包括神经营养因子家族、作用于施万细胞的因子及轴突生长促进因子等。这些因子是神经轴突生长、施万细胞迁移生长并形成鞘所不可缺少的。

作为组织工程三要素之一的生长因子,在神经组织工程的研究中发现:在体内或体外NGF、BINF、NT3等多种神经营养因子均能促进神经轴突生长。bFGF、GDNF、EGF、PDG、TGF-β、IL等均表现出具备一定促进神经生长的作用。此外,透明质酸、甲状腺激素T3、黄体酮等也具有促进周围神经再生的作用。

五、临床应用

神经退行性疾病和中枢神经系统(CNS)的创伤性损伤可导致严重且不可逆的损伤。如今治疗脑损伤的临床疗法很少,而且功能恢复较差,神经退行性疾病的主要依靠药物治疗。对于创伤性脑损伤(TBI)、脊髓损伤(SCI)和中风等创伤性损伤,没有有效的治疗方法来恢复功能丧失,导致严重的致残率和致死率。总的来说,现有疗法的局限性导致我们必须要寻找新的,更加有效的治疗策略。

(一)脑修复中主要的理论障碍

阻碍损伤后大脑中枢神经系统恢复的因素:①没有新的神经元;②轴突不能在中枢神经系统内生长;③神经元不能在它们之间产生新的联系。尽管过去几十年的研究已经对这些原则提出质疑,但目前还没有可用于临床中脑损伤的重建。这可能是由于几个原因造成的:成年人脑中的内源性再生虽然存在,但不足以恢复丢失的神经元群体;另外,轴突伸长受到抑制因子的高度抑制,缺乏适当的神经营养因子和迁移导向因子。此外,与其他器官相比,大脑是一个非常复杂的系统,其损伤的修复需要形成大量新的神经细胞和连接,而且新老神经元之间的这些连接必须精确。因此,神经再生的问题主要包括三个过程:需要有新的神经元来代替丢失的神经元;需要在中枢神经系统内促进轴突再生;新生的神经元与原有神经元之间形成功能有效的连接。

尽管成年哺乳动物和人类脑中存在神经发生,但由于新细胞的大量死亡,细胞替代无法实现。受伤后,神经发生增加并向受损区域迁移。在卒中的实验模型中,新的神经元出现在核心缺血区域。然而,80%的这些神经元在卒中后5周从核心消失,可能是因为它们死亡或迁移到其他区域。这种现象的可能假设是核心缺血区不是细胞存活的适当环境,因为它缺乏这些细胞的血管形成、基质结构或营养维持的条件。在患有肌萎缩侧索硬化和额颞叶痴呆的人中,可以看到神经祖细胞的增殖增加,其不能恢复疾病状态,可能是因为这些细胞由于疾病产生的毒性环境的作用而死亡。

(二)神经重建的前景

生物材料可以构成促进血管形成的适当环境,提供结构支架并改善环境以促进新形成的细胞的存活。目前,研究人员关注使用生物材料修复许多最常见和负担过重的神经系统疾病的大脑损伤。生物材料可以为神经元、神经胶质和脑血管的归巢和存活提供更好的环境，作为促进轴突生长的指导线索，并为新突触的形成和促进神经可塑性提供适当的刺激。目前大量的临床研究或亚临床研究正在进行，但所获得的大量数据可能预示着在不久的将来成功解决部分问题，但这仍然需要经历一系列所有的监管和临床验证过程。

（赵振强）

 第六节　角膜组织工程

　　角膜因其相对的免疫豁免性及缺乏血管，在移植以及体外角膜构建中具有较大优势，故成为继皮肤、软骨以后，组织工程的又一个突破口。目前，大多数角膜组织工程仍处于动物实验阶段，而北京大学干细胞研究中心利用羊膜复合骨髓间充质干细胞制作的人工角膜已进入临床试验。尽管在种子细胞和支架材料研究方面取得了一定的进展，但角膜的人工再造仍面临三个困难。

　　（1）种子细胞来源问题。虽然已经能够分离培养角膜缘干细胞，但数量有限，采集流产胎儿角膜细胞培养牵涉伦理问题；其他干细胞的转分化研究停滞不前；以自体细胞诱导的诱导多能干细胞未解决致瘤性问题。

　　（2）生物支架材料问题。虽然已经清楚角膜主要成分为胶原、硫酸软骨素和透明质酸，但其在生理条件下胶原分子排列为平行分层排列，这种排列能使角膜透明化，同时能抵御房水压力，具有一定的抗张力。在体外直接构建具有仿生特性的支架材料较为困难，需要在方法学上有所突破。

　　（3）角膜属于上皮组织，包括表皮细胞、成纤维细胞和内皮细胞，与支架材料的有效复合是角膜组织工程的核心问题。支架材料需要有一定的降解速率，即其降解率能与复合在支架材料上的细胞分泌细胞外基质的速率相匹配，从而构建有功能的角膜组织，以达到永久修复的目的。

一、角膜的组织结构

　　角膜（cornea）位于眼的最前端，为无色透明的膜，无血管，但有丰富的神经末梢。通过泪液和房水获取营养和氧气。角膜整体厚度不均一，中央厚度为0.50～0.59 mm，周边厚为0.65～1.00 mm，中央有一个直径4 mm的瞳孔区，近似球形，瞳孔区各点具有近似的曲率半径（图9-6-1）。

　　角膜从组织结构可分为五

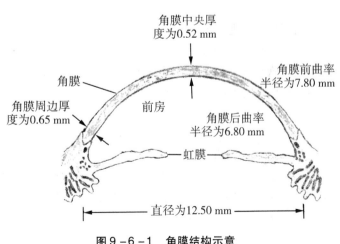

图9-6-1　角膜结构示意

层，由外向内分别为上皮细胞层（epithelium）、前弹力层（lamina elastic anterior，也称
Bowman 膜）、基质层（stroma）、后弹力层（lamina elastic porterior，也称 Descemet 膜）、
内皮细胞层（endothelium）。

上皮细胞层由 5～7 层非角化的鳞状上皮构成，根据细胞形态分为三类：即鳞状细胞、
翼状细胞和柱状细胞。这 3 类细胞间通过细胞连接形成一个功能复合体，附着在基底膜上
（图 9-6-2）。角膜上皮细胞之间通过紧密连接，构成一个物理屏障，防止外源微生物的
侵入以及内部泪液的流入，使基质层保持相对脱水状态。成熟角膜上皮细胞表达特异性表
面标记 CK3/CK12，利用免疫组化技术可以与其他细胞区分。

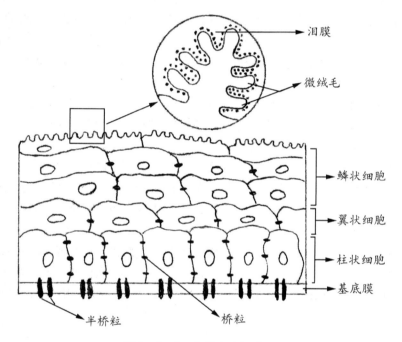

图 9-6-2　角膜上皮细胞层

角膜柱状细胞是具有分裂能力的细胞，并分泌细胞外基质形成基底膜，与前弹力层相
接，角膜上皮细胞每 7 天更新一次，来源于角膜缘干细胞的分裂分化。而柱状细胞则是角
膜缘干细胞与成熟的上皮细胞之间过渡的细胞。20 世纪 80 年代，研究者已经证实在角膜
缘的基底层，尤其是 Vogt 栅栏区存在角膜缘干细胞，其从边缘向中间移行，不断补充更
新上皮细胞。

前弹力层是基质细胞分泌的细胞外基质构成的一层致密结构，与上皮细胞形成的基底
膜不易分离，主要由胶原构成。

基质层是角膜中最厚的结构，主要成分为胶原。胶原分子长链与角膜平行形成板状结
构，有 200～250 层，相邻各层之间互成一定角度，层与层之间由粘连蛋白和弹性蛋白穿
插其中并夹杂少量扁平的成纤维细胞。基质层这种板层结构对于维持角膜的透明性起到重
要作用，也是体外构建组织工程化角膜支架时需要考虑的因素。

后弹力层是内皮细胞分泌的细胞外基质，容易与基质层和内皮层分离，Descemet 膜坚韧牢固，能保护角膜避免化学及病理因素的影响。

内皮层是一层形状为六边形的单层细胞构成，细胞间紧密连接封闭，能抵御房水的压力。内皮层细胞再生能力较低，一旦缺损，一般通过周边细胞移行扩大填补。细胞密度低于临界密度（400～700 个/mm²），内皮层将发生不可逆的病理性损伤，内皮层的功能主要是保证角膜的半脱水状态，维持角膜的透明化。

二、角膜的组织工程

角膜病变致盲是仅次于白内障的第二大眼病，由于处于眼部与外界环境接触的第一道屏障，极易受到化学或物理的伤害。眼部的热烧伤、化学灼伤、重症多形性红斑（又称斯－约综合征）、眼瘢痕性类天疱疮、接触镜的长时间佩戴、微生物感染、手术创伤、角膜缘部位的冷冻疗法及药物毒性等各种原因均可导致角膜损伤或功能障碍。角膜移植是治疗角膜致盲的有效方法，但面临着供体缺乏、术后医源性散光等不利因素。角膜的人工体外构建有望解决此类问题。角膜的修复机制虽然与皮肤和其他外胚层衍生组织类似，但角膜的功能决定了角膜应保持无血管状态及透明化问题，故设计原则方面：其一，种子细胞应包括三种来源，即角膜上皮细胞、基质中的成纤维细胞和角膜内皮细胞；其二，生物支架材料不能采用可生物降解的聚合物；其三，植入物覆盖表面的边缘具有阻止结膜上皮侵入和酶消化功能。

（一）种子细胞

种子细胞是体外构建人工角膜的基础，根据构建的组织部位不同可分为角膜上皮种子细胞、角膜基质细胞和角膜内皮细胞。

1. 角膜上皮种子细胞

机体内存在角膜缘干细胞（limbal stem cell，简称 LSC），位于角膜缘基底部，占整个角膜上皮细胞量的 0.5%～10%，是角膜损伤后修复的主要细胞来源，其增殖分化能力很强，在体外培养可传至 12 代。从组织构建和细胞分化角度考虑，自体的角膜缘干细胞是最理想的种子细胞，可分化成角膜上皮组织中的所有细胞。但角膜缘干细胞数量有限，且取材部位位于透明的角膜与不透明的巩膜移行区，取材会对正常眼造成伤害。同时有证据表明，当取材部位扩大有可能造成健康眼发生角膜缘干细胞缺陷症，导致健康眼不可逆致盲。角膜上皮细胞、口腔黏膜细胞也可以用作角膜的种子细胞，在体外与胶原复合直接构建人工角膜。Griffith 等利用胶原和硫酸软骨素按一定比例复合角膜上皮细胞和内皮细胞，获得了与人工角膜结构相近的移植物，在体内移植实验表明，能一定程度恢复视力。角膜上皮和角膜内皮细胞属于分化成熟细胞，在体外培养最多能繁殖 2 代，虽然移植到体内能很快承担相应功能，如果没有自身细胞的及时补充，移植物很快失去效应。利用基因转染可以让这些细胞实现永生化而获得增值能力，但潜在的致瘤性限制了其进一步的利用。

胚胎干细胞与多能干细胞是体外构建组织工程化角膜潜在的种子细胞来源。胚胎干细胞体外培养经定向诱导分化可形成角膜上皮细胞。早在 2004 年有日本学者利用鼠胚胎干细胞定向诱导分化成角膜上皮细胞并用于角膜缺损的动物模型，取得良好的效果。之后，研究者们建立许多定向诱导方法，包括 Pax6 基因转染法、角膜基质诱导法、诱导因子添加法等，尽管有成功的案例，但胚胎干细胞的取材涉及伦理问题、异种移植的免疫原性问题和潜在的致瘤性问题限制了其进一步的应用。

多能干细胞是一类存在于个体组织中具有一定分化潜能的干细胞。这一类干细胞具有良好的增殖能力，致瘤危险性小，在一定的条件下可转分化成其他组织细胞，利用自身组织中多能干细胞定向诱导分化，还可避免免疫排斥问题。故多能干细胞的定向诱导分化机制成为当今干细胞研究的热点。多能干细胞包括骨髓间充质干细胞、脂肪干细胞、表皮干细胞、毛囊干细胞。角膜上皮细胞是由外胚层细胞迁移分化而成，可通过上述成体干细胞定向诱导分化获得。

2. 角膜内皮种子细胞

角膜内皮是一层无分裂能力六角形扁平细胞，附着于后弹力层。内皮细胞与上皮细胞在胚胎发育过程中来源不同，前者来源于神经嵴干细胞迁移至眼表复合而成，而后者起源于表皮外胚层。目前，角膜内皮细胞分化诱导的相关研究不多，早期研究者曾用血管内皮细胞作为种子细胞，仅能维持很短的透明时间。也有人直接利用角膜内皮细胞作为种子细胞，通过改进培养基，在体外扩增了内皮细胞。角膜缘周边也存在内皮干细胞，位于后部角膜缘处，表达 Pax-6 及 Sox-2 两种内皮细胞分化标记物。但内皮细胞取材困难，异源异体移植的免疫排斥反应及长期培养造成内皮细胞表型变异等因素限制了其进一步使用。

近些年，人们利用干细胞诱导分化角膜内皮细胞取得了显著的成效。选用的种子细胞分为两类：胚胎干细胞和间充质干细胞。根据角膜内皮细胞来源于神经嵴干细胞的发育特征，鞠成群等利用大鼠神经嵴干细胞定向诱导分化成角膜内皮样细胞，取得理想的结果，为体外构建人工角膜积累了经验。此外，还有利用脐静脉内皮细胞、脐血间充质干细胞、骨髓间充质干细胞、脂肪干细胞等多能干细胞定向诱导分化为角膜内皮细胞，但其长期的有效性和安全性还有待于进一步的实验验证。

3. 角膜基质细胞

角膜基质细胞是位于角膜基质胶原板层之间的细胞，数量较少，主要分泌一些蛋白聚糖和晶体蛋白，维持半层之间的连接以及角膜的透明性。角膜基质细胞可原代培养并能分泌细胞外基质。但在体外重建时，基质细胞在血清的诱导下易分化为成纤维细胞。1999年，Griffth 在体外构建了组织工程化全角膜，他利用转染的基质细胞，获得永生化细胞。同时将上皮和内皮细胞分别种植于胶原-硫酸软骨素支架材料的两面，以戊二醛为交联剂体外构建了透明度、形态结构与正常角膜相似的组织工程化角膜。但由于致瘤性的担心，一直未在临床上推广应用。

角膜基质细胞从胚层发育特征来看，其与内皮细胞同源，起源于神经嵴干细胞的迁移，故骨髓间充质干细胞、脂肪干细胞、脐血间充质干细胞均可作为种子细胞定向诱导分化为基质细胞。

（二）支架材料

良好的角膜支架材料应该无毒，无抗原性，植入机体内引发较小的炎症反应，较好的生物相容性和一定的力学支撑性能。此外，在体外构建时，考虑角膜组织结构的特殊性，支架材料还需要一定的透明性、屈光性和透氧性。构成角膜支架的材料可分为天然生物材料和人工合成材料。

1. 天然生物材料

（1）胶原。胶原是角膜基质的组成成分，主要由 I 型胶原交叉排布形成片层，片层间平行排列，使得光线散射最小化。哺乳动物胶原分子结构相似，故作为支架，其免疫原性较弱。在体外构建组织工程化角膜时，胶原分子不仅可以为种子细胞提供一个附着位点，而且具有特殊的诱导信号，促进细胞的增殖与分化。

最早利用胶原作为支架制作角膜的是 Minami。其采用酸溶胀法制备胶原凝胶作为角膜支架，虽然具有良好的生物相容性，但支架材料在水溶液中易降解、力学性能差、难以进行手术缝合等缺陷限制了进一步的应用。后续的研究者一般利用物理或化学方法对支架材料进行改良，以期提高胶原的力学性能，增加植入后的透明性，减缓降解速度等。Torbet 等以胶原构筑角膜时，外加一定的磁场，使胶原分子定向排列，并发挥蛋白聚糖层间的黏连作用构建了透明的胶原支架，但仍存在强度差、降解过快的缺陷。Li 等采用壳聚糖和透明质酸钠对胶原进行改良，所获得的复合材料具有一定的透明性和机械强度，良好的生物相容性，但相比于天然的角膜仍有一定的差距。

（2）羊膜（amniotic membrane，简称 AM）。羊膜是目前角膜组织工程应用最广泛的天然材料，主要由胶原构成，薄且半透明，无抗原性，植入体内具有一定的降解性，适合作为人工角膜的支架材料。羊膜不仅能支持角膜上皮细胞的生长，而且羊膜基质中残存一些生长因子，具有抗炎、抗纤维化、抗血管化的作用。Rohaina 等利用脱细胞人羊膜作为支架材料，以骨髓间充质干细胞为种子细胞，构建人工角膜以修复因角膜缘干细胞缺陷症引发的视力损伤。移植术后角膜新生血管减少，透明度增加。羊膜虽然有良好的生物相容性，但羊膜的厚度达不到角膜的要求，其生物力学性能较差，无法抵御内部房水的压力。因此，后来的研究者都从提高羊膜力学性能方面加以改进。David 等使用碳化二亚胺（1-ethyl-3-［3-dimethyl aminopropyl］carbodiimide hydrochloride，简称 EDC）和 N－羟基琥珀酰亚胺（N-hydroxysucinimide，简称 NHS）对羊膜进行化学交联，在不影响与细胞的复合前提下，增强了羊膜的力学性能。检测结果显示，化学修饰后的羊膜在机械稳定性、热稳定性、光学透明度、抗胶原酶消化的能力等方面都有显著的提高。

（3）天然角膜脱细胞基质。由第四军医大学组织工程研发中心与深圳艾尼尔角膜工程有限公司共同开发的我国第一个通过临床验证的人工角膜产品就是猪角膜脱细胞基质。由于猪角膜与人角膜具有相同的板层组织结构、来源广泛、免疫原性低、抗张强度和应变力曲线与人角膜相似的特点。猪角膜脱细胞基质逐渐成为角膜支架材料研究的热点主要集中在脱细胞方法的研究。一个基本原则就是尽可能脱除细胞和免疫原的同时，保留猪角膜的板层基质结构和生长因子。Pang 等利用十二烷基磺酸钠（SDS）脱除猪角膜细胞成分，低温冷冻处理后角膜的板层结构保存完好，透明性良好。目前采用单一的脱细胞基质方法容易造成脱除不彻底或因为反应太激烈造成板层结构的破坏。如冷冻和振荡处理，仅能脱除表面的上皮细胞和内皮细胞，难以去除基质细胞。今后的发展方向是摸索一种联合脱细胞方法，既可以脱除细胞和免疫原，同时最大限度保留天然羊膜结构以及透明性。

（4）壳聚糖。壳聚糖是一类蟹虾壳中提取的经化学改性的多糖类天然高分子聚合物，在生物体内易被降解为氨基葡萄糖。壳聚糖成膜性良好，生物相容性较佳，且无毒性，无免疫原性，是组织工程广泛应用的支架材料。在人工角膜构建中，壳聚糖常常与其他膜材料混合制作角膜基质材料。Gao 等在壳聚糖溶液中添加一定比例的羟丙基、明胶、硫酸软骨素制备复合膜，接种兔角膜上皮细胞，体外实验表明，复合膜具有良好的细胞相容性。

（5）其他成膜基质材料包括丝素蛋白、角蛋白、纤维蛋白凝胶等高分子成膜材料。丝素蛋白来源于蚕丝，其无毒、免疫原性低、与上皮细胞亲和力强，可采取化学方法改变分子结构以调节材料的力学强度和体内降解速率。丝素蛋白作为组织工程新材料刚进入人们视野，随着研究的深入，这些材料会在人工角膜的体外构建中发挥更大的作用。

角蛋白可来源于人的毛发、指甲，其免疫原性低，具有较强的力学性能。由于角蛋白分子结构中含有大量的二硫键，难溶于水，在成膜性能及与细胞相容性均达不到要求。近些年，通过对角蛋白化学改性已成功地将角蛋白应用于生物支架材料，实验表明，制成的角蛋白在透明性和力学性能都优于羊膜。

纤维蛋白可来源于自身的血浆，早期作为生物黏合剂与其他支架材料混合使用。近些年，研究者直接将角膜上皮细胞接种于纤维蛋白凝胶支架上，构建有生物学功能的角膜植片，接种上皮细胞后具有一定的韧性和抗拉伸强度，故纤维蛋白常与其他高分子膜材料复合制作人工角膜。

2. 人工合成材料

人工合成高分子支架材料具有一定的力学强度、适宜的柔韧性、可调控的体内降解速率，但缺点是生物相容性、细胞亲和性都不如天然高分子材料。因此，作为一种可供选择的支架材料，一般与天然高分子膜材料混合使用，充分发挥其柔韧性和透明性。另一个策略就是先根据仿生原理制作角膜支架材料，而后对这些合成的高分子材料进行表面修饰，以利于角膜细胞的黏附、生长，或者在纳米水平上模拟天然角膜的表面形态以改善材料 - 细胞界面，增加细胞的亲和性。人工合成膜材料在角膜组织工程应用最多的是聚乙醇酸（PGA）和聚乳酸（PLA），以及两者按一定比例形成的共聚物（PLGA）。这类人工合成聚合物属于热塑性材料，可根据构建需要加工成型。鲍慧婧等制备了 PLGA 多孔支架（PLA 和 PGA 各占 50%），在体外与脂肪干细胞复合，结果表明，PLGA 有良好的生物相容性和可塑性，可作为生物支架材料应用于角膜的移植。

（三）生长因子

体外 3D 构建角膜时，若种子细胞在支架上良好生长，除了采用 10% 胎牛血清（FBS）的 DMEM 作为基础培养液，还需要根据构建要求添加不同的生长因子。不同的细胞生长因子及因子间的协同作用，可影响角膜细胞的增殖与定向分化，并对体外的立体构建起到调控作用。碱性成纤维细胞生长因子（basic fibroblast growth factor，简称 bFGF）、角膜细胞生长因子（keratinocyte growth factor，简称 KGF）、转化生长因子 - β（transforming growth factor-β，简称 TGF-β）和表皮生长因子（epidermal growth factor，简称 EGF）对角膜细胞的生长繁殖、细胞间连接及与细胞外基质的分泌均有促进作用。bFGF 可促进角膜细胞增殖；TGF-β 可刺激角膜细胞产生多型胶原；EGF 可使角膜缘干细胞增殖和迁移，并促进细胞外基质合成。

自然状态下，人角膜上皮细胞，角膜基质细胞以及内皮细胞均能分泌 KGF 并且细胞膜表面具有 KGF 受体，从而促进细胞增殖与分化。一般外源性的 KGF 使用浓度为 1 ～ 100 ng/mL。临床上，用于治疗的 KGF 浓度为 1 μg/mL，可有效促进角膜上皮的修复。

一般认为人角膜内皮细胞很难体外培养。Gao 等研究结果表明，从人角膜后弹力层分离的内皮细胞可以在添加有表皮生长因子（epidermal growth factor，简称 EGF）、血小板源性生长因子（platelet derived growth factor，简称 PDGF）和胎牛血清（fetal bovine serum，简称 FBS）的培养液中贴壁生长增殖。

角膜上皮细胞培养中常用重组人表皮生长因子，其主要功能是促进角膜缘基底膜细胞的迁移，增加上皮细胞的增殖与分化，最佳培养时间为复合培养的第 5 天，最佳释放浓度为 10 μg/L。

尽管专家们在生长因子作用机理和组合方面做了大量的研究，但角膜体外构建中仍难以达到完美的仿生要求，今后的研究发展方向在于生长因子的控释和缓释以及不同的生长因子的协同作用。

（四）组织构建

角膜的体外构建是角膜组织工程研究的核心。它包括细胞生长因子的筛选和组合，支架材料与种子细胞的复合，体外培养条件的建立（生物反应器的选择与应用），以及最终体内移植用于角膜修复和功能重建。严格意义上来看，由于角膜的特殊组织结构（来源于神经嵴干细胞的内皮细胞、基质细胞和来源于外胚层的上皮细胞），至今没有一套完整的技术同时培养多种细胞。故在三维构建策略上，一般采用分层构建、逐级组装的方式。首先采用注射的方式，将基质细胞注射至板层支架中，而后采用常规的气液界面法分别附着上皮细胞和内皮细胞。徐彬利用 8 代非转染角膜上皮细胞作为种子细胞，脱细胞人羊膜为支架材料，利用气液界面培养法在 37 ℃、5% CO_2 培养条件下，成功构建了组织工程化人角膜上皮。实验结果分析表明，体外构建的复合体具有人体角膜上皮的潜在功能。但气液界面法有一个缺陷就是构建出的角膜上皮细胞与载体结合的牢固程度达不到移植要求，移植手术需特别小心，否则上皮细胞容易脱落造成移植失败。同时，也对后期护理、产品储存运输提出更高的要求，因此，许多学者在三维构建方法上加以改进。武征利用连续灌注动态培养体系构建以猪脱细胞角膜基质为支架材料的自体组织工程化板层角膜，与天然角膜比较，可形成如生理状态的 4～5 层活力良好的复层角膜上皮结构。为改进上皮细胞容易脱落的缺陷，研究者在连续灌注培养的基础上，在干燥面提供适当的压力促进角膜上皮细胞的附着，同时干燥气体能维持板层角膜生理含水量，以避免构建时因基质吸水导致种子细胞与支架材料的分离。

后弹力层的构建需要将角膜内皮细胞（corneal endothelial cell，简称 CEC）附着在后弹力层上。角膜内皮细胞呈六角形，细胞间以紧密连接的方式相连。其构建策略有两个方案：其一，先构建后弹力层支架材料，可采用力学性能较佳的人工合成高分子膜材料，而后利用微重力培养系统在后弹力层上复合内皮细胞；其二，利用细胞层片技术（cell sheet technology，简称 CST）先期构建内皮细胞及后弹力层，当细胞连片成层后通过物理或化学方法使细胞片层整层剥离，收获的膜片借助于纤维蛋白胶再与角膜基质层黏附或者直接自体移植修复。目前，角膜上皮细胞和角膜内皮细胞膜片移植结果证实，CST 技术在眼科领域应用具有一定优势，移植后的生物相容性、良好的透明度以及细胞间紧密连接对于角膜功能重建具有重要意义。

（唐历波）

第七节　膀胱组织工程

创伤和非创伤（如一些先天性的疾病或炎症、感染、肿瘤等）所引起的膀胱损伤和功能缺失严重影响患者的生活质量和生存时间。临床上为了提高膀胱受损患者的生活质量，要求进行膀胱修复或重建治疗。传统的治疗通常利用肠道进行膀胱的修复和重建。然而，利用消化器官来替代泌尿器官，势必增加一系列并发症发生的概率，如尿路感染、肠梗阻、黏液分泌增多、电解质紊乱、穿孔及癌变等。要克服这些问题，在传统治疗方法的基础上还需要新的策略。近年来，随着组织工程学的兴起及其在临床不同领域中的成功应用，给膀胱的修复与重建带来曙光。

一、膀胱的结构

膀胱为锥体形囊状肌性贮存尿液的器官。膀胱壁由四层组织构成，由外向内依次为浆膜层、肌肉层、黏膜下层和黏膜层。浆膜层为蜂窝脂肪组织，包围着膀胱后、上两侧和顶部。肌肉层由平滑肌纤维构成。黏膜下层存在于三角区以外的区域，将黏膜层和肌肉层彼此紧密连接，其主要由 Ⅰ 、Ⅲ型胶原纤维，弹性纤维和无髓鞘的神经末梢组成。黏膜层为极薄的一层移行上皮组织，与输尿管及尿道黏膜彼此连贯。移行上皮组织由基底细胞、中间细胞、伞状细胞组成，所有细胞均附着在由细胞外基质构成的基板上。基底细胞由祖细胞和低分化细胞组成。伞细胞是最表浅的分化成熟的移行上皮细胞，其在膀胱上皮表面形成一种特殊的蛋白斑块，这种特殊的蛋白斑块可作为膀胱尿路上皮分化的标记。特殊蛋白斑块与细胞的紧密连接确保了膀胱的不渗透性（图9－7－1）。

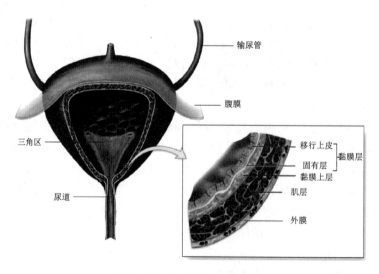

图9－7－1　膀胱结构示意

膀胱组织工程的主要目标就是构建一个组织结构上类似于正常膀胱，能够行使正常膀胱功能的新膀胱。在完全清楚了膀胱组织结构的基础上，还应有最佳的种子细胞、适当的支架材料及合适的重建环境，这些是获得一个组织功能上完整的新膀胱需要满足的因素。只有这样重建一个具有生理功能的膀胱才成为可能。

二、种子细胞

直接将支架进行移植意味着要面临更大的重建工程，当组织器官缺损达到一定程度时，直接利用支架进行移植将使重建成功的可能性大大降低。因此，是否在支架上进行预先的种子细胞接种，对于移植后的器官重建起着至关重要的作用。因此，种子细胞广泛地应用于膀胱组织工程。

（一）应满足的条件

对于膀胱组织工程所使用的种子细胞与本书之前（第八章第一节）提到的种子细胞应具备的基本特点无异，即应具有很小的免疫排斥反应、来源广、易获得、体外培养及扩增能力较强等特性。

（二）分类

膀胱组织工程的种子细胞主要来源于自体细胞、同种异体细胞和异种细胞。按分化程度可分为成熟体细胞和干细胞。成熟体细胞主要包括膀胱平滑肌细胞（bladder smooth muscle cell，简称 BSMC）、膀胱移行上皮细胞（bladder transitional epithelial cell，简称 BTEC）、表皮细胞、口腔角质细胞。干细胞分为胚胎干细胞（embryonic stem cell，简称 ESC）和成体干细胞（adult stem cell，简称 ASC）。

1. 成熟体细胞

传统膀胱组织工程中常用的自体成体种子细胞为膀胱移行上皮细胞和膀胱平滑肌细胞。一般情况下，膀胱移行上皮细胞可通过膀胱组织活检获取，有操作简单、移植后不存在免疫排斥反应、不涉及伦理学问题等优点。此外有研究认为膀胱平滑肌细胞种植于无细胞基质上会提高其潜在的顺应性和组织弹性，有利于无细胞基质的血管生成和上皮细胞的成熟。但自体膀胱移行上皮和平滑肌细胞作为种子细胞所存在的缺点也不容忽视：①在体外培养时，存在去分化及增殖速度较慢等问题；②很多病理情况下，如膀胱外翻、膀胱发育不全及膀胱恶性病变时，自体膀胱组织不能提供正常功能的种子细胞；③当机体器官处于终末衰竭时，可能无法获得足够细胞的组织标本用于扩增；④由于染色体端粒的连续性缩短，成体细胞进行分裂传代能力有限；⑤神经源性膀胱的平滑肌细胞在细胞增殖、分化、收缩性及细胞黏附等方面都与正常细胞不同，因此其不适合作为膀胱组织工程的种子细胞来源。

2. 干细胞

干细胞在一定程度上弥补了成熟细胞的上述缺陷。胚胎干细胞由于存在伦理道德、来源及具有成瘤性等问题限制了它的应用。膀胱组织工程中关于种子细胞研究的焦点主要聚焦于各种成体干细胞，其中包括间充质干细胞、脂肪干细胞、尿源性干细胞、毛囊干细胞。

目前，种子细胞研究中最为热门的是间充质干细胞（marrow mesenchymal stem cell，简称 MSC)。MSC 取于自体，由它诱导而来的组织在进行移植时不存在组织配型及免疫排斥，其具有低免疫原性还可诱导免疫耐受。在体内或体外特定的诱导条件下，间充质干细胞可分化为脂肪、骨、软骨、肌肉、肌腱、韧带、神经、肝、心肌、内皮等多种组织细胞，连续传代培养和冷冻保存后仍具有多向分化潜能。同时间充质干细胞来源比较广泛，可从骨髓、脂肪、滑膜、骨骼、肌肉、肺、肝、胰腺等组织以及羊水、脐带血中分离和制备，应用最多的是骨髓来源的间充质干细胞（bone marrow mesenchymal stem cell，简称 BMSC)。有研究已证明 BMSC 具有向平滑肌细胞及尿路上皮细胞进行分化的潜能，并表达出特有的标记。此外经过实验研究证明了 BMSC 与膀胱脱细胞基质（bladder acellular matrix，简称 BAM）的生物相容性较好，而且与体内周围组织生物相容性也好，这些都为 BMSC 在膀胱组织工程研究方面拓展了新思路。由于骨髓不是膀胱癌转移的目标，BMSC 对于需要膀胱修补的膀胱癌患者具有重大的意义。

目前的研究还发现，BMSC 通过分泌生长因子和释放影响细胞增殖和血管生成的细胞因子来形成微环境。BMSC 在心脏模型中通过旁分泌效应影响细胞迁移，推测其在泌尿组织再生中也具有相似的作用。BMSC 也有促血管生成及促进神经再生的作用。综上研究结果均意味着，在膀胱组织工程中，BMSC 不仅仅只扮演着种子细胞一个角色，还具备诱导重建的作用。

脂肪干细胞（adipose-derived stem cell，简称 ASC）也是研究关注的焦点之一，其来源广泛，取材相对方便，并且比其他成体干细胞具有更高的增殖率，还具有向其他类型细胞分化的能力。有研究者将 ASC 分化形成的平滑肌细胞接种于膀胱无细胞基质上共同培养，并成功植入裸鼠进行膀胱组织重建，重建膀胱表现出正常膀胱的容量和顺应性。近年来的一些研究还表明 ASC 是尿路上皮产生的一个潜在来源，然而，其确切的分化机制仍有待充分阐明，它们的正常功能仍有待确定。

另一种容易获得的成体干细胞为尿源性干细胞（urine-derived stem cell，简称 USC)。这类细胞能表达间充质干细胞的标志，并具有多向分化和促血管生成能力。在体外适宜的条件下，这类细胞可以分化为尿路上皮细胞和平滑肌细胞。

毛囊干细胞是膀胱组织工程中种子细胞来源的又一选择。有研究表明在适宜的条件下毛囊干细胞可分化为尿路上皮细胞并表达尿路上皮细胞特有标记。此外，毛囊干细胞的获取能够减少对机体的侵袭。同时，毛囊干细胞可降低组织相容蛋白质活性而具有免疫性能，表达强有力的免疫抑制效能。

另外，最新研究的人脐带 Wharton 胶质干细胞具有低免疫原性、多潜能分化、不存在伦理学问题等特性，符合组织工程膀胱种子细胞的要求。

三、支架材料

(一) 支架的作用

在应用组织工程技术构建膀胱时，支架的主要作用不仅要为种子细胞的附着、生长、增殖提供一个三维的支撑，还要为细胞生长分化和组织的形成等新陈代谢活动提供适宜的微环境。在移植细胞和宿主细胞的相互作用下，支架材料可引导组织工程器官的结构和功能形成，并提供机械支持来对抗体内张力，使其按照预定的方式生长；还可以加载生物活性标记物来调节细胞功能。因此，在膀胱组织工程过程中支架的选择和设计十分重要。

（二）应满足的条件

组织工程支架设计的基本原理在不同类型的组织上基本相似。理想的生物支架应具备以下条件：①良好的细胞组织相容性。便于种子细胞黏附、生长和增殖，移植后不产生任何排斥反应、炎症、免疫反应或异物刺激。②提供临时的三维机械支撑以保持器官特定的形状，并可维持组织发展的潜在空间。③可靠的物理性能。能按照替代组织或器官的需要任意塑性，有大量贯通的孔隙，以利于组织和血管在支架上整合。具有一定的韧性，易于后期外科手术构建。④有适当的表面化学性。可促进细胞分化及细胞间的相互作用和组织构建。⑤具有可控的降解吸收率。降解速度能适应不同细胞的组织再生速度，并且降解产物不能有毒性作用。

用于组织工程的支架材料除了要满足以上条件外，材料的选择还取决于要重建的组织类型。由于膀胱在充盈和排空过程中受不同机械力的影响，因此需要支架提供一个动态的机械支持，直到工程组织能够承受这些压力。此外，由于膀胱的组织特征，即器官由上皮细胞包围的富含Ⅰ型胶原的结缔组织及平滑肌层构成。上皮或内皮层作为屏障，阻止管腔内物质渗透到腹腔内。丰富的胶原蛋白Ⅰ型层和肌肉层维持结构及功能器官的完整性。因此，膀胱组织工程理想的支架材料应该为不同的细胞层提供结构支持，包括足够的表面以稳定附着尿路上皮细胞；给予足够的生物力学支持，以保持高密度的平滑肌细胞在外表面，从而使中空的器官不会过早崩溃，并作为管腔内容物和体腔之间的屏障；同时支持单向的肌肉组织层的形成，允许快速的神经支配和血管化。

综上，由于不同的支架材料在硬度、弹性、孔隙率、降解速率等物理特性上存在差异，对不同种类种子细胞黏附、支持、分化及膀胱组织的再生也表现出不同的作用。因此，选择合适的支架材料是组织工程成功构建膀胱的关键之一。

（三）分类及应用

目前在组织工程化膀胱中常用的支架材料分四种：①天然来源的生物材料，如胶原蛋白、壳聚糖、海藻酸钠、明胶、弹性蛋白和蚕丝等；②细胞外基质（extracellular matrix，简称 ECM）：主要包括膀胱脱细胞基质（bladder acellular matrices，简称 BAM）和小肠黏膜下层（small intestinal submucosa，简称 SIS）等；③人工合成高分子聚合物：聚羟乙酸（PGA）、聚乳酸（PLA）、聚己内酯（PCL）、聚乳酸 – 羟基乙酸共聚物（PLGA）、聚乳酸 – 己内酯共聚物（PLCL）、聚氨酯（PU）等；④复合支架：主要由天然来源的生物材料或脱细胞基质与人工合成聚合物组成。

天然来源的生物材料具有良好的生物相容性和可降解性，可以与种子细胞较好地结合，且能够消毒并进行外科缝合重建。但是这类材料机械强度弱，阻碍了其临床应用。目前研究应用最广泛的是胶原。胶原在人和动物体内含量丰富易于提取且能迅速纯化，其降解率可通过调节植入物的密度及分子内部连接键而改变，同时含有促进细胞黏附的因子。但其塑形性差，且存在不同来源的蛋白质生理学性质不稳定及外来胶原产生免疫反应等问题。另外有研究将电纺蚕丝蛋白基质与膀胱脱细胞基质（BAM）进行比较，结果尿路上皮的再生在两种支架上存在明显差异，蚕丝蛋白基质支架上尿路上皮再生较好，且血管及平滑肌再生程度高。Seth 等利用蚕丝和小肠黏膜下层（SIS）复合支架进行组织工程膀胱化构建，得到的组织工程化膀胱在组织学和功能上与天然膀胱相似。

　　细胞外基质（ECM）是用化学和物理等方法制备的脱细胞支架。这些支架的优势在于它们具有与机体相似的三维结构、活性因子和多种信号分子；并可对附着在其上的细胞，具有诱导细胞极性、允许或抑制细胞黏附、促进或减缓细胞迁移、诱导细胞或组织的分化及可能诱发细胞死亡等作用。ECM在被植入体内后可缓慢降解，并促进细胞产生新的细胞外基质蛋白。因此，它们成为理想的组织工程材料。此外，与天然来源的生物材料相比，ECM的优势在于针对不同组织可提供不同的成分和结构：例如与BAM和SIS，在组织工程化膀胱时可提供更合适的膀胱生长的因子。

　　SIS为分离去除小肠黏膜、浆膜及肌层，形成主要以小肠黏膜下层为主的支架，其内含有生长因子（如成纤维细胞生长因子2、转化生长因子β、血管内皮生长因子等）、胶原蛋白、糖蛋白、蛋白多糖等，可帮助细胞吸附、移动，并使细胞之间形成连接，促进细胞生长分化，有利于组织的形成。研究表明，SIS在无体外细胞接种时就可原位诱导膀胱再生，并可重塑和代替宿主组织。Zhang等对犬进行SIS重建膀胱移植，术后显示SIS重建物形成正常的血管和神经支配，可代替正常膀胱组织。然而，使用SIS进行膀胱再生成功的关键依赖于移植物的血运重建率和原膀胱损伤的程度。

　　膀胱脱细胞基质的化学成分主要为Ⅰ、Ⅲ型胶原和弹性蛋白，在结构上较好地保留正常膀胱组织细胞外基质的原有特征，同时还保留了组织再生所必需的生物活性蛋白，包括血管内皮生长因子（vascular endothelial growth factor，简称VEGF）和胰岛素样生长因子（insulin-like growth factor，简称IGF）；由于不含细胞成分，因此抗原性很低；在抗拉系数、弹性系数等方面与正常膀胱较为接近，其化学成分也和正常细胞外基质相同，植入体内后，可为周围细胞提供迁移、附着的三维结构，而自身将缓慢降解并逐渐被新的细胞外基质取代。以上这两个基质已被证明可兼容不同的尿路上皮细胞和平滑肌细胞，并已用于研究膀胱再生动物模型。但ECM同样也存在一些不利因素，如机械性能差、不易大规模获取、降解速率不能控制、易感染潜在疾病等。除了常用的脱细胞基质SIS和BAM外，另有关于脱细胞羊膜、脱细胞心包和脱细胞真皮组织的相关研究报道。

　　人工合成高分子聚合物材料与天然材料相比，其优势是可根据不同需求制备成不同形状与结构的三维支架，并可精确地控制其机械性能、降解率、孔隙率和孔径，且可以成规模的生产，价格低廉。此类材料中，如PGA、PLA和PLGA的降解产物无毒，最终以二氧化碳和水的形式排出体外，已广泛应用于组织工程化膀胱重建。早在1999年，Oberpenning等人就将PGA网塑造成膀胱的形状并涂覆在PLGA表面形成支架，并在支架的外部接种自体平滑肌细胞，内表面接种尿路上皮细胞，然后将重建体植入膀胱大部切除术的实验犬体内，监测动物11个月，结果没有发生并发症。3个月时，聚合物降解，重建的膀胱可提供足够的容量，并具有良好的顺应性。在组织学和免疫细胞化学上，膀胱显示适当的结构，尿路上皮细胞和肌细胞分化正常。然而，这些合成生物可降解聚合物由于缺乏细胞外基质成分，从而缺少各种生物信号及功能基团，极大影响种子细胞的黏附、生长和分化。这一问题可通过在该聚合物支架制造过程中对其进行化学改性以增强支架对细胞黏附、增殖的促进及表型的调节。另外，由于纤维在支架上的取向极大地影响细胞定向和表型表达，因此，在通过控制纤维取向而控制细胞定向和组织生长的过程中，工程支架模仿天然

ECM 的结构和功能方面是必不可少的。近年来，大量的研究探索了生产类似天然 ECM 支架的可能性。这些支架具有表面积大、孔隙率高、孔径小和密度低的特点，同时还具有改善细胞黏附、迁移、增殖与分化的性能。其中模拟 ECM 的多聚纳米纤维是最有前途的生物材料。因为他们的物理结构类似于天然 ECM 纤维蛋白，可以引导肌肉细胞三个维度的生长，并且由于表面体积比的增加，更有利于细胞黏附、增殖、迁移和功能表达。在膀胱组织工程的研究中，多聚纳米纤维（ε-己内酯）/聚（L-乳酸）（PCL / PLLA）支架已被证明对人类尿路上皮及平滑肌纤维细胞具有生物相容性。静电纺聚乳酸纳米纤维支架还支持膀胱平滑肌生长和对齐。

综上三种支架材料均有其优缺点，为了扬长避短，目前研究的热点集中在复合支架材料上，复合支架多由天然来源的生物材料或脱细胞基质与人工合成高分子聚合物复合而成。它们结合了不同支架的优点，从而使组织工程化膀胱支架材料的研究更进了一步。

为组织工程化膀胱设计支架时，需要特别考虑其屏障功能以及支架的细胞承载量。在一项研究中，利用 PGA 与一种天然脱细胞胶原基质相结合构建了复合支架系统。其中，脱细胞基质作为屏障，可以防止管腔内容物渗透到体腔，同时为上皮细胞黏附和生长提供了一个最佳的表面。合成聚合物层被设计成具有大的孔隙，以用于容纳足够数量的肌肉细胞并保持支架结构的完整性。研究表明，复合支架具有良好的生物相容性，理想的中空结构和物理性能，适合应用于膀胱组织工程中，有利于膀胱组织在体内的形成。

四、组织工程膀胱的构建

目前，膀胱组织工程研究的主要目标是寻找最佳的种子细胞来源、获得最佳的支架材料、摸索种子细胞最优分化方式和促进植入物的血管化与神经再生。组织工程化膀胱重建有两种方法：一种是利用单纯支架材料重建，另一种是种子细胞复合支架材料进行膀胱修复。后者在构建膀胱解剖结构、恢复膀胱功能方面要远远优于前者。因此，绝大部分膀胱组织工程重建实验都采用种子细胞复合支架材料的重建方法。

当前组织工程膀胱主要存在的问题是构建的结构是否具有自主收缩和生理排尿的神经支配及组织的血管化。

（一）组织的血管化

血管网对于细胞和组织的营养供应和代谢废物清除是必要的。组织工程的血管构建有两个主要的策略：①在体内，依赖于毛细血管发芽和向内生长，从宿主长到支架上；②在体外，从内皮前体细胞在原位形成毛细血管。无论哪种方法，限制组织生长的最大问题是一个灌注血管网的发生和成熟所需的时间可能比细胞存活的时间更长，问题的关键点聚焦在供氧问题上。

目前，已经有三种类型的策略可以解决供氧问题：①在移植物植入前和植入过程中，利用机械或者化学来源的氧支持，直到新血管形成过程完成且可以为新器官提供足够的血液循环；②血管内皮细胞（vascular endothelial cells，简称 EC）预先接种于支架，或者利用体内或支架释放的生化信号使内皮细胞聚集，便于血管网的生成；③应用血管生成因子，如血管内皮生长因子（vascular endothelial growth factors，简称 VEGF）、碱性成纤维细胞生长因子（baisc fibroblast growth factor，简称 bFGF）、血管生成素Ⅰ和Ⅱ、血小板衍生生长因子（platelet derived growth factor，简称 PDGF）和转化生长因子 – β（transforming growth factor-β，简称 TGF-β）均可直接和间接促进移植物血管生成。但值得注意的是以上策略对于组织工程化膀胱的血管化问题解决仍很有限，还有待研究者们进一步深入的探索。

（二）神经支配问题

一个复杂的神经网络对于保证膀胱平滑肌长期功能和生存是必要的条件。目前对于组织工程化膀胱中神经网络的再生与分布仍存在很多不明确的部分，尽管如此，研究者们还是寻找到了一些解决问题的方法。①生长因子的使用。最简单而高效的方法是将神经生长因子（nerve growth factor，简称 NGF）植入或合成到天然支架中，以促进神经网络在组织器官中的再生与分布。其他生长因子，如神经营养因子Ⅲ、睫状神经营养因子、血管内皮生长因子和胰岛素样生长因子 – Ⅰ也可进一步促进周围神经再生。然而，这种方法可能导致不受控制的局部神经元生长和组织中神经元通路的随机形成。②干细胞的使用。如利用干细胞体外培养诱导形成外周神经元和施万细胞，并将他们培养在特定的支架上生长，从而在组织工程膀胱内形成一个全面的神经支配网络。③利用本身具有促进神经网络形成作用的支架材料。如电活性聚氨酯支架材料可促进背根神经节与再生膀胱壁之间神经网络的定向分布，并显著提高施万细胞的神经营养因子的分泌、髓鞘基因表达及稳定新生成的外周神经通路。

五、前景与展望

由于膀胱结构与功能的复杂性，使得膀胱组织工程研究涉及多个学科内容。虽然，在过去的 20 年中膀胱组织工程研究领域通过多种方法试图重建与天然膀胱具有一样结构和功能的组织工程化膀胱的目标尚未实现，但组织工程膀胱这项新兴技术在泌尿系统组织器官损伤修复中极具应用前景。随着相关领域技术的不断进步与完善，组织工程化膀胱将给患者带来新的希望。

（李栎）

 第八节　胰组织工程

胰腺疾病（如急性胰腺炎、慢性胰腺炎、胰腺癌和糖尿病等）均存在胰腺内或外分泌功能的不足。因此，胰腺功能的恢复是临床工作者亟待解决的问题。糖尿病已成为危害人类健康的常见病，由其引起的死亡率仅次于心血管疾病和肿瘤。1922 年，Banting和 Best 首次发现胰岛素后，整个医学界都热衷于研究用胰岛素治疗糖尿病。到目前为止，胰岛素仍是临床上治疗糖尿病的首选药物。但人们发现使用外源性胰岛素虽能降低血糖和改善症状，但却不能根治糖尿病，也不能中止和逆转糖尿病病程的继续恶化，因此人们试图寻求一种更有效的治疗糖尿病的方法。由于胰腺移植可以防止使用胰岛素所产生的并发病，甚至可以逆转部分并发症。因此，胰腺移植治疗Ⅰ型糖尿病在临床上也受到极大关注，并得到迅速发展。随着胰腺外科技术、移植器官的保存方法和移植技术的发展和成熟，胰腺移植已广泛开展。然而随之存在的问题也逐渐显露。例如，胰腺移植在手术方法、移植免疫、术后并发症等方面还存在多种问题，而且因其供体有限，所以胰腺移植难以作为常规治疗糖尿病的手段。因此，需要寻找更好的糖尿病治疗策略来代替现有的治疗方法。

随着组织工程学相关技术的发展与进步，胰组织工程研究给胰腺功能的恢复及糖尿病的彻底治愈带来了新的希望。

一、胰的结构

胰又称胰腺，为人体内第二大腺体，是内外分泌混合腺。胰呈长扁平形，淡红色，位于左上腹部的后腹膜腔内。胰分成三部分：头部、体部和尾部（图 9 - 8 - 1）。头部膨大位于右侧，被十二指肠环抱，体部占胰的大部分，尾部末端朝向左上方，与脾相触。胰腺分为外分泌腺和内分泌腺两部分。外分泌腺由腺泡和腺管组成，腺泡分泌胰液，胰液通过腺管排入十二指肠，有消化蛋白质、脂肪和糖的作用。内分泌腺由胰岛所组成，每一个胰岛都包含至少四种细胞（图 9 - 8 - 2）：①α 细胞，可分泌胰高血糖素（glucagon），胰高血糖素通过促进糖原分解和糖原异生使血糖升高，同时还促进脂肪和蛋白质分解，抑制肝糖原合成，提高体内血糖水平；②β 细胞，可分泌胰岛素，主要作用是促进细胞吸收血液中的葡萄糖作为细胞代谢的主要能量来源，同时促进肝细胞将葡萄糖合成糖原或转化为脂肪；③δ 细胞，分泌生长抑素，抑制多种激素的分泌；④PP 细胞，分泌胰多肽，具有抑制胃肠运动和胰液分泌以及减弱胆囊收缩等作用。

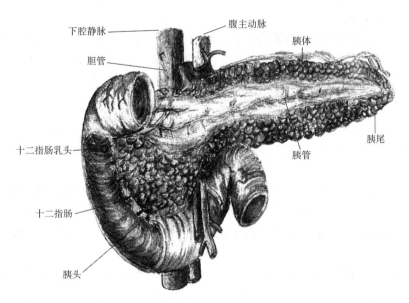

图 9 - 8 - 1　胰腺结构示意

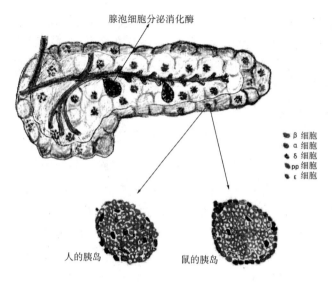

腺泡细胞分泌消化酶

β 细胞
α 细胞
δ 细胞
pp细胞
ε 细胞

人的胰岛　　　鼠的胰岛

图9-8-2　胰岛结构示意

二、种子细胞

胰岛细胞供体不足极大地限制了胰组织工程在临床上的应用。因此，寻找理想的种子细胞成为胰组织工程研究中的一个热点。目前，在胰组织工程研究中常用的种子细胞有成体细胞与干细胞。

（一）成体细胞

成体细胞主要是不同来源的胰岛细胞。通过分离与纯化技术，成为胰组织工程种子细胞来源之一，但由于其供体数量非常有限，并且在分离与纯化的过程中，胰岛细胞的数量与活性均会受到不同程度的影响，因而限制了其在临床上的大量应用。

（二）干细胞

诱导干细胞向胰岛细胞分化最有希望解决胰岛移植供体缺乏的问题。另外，使用患者自身的成体组织干细胞作为种子细胞的最大益处是可避免在移植过程中出现的免疫排斥反应。

（1）胚胎干细胞（ESC）具有全能性，在特定的诱导条件下可以分化为身体中每一类型成体细胞。近年来，已经开始研究 ESC 定向分化为胰岛 β 细胞，并探索利用这种细胞治疗糖尿病的可能性。但是，利用胚胎干细胞作为种子细胞存在肿瘤发生风险，因此其安全性值得考虑。

（2）诱导的多能干细胞（iPSC）。目前还不可能从诱导的多能干细胞中诱导出完全分化的 β 细胞。但研究者已通过不同的技术方法诱导 iPSC 分化成分泌胰岛素和 C－肽的胰岛样细胞或在特定的 3D 培养系统下形成与成熟的胰岛相似的结构。这种胰岛样结构在糖刺激下能够分泌胰岛素，将其植入高血糖的小鼠体内能够显著地改善血糖水平。

（3）胰腺干细胞属于成体组织干细胞，是存在于胰腺中的具有自我更新和分化潜能的一群未分化的细胞。虽然关于其存在部位、特异性标记以及如何检测等仍存在争议。但是相关研究结果表明胰腺干细胞可在体外诱导为胰岛样细胞团，并能分泌胰岛素。利用具有较强增殖能力的胰腺干细胞在离体的条件下，使其大量增殖和分化为分泌胰岛素的细胞团是解决胰岛移植过程中供体来源缺乏和免疫排斥问题的可行途径之一。

（4）间充质干细胞是一类具有多向分化潜能的成体干细胞。在胰组织工程研究中，可通过适当的诱导将不同来源的间充质干细胞诱导成为具有胰岛素分泌功能的胰岛 – 内分泌细胞。由于间充质干细胞具有较强的增殖能力、免疫原性弱及致瘤率低等优点，能使其成为胰组织工程中重要的种子细胞来源之一。

此外，研究者们还通过细胞工程的方法对一些细胞，如肝细胞、神经内分泌细胞、成纤维细胞等进行改造，以期获得胰组织工程理想的种子细胞。

三、支架材料

构建组织工程化胰所需的支架材料都应具有以下特点：不干扰胰岛的功能和活力、良好的表面活性和组织相容性、可塑性强、在体内可降解、对机体无毒性及无免疫排斥反应等。目前在组织工程胰中常用的支架材料可分为六种：①天然来源的生物材料，如胶原蛋白、壳聚糖、海藻酸钠、纤维蛋白和蚕丝蛋白等；②人工合成高分子聚合物，如聚丁酸 – 羟基己酸酯共聚物、聚乙二醇、聚己内酯、聚乙二醇、聚二甲基硅氧烷等；③复合支架；④细胞外基质（extracellular matrix，简称 ECM），研究主要集中在小肠黏膜下层脱细胞基质；⑤全器官脱细胞支架；⑥3D 生物打印支架。

（一）天然来源的生物材料支架

天然来源的生物材料及其降解产物具有良好的生物相容性和较低的免疫原性，因此被广泛地应用于胰组织工程的研究中。Tsang 等将胰岛细胞聚集在海藻酸钠 – 聚赖氨酸微囊腔内，该胶囊具有明显的降血糖作用，并能在小鼠体内产生人 C 肽。另外，高长有等发现壳聚糖的分子链上带有负电荷，海藻酸钠则带有正电荷，两种物质结合可使微囊更加牢固，且毒副作用少，免疫排斥反应小；Ellis 等研究发现胶原 – 壳聚糖 – 硫酸软骨素 – 层粘连蛋白（collagen-chitosan-chondroitin-1aminin，简称 CCCL）共聚物凝胶支架具有均匀的微观形貌和孔隙率，能减少胰岛细胞凋亡，保持胰岛活力和功能的完整，同时能促进整个移植体移植后的再血管化，而且具有免疫屏障的作用。纤维蛋白具有良好的血液相容性和组织相容性，Berman 等用血浆和重组人凝血酶（recombinant human thrombin，简称 rhT）、凝血因子ⅡA 催化纤维蛋白原转化为纤维蛋白，形成凝胶块制备可吸收性生物支架。该支架能防止胰岛聚集成团，尤其适用于低纯度胰岛制剂的移植。研究表明，该支架有利于新生血管的形成和胰岛存活。

（二）人工高分子材料支架

相对于天然高分子材料，人工高分子材料具有更高的机械强度、更均一的内部结构和更稳定的理化性能。Yang 等报道了 3 羟基丁酸 –3 羟基己酸酯共聚物是胰岛样培养物聚集的良好表面，可明显提高胰岛素产量。Borg 等将骨髓间充质干细胞与胰岛细胞共培养在经黏附多肽修饰的聚乙二醇 – 肝素大孔星形冷冻凝胶支架上，通过 C57BL/6J 小鼠皮下移植试验发现这种支架是一种非常有前景的肝外胰岛移植载体。Buitinga 等通过静电纺丝法制备聚环氧乙烷对苯二甲酸乙二醇酯和聚对苯二甲酸丁二醇酯（PEOT/PBT）共聚物。体外试验结果表明该共聚物支架能够防止胰岛聚集，保持胰岛天然的形态结构和功能，支架内部的开放多孔结构利于营养物质扩散和新生血管迅速形成。

（三）复合支架

Schaschkow 等将分离的胰岛置于加入了 10% W/V 全氟萘烷乳在血浆基质中，然后加入凝血酶使天然存在于血浆中的纤维蛋白原裂解为纤维蛋白，形成三维复合基质支架。在体外及大鼠体内移植试验均表明，该支架能够维持胰岛原有形态并使其缺氧程度减轻，从而降低了胰岛在培养和移植过程中的损失率。Brady 等将大孔聚二甲基硅氧烷（PDMS）与纤维蛋白－纤维粘连蛋白－血小板源性生长因子（Fibrin-FN-PDGF-BB）水凝胶组合起来制成胰岛移植支架，研究表明，这种生物稳定的高度大孔支架能通过限定胰岛的三维分布为胰岛移植提供理想的微环境，并促进移植物的血管生成。

（四）脱细胞基质

细胞外基质（extracellular matrix，简称 ECM）是细胞微环境的主要成分，不仅为各种细胞提供骨架结构与附着位点，而且在细胞的黏附、迁移、增殖、分化、组织特异性维持和凋亡等方面发挥着重要作用。因此，ECM 被广泛地用于组织工程学的研究中。薛武军等将大鼠胰岛复合在小肠黏膜下层三维支架材料上，在体外进行复合培养，研究中细胞在支架的表面附着良好，表现出较活跃的细胞功能。

（五）全器官脱细胞支架

目前，全器官脱细胞支架已成为研究的热点。全器官脱细胞支架具有完整的三维解剖结构，保留了细胞外基质组分的空间排列、脉管网络和生物机械性能，成为一个再造胰岛素分泌器官的一种理想支架材料。Mirmalek-Sani 等将人类干细胞和猪胰岛种植到制备好的猪全胰腺脱细胞三维支架上。研究结果表明，该脱细胞支架能够促进细胞黏附，并有利于细胞功能的维持。Xu 等将 C57BL/6J 小鼠胰岛注入预先制备的全肝脏脱细胞生物支架，体外培养及测试结果表明，该支架能支持细胞生长、分化及功能发挥，是一个优质的胰岛移植平台。

（六）3D 生物打印支架

近年来，随着 3D 生物打印技术的发展，在越来越多的组织工程研究中试图利用此项技术制造一个稳定的、富氧的支架，从而有效地提高移植物的存活率。在胰组织工程的研究中，Marchioli 等将细胞混悬液与藻酸盐－明胶水凝胶利用 3D 生物打印技术制作了 3D 生物打印支架，并进行体外和皮下植入试验。结果表明，该支架在养分和氧气传输能力方面明显优于传统方法制备的水凝胶。在 3D 打印支架中的胰岛被限制在一定的部位，新生血管与包埋的组织联系更紧密，一旦血运重建、支架降解，移植的胰岛即可完全恢复分泌功能。

四、组织工程化胰的构建

目前，组织工程化胰的构建方式有两种：一种是制作人工胰腺与胰岛移植，另一种是在体外重建胰岛。

（一）人工胰腺与胰岛移植

1. 人工胰腺

严格地说，人工胰腺（artificial pancreas）必须具有人胰腺朗格汉斯（Langerhans）岛的完全功能，但目前人工胰腺仅仅是能随时测量糖尿病患者血糖值，并释放适量胰岛素的一种装置。人工胰腺种类按功能分为：人工胰β细胞、人工胰岛。人工胰β细胞是指能替代胰脏β细胞失去的功能，并能控制血糖达到近似生理状态的装置。而人工胰岛除给患者注入胰岛素外，还可以注入葡萄糖及胰高血糖素来代替α细胞及β细胞的功能。人工胰按构造分为机械人工胰腺（分为闭路和开路两大类）和混合型半生物人工胰腺（血管外扩散室、血管内装置、微囊细胞）。

在人工胰腺研究过程中关于胰岛细胞的分离与纯化、移植部位的确定以及抑制宿主免疫排斥反应对移植物的损伤等胰岛移植问题被高度关注。

2. 胰岛移植

从最初的胰腺移植到后面的胰岛移植，从同种异体胰岛移植到异种胰岛移植，从免疫特惠部位胰岛细胞移植到微囊化胰岛细胞移植，从胰岛细胞的分离、纯化到冷冻保存，从转基因克隆细胞到胰腺干细胞的诱导及移植，不仅反映了人们在细胞移植治疗糖尿病这一领域的认识轨迹，同时也反映这一技术内在的发展规律。

1935年，Murray和Boadley将人体的胰岛腺瘤细胞的碎片移植于糖尿病患者的皮下组织，从而开启了人类胰岛移植之路。相对于胰腺移植，胰岛移植表现出独特的优势，即操作简单、经济安全、痛苦相对较小、失败后可以再移植等。另外，大量的实验证明，胰岛移植除了可以逆转实验动物的糖尿病状态外，还克服了胰腺移植常易发生的术后并发症，如血栓形成和急慢性胰腺炎等。因此，胰岛移植成为近年来治疗胰岛素依赖型糖尿病的一种很有前途的治疗方法。

（1）胰岛移植的特点。胰岛移植和以往的器官移植治疗糖尿病相比较，有其自身的特点：①它不具备器官的正常外形及解剖结构，不是完整的器官，而是细胞群，移植时常制成细胞悬液，无须吻合血管，因此，移植是通过各种输注途径来实现的；②供体细胞在分离、纯化、制备和输注过程中，多有损伤和活力丧失，为了保证疗效，需进行一定数量的高活力的细胞群团移植；③移植物在体内是可以移动的，所以可在远离原来植入部位处遭到破坏，也可在远处发生局部症状和反应；④移植细胞多不在原来解剖位置，失去了正常生存环境，对长期生长不利；⑤移植细胞经过几次传代繁殖后，就会发生变异，而逐渐失去固有功能，因此，细胞移植的有效期多数是短暂的。认识这些特点，对开展细胞移植治疗糖尿病是很重要的。

由于同种异体移植后必然发生不同程度的排斥反应，并且被移植的细胞从供体到受体的全部操作过程必须始终保持着活力。因此，胰岛移植治疗糖尿病仍属于器官移植范畴。

（2）胰岛移植的分类。根据移植胰岛细胞的来源不同可分为同种胰岛移植与异种胰岛移植。同种胰岛移植又可分为自体胰岛细胞移植和同种异体胰岛细胞移植。

自体胰岛细胞移植是从患者自身的胰腺分离纯化出胰岛并移植回自体内，多源自慢性胰腺肿瘤切除的胰腺。自体胰岛细胞移植无排斥反应但常常难以获得足够数量的胰岛细胞。另外，如果患者的胰腺出现了纤维化，胰岛细胞的获取会更加困难。同种异体胰岛细胞移植中胰岛细胞主要来源于成人尸体胰岛和胎儿胰岛。成人胰岛免疫原性强，耐免疫排斥能力差，需终生采用免疫抑制。胎胰岛免疫原性弱，增殖力强，对低温耐受性强，便于长期冷冻保存，但人体内胎胰岛含量少，分离后在体外高浓度葡萄糖刺激下胰岛素分泌以及术后基础 C 肽的恢复不够理想。

近年来，随着同种胰岛移植迅速发展，供体胰腺严重短缺，使得异种胰岛移植成为当前的研究热点。猪与人的胰岛素在结构上最为接近，仅一个氨基酸不同。并且猪的 β 细胞对葡萄糖刺激有反应，因此猪的胰岛细胞是异种胰岛细胞来源的首选。另外，罗非鱼也作为胰岛移植的供体来源被一些研究者关注，因为这种鱼具有两个胰腺，一个分泌消化酶，另一个分泌胰岛素。由于后者的细胞组成几乎全部是胰岛细胞，所以提取胰岛细胞相对容易，而且这种鱼满足其体内细胞正常代谢的需氧量仅为人体细胞的 1/5，所以在移植后移植物的耐缺氧性更强。但是鱼的胰岛素结构与人的差别较大，且利用率没有猪胰岛素高。

（3）移植的部位。移植的部位主要有肌肉、腹腔、脾脏、门静脉、肝动脉及肾包膜下等。近年来，临床上超过 85% 的胰岛移植均通过门静脉注射到肝内，其效果优于肌肉及腹腔内移植。

（4）存在的问题如下。

A. 胰岛细胞的来源非常有限。

B. 大量的胰岛在移植后早期就会丢失，主要原因与移植物质量和移植部位的炎症有关。提高胰岛移植质量主要是对胰岛细胞进行有效分离与纯化。关于这方面的研究已大量开展，目前主要的方法有常规分离培养法、胶原酶消化法、自动消化法以及在此基础上的一些技术的改进，以期获得更高效的胰岛移植物。

C. 胰岛移植面临最重要的问题是宿主免疫排斥反应使大量移植物失去活性。因此如何提高胰岛移植后的细胞活性及抑制免疫排斥成为胰岛移植研究的一个重点。抑制免疫排斥损伤移植物的方法主要有：

a. 免疫抑制剂。免疫抑制剂可以抑制排斥反应，但另一方面又有致糖尿病作用，且具有潜在的致癌性及易发感染性。传统免疫抑制剂包括环孢素、他克莫司、抗代谢药硫唑嘌呤、霉酚酸脂糖皮质类固醇激素。

b. 降低移植物免疫原性。可通过制备相对纯净的胰岛，采用激光照射、冷冻保存等不同预处理方法，减少移植物内抗原，从而减低排斥反应。但此类方法会损伤胰岛活性，影响胰岛移植的效果。

c. 免疫隔离微囊包裹技术和设备的使用。包括大包囊技术、弥散腔室、动静脉分流装置等。

d. 诱导宿主免疫耐受。通过诱导使移植物和宿主之间免疫反应重新达到平衡，使宿主将移植物当作"自我组织"而接受，在无须使用免疫抑制剂情况下长期存活。

e. 与具有免疫抑制功能的细胞共移植。天然存在的具免疫豁免功能的细胞和胞外基质与胰岛共移植。如睾丸支持细胞，由于其特异的免疫抑制作用及对胰岛的营养支持作用，被广泛用于胰岛移植实验研究。另外，由于软骨细胞基质具有免疫豁免作用，一些研究已开始着手利用软骨细胞进行无免疫抑制细胞移植。

（二）胰岛的体外重建

胰岛的体外重建主要有两种方式：单细胞构建"胰岛"（pseudoislet）和不同干细胞构建胰岛样细胞簇（islet-like cell clusters，ICCs）。

最早通过单细胞构建 pseudoislet 的报道是 Scharp 等用胰蛋白酶消化犬胰腺获得单个内

分泌细胞，随后旋转培养，在 4 ～ 8 天内产生选择性聚集。该 pseudoislet 含有所有的胰岛细胞类型，稳定 4 周，在适当的刺激下释放激素。小鼠和人类的脂肪干细胞、人外周血单核细胞、人脐带血干细胞、人皮肤成纤维细胞、人脐带基质干细胞、人胎盘基质干细胞、人羊膜基质干细胞、人多能真皮成纤维细胞、人胎盘多能干细胞和人牙髓干细胞均可以作为 pseudoislet 构建的种子细胞。

ICCs 是指干细胞培养产生的胰岛样细胞聚集物。它们不同于上面说的 pseudoislet，因为 ICCs 是通过在组织培养板上培养细胞来"生长"的，这不包括将细胞分解成单细胞悬液的步骤。目前，已经从小鼠 ESC、猴 ESC 和人 ESC 中诱导出 ICCs，老鼠和人类的 iPSC 也可用于诱导 ICCs。如果能提高胰岛的诱导效率，这些干细胞诱导的 ICCs 系统将是弥补胰岛移植性供体不足的重要方法。

与全器官胰腺移植进行的血管吻合后灌注迅速恢复不同，胰岛分离过程剥离了原有血管结构，相当一部分胰岛在移植后立即发生缺血性损伤。此外，如果将胰岛包裹起来进行免疫保护，则完全的胰岛再血管化是不可行的。因此，加强重建组织的血管化是支持他们氧气需求和提供最佳葡萄糖反应胰岛素分泌的关键，这是目前胰组织工程研究所面临的主要问题。研究者们针对这一问题做了大量的研究。目前可行的方法有：①使用支架引导血管网络形成，如脱细胞胰腺由于其保留了原有的血管通道被用于解决重建的血管化。②促血管化生长因子的使用，即在重建系统中加入血管生成生长因子，如血管内皮生长因子（VEGF）、成纤维细胞生长因子（FGF）、血小板衍生生长因子（PDGF）和内皮细胞促进新的血管生成，改善重建组织的血管化，从而减轻敏感胰岛暴露在炎症和低氧环境中的风险。

五、前景与展望

胰组织工程在实验和临床研究中均取得了一定的进展，使糖尿病患者有望摆脱胰岛素注射的治疗方法，同时将有效地防止糖尿病并发症的发生，给糖尿病治疗指出了新的方向。虽然利用组织工程方法治疗糖尿病显示了巨大的临床价值和前景，但距胰组织工程技术被广泛应用于临床还有相当长的路要走，仍然有许多问题有待进一步的研究，如供体来源及免疫排斥问题。另外，干细胞移植技术还有待进一步改进，相关法规及伦理等问题均有待解决。然而，随着干细胞移植的深入研究，必将获得足够的胰岛细胞用于移植，从而使胰组织工程真正成为糖尿病治疗的有效手段。

（李 栎）

 第九节 肝组织工程

肝是人体最复杂的消化腺器官，具有代谢、解毒、分泌和防御的功能。各种急慢性肝脏疾病，特别是急性肝功能衰竭威胁着人类的健康。治疗急慢性肝病及急性肝功能衰竭最有效的方法就是肝移植，但受限于供体的缺乏，而异体移植又牵涉免疫机制。肝组织工程为肝病的治疗提出了新的思路。

一、肝组织工程研究现状

肝组织工程根据治疗技术和层次分为三个方面。

（1）细胞水平的肝细胞再生及功能恢复，即诱导肝细胞增殖、分化。其包括直接的肝实质细胞诱导增殖、分化，水凝胶支架复合生长因子直接注射病灶诱导再生修复。

（2）人工肝包括非生物型人工肝，即血液净化系统和生物性人工肝以及组合型人工肝系统。其主要利用肝细胞和膜生物材料，体外模拟肝的解毒和生物转化功能。

（3）可移植组织工程化肝，这是肝组织工程发展的终结目标，即在体外利用生物支架和种子细胞在生物反应器中复合构建可移植用的器官。

第一层次属于细胞水平。若能够深入了解肝细胞的增殖、分化的机理，应用小分子或物理因素诱导肝组织的自我修复，应该是最理想的方案。但在急性肝功能衰竭和肝癌治疗方面显然不现实，同时干细胞治疗方案易引发畸胎瘤，故该方案目前仅停留在研究层次。

第二层次是目前已经在临床上实用化，也称人工肝支持系统，主要是基于肝细胞强大的再生能力。其基本原理是在体外闭合系统中，将肝功能衰竭病人血液经过由膜生物材料、分子筛和肝细胞组成的滤过系统，将体内有毒物质分解代谢，再回输至病人体内，以缓解或部分取代肝功能。人工肝只能针对肝功能的一个方面进行代偿，且清洗效果有限。曾有人研究连续性血液净化技术，对于肿瘤坏死因子（TNF）的清除效果有限，因为 TNF 在血液中与 $27 \sim 33$ kD 可溶性受体结合，大于膜的截留量，其发挥作用常常以同源三聚体形式。

目前，人工肝研究已经朝着生物型或生物组合型方向发展，将肝细胞或种子细胞接种在纤维膜内，并形成一个密闭的膜生物反应器。当患者血液流经人工肝后，代谢废物一部分被生物膜截留，另一部分通过肝细胞转化，解毒；同时，肝细胞合成的蛋白、酶通过纤维膜进入血液，替代病变的肝发挥作用。

人工肝的疾病适应证为急性重症肝炎、肝功能衰竭、血小板减少紫癜、全身性红斑狼疮、药物中毒、重度血型不合妊娠等。利用人工肝技术，可暂时替代衰竭的肝功能，为病肝功能恢复提供治愈机会。目前，人工肝技术在国内外临床实践中得到广泛的应用，并成为急性肝功能衰竭应急处理首选方案。

第三层次就是体外构建组织工程化肝。仿照肝组织结构和功能，离体在支架上种植种子细胞，在生物反应器中模拟体内环境进行培养，以构建有功能的组织或器官。肝组织工程的设计与研究一直是组织工程与再生医学研究的前沿，但进展缓慢，主要由于肝组织结构的复杂性、功能的多样性，而不像人工心脏、人工肾、人工肺功能单一。归结起来，肝组织工程与器官再造有三大难点。

（1）天然肝组织细胞至少由七种以上细胞构成，如何将这些细胞有序重叠，构筑联系并发挥功能是体外构建成功的关键。目前，体外构建的人工肝仅能实现单一的功能，离构建一个可移植肝组织或器官这一目标还相差甚远。

（2）肝组织属于实质组织，虽然对机械支撑力要求不高，但要求支架材料与细胞之间有高亲和力，同时需要同步提供支架上细胞的营养和新陈代谢。目前，通过支架材料微血管化初步解决了细胞的存活问题，但如何构建有效的微血管网络，以保证肝细胞协调统一发挥功能还是一个需要深入探究的课题。

（3）生长因子是肝细胞之间联系的桥梁，同时也是肝细胞增殖及定向分化的关键因素，如何协调生长因子之间的作用，并在人为可控的条件下释放是当今肝组织工程研究的热点。

二、肝组织工程研究技术

（一）种子细胞

肝组织工程的种子细胞，根据其来源和细胞类型分为成体肝细胞、肝干细胞及永生化细胞（肝细胞株）。

1. 成体肝细胞

成体肝细胞包括来自人的肝细胞和来自异种（主要来源于猪）的肝细胞。其优点在于是成熟的肝细胞，接种至支架上无须诱导即可发挥作用。来自人的肝细胞主要来自活检组织穿刺、肝组织切除遗留组织等。值得关注的是来源于胎儿肝组织分离的细胞，由于增殖能力强、免疫原性低而受到关注，但存在伦理学问题。异种肝细胞包括来源于猪、牛、兔的肝细胞，其中由于猪肝细胞来源广泛，容易获取而成为研究热点，特别是结合基因编辑技术去除猪内源性逆转录病毒基因，使得猪的成体肝细胞应用更加安全可靠。由 Demetriou 等研发的 Hepat Assist 2000 就是由中空的纤维管包裹猪肝细胞形成的生物人工肝系统，其已完成Ⅱ、Ⅲ期前瞻性的多中心、随机、对照临床试验。

2. 肝干细胞

肝干细胞包括肝源性肝干细胞和非肝源性干细胞。毫无疑问，肝细胞有自我修复能力，手术切除少量组织，可得到修复，说明肝组织具有增殖潜力的干细胞。肝干细胞（hepatic stem cells，简称 HSC）是一类卵圆型小细胞，核大而胞质少，具有特殊细胞标志 CD133；其有两个分化方向，既可向肝实质细胞方向分化，也可分化为胆管细胞。肝干细胞也称肝卵圆细胞（hepatic oval cell，简称 HOC），正常情况下，位于小叶间胆管及 hering 管（为细胞移行处，位于汇管区和终末小胆管细胞之间）的胆管上皮细胞，一般处于休眠状态。严重肝损伤伴功能紊乱，如大部分肝细胞坏死和（或）摄入大量肝毒性物质，使这些细胞活化移出而成为 HOC，HOC 进一步就分化为小肝细胞（small hepatocyte，简称 SH）。这是一类单能干细胞，可定向分化为肝实质细胞。SH 无论是在体外培养还是体内移植均与肝实质细胞一样承担相同的细胞功能，且具有较强的增殖分化潜力。HOC 分化方向受细胞外基质及细胞因子的调控，但这一过程的细胞生物学机制尚未明了。

非肝源性的干细胞是指机体内其他类型的干细胞，包括骨髓间充质干细胞、脂肪干细胞、胚胎干细胞、脐血干细胞、诱导多能干细胞。由于肝细胞起源于内胚层，可以由体内来源于中胚层的间充质干细胞直接转分化而形成肝实质细胞。骨髓间充质干细胞具有良好的可塑性，可分化为肝组织或细胞。多位研究者的结果证实，在特定的条件下，骨髓间充质干细胞可以分化为肝实质细胞。脂肪干细胞也是中胚层来源的多能干细胞。Harn 等直接分离脂肪干细胞，经注射方式导入受损的大鼠肝损伤模型中，发现脂肪干细胞能分化为分泌白蛋白的肝样细胞，并有效地恢复了肝功能。非肝源性干细胞主要是利用干细胞增殖分化的潜能，在体外定向诱导分化为肝细胞，与支架材料构建成肝组织以发挥功能或直接回输至受损的肝组织以恢复其功能。此类研究属于目前热点研究领域，需解决的科学问题包括：诱导分化的细胞信号通路、干细胞修复机制、免疫机制等。

3. 肝细胞株或永生细胞系

这是一类在体外能够无限增殖的细胞。一般来源于肿瘤细胞或经人工诱导的永生化细胞，如 HepG2/C3A。HepG2 是从肝母细胞瘤中分离出来的能稳定传代的肿瘤细胞株。C3A 是其一个克隆，能稳定表达白蛋白，具有 P450 活性和接触抑制特点，目前被广泛应用于生物人工肝、生物药代检测及动物试验中。美国 Hepatix 公司生产的 Hepatix ELAD（extra-corporealliver assist device）系统及美国 Vita Therapy 公司生产的 ELAD，由中空纤维装置与人 C3A 肝细胞株构成，已成功进行 III 期临床试验。

永生细胞系是指利用基因转染的方法，将肝成体细胞转化为无限增殖分裂的细胞。目前常用的是编码不耐热猿病毒 40 大 T 抗原（simianvirus 40 large tantigen，简称 SV40 LT）基因转染的永生化肝细胞。该细胞能大量长期培养，且具有一定的肝细胞功能，如具有白蛋白和凝血因子 X 的合成功能。无论是肝细胞株还是永生化细胞，都具有体外培养增殖的优势，但其潜在的致瘤性限制了其在体内的移植。

（二）支架材料

细胞体外培养，因接触抑制作用会形成一种二维的结构——细胞片层，这种二维结构显然无法满足组织工程的需求。故需要在体外构建三维支架，将种子细胞接种至支架上，引导细胞在其中生长，最终构建具有活性的人工器官或组织。

支架材料根据其来源可分为两大类，即脱细胞生物支架材料和天然或人工合成大分子支架材料。而根据材料的物理性质可分为固体基质材料、膜生物支架材料及水凝胶。

适合肝组织工程的支架材料有限，固体基质材料主要用于骨及软骨组织工程。肝是一个内部实体器官，对机械支撑力要求不高，相反，由于是内部厚组织，对于内部营养及通气要求较为严格，且要求支架材料与细胞有较高的亲和力。归纳起来，适合肝组织工程的支架材料主要有以下几个方面。

1. 脱细胞生物基质

肝组织工程脱细胞基质一般利用手术切除肝组织或动物（猪）肝组织材料，采用物理或化学方法，脱去组织中残留的细胞，而保留细胞外基质以及嵌合在基质中的生长因子。脱细胞生物支架材料体外制备主要有以下几种方法：

（1）物理方法：包括冻融法和振荡法。前者主要通过温度的变化，导致基质材料中细胞膜破裂，细胞死亡，方法较为简单，但对基质材料的结构也有所破坏，一些生长因子因此丧失。后者可采用超声震荡、压力穿孔、电穿孔等处理方法，其缺陷在于容易造成组织超微结构的破坏，特别是细胞附着的基底膜结构完整性的破坏，导致新建成组织功能的缺失。

（2）化学方法：包括使用酶或化学试剂脱细胞，前者利用核酸酶、胰蛋白酶、脂肪酶、胶原酶和半乳糖苷酶，后者使用一些螯合剂、去垢剂等，目前倾向于两者结合使用。使用化学处理方法可采用门静脉机械灌注方法，脱细胞彻底有效，能保证材料的完整性。郑幸龙等利用手术切除的肝组织，综合冻融法和化学方法处理，获得人肝组织脱细胞支架，将 L-02 细胞经门静脉插管重新种植于支架上。结果表明，L-02 细胞生长良好，表达肝组织具有的白蛋白和葡萄糖6-磷酸酶，利用人肝组织制备脱细胞生物支架是可行的。

2. 高分子类支架材料

这类材料包括天然和人工合成高分子材料。用于肝组织工程天然高分子材料种类繁多，归结起来主要有两类：蛋白质类和多糖类。蛋白类包括胶原、明胶、纤粘连蛋白、层粘连蛋白。多糖类包括壳聚糖、海藻酸钠、透明质酸。这些天然的高分子材料本身就是细胞外基质的组成成分，与细胞之间有较高的亲和力，且具有一定的降解性。同时，由于肝组织属于代谢性软组织，对于支架的力学性能要求不高，相反对于孔隙度和血管化要求较高，故天然的高分子材料较为适合作为肝组织工程的支架材料。但天然高分子材料可加工性较差，相对于肝组织多阵列排布的管道结构，需要支架材料的可塑性较强，且易于加工成血窦样结构，故实际应用中常与其他支架材料混合使用。钟诚利用胶原-壳聚糖制备了多孔的肝组织工程支架材料，在支架材料上复合肝细胞生长因子（HGF），有效地促进了肝细胞的再生。

人工合成高分子材料目前应用较多的是聚乳酸（PLA）和聚乙醇酸（PGA），以及两者的聚合物（PLGA）、聚羟丁酯（PHB）、聚己内酯。人工合成高分子材料均属于热塑性材料，可加工成任何形状，具有可调节的力学性能和体内降解速率。但其与细胞的亲和力较差，植入体内易诱发炎症反应。因此，目前在肝组织工程实践中，常常利用复合材料，如胶原与PLGA复合制作支架。同时，利用肝细胞表面受体（ASGP-R）能特异识别半乳糖的特性，将支架材料用半乳糖表面改性，收到了良好的效果。Tack采用半乳糖对褐藻酸钠生物支架进行表面改性，体外培养试验表明修饰后的生物支架促进了肝细胞的黏附。

（三）生长因子

作为组织工程三因子之一，生长因子提供肝细胞生长分化的细胞信号，与生物反应器功能相似，均是提供细胞生长、分化的微环境。肝属于复杂的实质器官，构成的细胞种类众多，分泌的细胞因子复杂。完全模拟肝组织中生长因子种类和作用浓度难度较大。Webbber等研究表明，在肝损伤修复过程中，起关键作用的有三个生长因子，即表皮生长因子（EGF）、转化生长因子（FGF）和肝细胞生长因子（HGF），这三个因子协同作用，促进肝细胞的增殖。除上述三个因子以外，有研究表明人骨形成蛋白9（rhBMP9）与HepG2肝细胞表面的54KU和80KU受体具有高度亲和活性并能促进其增殖。

机体内细胞因子的作用都是相互拮抗的，如TGF-α与TGF-β在肝组织中就是一对相互拮抗的调控细胞因子。此外，肝组织中诸如成纤维细胞生长因子（fibroblast growth factors，简称FGF）、血管内皮细胞生长因子（vascular epithelial growth factor，简称VEGF）、血小板衍生生长因子（platelet-derived growth factor，简称PDGF）、肿瘤坏死因子（tumor necnsis factor，简称TNF）等通过调节血管生成、诱发细胞凋亡等作用方式间接调节肝组织再生及发挥肝细胞的增殖作用。

肝组织中生长因子的作用方式有三个特点：

（1）作用浓度低。生长因子作为信号分子，直接与细胞膜上受体结合，通过激活细胞基因表达发挥作用。

（2）需要正向和反向作用因子相互调控，维持平衡；其半衰期较短，易被分解。

（3）需要稳定持续的作用时间。为维持肝细胞稳定增殖并形成肝细胞团，生长因子作用时间需维持一个较长的时间。故需不断持续释放生长因子，维持一定的血药浓度。

依照组织工程仿生学原理，肝组织工程生长因子的应用主要通过在培养液中添加或在支架材料上接枝发挥作用。早期一般直接在培养液中添加生长因子。Ijima 等在培养液中加入 EGF 和 HGF，观察肝细胞成团能力及生化指标，结果显示添加生长因子的肝细胞成团时间提早，可促进肝组织的重构。

将生长因子通过物理或化学的方法接枝到生物支架材料上是一个保证生长因子持续稳定作用的有效策略。再加上仿效药物缓释机制，采用纳米颗粒包裹生长因子，使其起效浓度更稳定，持续时间更长。饶霞等利用冻干法将溶液中的生长因子（EGF）成功地接枝到果胶－海藻酸－肝素的支架上。

生长因子与支架材料的复合是目前肝组织工程的一个研究热点。由于生长因子属于多肽类物质，半衰期短，与材料复合过程中容易失活，因此，目前也有一个趋势，即利用转基因技术，将相关基因转入内皮细胞，而后将这些内皮细胞先与支架复合，由内皮细胞持续稳定分泌生长因子。

（四）生物反应器

该生物反应器是由种子细胞与支架材料形成的包囊、外部管接循环介质、培养液储罐、除泡装置及增氧机组成的。反应器为肝组织体外重建提供了一个稳定的环境。其构建的基本原理即模拟机体内部环境，以利于肝细胞的高密度培养。大量的相关研究表明，体外生物反应器的使用有利于构建具有部分肝功能的类肝结构组织。根据生物反应器发展历史和特殊用途，可分为以下几种：

（1）平板型生物反应器由平板培养瓶改装，培养液可流动，设施简单。

（2）旋转瓶型生物反应器为早期生物反应器，支架置于瓶中，瓶可绕轴水平旋转，瓶中悬浮的细胞可与支架结合。

（3）中空纤维型生物反应器由纤维膜构成的中空毛细管组成。种子细胞植于纤维管内，上万根纤维管平行排列并置于密封的容器中，培养液在容器中流动并通过膜与内部细胞进行营养和气体交换。此类反应器常用于生物人工肝支持系统。

（4）灌流床支架型生物反应器与中空纤维型反应器相反，培养液在接种有肝细胞的支架内流动，模拟体内细胞与血液交换的模式，同时也给予肝细胞一定的剪切力，促进肝细胞的增殖与分化。

（5）微重力型生物反应器。为了减少培养液流动给细胞带来的切应力影响，利用旋转臂模拟微重力，在灌流床基础上加以改进的培养体系，可实现细胞的高密度培养。

（五）生物人工肝支持系统

在肝生物反应器的基础上，体外接种异源或异体肝细胞构建一个膜隔离的血液处理系统。当肝功能衰竭病人的血液流经系统后，反应器中肝细胞可发挥解毒、合成和生物转化的功能。该系统包括高活性肝细胞及生物支架、有效的生物反应器及外部支持系统、体外循环监控系统。随着生物反应器研究的不断深入，目前人工肝支持系统已经有效地应用于临床，如 Hepat Assist 2000 系统、ELAD 体外肝脏支持系统、BLSS 肝脏支持系统、MELS系统。同时其在药物研发、体外药代动力学测试领域也得到广泛的应用。

尽管生物反应器或人工肝系统已经在临床上取得一定成效，但离真正体外构建有活性组织或器官的目标仍有一定的距离，表现在反应器内部供氧问题、细胞在支架上均匀分布，以及反应器微型化问题等。相信随着技术的进步，体外构建可移植用的肝组织或器官的目标将得以实现。

三、肝组织工程的临床应用

肝组织工程研究起步较早，20 世纪 90 年代，Neuzil 利用一种中空多孔碳水化合物衍生基质包裹肝细胞治疗终末期肝功能衰竭，在治疗过程中血氨和胆红素明显下降，患者成功地度过急性衰竭期，这为后期肝移植创造了有利条件。在此开创性工作之后，人工肝支持系统在临床实践中得到广泛的应用，并成为急性肝功能衰竭临床辅助治疗手段。尽管具有种子细胞来源灵活、方便体外监测和补充营养物质等优势，但人工肝支持系统的缺陷也是显而易见的，表现在处理功能单一、对一些生物大分子滤过效率低、操作烦琐且易受外界微生物感染。因此，临床上肝组织工程的应用主要向诱导体内肝组织再生和体外构建可移植的肝组织两个方向发展。

原位诱导体内肝组织再生可采用支架复合生长因子诱导以及支架复合种子细胞诱导肝再生。Mooey 等利用小鼠肝卵圆细胞与 PLGA 复合，体外培养 2 周后植入肝缺损模型小鼠，并与缺损部位吻合，1 周后发现有大量毛细血管长入。原位诱导修复另一个临床应用实例是直接干细胞注射修复。目前，干细胞治疗肝硬化的有效性已得到多项研究的支持，自体干细胞（autologous stem cell）移植治疗肝硬化已经在临床上逐步推广。肝脏干细胞的移植途径主要有外周循环移植、腹腔移植、门静脉移植、肝内移植、脾内移植及股动脉移植等。而骨髓干细胞在特定的微环境中，经过一段时间的发育，可成熟分化为肝脏的干细胞及肝脏细胞，诱导肝细胞再生，以改善各种慢性肝病的预后，达到阻止肝纤维化进展，修复受损肝组织。

肝组织工程到临床最终的应用是体外构建一个可移植肝组织，但构建组织的血管化和神经连接限制了临床应用。为此，有学者利用脱细胞肝支架重新种植自体肝细胞以制备可移植的人工肝，为肝病患者带来了治愈的曙光，也是组织工程最接近实用化的治疗手段。由于脱细胞肝支架保留了复杂的血管系统和少量生长因子，主要成分为肝细胞外基质，易于与肝细胞复合形成有功能的组织。目前，临床上采用捐献器官制备脱细胞支架取得了良好的效果。人工肝器官毕竟来源有限，因此临床应用上有一个趋势即采用猪肝脏脱细胞基质制备可移植的人工肝决的问题，其难点在于消除猪本身携带的病毒以及异种移植产生的免疫排斥反应。

总之，肝组织工程虽然为临床实践提供了有效的解决方案，但实际应用方面仍面临诸多挑战，只有在组织工程与再生医学基础理论上有所突破，才能真正造福人类。

（唐历波）

第十节　口腔组织工程学

口腔颌面部是承担呼吸、进食、语言和容貌等生理功能的非常重要的人体组织器官。

口腔颌面部由硬组织和软组织组成。硬组织包括骨组织和牙齿。骨组织包括上颌骨、下颌骨、颧骨、鼻骨；软组织包括双侧颌下以上的咀嚼肌及颜面表情肌、各肌筋膜间隙、皮肤、皮下组织及其中的神经血管。颌面部的器官包括口腔、唾液腺、颞下颌关节等。口腔颌面部的病变包括炎症、囊肿和肿瘤、畸形、外伤、唾液腺疾病、神经疾病及颞下颌关节病等。前述疾病多与牙齿相关，炎症多由病灶牙的炎症扩散而来，称为牙源性炎症。牙齿发育的各个阶段都可以出现囊肿和肿瘤，称为牙源性肿瘤。因为先天性畸形、创伤、肿瘤等导致颌面部的骨、牙齿、软组织等缺损，不仅会引起颌面部的不同程度畸形，还可导致语言、咀嚼、呼吸等口腔功能障碍，给患者在生理、心理和工作生活等诸多方面造成比较严重的影响。

从 20 个世纪 80 年代逐渐兴起的组织工程学为口腔及颌面部缺损的形态和功能的修复与重建带来了希望的曙光。但是从组织结构来讲，口腔颌面部组织器官较其他多数器官相对更为复杂，其特殊性在于该器官由多种软硬组织发育结合而成。因此，在组织工程学中口腔及颌面部的重建和修复的方法上既有与全身其他组织和器官的相似之处，同时又具有其独特性和复杂性。近些年来组织工程学的理念、技术与材料的不断迭代更新，使口腔颌面部进行组织工程的修复离临床应用越来越近。

依据口腔颌面部的组织器官发育差异和细胞功能不同，通常分为颌面骨组织工程、牙体组织再生、牙周组织再生和口腔黏膜组织工程化等方向。本节主要讨论组织工程化牙齿和颌面部骨组织工程内容。

一、组织工程化牙齿的构建

牙列缺损或缺失在人群中是常见病和多发病，严重危害人类的生理健康和心理健康。根据第四次全国口腔健康流行病调查报告的数据显示：目前在我国 65 ～ 74 岁有牙列缺损的老年人中，进行缺损修复的比例为 63.2%，城市的多于农村的；与 10 年前相比，修复比例增加了 29.5%，但仍有 1/3 以上的老年人没有及时修复缺失的牙齿。目前，针对牙列缺损、缺失的治疗方法主要为固定义齿、可摘局部义齿以及种植义齿。虽然种植义齿近些年发展迅速，循证医学也表明其具备诸多优点，但是无论种植义齿的优点有多明显，对于人体自身，其仍为一种冷冰冰的异物而已。近年来随着组织工程学的快速发展，人类牙齿再生技术越来越成为研究热点。牙齿再生的干细胞治疗为牙列缺损或缺失的治疗展现广阔的发展前景。目前，牙齿再生主要分为完全牙齿再生和部分牙齿再生。完全牙齿再生指通过模拟天然牙的发育过程以及生长环境进行完全牙齿再生的技术。根据是否应用支架材料又分为有支架牙齿再生和单纯应用细胞而不使用支架材料的牙齿再生。当前完全牙齿再生的研究还落后于部分牙齿再生。研究热点主要集中于牙根的再生，再生牙根形成后在临床上可采取最常规的冠或桩核冠修复牙齿缺失。

（一）牙齿的结构和发育机制

牙齿最初是由位于颌骨内的牙胚组织逐步发育形成的高度分化的组织器官。而牙胚是由牙板向深层的结缔组织内延伸，在其最末端细胞增生，进一步发育而成。牙胚由三部分组成：①成釉器（enamel organ），起源于口腔外胚层，形成釉质；②牙乳头（dental papilla），起源于外胚层间充质，形成牙髓和牙本质；③牙囊（dental sac），起源于外胚层间充质，形成牙骨质、牙周膜和固有牙槽骨。目前，公认的牙胚发生机制是口腔上皮和外胚间充质相互作用的结果。牙齿包括牙釉质、牙本质、牙骨质和牙髓等组织。牙齿组织工程是指以天然或人工合成的、可降解的、有一定空间结构的生物材料作为载体，将从成牙组织或其他成体组织中分离、培养的一定量的能够多向分化的生物活性细胞（种子细胞）种植到支架材料上，支架可以提供细胞增殖和分化的微环境，同时可添加生长因子促进细胞的黏附、增殖和分化，在体外或植入体内形成有活性的类牙齿样结构或真正的牙齿。

（二）牙齿再生的种子细胞

目前牙齿再生的细胞类型主要包括牙髓干细胞（dental pulp stem cell，简称 DPSC）、人乳牙牙髓干细胞（stem cell from human exfoliated deciduous teeth，简称 SHED）、根尖牙乳头干细胞（stem cells from the apical papilla，简称 SCAP）、牙周膜干细胞（periodontal ligament stem cell，简称 PDLSC）等。因为 DPSC、SHED、SCAP 是来源于牙髓组织或牙髓的前体，所以学者将其作为牙髓 - 牙本质再生的最主要细胞来源。牙齿种子细胞的来源主要分为牙源性细胞和非牙源性细胞。

1. 牙源性间充质干细胞

（1）牙髓干细胞。牙髓干细胞是最早用于牙齿再生的种子细胞之一，是牙髓组织中具有多向分化潜能的间充质干细胞。人的牙本质修复进程是在出生后通过特殊细胞（成牙本质细胞）的活化而来。成牙本质细胞的活性是由与牙髓组织相关的但尚未明确的前群体细胞维持的。2000 年，Gronthos 等首次报道从成人牙髓中分离出能够形成细胞克隆并快速增殖的细胞群，然后将这些 DPSC 与成骨细胞的已知前体 - 人骨髓基质细胞（BMSC）进行比较，其中对 DPSC 的克隆形成率进行研究，DPSC 的克隆形成率明显高于骨髓来源的 BMSC，从而证明 DPSC 具有较 BMSC 更高的增生能力和自我更新能力。尽管在体外它们具有相似的免疫表型，但功能性研究显示 DPSC 只产生少量的、密集的钙化结节，不形成脂肪细胞，而 BMSC 通常在黏附细胞层内钙化，形成一簇脂质丰富的脂肪细胞。当将DPSC移植到免疫功能缺陷的小鼠体内时，它们产生了一种类似牙本质的结构，内衬人成牙本质细胞样的细胞，包围着牙髓样的间质组织。相反，BMSC 形成了含有骨细胞和表面衬层成骨细胞的层板骨，周围是纤维血管组织，有活跃的造血和脂肪细胞。

2002 年，Sheridana 等将从成人牙髓分离出的间充质干细胞命名为牙髓干细胞。将其作为种子细胞加载到聚乙醇酸高分子合成材料（PGA）- 左旋聚乳酸（PLLA）- 聚乳酸 - 羟基乙酸共聚物（PLGA）的支架材料上，进行牙髓干细胞牙源性分化潜能的研究。通过体外和小鼠体内试验发现牙髓干细胞能够在体外形成类似人类的牙髓牙本质复合体，并能在免疫缺陷的小鼠体内形成类牙本质样结构，实验显示牙髓干细胞具有牙源性分化的潜能。

有学者根据鉴定干细胞的金标准（体内移植实验），用羟基磷灰石 - 磷酸三钙（HAP-TCP）陶瓷颗粒作为支架材料，将人 DPSC 植入到免疫缺陷裸鼠背部皮下，6 周后病理检测发现了牙本质牙髓复合体样结构，表达牙本质特异性蛋白 - 牙本质涎磷蛋白（dentin sialophosphoprotein，简称 DSPP）。结果提示，DPSC 能够在体内形成异位牙本质和相关的牙髓组织。在原代 DPSC 的培养中重建基质样细胞，再移植到免疫功能缺陷的小鼠体内形成牙本质牙髓样组织。另外，DPSC 也能分化为脂肪细胞和神经样细胞。试验测定了来自

DPSC 的 12 株具有成牙本质潜能的单克隆细胞。2/3 的单克隆细胞株在体内产生大量异位牙本质，1/3 的细胞株仅检测到少量牙本质。由此表明来自 DPSC 的单克隆细胞株在成牙率方面存在差异。通过人（alu）或鼠（pf1）的特异性抗体对细胞表面的 CD29 标志物反应，利用原位杂交技术从该复合体样结构分离出的大部分间充质细胞对人类的 aluDNA 探针显示阳性。将人源的间充质细胞在体外扩增后移植到裸鼠体内，又生成对人类 aluDNA 探针显示阳性的成牙本质细胞及牙本质牙髓复合体。再生的牙本质与人的 DSP 抗体反应阳性，这些都说明了 DPSC 在体内的自我更新能力。因此，人类牙髓干细胞（DPSC）具备自我更新能力、多系分化能力和克隆效率的特征。Ferroni 等以牙髓干细胞为种子细胞，透明质酸作为支架材料进行牙髓再生。应用体外、大鼠体内培养发现将牙髓干细胞接种在含有神经元、神经胶质因子的透明质酸支架材料中，然后在成骨和血管内皮诱导液中培养，能够在体外形成牙髓组织中的所有细胞类型，如成牙本质细胞、上皮细胞、神经元和神经胶质细胞，并能在大鼠体内形成骨性牙本质和血管。验证了牙髓干细胞作为种子细胞、透明质酸作为支架材料能够再生牙髓的设想。

分离鉴定干细胞最重要的方法是确定干细胞表面的分子标记。目前对 DPSC 的标记物研究仍不够深入，已明确的干细胞标记亦不多，主要有 DPSC 表达中胚层标记物 STRO-1 和 CD146。STRO-1 是 MSC 的早期细胞标志分子之一，可用于鉴定 DPSC 的未分化状态。Shi 等发现 DPSC 存在于它们起源组织（颌突上皮和外胚间充质）的微血管周围，利用 STRO-1 可以结合牙髓组织血管周围的细胞抗原的特性从而分离出 DPSC，结果显示牙髓细胞中含有 10%～20% STRO-1 阳性 DPSC。DPSC 也可表达 CD146，而 CD146 作为免疫球蛋白超家族成员，已明确是脉管周内皮细胞抗原标志。另有学者发现，大部分 DPSC 还表达外膜细胞相关抗原 3G5，这些标志分子能用于免疫分选 DPSC。

通过以上分析发现，牙髓干细胞具有形成牙髓牙本质复合体、成牙本质细胞分化潜能、成神经及血管分化潜能等优点，因此成为牙齿再生研究领域的重要种子细胞。

（2）人乳牙牙髓干细胞。脱落乳牙作为干细胞的来源，具有明显优势。

A. 人乳牙牙髓干细胞作为种子细胞的研究：人乳牙牙髓干细胞（stem cell from human exfoliated deciduous teeth，简称 SHED）是很具有代表性的一种间充质干细胞。2003 年，Miura 等首先发现人类脱落的乳牙中存在多能干细胞。利用脱落乳前牙进行取材，平均每 12～20 个细胞就可以形成黏附克隆集落，这是间质干细胞增殖的典型表现。将人类脱落乳牙干细胞作为种子细胞，HAP-TCP 作为支架材料，通过体内、外实验发现，SHED 在不同诱导剂的作用下，能够在体外分化成为神经细胞、脂肪细胞和成牙本质细胞；能够在免疫缺陷的小鼠体内成骨、形成牙本质，并且能在免疫缺陷的小鼠脑内存活、表达神经标记。其缺点在于不能形成牙髓-牙本质复合体。同样，SHED 作为高度增殖、克隆的细胞群，也能够分化为多种细胞类型，包括神经细胞、脂肪细胞和成牙本质细胞。体内移植实验显示 SHED 能够诱导骨形成，产生牙本质，并随着神经标记物的表达证明其可在小鼠脑中存活。

SHED 与其他组织来源的干细胞在生物学特性上有许多相似之处。Cordeiro 利用人牙齿切片制作可生物降解支架，将 SHED 加载于支架上并移植到免疫缺陷小鼠体内，观察其形态学特征。14～28 天后将移植物进行免疫组织化学的检查，结果发现牙本质涎蛋白表达阳性，提示 SHED 在体内可分化为成牙本质细胞样细胞。用透射电镜和免疫组织化学对牙本质唾液蛋白进行超微结构分析，其组织结构和细胞结构与生理性牙髓相似。值得注意的是，SHED 也分化为内皮样细胞，如用 LacZ 稳定转导的 SHED 构建的组织中含血管壁细胞的 β-半乳糖苷酶染色。在成脂、成软骨和成神经诱导方面均有研究证实 SHED 具有多向分化的潜能，为其在体内植入 SHED 使受损或衰退的组织、器官改善或恢复功能提供了理论依据。

还有学者将筛选、扩增培养出的 DPSC 冻存于液氮内，储存 2 年后复苏，与新鲜脱落乳牙组织中提取牙髓干细胞进行比较，发现冻存后的干细胞增殖率，干细胞标记，成牙本质、成骨、成脂、成软骨、成内皮细胞多向分化潜能，体外免疫调节，以及体内组织再生能力与新鲜培养 DPSC 的差别无统计学意义。此项研究为 SHED 的长期保存及未来某时间点的临床应用提供了理论依据。

B. SHED 细胞库的建立。从道德伦理学角度出发，胚胎干细胞的研究遭到一部分人的反对，这主要源于胚胎干细胞的获取过程。由于获得胚胎干细胞的过程会破坏胚胎，引起对生命尊严和胚胎伦理地位的讨论。因此，有关胚胎干细胞的研究不得不面对巨大的伦理压力。而 SHED 是成体干细胞，不受伦理学的限制，因此成为牙齿干细胞研究的比较理想的细胞来源。

从儿童脱落的乳牙获取 SHED 相对简单可行，并且对供体（儿童）伤害可降至最小，其父母也比较容易接受；SHED 的获取和保存，并进行自体移植再生性治疗，可以最大限度地降低免疫排斥和疾病交叉感染的风险。

此外，该方法在疾病发生之前就进行了干细胞的保存，从而为个体提供终身的保障，这也是建立干细胞库的主要指导思想之一。SHED 库也可以用于供体近亲，如祖父母、父母和兄弟姐妹等。Arora 等的研究显示，SHED 库的保存费用只有脐带血细胞库的 1/3 左右。在临床应用潜能与多向分化能力等方面，SHED 等成体干细胞与脐带血来源的干细胞之间互为补充。脐带血干细胞能提供血液中的主要细胞如红细胞、白细胞和血小板，用于治疗多种血液疾病，但是 SHED 在软硬组织再生方面表现出更良好的特性，这是造血干细胞无法比拟的。

自然脱落的人体器官包含了一个完全不同于以前鉴定的干细胞群体。SHED 不仅组织来源非常容易获取，而且能够为潜在的临床应用提供足够的细胞。因此，脱落的牙齿可能是干细胞治疗（包括自体干细胞移植和组织工程）的一个非常具有前景的普遍性和特殊性的细胞来源。

（3）根尖乳头干细胞。根尖乳头干细胞（stem cell from apical papilla，简称 SCAP）是一种新兴的多能干细胞群体，根尖乳头干细胞是用于牙再生的牙源性间充质干细胞。

2006 年，Sonoyama 等从人类牙齿的根尖乳头分离出新的成体干细胞，并命名为根尖乳头干细胞（SCAP）。SCAP 来自牙齿发育过程中的组织，能够通过根尖组织的组织块培养法或者酶消化法获得。作为一种新发现的后天干细胞群，SCAP 通过与多种成骨或成牙本质标志物共表达 STRO-1 表现出异构性，在 SCAP 与其他成骨或成牙本质细胞共培养中发现，STRO-1 阳性细胞百分比低，而在单独培养的成骨或成牙本质细胞中 STRO-1 阳性细胞百分比高。另外，通过免疫组织化学染色显示，SCAP 在几种神经标志物染色中呈阳性，

例如 βⅢ 微管蛋白、神经元核心抗原（neuronal nuclei，简称 NeuN）、巢蛋白、胶质原纤维酸性蛋白（glial fibrillary acidic protein，简称 GFAP）、神经微丝蛋白 M 和神经元特异性烯醇化酶（neu-ron-specific enolase，简称 NSE）。因此，SCAP 与 DPSC、SHED 相似，可能来源于神经嵴细胞或者来源于神经嵴相关的细胞。

目前，关于 SCAP 再生骨组织的研究相对较少。研究者将人 SCAP 和牙周膜干细胞（PDLSC）加载于 HAP-TCP 上，并移植到免疫缺陷小鼠体内，新形成的牙本质的抗 DSP 抗体染色和成牙本质的抗人特异性线粒体抗体染色呈阳性，提示人 SCAP 在小鼠体内能够形成牙本质。进一步的实验结果显示，可以产生一个能够支撑烤瓷冠的牙根 - 牙周复合体，并能行使牙齿正常功能。该研究整合了干细胞介导的组织再生策略、结构化工程材料和现代牙冠修复技术。

Yoo 等先在比格犬的未发育完成的双根前磨牙进行牙髓和根尖周炎症的诱导，在经过治疗的第 2～4 周拔出患牙并分离出根尖乳头细胞进行体外培养，根尖乳头干细胞不同的病变程度中显示出不同的再生能力。国内学者发现，SCAP 的增殖速度明显高于 PDLSC，SCAP 矿化相关标志物表达也高于 PDLSC。茜素红染色及 qRT-PCR 检测成骨相关基因 OPN、RUNX-2 的实验结果也同样发现 SCAP 及 PDLSC 都具有较强的增殖及骨向分化能力，且 SCAP 优势更为明显。将从根尖乳头获取并鉴定的牙源性干细胞制备成三维无支架干细胞板衍生颗粒（CSDP），实验观察到其含有高比例细胞外基质（ECM）成分的致密细胞聚集体。碱性磷酸酶（ALP）、牙本质唾液蛋白（DSPP）、骨唾液蛋白（BSP）和 RUNT 相关基因 2（runx2）表达高于细胞板（CSS），表明 SCAP 具有更强的成骨/成牙本质的潜能。进一步的研究显示，如果将 CSDP 和 CSS 置于牙本质基质切片（HTDMF）中，然后移植到免疫缺陷小鼠背部的皮下空间，体内培养 6 周，CSDP 的根部空间完全充满了牙髓样组织，形成良好的血管，并在现有的牙本质上沉积了一层连续的牙本质样组织。在新形成的牙本质样组织表面，发现一层成牙本质细胞样细胞，表达 DSPP、ALP 和 BSP。以上结果显示：含有大量内源性 ECM 的 SCAP-CSDP 具有在空根管中形成异位牙髓 - 牙本质复合体的强大能力。该方法可用于生物工程牙根的制备，也为牙髓疾病提供了一种替代治疗方法。

另有研究通过检测两种干细胞成骨及成牙本质相关基因，发现 SCAP 与 PDLSC 均具有成骨及成牙本质能力。在牙根发育阶段，组织学上称为根端发育复合体（developing apical complex，简称 DAC），是继续发育形成牙根及牙周复合体的功能单位。因此在牙根发育的同时，牙周组织也在不断生成。实验提示，SCAP 成牙本质相关蛋白 DMP-1、DSPP 表达高于 PDLSC，且 PDLSC 只表达很少量的成牙本质相关蛋白。由此推断在牙根再生过程中，SCAP 主要形成牙本质，而 PDLSC 主要形成牙骨质部分，两者均为是 DAC 的主要组成部分，并且一起参与牙根的发育形成。进一步的实验将 SCAP 接种于多孔的 HAP 支架材料，回植入裸鼠皮下，结果显示 HAP 支架周围形成骨样及牙本质样结构，同时伴有牙髓样组织及成牙本质样细胞，因此说明 SCAP 具有良好的形成硬组织的能力。为探讨 SCAP 分别在炎性环境（肿瘤坏死因子 -α）及正常环境下向牙髓牙本质复合分化的可能性，分离大鼠根尖乳头组织培养 SCAP，然后将细胞移植到大鼠背部皮下 8～12 周，结果发现正常组和炎症组移植物可见牙髓牙本质样结构形成，且 DSP/BSP 均阳性表达，SCAP 具有高增殖及成骨向分化能力，可进行牙髓牙本质复合体的再生。有趣的现象是炎性因子 TNF-α 对 SCAP 的生长增殖有促进作用，同时不同程度上对 SCAP 矿化及成牙成骨向分化有抑制作用。

将根尖乳头干细胞和牙周膜干细胞作为种子细胞，HAP-TCP 和明胶海绵作为支架材料，制作生物牙根并将其植入小型猪下颌骨内 3 个月，得到了拥有牙髓牙本质复合体和牙周膜包绕的再生生物牙根。

以上的研究为牙组织工程再生奠定了重要基础，但是根尖乳头干细胞作为种子细胞的缺点亦比较明显：取材方面不易获得，只能从牙根未发育完全并且牙未萌出时的根尖获得，从而一定程度上限制其应用。

（4）牙周膜干细胞。牙周组织由牙龈、牙骨质、牙周膜和牙槽骨组成。牙周膜作为牙周组织的重要组成部分，在支持牙齿和调节牙槽骨方面起关键作用。牙周膜干细胞（periodontal ligament stem cell，简称 PDLSC）来源于牙周膜，属于间充质干细胞。2004 年施松涛提出 PDLSC 的概念，PDLSC 具有较高的克隆形成能力、增殖能力及其形成牙周膜 – 牙骨质样复合体的能力。他从牙周膜组织中分离出细胞作为种子细胞，进行体外培养并植入到小鼠、大鼠体内，发现牙周膜干细胞能够表达干细胞标志物 STRO-1 和 CD146；在定向诱导下能分化成为成牙骨质细胞、脂肪细胞和成胶原细胞，能够在免疫缺陷的鼠体内形成牙骨质/牙周膜样组织。PDLSC 是用于牙周再生的良好的种子细胞，但无单独成牙潜力，在一定的体外培养条件下可分化为牙周骨细胞、成骨细胞、脂肪细胞、软骨细胞和成纤维细胞。利用发育根尖复合物（DAC）条件培养液诱导 PDLSC，诱导后的 PDLSC 表现出较强的增殖和矿化活性，在与煅烧骨复合后植入免疫缺陷鼠皮下，6 周后在材料表面形成了牙周膜纤维、牙骨质复合结构，而未经诱导的 PDLSC 无规则组织形成。

大量的关于 PDLSC 的实验显示，其是牙周组织工程的最有潜力的种子细胞，能够构建组织工程牙周膜，促进牙周缺损的修复。然而牙周膜组织中干细胞含量非常少，如何能够体外进行大量细胞增殖，或者用成体干细胞替代牙源性干细胞，从而获得大量种子细胞成为问题的关键。

（5）牙囊前体祖细胞。从第三磨牙牙囊能够分离出牙囊前体祖细胞，这种牙源性间充质干细胞曾被用于牙再生研究。Honda 等将 6 月龄猪第三磨牙中提取的牙囊前体祖细胞、牙髓细胞和釉质上皮细胞作为种子细胞，进行体外培养、扩增。取该猪下颌骨制成 4～5 mm 直径空腔的骨支架，将牙囊前体祖细胞接种于空腔最下层，牙髓干细胞接种其上，中层为釉质上皮细胞，最上层为牙囊前体祖细胞。将种子细胞和支架植入裸鼠网膜内，成功得到再生牙根，然而并无完整牙周膜产生。实验结果提示，牙囊前体干细胞无单独成牙潜力。

2. 牙源性上皮干细胞

2002 年，Young 等将猪的第三磨牙的蕾状期牙胚制备成单细胞悬液，然后加载到人工合成的可降解的高分子材料上，并移植到免疫缺陷大鼠体内，20 周后最终形成不规则的类牙样结构，包括成熟的釉质样结构、牙本质、成牙本质细胞以及可能的上皮根鞘和成牙骨质细胞。由此推测猪发育早期的牙胚组织中含有具备干细胞特性的牙源性上皮和间充质细胞，可分化形成牙齿的各个组成部分。然而实验中所用的种子细胞仅仅简单地将两种原代细胞进行混合，并加载到支架材料上，细胞未经体外传代培养，大大限制了种子细胞的来源。

进一步的实验将猪第三磨牙的上皮干细胞和间充质干细胞酶解、分离，将得到单细胞作为种子细胞，以间充质干细胞接种于支架表面、上皮干细胞接种于间充质细胞表面的顺序，两种细胞充分接触；然后接种于胶原蛋白支架移植到免疫缺陷小鼠体内培养，结果显示在每个支架中得到一个类似天然牙结构和外形的牙。该实验成功应用牙源性上皮干细胞作为种子细胞之一，以一定的接种顺序和方式调控再生牙的外形和数量，为牙再生中研究上皮干细胞和间充质干细胞相互作用提供了十分有用的模型。2004年包柳郁等建立牙源性上皮细胞复合间充质细胞的体内立体培养模型。将体外培养的人牙源性上皮细胞和经生长因子诱导后的牙源性间充质细胞分层接种于塑形化的陶瓷化骨或Collagraft三维支架上，将形成的细胞-支架复合物移植到免疫缺陷小鼠的皮下。14～18周后取材，免疫组化和原位杂交等方法检测发现细胞在三维支架上形成包含釉质样组织和牙本质-牙髓复合体的牙齿样结构。新生的釉质样组织表达人成釉蛋白，其周围残留的牙源性上皮细胞表达人釉原蛋白mRNA。同时，人DSP蛋白在牙本质样组织中呈阳性表达。

3. 非牙源性间充质干细胞

（1）骨髓间充质干细胞和脂肪干细胞分别是骨髓和脂肪来源的间充质干细胞，也被用于牙再生的研究。

来自骨髓液的骨髓间充质干细胞分泌的生长因子和形态发生素可能促进牙齿的再生。通过体外培养和SD大鼠体内移植的方式，发现SD大鼠骨髓来源和脂肪来源的间充质干细胞都具有牙源性分化潜能，而BMSC的分化潜能更强。骨髓来源的间充质干细胞有分化为成釉细胞的潜能。小型猪实验显示，分离未萌出的第二磨牙牙胚，通过体外培养获得牙胚细胞。收集含有骨髓基质干细胞的下颌骨骨髓液。将牙胚细胞与骨髓液混合并接种在由明胶、6-磷酸-软骨素和透明质酸形成的三聚体的支架（GCHT scaffold）中。将以上的支架复合物移植到小型猪原来的牙槽窝内，40周放射影像学和组织学检查发现1头猪长出了1个完整的牙齿，包括形态明确的牙冠、牙根、牙泡、牙釉质、牙本质、成牙质细胞、牙骨质、血管和牙周韧带。3头猪中有1头未萌出的牙，表达牙本质基质蛋白Ⅰ，血管内皮生长因子、骨桥蛋白；还有2头猪有牙本质小管的牙状结构。结果提示了牙胚细胞加上含有骨髓间充质干细胞的骨髓液和合适的支架能够促进自体移植的牙齿再生。

然而，临床获取骨髓有创伤的风险，并且其数量和分化潜能随年龄增长而显著降低，也会限制BMSC的临床应用。

（2）脐带间充质干细胞。脐带间充质干细胞（umbilical cord mesenchymal stem cell，简称UCMSC）是一种新的牙再生种子细胞。Chen等取人脐带间充质干细胞作为种子细胞，通过体外及小鼠体内实验，发现人脐带间充质干细胞能在体外、体内诱导成类成牙本质细胞，能够表达DSP、DMP-Ⅰ等成牙本质相关的牙源性蛋白，且基因表达水平与牙髓细胞相仿；同时还能在体内形成牙本质基质沉积灶，从而推测脐带间充质干细胞是牙再生有效的替代性种子细胞。

（三）牙齿再生的支架材料

支架材料是牙齿组织工程研究的三大要素之一，因此寻找适宜的支架材料就成为牙齿再生的关键因素和研究基础之一。牙齿存在着有机和无机两种成分，釉质是机体矿化程度最高的组织，约含96%的无机物和1%的有机物，无机物主要为羟基磷灰石（hydroxyapatite，简称HAP）晶体。牙本质中无机物占总重量的70%，有机物占20%，无机物同样主要为羟基磷灰石晶体。因此，用于构建组织工程化牙齿样结构的支架材料必须具备能为牙齿形成细胞的生长提供充足的矿物离子环境的能力。

目前，在牙齿组织工程领域采用的支架材料主要天然生物支架材料有丝素蛋白、透明质酸、胶原蛋白、纤维蛋白等。人工合成支架材料有聚乳酸（polylactic acid，简称 PLA）、聚乙醇酸（polyglycolic acid，简称 PGA）、磷酸三钙（tricalcium phosphate，简称 TCP）、羟基磷灰石、聚己内酯（PCL）、陶瓷支架材料等。复合支架有细胞外基质中添加生物活性玻璃（Ag-BG/ECM）、聚乙二醇 – 纤维蛋白原水凝胶等。其中天然支架材料有良好的生物相容性以及细胞毒性小等优点，但是可吸收性较差。生物合成的支架可为细胞增殖和分化创造微环境，引导细胞的吸附、增殖以及分化，同时也可以诱导组织或器官再生。陶瓷化骨、Collagraft 复合材料以及天然珊瑚都是良好的骨移植或骨替代材料，作为支架材料广泛应用于骨组织工程研究之中，也有学者将 Collagraft 复合材料用于牙齿组织工程的研究中。在支架材料中也可以加入生长因子，从而增强对细胞分化和组织再生的诱导能力。复合支架结合了天然支架和人工合成支架的优点，将会是未来牙再生领域重点的研发方向。

（1）陶瓷化骨（ceramic bovine bone，简称 CBB）属于天然衍生型羟基磷灰石，是唯一拥有天然骨小梁结构和骨无机物晶体结构的生物材料。具有一定的硬度和强度，孔隙率为 85%，孔径大小为 450 μm，易于塑形，基本无免疫原性，而且来源丰富、制作简单、经济成本低，非常适合作为构建矿化组织的支架材料。多采用牛肋骨、胫骨上端或股骨下端的松质骨为原料，在马福炉中 800 ℃煅烧 3 h 而得。它比人工合成的 HAP 更有利于细胞的生长和分化，更易传导形成矿化组织，同时也避免了人工合成材料的孔隙率、孔径大小及交通等方面的制作难题。

（2）人工合成的高分子材料。牙齿组织工程经常采用的支架材料包括明胶海绵、PGA、PLA 和聚乳酸聚羟基乙酸（PLGA）材料。它们具有良好的生物相容性、可生物降解性，可塑性佳。可以根据需要加工成各种形状和大小，而且具有多孔性结构和一定的韧性，可以提供种子细胞渗透和新生组织生长增殖的三位空间。Mironov 等认为，细胞只有在三维空间中呈一定程度的三维排列才有助于细胞间物质及信号的传递和表达。可吸收明胶海绵具有良好的空间网络结构、细胞吸附性、可降解性等特点，且骨髓音充质干细胞与其复合后能够较好地黏附、增生及分化。

有学者研究发现 PLGA 作为新型合成高分子材料，具有利于细胞黏附及增殖的特点，但是 PLGA 仍存在降解速率较快、机械性能较差等问题。相反 HAP 具有较低的降解速率，较高的机械强度，能够促进细胞黏附等特点。因此，构建 PLGA-HAP 复合支架能够综合两种材料的优点，可以起到降低支架降解速率、增强支架机械强度、促进细胞黏附的作用。β-TCP – 胶原生物支架材料由纳米级的 β-TCP 与生物源性材料——胶原在特定条件下构建而成。该材料既保存了胶原的活性又充分利用纳米材料的优势，纳米级的 β-TCP 与胶原微纤维紧密结合形成类似骨组织的微结构单元，且 β – TCP 和胶原在体内均可完全降解。β-TCP – 胶原生物支架与牙周膜细胞也有良好的生物相容性，具有成为牙周组织工程理想支架材料的潜力。

（3）生物复合材料。当前的研究显示单一材料的生化特性都无法满足组织工程学的要求。因此，如前所述，将不同材料通过一定的方式进行复合，使其优缺点互补，进一步提高各自的优良特性，已成为目前支架研究的一种趋势。

由于牙齿本身存在着有机和无机两种成分，所以单纯的无机或有机型支架材料引导组织再生的作用不如复合材料。较常用的是 HAP-TCP – 胶原和 CBB – 胶原。由美国生产的 Collagraft 复合材料的主要成分是 HAP-TCP，其中还添加了少量胶原，有颗粒和块状两种剂型。该产品有良好的组织细胞亲和性，孔隙结构规则，大小适宜，能为种子细胞的贴附、增殖和分化提供良好的三维空间结构，其生物降解率适中，广泛用于牙齿和骨组织工程等领域。Hao 等将永生化的大鼠成牙本质细胞株与块状 Collagraft 材料相复合，植入 SD 大鼠体内，定期 X 线检查发现植入体矿化程度逐渐增强，组织学分析显示有牙本质样组织形成。

（四）组织工程化牙齿的构建

目前的牙齿再生研究主要集中于部分牙齿再生和完全牙齿再生。完全牙齿再生与部分牙齿再生相比要复杂得多，会涉及多种牙齿相关形成细胞的复合，以及细胞与不同类型支架材料的组合，完全牙齿再生的研究进展相对缓慢。完全牙齿再生技术大致可分为支架复合的牙齿再生和无支架的牙齿再生。

1. 支架复合的牙齿再生

支架复合的牙再生是指使用具有一定三维结构的材料作为载体，该支架可以是天然形成，也可以是人工合成的，并且必须具备一定的生物可降解特性。将从离体牙组织中分离、培养出来的具有一定生物活性的细胞加载到支架材料上，并提供可以使细胞生长和分化的生长因子微环境，通过细胞的附着、生长和分化，形成一种具有生物活性的牙齿样结构或牙齿。在牙齿组织工程学方面最先使用生物支架进行牙齿再生的学者是 Young，2002 年的实验将从猪的第三磨牙牙髓分离的单细胞悬液加载在聚乳酸 – 聚乙醇酸（PLGA）支架上并接种到免疫缺陷大鼠皮下，20 ～ 30 周后，发现有矿化的牙齿结构形成。虽然在实验中没有形成牙周膜和完整的牙齿，但该研究为牙齿再生的临床研究奠定了基础。当在胶原支架上接种牙髓干细胞 6 周时，观察到了新鲜的牙髓组织形成，证明胶原支架可以刺激与牙髓组织系统相似的基质形成。将大鼠牙髓细胞接种于藻酸盐支架上植入裸鼠背部，结果表明，种子细胞分化为成牙本质细胞样细胞，并形成钙化结构。以上实验结果显示，形成的牙齿多由数个小牙齿结构组成，目前还无法人为控制其数目、形状和大小等。

2. 无支架的牙齿再生

Ohazama 等于 2004 年使用非牙源性间质细胞和胚胎口腔上皮在多种干细胞群中进行重组刺激观察其成牙能力。胚胎干细胞、神经干细胞和成人骨髓源性细胞均表达相关的成牙基因。将重组物接种到成体鼠肾包膜中，结果形成牙齿样结构和相关骨组织。此外，还首次将小鼠胚胎牙齿原基转移到成年鼠的下颌，继而发育成牙齿结构，这表明胚胎原基可以在成体环境中发育。这些结果为从培养细胞中创造人工胚胎牙齿原基提供了重要的线索，这些细胞可用于在移植到成年口腔后替换缺失的牙齿。

有学者发现，种子细胞可以从成年人牙龈组织中分离出来，并能够在体外进行扩张，当与小鼠胚胎牙齿间充质细胞结合时可以形成牙齿。在移植到肾包膜后，这种细胞组合可形成具有牙根的牙齿。这些组织工程牙齿包含形成具有成釉细胞样细胞和人源性的 Malassez 上皮剩余的牙本质和牙釉质。

Kollar 等采用三维器官培养方法，首次从小鼠磨牙胚的上皮细胞和间充质细胞中制备了组织工程磨牙胚。将牙胚移植到上颌第一磨牙区，培养 5～7 天后，发现形成由牙釉质、牙本质、牙骨质、牙髓腔和牙周膜间隙组成的牙齿结构。

（五）牙齿再生面临的挑战

当前牙齿再生的研究仍然存在着巨大的障碍。主要的挑战包括：①细胞来源。能够做到取材在临床上简易、微创，最好是无创，并且细胞应该易于分离和能够快速增殖以达到临床需求；②诱导分化。前期得到的细胞能够被诱导发育成为完全牙齿的能力，同时该诱导过程能够人为精准控制，最佳途径是通过基因调控和加速整个发育过程。

牙齿再生的研究目前主要还是利用胚胎干细胞或成体干细胞进行。然而因为如前述的胚胎干细胞研究涉及伦理问题，使其研究受到极大的限制。若使用异种来源的间充质细胞，则存在免疫排斥反应和疾病传染等问题。人类同种或者自体成体干细胞自然成为种子细胞的首选，然而从牙胚中提取的自体干细胞在体外很难分离和扩增，包括成体牙胚的取材来源等原因都不太适合临床使用。另外有研究显示，成体干细胞在体外扩增后，这些细胞很可能失去了形成牙齿的能力，也可能无法成为精确结构牙齿再生的合适来源。因此，牙齿再生应该进一步从基因水平精准地调控细胞的多向分化，从而使其具备生长成为完全牙齿的能力。

二、颌面部骨组织工程学研究

在口腔颌面外科学范畴，目前各种原因所导致的骨缺损修复和重建仍然是临床上的难题。尤其是修复因创伤和疾病导致的大范围缺损和缺陷更是颌面外科面临的最主要的难点。口腔颌面骨组织的缺损主要由于以下原因：先天畸形、肿瘤、外伤、牙体缺失、后牙槽骨废用性萎缩等。因口腔颌面部的位置和骨质条件的特殊性，颌面部一方面是外伤和肿瘤好发部位，另一方面又具有身体其他部位骨质所不具备的旺盛吸收和重建能力。目前，传统骨缺损修复在临床上常用的方式包括自体骨移植、同种异体骨移植和异种骨移植，每种方式都有其局限性和并发症。如自体取骨部位来源多为髂骨或肋骨，其缺点是骨源少、创伤大，而异体取骨则存在机体排斥反应等问题。尽管目前采用人工骨移植技术取得一定的临床疗效，但是对于有些特殊病例（如大面积骨体缺损），则难以用此方法得到很好的解决。随着组织工程技术的快速发展，为颌骨缺损的生理性功能修复提供了更大的可能性。

（一）种子细胞

1. 成骨细胞

成骨细胞主要从骨膜及骨密质中分离培养，成骨机制明确，如牙槽骨取材简单，所获得的细胞比较单纯，比较适合作为骨组织工程的种子细胞。但是成骨细胞培养比较困难。

2. 骨髓间充质细胞

骨髓间充质干细胞一直以来都是骨组织工程学的研究热点之一，具有取材方便、易于分离培养、体外快速扩增、成骨分化潜能、来源充足、稳定的生物相容性等特点，在特定的诱导条件下能向成骨细胞转化，已有报道骨组织工程在颅颌面外科的研究中取得了很大的进步，骨髓间充质细胞为当前组织工程技术当中较为常用的种子细胞。2006 年，Weng等进行水平牙槽骨缺损的修复研究，实验分离杂种犬骨髓间充质细胞，使用特定培养基扩增并在体外诱导为成骨细胞。将诱导后的骨髓间充质细胞与藻酸钙混合形成凝胶的支架接种于犬的有 5 mm 缺损的下颌前磨牙、磨牙颊侧，结果显示体外诱导的骨髓间充质细胞具有成骨性，并可作为种子细胞来改造骨组织和修复牙槽骨缺损。

进一步实验从不同部位取材进行对比，取同一只犬的牙槽骨骨组织和髂骨骨髓作为牙槽骨来源干细胞（aveolar bonederived stem cell，简称 ABSC）和骨髓间充质干细胞（BMSC）的来源，分别在成骨诱导液和普通培养液的条件下培养，ABSC 增殖能力略高，碱性磷酸酶和钙结节的表达能力更强。COL-Ⅰ早期在 ABSC 中的表达高于 BMSC，并随着时间呈下降趋势。BMP-Ⅱ早期在 ABSC 中的表达更高，晚期在 BMSC 中的表达更高。虽然犬 ABSC 的体外成骨能力与 BMSC 差异不大，但提示犬 ABSC 可以成为组织工程骨或再生医学研究优先选择的种子细胞之一。有学者发现，Al-BMSC 体外自我复制速度更快，衰老周期更长，且 ALP 增强和钙盐沉积量增大。在裸鼠体内成骨试验中，Al-BMSC 比髂骨来源的骨髓间充质干细胞成骨性能高，而两者形成骨的构成成分有一定差异。因此，同一个体颌骨来源和髂骨来源的骨髓间充质干细胞在体内外的成骨分化存在差异。颌骨来源的骨髓间充质干细胞是一种较为特殊的间充质干细胞，颌骨来源的骨髓间充质干细胞可能比髂骨来源的骨髓间充质干细胞成骨更有优势。有学者将骨髓间充质干细胞以及血管内皮祖细胞以直接共培养形成细胞膜片的形式，植入去势大鼠牙槽骨缺损中，可以最大限度保持细胞外基质的完整性，保证细胞间的正常连接，维护骨髓间充质干细胞以及血管内皮祖细胞的生物学特性，从而提高组织修复的效果。

骨髓间充质干细胞促进骨再生的一个重要机制是分泌具有良好骨诱导性的多种生长因子，如转化生长因子 β 超家族的骨形态发生蛋白Ⅱ、Ⅳ等。Jiang 等用富血小板血浆蛋白复合骨髓基质干细胞修复骨缺损的兔实验中，选用临界骨缺损为直径为 5 mm。还有学者采用用的兔颅骨缺损值为 8 mm，以及缺损的直径为 15 mm。

3. 牙周膜干细胞

相对来说，获得牙周膜也相对容易，大多数体内实验都使用犬作为获取牙周膜干细胞的来源，并且在评估成骨潜能的牙周缺损模型中得到广泛运用。但是在大鼠牙周缺损模型中，植入牙周膜干细胞 8 周后，未发现牙周膜干细胞产生新骨。磷酸盐、辛伐他丁、血管内皮生长因子（vascular endothelial growth factor，简称 VEGF）、低幅高频振动（low-magnitude high-frequency，简称 LMHF）、骨形成蛋白Ⅱ（bone morphogenetic protein，简称 BMPⅡ）、BMPⅥ都可以增强牙周膜干细胞的成骨潜力。然后有研究显示，犬牙周膜干细胞能够修复直径 10 mm 以下的颌骨缺损，并且在骨修复过程中形成更多的血管。也有实验发现，细胞外基质沉积的羟磷灰石支架可以显著增强体外牙周膜干细胞的成骨分化潜能。基于此，Ge 等将人牙周膜干细胞接种在纳米羟磷灰石 – 京尼平 – 壳聚糖支架上，通过扫描电镜、共聚焦显微镜、real-time PCR 等检查发现接种在纳米羟磷灰石 – 京尼平 – 壳聚糖支架上的牙周膜干细胞的活性、碱性磷酸酶活性更佳。同时骨相关的标记物骨涎蛋白、骨调素、骨钙素都明显上调。由此显示该复合物可以促进颅骨缺损的修复。

也有学者认为，ESC 有巨大分化潜能，具有潜在应用价值，但是需要成熟技术诱导成骨。其他组织来源干细胞，包括皮肤成纤维细胞和脂肪干细胞等，它们在一定诱导机制下均有成骨作用，并且具有细胞数量大、取材容易、对机体创伤小等特点。

（二）支架材料

常用于颌面骨组织工程构建的支架材料有以下几类：①聚合物类，包括聚乳酸（poly-lactideacid，简称 PLA）、聚羟基乙酸（polyglycolic acid，简称 PGA）及聚乳酸－羟基乙酸共聚物（poly lactic-co-glycolic acid，简称 PLGA）；②生物陶瓷类，如生物玻璃、羟基磷灰石、β－磷酸三钙等；③生物材料类，如胶原、无机骨、珊瑚骨、壳聚糖等。

石墨烯是近些年的研究热点之一，是非常有希望的一种崭新的支架材料。石墨烯是世界上最薄的新型纳米材料，在组织工程学、生物医学等领域已得到了广泛应用，并且也取得了突破性的进展。石墨烯是以 sp^2 杂化轨道而形成的单层二维平面晶体，其厚度只有 0.335 nm，最早是由 Konstantin 和 Andre 分离并发现的，具有良好的稳定性、导电性、导热性、机械强度。Zhang 等将石墨烯材料进一步与纳米羟基磷灰石－聚酰胺支架复合，从而使原有的支架性能得到进一步改善。然后将鼠骨髓间充质干细胞种植在支架上，发现骨髓间充质干细胞在经过石墨烯修饰后复合支架上的黏附能力和增殖速度均较单纯纳米羟基磷灰石－聚酰胺支架好，并且与成骨相关的基因和蛋白表达水平也明显提高，提示石墨烯有促进间充质干细胞成骨分化的能力。

（三）颌面部骨组织工程学的临床应用

种子细胞与常规支架材料复合应用 2006 年，Morishita 等将从患者骨髓获得的骨髓间充质干细胞体外增殖后，接种于 HAP 陶瓷上诱导分化形成骨基质。然后将复合物移植到因肿瘤切除导致骨缺损的患者颌骨内。定期 X 线和 CT 检查显示移植后快速愈合，并且所有患者均未发现不良反应。

在临床上将自体来源的成骨细胞与脱钙骨基质首先在体外进行联合培养，然后植入切除手术后的下颌骨缺损处，颌骨可以得到一定程度的生理性重建。Yamada 等将可注射型 dMSCs-PRP 组织工程骨应用于临床患者上颌后部及下颌牙槽嵴增高术，并同期植入牙种植体，结果显示，这种微创、高度可塑性的组织工程化骨可替代自体骨移植，在修复骨缺损的同时使牙种植体的植入获得成功。

还有人将自体来源的 EMSCs 与 β－磷酸三钙－羟基磷灰石在体外联合培养，之后将复合物移植到上颌窦区，结果获得良好的骨量，使种植牙有足够骨量支持。

近年 3D 生物细胞打印技术的不断成熟，已经为口腔颌面部相关的组织的重建与再生带来了成功的曙光。因为该技术能够克服传统组织工程学的局限性，不仅可以完成构建形态复杂的组织结构，还可以进行不同密度的种子细胞的三维精确定位。同时该技术也为牙齿再生与口腔颌面部软硬组织缺损修复的研究提供新的思路和基础，以上特点使得 3D 生物打印技术在口腔及颅颌面组织的精准修复方面显现出独特的优势。随着 3D 技术的发展，其在口腔医学领域中的应用会越来越巨大。

目前，虽然有比较多的实验利用组织工程学原理打印口腔颅颌面 3D 生物支架，但是直接的细胞生物打印技术尚处于初期阶段，也还未有成功的具有相关活性功能的 3D 生物打印组织进入临床应用。由于人类机体结构以及各组织器官功能表达的复杂性，可能仍有很长一段路要走，主要集中于打印细胞来源、生物支架材料、细胞外基质类型及如何对三者之间的相互作用进行精准调控。

综上所述，随着骨组织工程学在口腔医学领域应用越来越广泛、研究越来越深入，目前得到一些较好的研究成果。然而，因为口腔颌面部骨组织如上颌骨、下颌骨、髁突、颞下颌关节，尤其是牙槽骨等形态和功能比较复杂，组织工程技术尚不能完美解决相关问题。相信随着种子细胞定向分化的准确控制，以及各种新型高效复合材料和快速原型技术，尤其是3D生物细胞打印技术等进一步发展，将为颌骨缺损修复开辟一条新的治疗途径，最终能够实现对口腔颌面部缺损的功能和形态修复的3D生物打印技术的实质性突破。

（仲维广）

参考文献

[1] 包柳郁，金岩，史俊南，等．用人牙源性上皮和间充质细胞构建组织工程化牙齿样结构的实验研究［J］．牙体牙髓牙周病学杂志，2004，14（11）：607-611．

[2] 鲍慧婧，邹俊，尹烁，等．兔脂肪干细胞复合PLGA支架的生物相容性研究［J］．中华实验眼科杂志，2011，29（6）：511-516．

[3] 陈国玲，吴欣怡．角膜上皮细胞屏障及创伤愈合的调节［J］．中国实用眼科杂志，2005，23（5）：445-449．

[4] 鄂征，刘流．医学组织工程技术与临床应用［M］．北京出版社，2003：497．

[5] 高长有，马列．医用高分子材料［M］．北京：化学工业出版社，2006：24-25．

[6] 顾国贞，王芳，谷树严，等．以纤维蛋白为基质网架的组织工程角膜上皮的构建［J］．吉林大学学报，2008，34（5）：814-816．

[7] 顾奇，郝捷，陆阳杰，等．生物三维打印的研究进展［J］．中国科学：生命科学，2015，45（5）：439-449．

[8] 胡蕴玉．现代骨科基础与临床［M］．北京：人民卫生出版社，2006：142-157．

[9] 季可非，刘宏，郭敏．甲氨蝶呤给药系统的研究进展［J］．中国药房，2016（25）：3586-3588．

[10] 蒋自培，温积权，徐建国，等．人角膜基质细胞诱导人骨髓间充质细胞分化为角膜上皮细胞的初步研究［J］．中华眼视光学与视觉科学杂志，2010，12（6）：438-440．

[11] 林骏，杨进城．复合抗肿瘤活性珊瑚羟基磷灰石人工骨抗骨巨细胞瘤的体外实验［J］．中国组织工程研究与临床康复，2009（34）：6637-6640．

[12] 刘亚玲，金岩，胡大海，等．组织工程全层活性皮肤在深度烧伤创面的临床应用［J］．第四军医大学学报，2004，25：224-228．

[13] 刘作强，黄海，黄健，等．骨髓间充质干细胞在膀胱脱细胞基质上的生长及分化［J］．中国组织工程研究与临床康复，2008，12（14）：2780-2784．

[14] 罗哲文，胡竹林，徐岩泽，等．自体血管内皮细胞移植替代角膜内皮层的实验研究［J］．眼科研究，2008，26（4）：249-252．

[15] 彭燕阳，吴伟，曾丽娜，等．重组人表皮生长因子和碱性成纤维生长因子促进人角膜上皮细胞的增殖［J］．中国组织工程研究，2014，18（7）：1045-1050．

[16] 唐亮，金岩．影响牙周膜干细胞功能的重要因素［J］．实用口腔医学杂志，2009，25（5）：737-740．

［17］田伟．实用骨科学［M］．北京：人民卫生出版社，2008：55 – 67.

［18］王慧学，范先群．干细胞与角膜眼表重建进展［J］．眼科新进展，2016，36（8）：788 – 791.

［19］韦巧玲，徐建江．细胞层片技术及其在角膜组织工程研究的应用［J］．中华眼科杂志，2011；47（1）：75 – 78.

［20］肖永强，夏照帆．脂肪干细胞在皮肤组织工程中的研究应用进展［J］．中国美容医学．2016，25（6）：30 – 33.

［21］谢立信．角膜移植学［M］．北京：人民卫生出版社，2000：16 – 17.

［22］薛武军，宋勇，田普训，等．大鼠胰岛复合小肠黏膜下层体外构建组织工程胰腺的实验研究［J］．中华细胞与干细胞杂志（电子版），2012，2（1）：5 – 9.

［23］于莉，李淑慧，周春梅，等．根尖乳头干细胞向牙髓牙本质复合体分化能力的实验研究［J］．临床口腔医学杂志，2016，32（1）：226 – 30.

［24］张巍巍，李艳萍，梁鹏，董海波，等．人牙髓干细胞在聚乳酸 – 聚乙醇酸共聚物支架上黏附与增殖的研究［J］．口腔医学研究，2011，12：1083 – 1085.

［25］张学军．皮肤性病学［M］．北京：人民卫生出版社，2005：55 – 78.

［26］郑幸龙，向俊西，吴万权，等．人肝组织脱细胞支架的制备［J］．South Med Univ，2015，35（7）：1028 – 1033.

［27］钟金晟，欧阳翔英，梅芳，等．多孔 β – 磷酸三钙/胶原支架与犬牙周膜细胞三维复合体的构建［J］．北京大学学报：医学版，2007，39（5）：507 – 510.

［28］AMINI A R，LAURENCIN C T，NUKAVARAPU S P，et al. Bone tissue engineering：recent advances and challenges［J］．Critical Reviews in Biomedical Engineering，2012，40（5）：363 – 408.

［29］ANUMANTHAN G，MAKARI J H，HONEA L，et al. Directed differentiation of bone marrow derived mesenchymal stem cells into bladder urothelium［J］．J. Urol. 2008，180：1778 – 1783.

［30］ARORA V，ARORA P，MUNSHI A K. Banking stem cells from human exfoliated deciduous teeth（SHED）：saving for the future［J］．J Clin Pediatr Dent，2009，33（4）：289 – 94.

［31］AU H，RUBIO N，SHAFFER M S P. Brominated graphene as a versatile precursor for multifunctional grafting［J］．Chem Sci，2018，9（1）：209 – 17.

［32］BALISTRERI C R，BUFFA S，PISANO C，et al. Are endothelial progenitor cells the real solution for cardiovascular diseases? focus on controversies and perspectives［J］．Biomed Res Int，2015，2015：835934.

［33］BALMAYOR E R，VAN GRIENSVEN M. Gene therapy for bone engineering.［J］．Frontiers in Bioengineering and Biotechnology，2015：9 – 9.

［34］BASMANAV F B，KOSE G T，HASIRCI V，et al. Sequential growth factor delivery from complexed microspheres for bone tissue engineering［J］．Biomaterials，2008，29（31）：4195 – 4204.

［35］BELANGER K，DINIS T M，TAOURIRT S，et al. Recent strategies in tissue engineering for guided peripheral nerve regeneration [J]. Macromol Biosci, 2016, 16: 472 – 481.

[36] BELLO Y M, FALABELLA A F, EAGLSTEIN W H. Tissue-engineered skin. current status in wound healing [J]. Am J Clin Dermatol, 2001, 2: 305 – 313.

[37] BELLO Y M, FALABELLA A F. Therole of graftskin (apligraf) hard to healvenous legulcers [J]. J Wound Care, 2002, 11 (5): 182 – 183.

[38] BERMAN D M, MOLANO R D, FOTINO C, et al. Bioengineering the endocrine pancreas: intraomental islet transplantation within a biologic resorbable scaffold [J]. Diabetes, 2016, 65 (5): 1350 – 1361.

[39] BHARADWAJ S, LIU G, SHI Y, et al. Multipotential differentiation of human urine-derived stem cells: Potential for therapeutic applications in urology [J]. Stem Cells, 2013, 31: 1840 – 1856.

[40] BOLLAND F, KOROSSIS S, et al. Development and characterisation of a full-thickness acellular porcine bladder matrix for tissue engineering [J]. Biomaterials, 2007, 28 (6): 1061 – 70.

[41] BOOPALAN P R, SATHISHKUMAR S, KUMAR S, et al. Rabbit articular cartilage defects treated by allogenic chondrocyte transplantation [J]. International Orthopaedics, 2006, 30 (5): 357 – 361.

[42] BORG D J, WELZEL P B, GRIMMER M, et al. Macroporous biohybrid eryogels for co-housing pancreatic islets with mesenchymal stromal cells [J]. Acta Biomaterialia, 2016, 44: 178, 187.

[43] BRADY A C, MARTINO M M, PEDRAZA E, et al. Proangiogenic hydrogels within macroporous scaffolds enhance islet engraftment in an extrahepatic site [J]. Tissue Engineering Part A, 2013, 19 (23 – 24): 2544 – 2552.

[44] BROWN A L, BROOK-ALLRED T T, WADDELL J E, et al. Bladder acellular matrlx a sasubstrate for studying in vitro bladder smooth muscle urothelial cell interactions [J]. Biomaterials, 2005, 26 (5): 529 – 543.

[45] BUITINGA M, TRUCKENM U R, ENGELSE M A, et al. Microwell scaffolds for the extrahepatic transplantation of islets of Langerhans [J]. PLuS ONE, 2013, 8 (5): e64772.

[46] BURG K J, PORTER S, KELLAM J F. Biomaterial developments for bone tis-sue engineering [J]. Biomaterials, 2000, 21 (23): 2347 – 59.

[47] BURKE J F, YANNAS I V, QUINBY W C J, et al. Successful use of a physiologically acceptable artificial skin in the treatment of extensive burn injury [J]. Ann Surg, 1981, 194: 413 – 428.

[48] CHEN G, SATO T, TANAKA J, et al. Preparation of a biphasic scaffold for osteochondral tissue engineering [J]. Materials Science and Engineering: C, 2006, 26 (1): 118 – 123.

[49] CHEN K, XIONG H, HUANG Y, et al. Comparative analysis of in vitro periodontal characterstics of stem cells from apical papilla (SCAP) and periodontal ligament stem cells

（PDLSCs）［J］. Arch Oral Biol, 2013, 58 (8)：997 – 1006.

［50］ CHEN Y, YU Y, CHEN L, et al. Human umbilical cord mesenchymal stem cells：a new therapeutic option for tooth regeneration ［J］. Stem Cells Int, 2015, 2015：549432.

［51］ CHO S W, LIM S H, KIM I K, et al. Small-diameter blood vessels engineered with bone marrow-derived cells ［J］. Ann Surg, 2005, 241 (3)：506 – 515.

［52］ CHRISTOPHEL J J, CHANG J S, PARK S S, et al. Transplanted tissue-engineered cartilage ［J］. Archives of Facial Plastic Surgery, 2006, 8 (2)：117 – 122.

［53］ CORDEIRO M M, DONG Z, KAMEKO T, et al. Dental pulp tissue engineering with stem cells from exfoliated deciduous teeth ［J］. J Endod, 2008, 34 (8)：962 – 969.

［54］ DAI J, RABIE A B. VEGF：an essential mediator of both angiogenesis and endochondral ossification ［J］. Journal of Dental Research, 2007, 86 (10)：937 – 950.

［55］ DEMETRIOU A A, BROWN R S, BUSUTTIL R W, et al. Prospective, randomized, multicenter, controlled trial of a bioartificial liver in treating acute liver failure ［J］. Ann Surg, 2004, 239 (5)：660 – 667; 667 – 670.

［56］ DERAKHSHAN M A, POURMAND G, AI J, et al. Electrospun plla nanofiber scaffolds for bladder smooth muscle reconstruction ［J］. Int Urol Nephrol, 2016, 48：1097 – 1104.

［57］ DEUTSCH M, MEINHART J, FISCHLEIN T, et al. Clinical autologous in vitro endothelialization of infrainguinal eptfe grafts in 100 patients：a 9-year experience ［J］. Surgery, 1999, 126 (5)：847 – 55.

［58］ DREWA T, JOACHIMIAK R, BAJEK A, et al. Hair follicle stem cells can be driven into a urothelial-like phenotype：An experimental study ［J］. Int. J. Urol. 2013, 20：537 – 542.

［59］ DUAILIBI M T, DUAILIBI S E, YOUNG C S, et al. Bioengineered teeth from cultured rat tooth bud cells ［J］. Dent Res, 2004, 83 (7)：523 – 528.

［60］ EBERLI D L, FREITAS F L. Composite scaffolds for the engineering of hollow organs and tissues ［J］. 2009, Methods, 47 (2)：109 – 15.

［61］ ELLIS C, SUURONEN E, YEUNG T, et al. Bioengineering a highly vascularized matrix for the ectopic transplantation of islets ［J］. Islets, 2013, 5 (5)：216 – 225.

［62］ FERRONI L, GARDIN C, SIVOLELLA S, et al. A hyaluronan-based scaffold for the in vitro construction of dental pulp-like tissue ［J］. Int J Mol Sci, 2015, 16 (3)：4666 – 4681.

［63］ FRIEDENSTEIN A J, CHAILAKHJAN R K, LALYKINA K S. The development of fibroblast colonies in monolayer cultures of guinea-pig bone marrow and spleen cells ［J］. Cell Tissue Kinet, 1970, 3 (4)：393 – 403.

［64］ FU K, XU Q, CZERNUSZKA J T, et al. Prolonged osteogenesis from human mesenchymal stem cells implanted in immunodeficient mice by using coralline hydroxyapatite incorporating rhBMP2 microspheres ［J］. Journal of Biomedical Materials Research Part A, 2009, 92 (4)：1256 – 1264.

［65］GAO X, LIU W, HAN B, et al. Preparation and cytocompatibility of chitosan-based carriers of corneal cells ［J］. Sheng Wu Gong Cheng Xue Bao, 2008, 24 (8)：1381 - 1386.

［66］GAO Y, ZHOU Q, QU M, et al. In vitro culture of human fetal corneal endothelial cells ［J］. Graefes Arch Clin Exp Ophthalmol, 2011, 249：663 - 669.

［67］GE S, ZHAO N, WANG L, et al. Bone repair by perio-dontal ligament stem cell seeded nanohydroxyapatite - chitosan scaffold ［J］. Int J Nanomedicine, 2012, 7：5405 - 5414.

［68］GNECCHI M, ZHANG Z, NI A, et al. Paracrine mechanisms in adult stem cell signaling and therapy ［J］. Circ Res, 2008, 103：1204 - 1219.

［69］GOLIGORSKY M S. Endothelial progenitor cells：from senescence to rejuvenation ［J］. SeminNephrol, 2014, 34 (4)：365 - 373.

［70］GORDON TD, SCHLOESSER L, HUMPHRIES D E, et al. Effects of the degradation rate of collagen matrices on articular chondrocyte proliferation and biosynthesis in vitro ［J］. Tissue Eng, 2004, 10 (6)：1287 - 1295.

［71］GOVINDASAMY V, RONALD V S, ABDULLAH A N, et al. Differentiation of dental pulp stem cells into islet-like aggregates ［J］. J Dent Res, 2011, 90：646 - 52.

［72］GOVINDEN R, BHOOLA K D. Genealogy, expression, and cellular function of transforming growth factor-β ［J］. Pharmacology & Therapeutics, 2003, 98 (2)：257 - 265.

［73］GRIFFITH M, OSBORNE R, MUNGER R, et al. Functional human corneal equivalents constructed from cell lines ［J］. Science, 1999, 286 (5447)：2169 - 2172.

［74］GRIFFITH M, OSBORNE R, MUNGER R, et, al. Functional human corneal equivalents constructed from cell lines ［J］. 1999, Sci. 286 (5447)：2169.

［75］GROEBER F, HOLEITER M, HAMPEL M, et al. Skintissueengineering Invivo and invitro applications ［J］. Adv Drug Deliv Rev, 2011, 63 (4 - 5)：352 - 366.

［76］GRONTHOS S, BRAHIM J, LI W, et al. Stein cell properties of human dental pulp stem cells ［J］. J Dent Res, 2002, 81 (8)：531 - 535.

［77］GRONTHOS S, GRONTHOS M, MANKANI J, et al. Postnstal human dental pulp stem cells (DPSCs) in vivo ［J］. Natl Acad Sci USA, 2000, 97 (25)：13625 - 13630.

［78］GRONTHOS S, MANKANI M, BRAHIM J, et al. Postnatal human dental pulp stem cells (DPSCs) in vitro and in vivo ［J］. Proc Natl Acad Sci USA, 2000, 97 (25)：13625 - 13640.

［79］GRUETERICH M, ESPANA E M, TSENG S C. Ex vivo expansion of limbal epithelial stem cells：amniotic membrane serving as a stem cell niche ［J］. Surv Ophthalmol, 2003, 48：631 - 646.

［80］HAO J, NARAYANAN K, RAMACHANDRAN A, et al. Odontoblast cells im-mortalized by telomerase produce mineralized dentin -like tissueboth in vitro and in vivo ［J］. J Biol Chem, 2002, 277 (22)：19976 - 19981.

［81］HAO J, NARAYANAN K, RAMACHANDRAN A, et al. Odontoblast cells im-mortalized by telomerase produce mineralized dentin-like tissue both in vitro and in vivo ［J］. J Biol

Chem, 2002, 277 (22): 19976 – 19981.

［82］ HARDY J, CORNELISON R, SUKHAVASI R, et al. Electroactive tissue scaffolds with a-
ligned pores as instructive platforms for biomimetic tissue engineering [J]. Bioengineering,
2015, 2: 15 – 34.

［83］ HARKIN D G, GEORGE K A, MADDEN P W, et al. Silk fibroin in ocular tissue recon-
struction [J]. Biomaterials, 2011, 32 (10): 2445 – 2458.

［84］ HART M L, NEUMAYER K M, VAEGLER M, et al. Cell-based therapy for the deficient
urinary sphincter [J]. Curr. Urol. Rep. 2013, 14: 476 – 487.

［85］ HASAN A, PAUL A, VRANA N E, et al. Microfluidic techniques for development of 3D
vascularized tissue [J]. Biomaterials, 2014, 35 (26): 7308 – 7325.

［86］ HAYASHI O, KATSUBE Y, HIROSE M, et al. Comparison of osteogenic ability of rat
mesenchymal stem cells from bone marrow, perios-teum, and adipose tissue [J]. Calcif
Tissue Int, 2008, 82 (3): 238 – 247.

［87］ HEGNER B, WEBER M, DRAGUN D, et al. Differential regulation of smooth muscle
markers in human bone marrow-derived mesenchymal stem cells [J]. J Hypertens, 2005,
23 (6): 1191 – 1202.

［88］ HOFMANN A D, HILFIKER A, HAVERICH A, et al. BioVaM in the Rat Model: A
New Approach of Vascularized 3D Tissue for Esophageal Replacement [J]. European Jour-
nal of Pediatric Surgery, 2015, 25 (2) : 181 – 188.

［89］ HOMMA R. YOSHIKAWA H. TAKENO M, et al. Induction of epithelial progenitors in
vitro from mouse embryonic stem cells and application for reconstruction of damaged cornea
in mice [J]. Invest Ophthalmol Vis Sci, 2004, 45 (12): 4320 – 4326.

［90］ HONDA M J, TSUCHIYA S, SUMITA Y, et al. The sequential seeding of epithelial and
mesenchymal cells for tissue-engineered tooth regeneration [J]. Biomaterials, 2007, 28
(4): 680 – 689.

［91］ HU B, UNDA F, BOPP-KUCHLER S, et al. Bone marrow cells can give rise to amelo-
blast-like cells [J]. J Dent Res, 2006, 85 (5): 416 – 421.

［92］ HUANG G T, SONOYAMA W, LIU Y, et al. The hidden treasure in apical papilla: the
potential role in pulp/dentin regeneration and bioroot engineering [J]. J Endod, 2008, 34
(6): 645 – 651.

［93］ HUANG J W, XU Y M, LI Z B, et al. Tissue performance of bladder following stretched
electrospun silk fibroin matrix and bladder acellular matrix implantation in a rabbit model
[J]. J. Biomed. Mater. Res. 2016, 104: 9 – 16.

［94］ IJIMA H, MIZUMOTO H, NAKAZAWA K, et al. Hepatocyte growth factor and epidermal
growth factor promote spheroid formation in polyurethane foam/hepatocyte culture and im-
prove expression and maintenance of albumin production [J]. Biochemical Engineering
Journal, 2009, 47 (1 – 3): 19 – 26.

［95］ IKEBE C, SUZUKI K. Mesenchymal stem cells for regenerative therapy: optimization of cell preparation protocols [J]. BioMed Research International, 2014: 951512 – 951512.

[96] ITO R K, ROSENBLATT M S, CONTRERAS M A, et al. Monitoring platelet interactions with prosthetic graft implants in a canine model [J]. Trans Am Soc Artif Intern Organs, 1990, 36: M175.

[97] IWASA J, ENGEBRETSEN L, SHIMA Y, et al. Clinical application of scaffolds for cartilage tissue engineering [J]. Knee Surgery, Sports Traumatology, Arthroscopy, 2009, 17 (6): 561 – 577.

[98] JIANG X, LIN H, JIANG D, et al. Co-delivery of VEGF and bFGF via a PLGA nanoparticle-modified BAM for effective contracture inhibition of regenerated bladder tissue in rabbits [J]. Sci Rep, 2016, 6: 1 – 12.

[99] JIANG Z Q, LIU H Y, ZHANG L P, et al. Repair of calvarial defects in rabbits with platelet-rich plasma as the scaffold for carrying bone marrow stromal cells [J]. Oral Surg Oral Med Oral Pathol Oral Radiol, 2012, 113 (3): 327 – 333.

[100] JONES J E, NELSON E A, AL-HITY A. Skingrafting for venous leg Ulcers [J]. Cochrane Databsas Syst Rev, 2013, 1: 1737.

[101] JOYCE N C, HARRIS D L, MARKOV V, et al. Potential of human umbilical cord blood mesenchymal stem cells to heal damaged corneal endothelium [J]. Mol Vis, 2012, 18: 547 – 564.

[102] JU C Q. ZHANG K. WU X Y. Derivation of corneal endothelial cell-like cells from rat neural crest cells in vitro [J]. Plos One, 2012, 7 (7): e42378.

[103] KAWAKAMI M, TOMITA N, SHIMADA Y, et al. Chondrocyte distribution and cartilage regeneration in silk fibroin sponge [J]. Bio-medical Materials and Engineering, 2011, 21 (1): 53 – 61.

[104] KIM D W, JEON B J, HWANG N H, et al. Adipose-derived stem cells Inhibited pidermal melanocytes through an interleukin-6-mediated Mechanism [J]. Plast Reconstr Surg, 2014, 134: 470 – 480.

[105] KIM H C, SONG J M, KIM C J, et al. Combined effect of bisphosphonate and recombinant human bone morphogenetic protein 2 on bone healing of rat calvarial defects [J]. Maxillofac Plast Reconstr Surg, 2015, 37 (1): 16.

[106] KIOWSKI G, BIEDERMANN T, WIDMER D S, et al. Engineering melanoma progression in a humanized environment in vivo [J]. J Invest Dermatol, 2012, 132 (1): 144 – 153.

[107] KOIZUMI N J, INATOMI T J, SOTOZONO C J, et al. Growth factor mRNA and protein in preserved human amniotic membrane [J]. Curr Eye Res, 2000, 20 (3): 173 – 177.

[108] KOLLAR E J, BAIRD G R. The influence of the dental papilla on the development of tooth shape in embryonic mouse tooth germs [J]. J Embryol Exp Morphol, 1969, 21 (1): 131.

[109] KRAWIEC J T, VORP D A. Adult stem cell-based tissue engineered blood vessels: a review [J]. Biomaterials, 2012, 33 (12): 3388 – 3400.

[110] KUEHN K, EGE W, GOPP U, et al. Acrylic bone cements: composition and properties [J]. Orthopedic Clinics of North America, 2005, 36 (1): 17 – 28.

[111] KUO T F, LIN H C, YANG K C, et al. Bone marrow combined with dental bud cells promotes tooth regeneration in miniature pig model [J]. Artif Organs, 2011, 35 (2): 113 – 121.

[112] LEE J H, UM S, JANG J H, et al. Effects of VEGF and FGF-2 on proliferation and differentiation of human periodontal ligament stem cells [J]. Cell Tissue Res, 2012, 348 (3): 475 – 484.

[113] LI B, LIU H, JIA S. Zinc enhances bone metabolism in ovariectomized rats and exerts anabolic osteoblastic/adipocytic marrow effects ex vivo [J]. Biol Trace Elem Res, 2015, 163 (1 – 2): 202 – 207.

[114] LI C, HUGHESFULFORD M. Fibroblast growth factor-2 is an immediate-early gene induced by mechanical stress in osteogenic cells [J]. Journal of Bone and Mineral Research, 2006, 21 (6): 946 – 955.

[115] LI G, WANG X, CAO J, et al. Coculture of peripheral blood CD34 $^+$ cell and mesenchymal stem cell sheets increase the formation of bone in calvarial critical-size defects in rabbits [J]. Br J Oral Maxillofac Surg, 2014, 52 (2): 134 – 139.

[116] LI Q Z, FEI Y, HONG S N, et al. The effect of composition of calcium phosphate composite scaffolds on the formation of tooth tissue from human dental pulp stem cells [J]. Biomaterials, 2011, 32: 7053 – 7059.

[117] LI R K, TUMIATI L C, WEISEL R D, et al. Isolation of cardiomyocytes from human myocardium for primary cell culturing [J]. J Tiss Cult Meth, 1993, 15: 147 – 54.

[118] LI X, YANG Y, LI Q, et al. Morphologic characteristics and proliferation of rabbit corneal stromal cells onto complexes of collagen chitosansodium hyaluronate under simulated microgravity [J]. Invest Ophthalmol Vis Sci, 2013, 54 (10): 6877 – 6885.

[119] LIN H K, MADIHALLY S V, PALMER B, et al. Biomatrices for bladder reconstruction [J]. Adv Drug Deliv Rev, 2015, 82 – 83, 47 – 63.

[120] LIN Y, YEN C, HU Y, et al. Chondrocytes culture in three-dimensional porous alginate scaffolds enhanced cell proliferation, matrix synthesis and gene expression [J]. Journal of Biomedical Materials Research Part A, 2009, 88 (1): 23 – 33.

[121] LIND M, BüNGER C. Factors stimulating bone formation [J]. European Spine Journal, 2001, 10 (2): S102 – S109.

[122] LISIGNOLI G, CRISTINO S, PIACENTINI A, et al. Cellular and molecular events during chondrogenesis of human mesenchymal stromal cells grown in a three-dimensional hyaluronan based scaffold [J]. Biomaterials, 2005, 26 (28): 5677 – 5686.

[123] LIU W, CUI L, CAO Y, et al. Bone reconstruction with bone marrow stromal cells [J]. Methods in Enzymology, 2006: 362 – 380.

[124] MA D H, LAI J Y, CHENG H Y, et al. Carbodiimide cross-linked amniotic membranes

for cultivation of limbal epithelial cells [J]. Biomaterials, 2010, 31: 6647 – 6658.

[125] MANO J F, REIS R L. Osteochondral defects: present situation and tissue engineering approaches [J]. Journal of Tissue Engineering and Regenerative Medicine, 2007, 1 (4): 261 – 273.

[126] MARCACCI M, KON E, ZAFFAGNINI S, et al. New cell-based technologies in bone and cartilage tissue engineering. Ⅱ. cartilage regeneration. [J]. La Chirurgia Degli Organi Di Movimento, 2003, 88 (1): 42 – 47.

[127] MARTELLIS M, MOORE G R P, LAURINDO J B. Mechanical properties, water vapor permeability and water affinity of feather keratin films plasticized with sorbitol [J]. Journal of Polymers and the Environment, 2006, 14 (3): 215 – 222.

[128] MAZZA G, ROMBOUTS K, RENNIE H A, et al. Decellularized human liver as a natural 3D-scaffold for liver bioengineering and transplantation [J]. Sci Rep, 2015, 5: 13079.

[129] MILLIS J M, CRONIN D C, JOHNSON R, et al. Initial experience with the modified extracorporesl liver-assist device for patients with fulminant hepatic failure: system modifications and clinical impact [J]. Transplantation, 2002, 74 (12): 1735 – 1746.

[130] MINAMI Y, SUGIHARA H, OONO S. Reconstruction of cornea in three-dimensional collagen gel matrix culture [J]. Invest Ophthalmol Vis Sci, 1993, 34 (7): 2316 – 2324.

[131] MIRMALEK-SANI S H, ORLANDO G, MCQUILLING J P, et al. Porcine pancreas extracellular matrix as a platform for endocrine pancreas bioengineering [J]. Biomaterials, 2013, 34 (22): 5488 – 5495.

[132] MIRONOV V, BOLAND T, TRUSK T, et al. Organ printing computer aided jet based 3D tissue engineering [J]. Trends Bio-technol, 2003, 21 (4): 157 – 161.

[133] MIURA M, GRONTHOS S, ZHAO M, et al. SHED: stem cells from human exfoliated deciduous teeh [J]. Porc Natl Acad Sci USA, 2003, 100 (10): 5807 – 5812.

[134] MIZUNO H. Adipose-derived stem cells for tissue repair and regeneration: ten years of research and a literature review [J]. Journal of Nippon Medical School, 2009, 76 (2): 56 – 66.

[135] MOONEY D J, KARFMANN P M, MENAMARA K M, et al. Transplantation of hepatocytes using porous biodegradable sponges [J]. Transplantation Proceedings, 1994, 26: 34 – 52.

[136] MORISHITA T, HONOKI K, OHGUSHI H, et al. Tissue engineering approach to the treatment of bone tumors: three cases of cultured bone grafts derived from patients' mesenchymal stem cells [J]. Artif Organs, 2006, 30 (2): 115 – 118.

[137] MUROHARA T, SHINTANI S, KONDO K. Autologous adipose-derived regenerative cells for therapeutic angiogenesis [J]. Curr Pharm Des, 2009, 15: 2784 – 2790.

[138] NA S, ZHANG H, HUANG F, et al. Regeneration of dental pulp/den-tine complex with a three-dimensional and scaffold-free stem-cell sheet-derived pellet [J]. J Tissue Eng Re-

gen Med, 2016, 10 (3): 261 –270.

[139] NAITO Y, TERUKINA T, GALLI S, et al. The effect of simvastatin-loaded polymeric microspheres in a critical size bone defect in the rabbit calvaria [J]. Int J Pharm, 2014, 461 (1 –2): 157 –162.

[140] NETTLES D L, VAIL T P, MORGAN M T, et al. Photocrosslinkable hyaluronan as a scaffold for articular cartilage repair. [J]. Annals of Biomedical Engineering, 2004, 32 (3): 391 –397.

[141] NEUZIL E, MALGAT M, LACOSTE A M. Reaction of some beta-amino acids with ninhydrin and with two related triketones [J]. Biochem Soc Trans, 1992, 20 (2): 180S.

[142] NISHIMURA T, TODA S, MITSUMOTO T, et al. Effects of hepatocyte growth factor, transforming growth factor-betal and epidermal growth factor on bovine corneal epithelial cells under epithelial-keratocyte interaction in reconstruction culture [J]. Exp. Eye Res, 1998, 66 (1): 105.

[143] OBERPENNING F, MENG J, YOO J J, et al. De novo reconstitution of a functional mammalian urinary bladder by tissue engineering [J]. Nat Biotech, 1999, 17: 149 – 155.

[144] OCHODNICKY P, CRUZ C D, YOSHIMURA N, et al. Neurotrophins as regulators of urinary bladder function [J]. Nat Rev Urol, 2012, 9: 628 –637.

[145] OGAWA R, MIZUNO H, WATANABE A, et al. Osteogenic and chondrogenic differentiation by adipose-derived stem cells harvested from GFP transgenic mice [J]. Biochemical and Biophysical Research Communications, 2004, 313 (4): 871 –877.

[146] OHAINA C M, THEN K Y, NG A M, et al. Reconstruction oflimbal stem cell deficient corneal surface with induced human bone marrow mesenchymal stem cells on amniotic membrane [J]. Transl Res, 2014, 163 (3): 200 –210.

[147] OHAZAMA A, MODINO S A, MILETICH I, et al. Stem-cell-based tissue engineering of murine teeth [J]. J Dent Res, 2004, 83 (7): 518 –522.

[148] OKAMURA A, ZHENG Y W, HIROCHIKA R, et al. In vitro reconstitution of hepatic tissue architectures with neonatal mouse liver cells using three-dimensional culture [J]. J Nanosci Nanotechnol, 2007, 7 (3): 721 –725.

[149] PANG K, DU L, WU X. A rabbit anterior cornea replacement derived from acellular porcine cornea matrix, epithelial cells and keratocytes [J]. Biomaterials, 2010, 31 (28): 7257 –7265.

[150] PAPACCIO G, GRAZIANO A, D'AQUINO R, et al. Long-term cryopreservation of dental pulp stem cells (SBP-DPSCs) and their differentiated osteoblasts: a cell source for tissue repair [J]. J Cell Physiol, 2006, 208 (2): 319 –325.

[151] PARK J, LI Y, BERTHIAUME F, et al. Radial flow hepatocyte bio-reactor using stacked microfabricated grooved substrates [J]. Biotechnol Bioeng, 2008, 99 (2): 455 –467.

[152] PARK K M, HUSSEIN K H, HONG S H, et al. Decellularized liver extracellular matrix as promising tool for transplantable bioengineered liver promotes hepatic lineage commitments of

induced pluripotent stem cell [J]. Tissue Eng Part A, 2016, 22 (5): 449 – 460.

[153] PATEL Z S, MIKOS A G. Angiogenesis with biomaterial-based drug-and cell-delivery systems [J]. J Biomater Sci Polym Ed, 2004, 15: 701 – 726.

[154] PEPPAS N A, LANGER R. New challengers in biomaterials [J]. Science, 1999, 263 (1): 715 – 719.

[155] POPE J C, DAVIS M M, SMITH E R, et al. The ontogeny of canine small intestinal submucosa regenerated bladder [J]. J. Urol, 1997, 158, 1105 – 1110.

[156] PRATOOMSOOT C, TANIOKA H, HORI K, et al. A thermoreversible hydrogel as a biosynthetic bandage for corneal wound repair [J]. Biomaterials. 2008, 29 (3): 272 – 281.

[157] PROULX S, UWAMALIYA J, CARRIER P, et al. Reconstruction of a human cornea by the self-assembly approach of tissue engineering using the three native cell types [J]. Mol Vis, 2010, 16: 2192 – 2201.

[158] PUPPI D, CHIELLINI F, PIRAS A M, et al. Polymeric materials for bone and cartilage repair [J]. Prog Polym Sci, 2010, 35 (4): 403 – 40.

[159] QIN D, LONG T, DENG J, et al. Urine-derived stem cells for potential use in bladder repair [J]. Stem Cell. Res. Ther. 2014, 5: 69.

[160] RAUH J, MILAN F, GUNTHER K P, et al. Bioreactor Systems for Bone Tissue Engineering [J]. Tissue Engineering Part B-reviews, 2011, 17 (4): 263 – 280.

[161] REDMAN S, OLDFIELD S F, ARCHER C W, et al. Current strategies for articular cartilage repair [J]. European Cells & Materials, 2005: 23 – 32.

[162] REICHL S, BORRELLI M, GEERLING G. Keratin films for ocular surface reconstruction [J]. Biomaterials, 2011, 32 (13): 3375 – 3386.

[163] SAITO H, TAKEUCHI M, CHIDA K, et al. Generation of glucose-responsive functional islets with a three-dimensional structure from mouse fetal pancreatic cells and iPS cells in vitro [J]. PLoS One, 2011, 6: e28209.

[164] SAITO H, TAKEUCHI M, CHIDA K, et al. Generation of glucose-responsive functional islets with a three-dimensional structure from mouse fetal pancreatic cells and iPS cells in vitro [J]. PLoS One, 2011, 6: e28209.

[165] SCHARP D W, DOWNING R, MERRELL R C, et al. Isolating the elusive islet [J]. Diabetes, 1980, 29 (1): 19 – 30.

[166] SCHASCHKOW A, MURA C, BIETIGER W, et al. Impact of an autologous oxygenating matrix culture system on rat islet transplantation outcome [J]. Biomaterials, 2015, 52: 180 – 188.

[167] SEO B M, MIURA M, GRONTHOS S, et al. Investigation of multipotent postnatal stem cells from human periodontal ligament [J]. Lancet, 2004, 364 (9429): 149 – 155.

[168] SEO B M, MIURA M, GRONTHOS S, et al. Investigation of multipotent postnatal stem cells from human periodontal ligament [J]. Lancet, 2004, 364 (9429): 149 – 155.

[169] SETH A, CHUNG Y G, GIL E S, et al. The performance of silk scaffolds in a rat model

of augmentation cystoplasty ［J］. Biomaterials, 2013, 34: 4758 –4765.

［170］ SHAKHSSALIM N, RASOULI J, MOGHADASALI R, et al. Bladder smooth muscle cells interaction and proliferation on PCL/PLLA electrospun nanofibrous scaffold ［J］. Int J Artif Organs, 2013, 36: 113 –120.

［171］ Sheridan MH, Shea LD, Peters MC, et al. Bioabsorbable polymer scaffolds for tissue engineering capable of sustained growth factor delivery ［J］. J Control Release, 2000, 64 (1 –3): 91 –102.

［172］ SHI S, GRONTHOS S. Perivascular niche for postnatal mesenchymal stem cells in hmnan bone marrow and dental pulp ［J］. J Bone Miner Res, 2003, 18 (4): 696 –704.

［173］ SHIBATA C, MIZUGUCHI T, KIKKAWA Y, et al. Liver repopulation and long-term function of rat small hepatocyte transplantation as an alternative cell source for hepatocyte transplantation ［J］. Liver Transpl, 2006, 12 (1): 78 –87.

［174］ SHVARTSMAN I, DVIR T, HAREL-ADAR T, et al. Perfusion cell seeding and cultivation induce the assembly of thick and functional hepatocellular tissue-like construct ［J］. Tissue Eng Part A, 2009, 15 (4): 751 –760.

［175］ SLADKOVA M, DE PEPPO G M. Bioreactor systems for human bone tissue engineering ［J］. Processes, 2014, 2 (2): 494 –525.

［176］ SNYDER D L, SULLIVAN N, SCHOELLES K M. Skin Substitutes for treating chronic wounds ［J］. Technology Assessment Report, Project ID: HCPR0610, 2012 –12 –18.

［177］ SONOYAMA W, LIU Y, FANG D, et al. Mesenchymal stem cell-mediated functional tooth regeneration in swine ［J］. PLoS One, 2006, 1: e79.

［178］ STENDERUP K, JUSTESEN J, CLAUSEN C, et al. Aging is associated with decreased maximal life span and accelerated senescence of bone marrow stromal cells ［J］. Bone, 2003, 33 (6): 919 –926.

［179］ THATAVA T, NELSON T J, EDUKULLA R, et al. Indolactam V/GLP-1-mediated differentiation of human iPS cells into glucose-responsive insulin-secreting progeny ［J］. Gene Ther, 2011, 18: 283 –93.

［180］ THEISE N D, NIMMAKAYALU M, GARDNER R, et al. Liver from bone marrow in humans ［J］. Hepatology, 2000, 32 (1): 11 –16.

［181］ TORBET J, MALBOUYRES M, BUILLES N, et al. Orthogonal scaffold of magnetically aligned collagen lamellae for corneal stroma reconstruction ［J］. Biomaterials, 2007, 28 (29): 4268 –4276.

［182］ TOUR G, WENDEL M, MOLL G, et al. Bone repair using periodontal ligament progenitor cell-seeded cons-tructs ［J］. J Dent Res, 2012, 91 (8): 789 –794.

［183］ TSANG W G, ZHENG T, WANG Y, et al. Generation of functional islet-like clusters after monolayer culture and intracapsular aggregation of adult human pancreatic islet tissue ［J］. Transplantation, 2007, 83: 685 –93.

［184］ UEJIMA S, OKADA K, KAGAMI H, et al. Bone marrow stromal cell therapy improves femoral bone mineral density and mechanical strength in ovariectomized rats [J]. Cytotherapy, 2008, 10 (5): 479 –489.

[185] UENO H, KUROKAWA M S, KAYAMA M, et al. Experimental transplantation of corneal epithelium-like cells induced by Pax6 gene transfection of mouse embryonic stem cells [J]. J Cornea, 2007, 26 (10): 1220 –1227.

[186] URIST M R, STRATES B S. Bone morphogenetic protein [J]. Journal of Dental Research, 1971, 50 (6): 1392 –1406.

[187] VALTINK M, DONATH P, ENGELMANN K, et al. Effect of different culture media and desweling agents on survival of human corneal endothelial and epithelial cells in vitro [J]. Graefes Arch Clin Exp Ophthalmol, 2016, 254 (2): 285 –295.

[188] VANSCHEIDT W, UKAT A, HORAK V, et al. Treatment of recalcitrant venousleg ulcers with autologous keratinocytes in fibrin sealant: a multinational randomized controlled clinical trial [J]. Wound Repair Regen, 2007, 15: 308 –315.

[189] WANG C, MA L, GAO C, et al. Design of gene-activated matrix for the repair of skin and cartilage [J]. Polymer Journal, 2014, 46 (8): 476 –482.

[190] WANG Y, PRESTON B, GUAN G. Tooth bioengineering leads the next generation of dentistry [J]. Int J Paediatr Dent, 2012, 22 (6): 406 –418.

[191] WEBBER E M, GODOWSKI P J, FAUSTO N. In vivo response of hepatocytes to growth factors requires an initial priming stimulus [J]. Hepatology, 1994, 19 (2): 489 –497.

[192] WENG Y, CAO Y, SILVA C A, et al. Tissue-engineered composites of bone and cartilage for mandible condylar reconstruction [J]. J Oral Maxillofac Surg, 2001, 59 (2): 185 –190.

[193] WENG Y, WANG M, LIU W, et al. Repair of experimental alveo-lar bone defects by tissue-engineered bone [J]. Tissue Eng, 2006, 12 (6): 1503 –1513.

[194] WU Y, WANG L, GUO B, et al. Electroactive biodegradable polyurethane significantly enhanced Schwann cells myelin gene expression and neurotrophin secretion for peripheral nerve tissue engineering [J]. Biomaterials, 2016, 87: 18 –31.

[195] XIAO Y, MAREDDY S, CRAWFORD R. Clonal characterization of bone marrow derived stem cells and their application for bone regeneration [J]. Int J Oral Sci, 2010, 2 (3): 127 –135.

[196] XU L, TANG L, JIN F, et al. The apical region of developing tooth root constitutes a complex and maintains the ability to generate root and periodontium-like tissues [J]. J Periodontal Res, 2009, 44 (2): 275 –282.

[197] XU T X, ZHU M Y, GUO Y B, et al. Three-dimensional culture of mouse pancreatic islet on a liver-derived perfusion-decellularized bioscaffold for potential clinical application [J]. Journal of Biomaterials Applications, 2015, 30 (4): 379 –387.

[198] XU Y G, HUANG C, LI Y, et al. Structure characteristics and biocompatibility of decellulal matrix of porcine [J]. C hin J Exp Ophthalmol, 2011, 29 (1): 27 –31.

[199] YAMADA Y, ITO K, NAKAMURA S, et al. Promising cell-based therapy for bone regeneration using stem cells from deciduous teeth, dental pulp, and bone marrow [J]. Cell Transplant, 2011, 20 (7): 1003 – 1013.

[200] YAMADA Y, UEDA M, NAIKI T, et al. Injection dMSCs/PRP for the tissue engineering in orthopaedic surgery [J]. Tissue Eng, 2004, 10 (5/6): 955 – 964.

[201] YAN X, QIN H, QU C, et al. iPS cells reprogrammed from human mesenchymal – like stem/progenitor cells of dental tissue origin [J]. Stem Cells Dev, 2010, 19 (4): 469 – 480.

[202] YANG X D, LI H M, CHEN M, et al. Enhanced insulin production from murine islet beta cells incubated on poly (3-hydroxybutyrate-co-3-hydroxyhexanoate) [J]. J Biomed Mater Res A, 2010, 92: 548 – 55.

[203] YOO Y J, OH J H, LEE W, et al. Regenerative characteristics of ap-ical papilla-derived cells from immature teeth with pulpal and periapical Pathosis [J]. J Endod, 2016, 42 (11): 1626 – 1632.

[204] YOUNG C S, TERADA S, VACANTI J P, et al. Tissue engineering of complex tooth structures on biodegradable polymer scaffolds [J]. J Dent Res, 2002, 81 (10): 695 – 700.

[205] ZHANG C, LI J, ZHANG L, et al. Effects of mechanical vibration on proliferation and osteogenic differentia-tion of human periodontal ligament stem cells [J]. Arch Oral Biol, 2012, 57 (10): 1395 – 1407.

[206] ZHANG M, XU M X, ZHOU Z, et al. The differentiation of human adipose-derived stem cells towards a urothelium-like phenotype in vitro and the dynamic temporal changes of related cytokines by both paracrine and autocrine signal regulation [J]. PLoS ONE, 2014, 9: e95583.

[207] ZHANG S, YANG Q, ZHAO W, et al. In vitro and in vivo biocompatibility and osteogenesis of graphene-reinforced nanohydroxyapatite polyamide66 ternary biocomposite as orthopedic implant material [J]. Int J Nanomedicine, 2016, 11: 3179 – 3189.

[208] ZHANG Y, FRIMBERGER D, et al. Challenges in a larger bladder replacement with cellseeded and unseeded small intestinal submucosa grafts in a subtotal cystectomy model [J]. BJU Int, 2006, 98 (5): 1100 – 1105.

[209] ZHOU Q, ZHAO Z N, CHENG J T, et al. Ibandronate promotes osteogenic differentiation of periodontal ligament stem cells by regulating the expression of microRNAs [J]. BiochemBiophys Res Commun, 2011, 404 (1): 127 – 132.

[210] ZHU W D, XU Y M, FENG C, et al. Bladderstruction with adipode-derived stem cellseeded bladder acellular matrix graftsimprovemor phologycomposition [J]. WorldJUrol, 2010, 28 (4): 493 – 498.

[211] ZONARI A, MARTINS T M, PAULA A C, et al. Polyhydroxybutyrate-Co-hydroxyvalerate structures loaded with adipose stem cells promote skin healing with reduced scarring [J]. Acta Biomater, 2015, 17: 170 – 181.

医学细胞生物学与组织工程实验部分

实验一　细胞基本形态结构的观察与显微测量

【目的与要求】

（1）了解细胞形态的多样性，掌握光镜下细胞的基本形态结构。

（2）掌握临时制片技术和显微绘图的方法。

（3）掌握细胞显微测量的原理及使用方法。

【实验原理】

细胞是生命活动的基本结构单位和功能单位。自然界构成生物的细胞种类繁多、形态各异。如人红细胞为双面凹圆盘状；神经元细胞呈星芒形，并附有长短不等的树枝状突起；上皮细胞是柱形或扁平形；巨噬细胞则呈不规则形状；等等。虽然细胞在形态上多种多样，大小也不同，但都具有一些共同的基本结构。真核细胞都包括细胞膜、细胞质和细胞核等结构。真核细胞大小在 $10 \sim 100 \ \mu m$，原核细胞大小一般在 $1 \sim 10 \ \mu m$，基本都处于普通光学显微镜的分辨率范围。

细胞大小、面积、体积的测量是研究正常和病理组织细胞的基本技术。在显微镜下用来测量细胞长度的工具叫显微测微尺，包括目镜测微尺（简称目尺）和台镜测微尺（简称台尺）。目尺是一圆形透明的小玻片，其中央有一条带有 50 等分（或 100 等分）刻度的直线。因目尺刻度的长度会随物镜放大的倍数的不同而有改变，所以该刻度长度只代表相对长度；台尺是一块载玻片，中央有标尺，长度为 1 mm（分为 100 格），每格长度为 0.01 mm（10 μm）。在显微镜下测定细胞大小时，必须用台尺标出目尺每一小格的长度，再用目尺测量细胞大小。

【实验用品】

1. 器材与设备

显微镜、载玻片、盖玻片、推片、吸管、镊子、牙签、擦镜纸、吸水纸、小剪刀、显微测微尺。

2. 试剂

2% 碘液、Giemsa 染液、生理盐水、甲醇溶液。

3. 材料

洋葱、鸡血。

【实验步骤】

1. 洋葱鳞茎表皮细胞制片与观察

（1）制片。取一干净的载玻片，在中央滴 1～2 滴 2% 碘液，将洋葱鳞茎用小刀分为几块，取一块肉质鳞片，在内表面用解剖刀划出待取材区域，再用镊子轻轻撕下表皮，置于碘液中铺平，浸泡染色 2～3 min，盖上盖玻片，用吸水纸吸去盖玻片外周多余的染液。

（2）观察。将标本置于低倍镜下观察，较典型的细胞移至视野中央，然后换成高倍镜继续观察。

（3）结果。

A. 细胞壁。相邻细胞由二层壁状结构相连，这即是细胞壁。细胞膜紧贴在细胞壁内侧，无法分辨。

B. 细胞核。细胞核呈圆形，被染成黄色。在幼稚细胞中位于中央，在成熟的细胞中，由于液泡的挤压，核位于细胞边缘。

C. 细胞质。细胞质是细胞膜以内，细胞核以外的物质，染色较浅，部分有细微颗粒，液泡不可见。

2. 人口腔黏膜上皮细胞制片与观察

（1）制片。取一干净的载玻片，在中央滴 1～2 滴 2% 的碘液，用牙签一端的侧面在自己口腔中的脸颊内壁上轻轻刮几下（力度以没有痛感为准），再涂布在碘液中，静置 2～3 min，盖上盖玻片，用吸水纸吸去盖玻片外周的染液。

（2）观察。将标本置于低倍镜下观察，由于细胞体积较小，观察时应调小光圈。选择较分散且轮廓清楚的细胞移至视野中央，换成高倍镜观察。

（3）结果。

A. 细胞膜。细胞膜位于细胞最外层的边界，衰老细胞膜有大量皱褶。

B. 细胞核。细胞核只有一个，呈深黄色，大致位于细胞中央。

C. 细胞质。细胞质是细胞核以外的染色较浅的区域。

3. 血细胞标本的制备与观察

（1）制片。

A. 滴 1～2 滴稀释的鸡血至载玻片的 1/3 处，将推片的一端接触血滴，并使之与载玻片成 30°～45°角，迅速均匀地向前平推，使鸡血铺成薄而均匀的血膜。将血片放置在空气中晾干。（注意：推片时要速度一致，否则血膜会厚薄不匀。）

B. 固定。在玻片上血膜薄而均匀的区域滴上几滴甲醇，在空气中晾干。

C. 染色。在玻片上血膜薄而均匀的区域滴上几滴 Giemsa 染液，染 10 min。用自来水轻轻冲去玻片上的染液，晾干后观察。

（2）观察。

低倍镜下可见细小颗粒，即是血细胞。选择细胞均匀分布的区域用高倍镜观察，可见鸡红细胞呈卵圆形，有染色较深的椭圆形是细胞核。

4. 细胞显微测量

（1）将台尺的刻度面朝上放在显微镜载物台上，用低倍镜找到刻度，移到视野中央，转换成高倍镜。

（2）取下目镜，换上带目尺的目镜。

（3）高倍镜下，通过转动目镜和移动台尺，使两尺平行、零点对齐，记录目尺的全长所对应的台尺的刻度数，计算出目尺每小格对应的实际长度。

$$目尺每小格的实际长度（\mu m）= \frac{台尺的格数 \times 10\ \mu m}{目尺的格数}$$

（4）取下台尺，换上血涂片，用目尺测量细胞长度，再乘以目尺每小格的实际长度，即为被测量细胞的实际长度。如果更换物镜，需用上述方法重新标定目尺。

【注意事项】

（1）为减少误差，每一种被测细胞，至少要测量 5 个以上，取其平均值 。

（2）细胞体积的计算公式如下：

椭圆形细胞的体积（V）$= 4/3\ \pi\ a\ b^2$（a、b 分别为长半径、短半径）

【思考题】

（1）绘制高倍镜下观察到的洋葱鳞茎表皮细胞、人口腔黏膜上皮细胞图，并对各部分结构的名称进行标注。

（2）测量 5 个鸡红细胞长、短半径，求其平均值，然后计算出红细胞的体积。

（3）为什么目尺需要标定？

（4）细胞测量时，为什么更换物镜后需要重新标定目尺？

【附】细胞生物学显微绘图的基本要求和方法

生物绘图是一种科学的记录，不同于绘画，它的一点一线都表示特定的结构，要求科学真实。基本要求如下：

（1）绘图工具：铅笔（3H、2H 或 HB）、橡皮、绘图纸等。

（2）使用优良的、有代表性的标本，选取能反映它的基本形态特征和重点观察部位的观察位置。

（3）绘图要求大小适中、布局合理、整齐美观。

（4）绘图的线条要粗细均匀、连续，不能有重叠。用细圆点的疏密来表示结构和明暗立体感、不要涂阴影。

（5）用直尺从图中各主要结构处引出不交叉的直线，末端平行、对齐，并在直线末端正楷字注明各结构名称。

（孙元田）

实验二　细胞显微计数

【目的与要求】
掌握细胞显微计数的使用原理及使用方法。

【实验原理】
细胞计数时，先将细胞制成一定浓度的细胞悬液，然后将细胞悬液滴入细胞计数板内，算出计数板上计数室内的细胞数，再根据计数室的容积、悬液稀释倍数，计算出细胞浓度。

【实验用品】
1. **器材与设备**
显微镜、盖玻片、血细胞计数板、吸水纸、吸管。
2. **试剂**
生理盐水。
3. **材料**
鸡血。

【实验步骤】
1. **熟悉血细胞计数板**
血细胞计数板中央有 2 个计数室，每个计数室有 9 个大正方格，大方格边长为 1 mm，四角的每个大格被分为 16 个中方格。但中央的大方格被分为 25 个中方格，每个中方格又被分为 16 个小格。
2. **制备细胞悬液**
用注射器直接取鸡心脏血，用生理盐水稀释一定倍数后，制成细胞悬液备用。
3. **充液**
用绸布将盖玻片擦净，盖在血细胞计数板计数室上，然后滴 1 滴细胞悬液于血细胞计数板的盖玻片外侧边缘，使细胞悬液自然流入计数室。滴片时，如细胞悬液溢出过多或盖玻片下有气泡，则必须清洗计数板后重新充液，否则将影响计数结果。
4. **计数**
在低倍镜下数出计数室中央大方格中的 5 个中方格的细胞数。压在格线上细胞，按数上不数下、数左不数右的原则进行计数。
5. **细胞浓度（细胞数/mL）计算**
将五格的细胞总数除以 5，得出每格的平均细胞数。不同稀释倍数细胞悬液的细胞浓度可用下式计算：

细胞浓度（细胞数/mL）＝（5 格的细胞总数/5）×25 × 10^4 × 稀释倍数

【思考题】

（1）细胞密度的计算公式中各个参数的意义是什么？

（2）可不可以用四角大方格来进行细胞计数？

（孙元田）

实验三　细胞核与线粒体的分级分离

【目的与要求】

（1）了解细胞器分级分离的原理。

（2）初步掌握细胞核与线粒体的分级分离方法。

（3）熟悉离心机、匀浆器的使用方法。

【实验原理】

细胞器的分级分离是研究细胞器的化学组成、理化特性及其功能的基本方法。细胞内各结构的大小、形状和密度不同，在同一离心场内的沉降速度也会不同，因此在均质介质中，离心力能把不同结构按沉降速度差异而先后沉降下来。差速离心则是通过提高离心力来使沉降加速。

【实验用品】

1. 器材与设备

普通光学显微镜、玻璃匀浆器、高速冷冻离心机、普通离心机、EP 管、微量移液器、剪刀、镊子、离心管、载玻片、盖玻片、滴管、滤纸、纱布、冰块。

2. 材料

小白鼠。

3. 试剂

匀浆介质（0.25 mol/L 蔗糖溶液、0.003 mol/L $CaCl_2$ 溶液）、甲基绿 – 派洛宁染液、95% 乙醇溶液、纯丙酮、生理盐水、中性红 – 詹纳斯绿 B 染液。

【实验步骤】

1. 低速离心分离细胞核

（1）用颈椎脱臼法处死小白鼠，取出肝脏，剪成数小块，用预冷的生理盐水反复洗涤除去血污，用滤纸吸干。

（2）取肝组织 1 g，加入 5 mL 预冷的匀浆介质，尽量剪碎肝组织。

（3）将组织和匀浆介质一起倒入玻璃匀浆器中，冰水浴中磨碎肝组织。用 2 层纱布（先用少量匀浆介质湿润）过滤匀浆液至离心管中。取一滴滤液制备 1 张涂片，标记为 A，自然干燥。

（4）在普通离心机将装有匀浆滤液的离心管配平后，以 2 500 r/min 的速度离心

15 min，用微量移液器吸取上清液 1 mL 至入 EP 管中，冰水浴备用。剩余上清液制备涂片 B，自然干燥。

（5）弃去多余上清液，加入 10 mL 匀浆介质，用吸管吹打将沉淀物混匀，以 2 500 r/min 离心 15 min，吸取上清液，沉降物加入 0.5～1.0 mL 匀浆介质，用微量移液器吹打成悬液，制备涂片 C，自然干燥。

2. 高速离心分离提取线粒体

（1）将装有 1 mL 上清液的 EP 管取出配平，在高速冷冻离心机上以 13 000 r/min 离心 20 min，缓缓吸取上清液。如沉淀的表面有一浅色层时（主要是一些损伤和肿胀的线粒体），则应一起吸取。

（2）加入 1 mL 预冷的匀浆介质，用微量移液器吹打悬浮沉淀，以 13 000 r/min 再离心 20 min。

（3）将上清液吸入另一 EP 管中，制备涂片 D。向留存的沉淀物加入 0.1 mL 的匀浆介质，用微量移液器吹打成悬液，制备涂片 E。

3. 染色与观察

（1）将涂片 A、B、C 浸入 95% 乙醇溶液中 5 min，取出晾干后，滴加甲基绿－派洛宁染液染色 20～30 min，再以纯丙酮分色 20 s，蒸馏水漂洗，吸干水分，在高倍镜下比较观察涂片 A、B、C，可以观察到细胞核被染成蓝绿色，核仁和细胞碎片染成红色。

（2）涂片 D 和 E 中滴 1 滴 0.02% 中性红－詹纳斯绿 B 染液，盖上盖玻片染色 5～20 min，高倍镜下比较观察和描述两张涂片，其中被染成亮绿色的颗粒是线粒体。

【思考题】

（1）制备 A、B、C、D、E 五张涂片的目的分别是什么？

（2）离心之前配平的作用是什么？

（孙元田）

实验四　细胞的有丝分裂

【目的与要求】

（1）掌握动植物细胞的有丝分裂过程及各期的主要特征。

（2）掌握动植物细胞有丝分裂的主要区别。

【实验原理】

有丝分裂是高等生物体细胞增殖的主要方式，通过对分裂旺盛的组织，如植物的根尖、早期胚胎等进行特殊处理，制成光镜切片或压片，就可以在显微镜下对有丝分裂进行观察、分析，从而了解动植物细胞的有丝分裂过程。

【实验用品】

1. 器材与设备

显微镜、擦镜纸。

2. 材料

洋葱根尖纵切片、马蛔虫子宫切片。

【实验步骤】

1. 植物细胞有丝分裂的观察（洋葱的染色体为 16 条）

在低倍镜下观察，见洋葱根尖由尖端向上可分为三个区域：

（1）根冠区：位于根尖顶端区域，细胞排列较疏松。

（2）生长区：紧邻根冠区，细胞呈方形或扁方形，该区细胞分裂旺盛。

（3）延长区：位于生长区上方，细胞分化成长方形，多不分裂。

观察时，先用低倍镜找到根尖生长区，再转高倍镜观察细胞有丝分裂。

各时期细胞主要形态特征：

（1）间期：细胞核呈圆球形，核膜清楚，核内可见 1～2 个染色很深的核仁。

（2）前期：核膨大，核仁逐渐消失，染色体形态逐渐清楚。

（3）中期：染色体形态清楚，排列于赤道板上，但染色体数因染色体重叠而不易计数。

（4）后期：染色体分为相等的两群，分别趋向两极。

（5）末期：染色体在两极解旋，染色体形态不清晰，核膜重新出现，细胞中央赤道逐渐形成细胞壁。

2. 动物细胞有丝分裂的观察（马蛔虫 6 条染色体）

在低倍镜下观察马蛔虫子宫切片，可见子宫腔内有许多近圆形的正在卵裂的受精卵细胞。每个受精卵外围都有一层厚而染色淡的受精卵膜，它与受精卵细胞间的空隙为围卵腔。在有些受精卵细胞外表面或受精卵膜的内面可见染色深的极体附着。用高倍镜仔细观察受精卵细胞有丝分裂各个时期的形态与结构特征。

（1）间期：细胞质内有两个近圆形的细胞核，分别为雌原核和雄原核。细胞核内染色质分布较均匀，核膜完整。

（2）前期：核膨大，染色质逐渐浓缩成细丝状染色丝，进一步形成短棒状染色体。

（3）中期：染色体排列在赤道板。从极面观，染色体排列如菊花样；从侧面观，染色体呈分岔横线状排列在细胞中央。

（4）后期：2 组子染色体分别趋向两极，晚后期，细胞中部向内凹陷。

（5）末期：两极的染色体解旋变成染色质，核膜重新出现，细胞凹陷加深，最后形成 2 个子细胞。

【思考题】

（1）有丝分裂后期和末期最明显的区别是什么？

（2）动、植物细胞有丝分裂的主要异同点有哪些？

（孙元田）

实验五　减数分裂

【目的与要求】
掌握减数分裂过程及各期特征。

【实验原理】
减数分裂是高等生物配子发生过程中特有的一种细胞分裂方式。这一过程中，DNA只复制 1 次，细胞连续分裂 2 次，产生的生殖细胞染色体数目只有体细胞的一半；同时，还进行了同源染色体配对和交换、非同源染色体重新组合。减数分裂是生物遗传与变异的细胞学基础，既保证了后代染色体数目的稳定，又使遗传基础发生许多新的组合。

减数分裂标本制备的材料很多，如稻蝗虫、青蛙、小白鼠、大白鼠等，稻蝗虫是较常用的一种。稻蝗虫精巢中的每个初级精母细胞含 23 条染色体（$2n = 23$，即 $22 + X$），产生的精子中，2 个精细胞含 12 条染色体（$11 + X$），2 个精细胞含 11 条染色体（11）。雌蝗虫的初级卵母细胞含 24 条染色体（$22 + XX$），产生的配子均含 12 条染色体（$11 + X$）。

减数分裂过程与有丝分裂主要区别在于减数分裂 I 的前期（前期 I）历时长，染色体变化复杂。根据染色体形态特征，可将前期 I 分为 5 个时段：细线期、偶线期、粗线期、双线期、终变期。

【实验用品】
1. 器材与设备
显微镜、擦镜纸、镜油。
2. 材料标本
稻蝗虫精巢切片标本。

【实验步骤】
稻蝗虫精巢由多个精巢小管组成，每个精巢小管一端是游离的，另一端附着于输精管。从游离端到附着端可分为若干个区，依次有精原细胞、初级精母细胞，一直到精细胞和精子等不同发育阶段的生殖细胞。

各阶段细胞的形态特征：
1. 精原细胞
精原细胞呈圆形或卵圆形，核大色深，染色质呈团块状，不规则排列。
2. 初级精母细胞
（1）前期 I 又分为如下五个亚期。

A. 细线期：细胞核膨大，染色质凝集成细丝状染色丝，且缠绕成团，在细丝的局部可见念珠状的染色粒。

B. 偶线期：此期细胞核更大，染色体形态与细线期比变化不大，但同源染色体开始配对（联会），配对从一端开始，另一端散开呈花束状。

  C. 粗线期：染色体明显变粗，呈线条状。

  D. 双线期：染色体进一步缩短。同源染色体开始分离，成为双体，但某些形成交叉点。

  E. 终变期：染色体缩至最短，交叉进一步端化。由于交叉点位置不同，二价体呈现出如"O""8""X""V""Y"等形状。

  （2）中期 I：二价体向细胞中央集中，排列于赤道面上。

  （3）后期 I：同源染色体分离，形成移向细胞两极的两组染色体。

  （4）末期 I：两组染色体逐步解旋，核膜重新出现，胞膜中部缢缩，最终形成 2 个体积较小的次级精母细胞。

3. 次级精母细胞

次级精母细胞的间期时间短暂，很快进入减数分裂 II。

  （1）前期 II：很短暂，染色体形态与末期 I 相似，不易鉴别。

  （2）中期 II：染色体排列在赤道面上，侧面观呈一直线，极面观排列成一圈，像花瓣状。

  （3）后期 II：姐妹染色体分开，形成移向细胞两极的 2 组染色体。

  （4）末期 II：染色体解旋伸展，核膜重新出现，细胞拉长，中央处胞膜凹陷，最终形成 2 个精细胞。

4. 精细胞

精细胞形态与间期细胞相似，只是细胞较小。

5. 精子

精细胞先由圆形压缩，逐渐变为椭圆头长尾形，最终形成有纺锤形头部和长尾部的精子。精子常成片状分布。

【思考题】

（1）为什么要把减数分裂前期 I 分为五个时期？

（2）本实验中，减数分裂中期 I 和中期 II 的最明显的形态学差异是什么？

（孙元田）

实验六 小鼠成纤维细胞原代培养

【目的与要求】

（1）熟悉动物细胞原代培养的方法。

（2）熟悉无菌操作技术要点。

【实验原理】

  直接从生物体内获取组织细胞进行培养的过程称为细胞原代培养。原代培养是从事细胞培养工作人员应熟悉和掌握的基本技术。根据培养方法不同分为组织块培养法和单细胞培养法。单细胞培养法是现阶段最常用的方法，把来源组织切割成 $0.5 \sim 1 \ mm^2$ 的小块后，经消化作用将组织分散成单个细胞进行培养。常用的消化试剂有胰蛋白酶和胶原酶。

【实验用品】

1. 器材与设备

培养箱、玻璃培养瓶、平皿、吸管、移液管、手术器械等。

2. 试剂

1640 培养基（含双抗和 10% 小牛血清）、Hank's 液、酒精、0.25% 胰酶。

3. 实验动物

孕鼠。

【实验步骤】

1. 获取 13 天左右的小鼠胚胎

（1）将性成熟雌鼠与雄鼠按 2:1 比例合笼。

（2）每天早上观察雌小鼠阴道口。有乳白色或蛋黄色冻胶状物（阴栓）即确定为怀孕。见栓当天上午定为怀孕的 0.5 天。

（3）取怀孕 13 天的雌鼠，颈椎脱臼法处死，置 75% 乙醇溶液浸泡（时间不能过长，以免酒精从口浸入体内），带入超净台内，置平皿中。

（4）减去腹部皮肤，剪开腹壁并暴露出子宫角，将整个子宫取出，放置在平皿内。

（5）沿子宫系膜侧剪开子宫，取出带有胎膜的胚胎，撕破胎膜，分离胚胎，切除胚胎头部、四肢和内脏（所有深色的东西）。

（6）将躯干部分用 PBS 洗涤 3 次，充分洗去红细胞。

2. 小鼠胚胎成纤维细胞的原代培养

（1）用眼科剪将胚胎组织剪成 $1 \ mm^3$ 以下的组织碎块。

（2）滴入 2 mL 胰蛋白酶，在 37 ℃孵育 $10 \sim 30$ min，期间每隔 5 min 振荡一次。

（3）加入 4 mL 培养基终止消化，用吸管充分吹打组织，静置 1 min，将上清转移至离心管中。

（4）1 000 γ/min 离心 5 min，弃上清液，加入 6 mL 培养基悬浮细胞。

（5）血球计数板计数。

（6）用培养基稀释调整细胞密度至 $5 \times 10^5 \sim 10 \times 10^5$ 个 /mL，放置 37 ℃培养箱培养。

【注意事项】

（1）自取材开始，保持无菌操作。

（2）培养液等不能暴露过久，以免溶液蒸发。

（3）操作在酒精灯火焰附近进行，耐热物品要经常在火焰上烧灼，金属器械烧灼时间不能太长，冷却后才能夹取组织。

（4）吸溶液的吸管不能混用。

【思考题】

（1）细胞原代培养的实验原理是什么？

（2）消化液胰蛋白酶和 EDTA 混合使用有什么优点？

（孙元田）

实验七　细胞的换液和传代

【目的与要求】

（1）动物细胞换液和传代的原理。

（2）细胞换液和传代的基本方法。

【实验用品】

1. 器材与设备

CO_2 培养箱、低速离心机、倒置显微镜、超净工作台、吸管、培养瓶等。

2. 试剂

RPMIl640/DMEM，小牛血清，0.25% 胰蛋白酶，双抗，无钙、镁磷酸缓冲液等。

3. 材料

小鼠成纤维细胞。

【实验原理】

体外培养细胞可分为贴壁型和悬浮型两大类。贴壁型生长细胞需要附着于底物（支持物）表面生长，悬浮型生长细胞呈悬浮状态生长。

体外细胞生存在培养瓶、培养皿的培养液中，生存空间和营养物质都是有限的。因而细胞培养过程中常出现培养基营养缺乏、代谢物增多、pH 变为酸性等不适宜细胞生长等因素，需更换新鲜营养液来满足细胞继续生长和繁殖的需要，这一过程叫换液。同时，正常的贴壁细胞在体外一般只能长成单层细胞，并且存在接触性抑制现象，细胞生长增殖达到一定密度后，细胞增殖变缓甚至停止，需要分离出一部分细胞才能继续获得空间继续增殖，这一过程叫传代。

【实验步骤】

1. 贴壁细胞的换液

（1）弃去原培养液。

（2）加入与原培养液相同的等量新鲜培养液，继续培养。

2. 贴壁细胞的传代（以 25 mL 培养瓶为例）

（1）细胞长至瓶底 70%～80% 时，可以传代。

（2）弃去原培养液，加入 3 mL 无钙-镁磷酸缓冲液，漂洗后倒掉，重复 2 次。

（3）加入 1 mL 消化液（0.25% 胰蛋白酶和 0.02% EDTA 混合液），轻轻摇动培养瓶，使消化液铺满所有细胞表面，待肉眼可观察到"薄膜"现象时，倒弃消化液，再继续作用 2～3 min，在显微镜下可观察到细胞回缩变圆，细胞间隙增大。

（4）加入完全培养基 5 mL，用吸管反复吹打瓶壁上的细胞，确保所有瓶壁位置均被吹打到，吹打时动作要轻柔，尽可能不要出现泡沫。

（5）用培养基调整适当的细胞浓度后再分瓶培养。

【注意事项】

细胞的传代要掌握好细胞消化的时间，消化时间过短会导致细胞不能悬浮，过长的消化会导致细胞脱落、损伤。

【思考题】

（1）换液和传代的目的是什么？

（2）什么情况下需要换液和传代？

（孙元田）

实验八　MTT 法测细胞活力

【目的与要求】

（1）掌握 MTT 法测细胞活力的原理和方法。

（2）熟悉酶联免疫检测仪的使用方法。

【实验用品】

（1）酶联免疫检测仪、CO_2 培养箱、低速离心机、96 孔培养板等。

（2）MI l640/DMEM、小牛血清、0.25% 胰蛋白酶、MTT 工作液。

（3）成纤维细胞。

【实验原理】

四氮唑盐（MTT）比色试验是检测细胞存活和增殖速度的一种常用方法。其比色剂 MTT 全称为 3 -（4，5 - 二甲基噻唑 -2）- 2，5 - 二苯基四氮唑溴盐。

活细胞线粒体中的琥珀酸脱氢酶能将 MTT 还原为难溶性的蓝紫色结晶甲瓒（formazan）颗粒，并沉积在细胞中，死细胞的线粒体因失去活性而无此功能。所以甲瓒产生的量能一定程度上反映细胞的相对数目。二甲基亚砜（DMSO）能溶解细胞中的甲瓒，呈蓝紫色，用酶联免疫监测仪检测，在以 490 nm 波长处测定其光吸收值（OD 值），可反映出甲瓒的量，从而间接反映活细胞数量和细胞生长活力。在一定细胞数范围内，MTT 结晶物形成的量与活细胞数和细胞生物合成代谢能力成正比。

由于 MTT 法具有灵敏度高、重复性好、无放射性污染等特性，所以常用于细胞活力的检测。MTT 法测细胞活力已广泛用于一些生物活性因子的活性检测、抗肿瘤药物的筛选、细胞毒性试验和肿瘤放射敏感性的测定等。

【实验步骤】

（1）细胞接种：用 0.25% 胰蛋白酶消化细胞，用含 10% 小牛血清的 RPMI 1640 培养液配成单细胞悬液，将细胞接种于 96 孔培养板中，以每孔 5 000 个细胞接种到 96 孔板，每孔体积 200 μL。

（2）培养细胞：将培养板置于 CO_2 培养箱中，在 37 ℃ 5% CO_2 条件下，培养 24 ~ 72 h。

（3）呈色：在不同时间点，每孔加入 MTT 工作液（5 mg/mL）20 μL，继续置培养箱培养 4 h 后，小心吸取孔内培养液，加入 150 μL DMSO，振荡 10 min，充分溶解结晶物。

（4）比色：选波长 490 nm，用酶联免疫监测仪测定各孔光吸收值（OD 值），然后以吸光值为纵坐标，以时间（h）为横坐标绘制生长曲线。

【注意事项】

（1）选择适当的细胞接种浓度。

（2）试验时应设空白对照，以空白孔调零，同时设置 3 ~ 5 个复孔。

（3）MTT 实验吸光值要在 0 ~ 0.7，超出这个范围就不是直线关系。

（4）避免血清干扰。血清会影响光吸收值，从而影响试验灵敏度，因此在显色后，尽量吸尽培养孔中的培养基。

（5）应根据酶联免疫监测仪检测灵敏度和实验目选择相应的波长。

（6）MTT 配制成 5 mg/mL 储存液，置 -20 ℃ 条件下长期保存，也可 4 ℃ 避光保存 2 周内有效。

【思考题】

（1）MTT 法测细胞活力的实验原理是什么？

（2）MTT 法与细胞计数法测细胞活力的异同点有哪些？

（孙元田）

实验九 细胞的冻存

【目的与要求】

（1）熟悉细胞冻存的原理。

（2）掌握细胞冻存的基本方法。

【实验用品】

1. 器材与设备

液氮储存器、低速离心机、细胞冻存管、吸管、冻存管等。

2. 试剂

RPMI 1640/DMEM、0.25%胰蛋白酶、小牛血清、二甲基亚砜（DMSO）等。

3. 材料

小鼠成纤维细胞。

【实验原理】

细胞冻存是动物细胞培养的基本技术。实验室中最常用的是液氮冷冻保存法。但细胞在不加任何保护剂的情况下直接冷冻，细胞内外的水分会形成冰晶，从而引起细胞损伤。因此，细胞冻存技术的关键是尽可能地减少细胞内水分，减少细胞内冰晶的形成。甘油或二甲基亚砜是两种小分子物质，能透过细胞膜，可以使冰点下降，提高细胞膜对水的通透性，且对细胞无明显毒性，因而常用作细胞冷冻保存的保护剂（一般动物细胞用二甲基亚砜，细菌用甘油作为保护剂）。减慢冷冻过程可使细胞内的水分充分渗出细胞外，进一步减少胞内形成冰晶的机会。因此，冻存细胞常采用缓慢冷冻法。

【实验步骤】

（1）选择处于对数生长期的细胞，最好在冻存前一天进行换液或传代。消化细胞制成细胞悬液，1 000 r/min，离心 8 min。

（2）弃去上清液，加入含20%小牛血清的培养基，4 ℃预冷 15 min 后，逐滴加入 DMSO，终浓度为10%，用吸管轻轻吹打使细胞均匀，细胞浓度为 $3 \times 10^9 \sim 1 \times 10^{10}$ 个/L。

（3）将上述细胞分装于细胞冻存管中，盖紧管盖，标记好细胞名称和冻存日期，同时进行登记细胞信息（日期、细胞种类及代次、冻存支数）。

（4）将装好细胞的冻存管放置 4 ℃ 1 h，-20 ℃ 2 h，-80℃或液氮储存器颈口处存放过夜，次日转入液氮中。

【注意事项】

（1）使用时注意勿让液氮溅到皮肤上，以免引起不必要的冻伤。

（2）慢冻是细胞冻存的基本原则，关系到细胞冻存的存活率。

（3）细胞冻存在液氮中可以长期保存。但为妥善起见，冻存半年后，最好复苏冻存细胞，观察生长情况，然后再继续冻存。

【思考题】

细胞缓慢冻存的原理是什么？

（孙元田）

实验十 细胞的复苏

【目的与要求】

（1）熟悉细胞复苏的原理。

（2）掌握细胞复苏的基本方法。

【实验用品】

1. 器材与设备

液氮储存器、低速离心机、细胞冻存管、吸管、细胞瓶、CO_2培养箱、水浴锅、烧杯、倒置显微镜等。

2. 试剂

RPMI1640培养基和DMEM培养基、小牛血清等。

3. 材料

小鼠成纤维细胞。

【实验原理】

在实际操作中，冻存细胞要先复苏，再培养、传代和进行实验研究。细胞的复苏一般采用快速融化法，以保证细胞外结晶快速融化，避免慢速融化水分子渗入细胞内，再次形成胞内结晶而损伤细胞。

【实验步骤】

（1）从液氮储存器中取出细胞冻存管。

（2）将细胞冻存管迅速放入37 ℃水浴中，并不时摇动，在1 min内恢复至37 ℃。

（3）在1 000 r/min速度下离心5 min，弃上清液，加入适量培养液后接种于培养瓶培养。

（4）次日观察细胞生长状况。必要时更换培养液。

【注意事项】

（1）细胞的复苏应适当提高细胞接种密度。

（2）融化过程要迅速。

【思考题】

（1）细胞冻存常常需要缓慢降温，为什么复苏的时候需要快速升温？

（2）细胞升温至37 ℃后为什么要离心？

（孙元田）

实验十一　大鼠脂肪干细胞的分离与培养

【目的与要求】

（1）通过大鼠脂肪干细胞原代分离与培养，掌握间充质干细胞分离与培养的基本方法。

（2）掌握无菌操作技术及基本原则。

（3）了解脂肪干细胞鉴定方法。

（4）了解脂肪干细胞纯化方法。

【实验原理】

组织工程技术中，种子细胞的分离与培养是最关键的技术之一，研究表明脂肪组织含有脂肪干细胞。脂肪干细胞起源于中胚层，可定向分化为机体内多种细胞。

本实验利用Ⅰ型胶原酶对脂肪组织进行消化处理，将脂肪组织中的基质、纤维等去除，使细胞游离出来形成细胞悬液。此细胞悬液中为多种细胞的混合液，包括脂肪干细胞、造血细胞、血细胞、脂肪细胞和内皮细胞等。要得到较均一的脂肪干细胞还必须除去其他细胞。本实验根据细胞的不同物理和化学特性将杂质细胞除去。由于红细胞不贴壁，可以通过换液或加入红细胞裂解液除去；脂肪细胞因存在疏水性的脂肪滴，离心后上浮于表面，而脂肪干细胞与内皮细胞等沉淀于管底。内皮细胞与脂肪干细胞均可贴壁生长，但其黏附能力不同，贴壁的脂肪干细胞容易消化，通过转瓶选择合适的胰蛋白酶消化时间（1～5 min），使脂肪干细胞得到纯化。

脂肪干细胞具有多种细胞表面标志的特点。因此目前对其鉴定主要是通过将形态学特征、多种细胞表面标记和具有向骨、软骨、脂肪、肌肉及神经等多种方向的分化功能相结合的方法。

【实验用品】

1. 器材与设备

剪子、镊子、培养皿、药品勺、15 mL 离心管、200 目筛网、吸管、培养瓶、冷冻低速离心机、恒温振荡水浴箱、CO_2细胞培养箱等。

2. 试剂

PBS（含双抗）、PBS、75%乙醇、10%水合氯醛、PBS、0.1%Ⅰ型胶原酶、L-DMEM培养液（含10% FBS、青霉素、链霉素）。

3. 实验动物

SD 大鼠。

【实验步骤】

1. 脂肪干细胞的分离培养

（1）固定大鼠，10%水合氯醛溶液按 0.3 mL/100 g 大鼠腹腔注射麻醉。

（2）放入 75% 乙醇溶液中浸泡 3～5 min，取出，用无菌纱布擦干，置于解剖盘中。

（3）取大鼠腹股沟区皮下脂肪组织，移入盛有 5 mL 含双抗的 PBS 无菌培养皿中。

（4）将材料移至超净工作台中，仔细去除表面的小血管和结缔组织，用 PBS 冲洗 3 次。

（5）将冲洗干净的脂肪组织移入新的培养皿中，充分剪碎。

（6）将剪碎的脂肪用药品勺移入 15 mL 离心管中（脂肪量约 2 mL），再加入 3 倍体积的胶原酶（约 6 mL），振荡混匀后放入 37 ℃ 水浴中振荡消化 1 h。

（7）加等体积的 L-DMEM 终止消化，800 g，4 ℃，离心 5 min。离心后分为 3 层，上层为油脂及未消化完全的脂肪组织，中层为上清液，下层为混合细胞沉淀。

（8）弃上层溶液和中层溶液，沉淀用 3 mL L-DMEM 轻柔吹打均匀，200 目筛网过滤。

（9）滤液离心：800 g，4 ℃，5 min，沉淀用 L-DMEM 重悬。

（10）将细胞悬液移入培养瓶，在 37 ℃、5% CO_2、10% 饱和湿度条件下培养。

（11）3 天后换液，去除未贴壁的细胞，以后每 3 天换液 1 次。细胞密度达 80% 融合时传代。

2. 脂肪干细胞的鉴定

（1）形态学鉴定。

脂肪干细胞形态与骨髓来源的干细胞形态一致，呈成纤维细胞样。

A. 原代培养观察：脂肪干细胞原代培养细胞，初期贴壁后呈圆形、多角形或短棒状，大小不一。4～5 天后细胞逐渐加快增殖，形态伸展呈长梭形，类似成纤维细胞，核大，排列紧密呈漩涡状生长。9～10 天即可长满。如见集落的中心细胞密集压缩，即可传代培养。

B. 传代培养观察：脂肪干细胞传代培养细胞呈弥漫性生长，细胞长满时可以铺满整个培养皿（瓶）底，生长较骨髓间充质干细胞略快，3～4 天可传 1 代。细胞形态均一，呈长梭形。

（2）表型鉴定。

由于目前还没有鉴定脂肪干细胞的特异性标记，现多用流式细胞仪分析其表面抗原。间充质干细胞标记 CD44、CD90、CD105 表达阳性，不表达内皮细胞标记 CD31 和血细胞标记 CDA5。另外脂肪干细胞 CDA9d（＋）、CD106（－）与骨髓干细胞正好相反，以此区分两者。

（3）功能鉴定。

在一定的体外培养条件下，脂肪干细胞可以诱导成为成骨细胞、软骨细胞、脂肪细胞、内皮细胞、神经细胞等。

【注意事项】

（1）要注意无菌操作，以免细胞污染。

（2）脂肪组织应充分剪碎，以提高消化效率，一般 5～10 mL 的脂肪组织消化时间为 1 h，若脂肪组织量较多，可以分装多管消化，不提倡延长消化时间。

【实验结果】

体外培养脂肪来源的干细胞，贴壁后呈长梭形。7 天左右脂肪干细胞能达到 70%～80% 融合，此时细胞呈螺旋状或旋涡状生长。表现为铺路石状的特点。

【结论】

从动物脂肪组织中能提取出脂肪干细胞，并能在体外培养生长，呈现成纤维细胞形态，具有间充质干细胞的形态特点。

【思考题】

（1）脂肪干细胞分离培养的原理是什么？

（2）鉴定脂肪干细胞的基本方法是什么？

（3）脂肪干细胞分离与培养过程中无菌操作的注意事项。

（李　栎）

实验十二　大鼠骨髓间充质干细胞的分离、培养与鉴定

【目的与要求】

（1）分离与培养大鼠骨髓间充质干细胞。

（2）鉴定骨髓间充质干细胞。

【实验原理】

骨髓间充质干细胞（BMSC）是骨髓基质干细胞，是哺乳动物的骨髓基质中发现的一种具有分化形成骨、软骨、脂肪、神经及成肌细胞的多种分化潜能的多能干细胞。它们对骨髓中的造血干细胞（HSCs）不仅有机械支持作用，还能分泌多种生长因子。常用作骨及软骨组织工程、皮肤组织工程的种子细胞。

本实验利用全骨髓贴壁离心法进行骨髓间充质干细胞的分离与纯化。此方法是根据骨髓间充质干细胞贴壁生长的特性，在换液中去除骨髓中不贴壁的造血细胞成分和造血干细胞筛选出贴壁生长的骨髓间充质干细胞分离方法。最大的优点是分离纯化中对骨髓间充质干细胞损伤小，所需骨髓组织少。分离的骨髓间充质干细胞能较快适应体外培养环境，贴壁时间早，形成的集落速度快、数目多，细胞形态均一，传代培养时表现高度的扩增能力。

【实验用品】

1. 器材与设备

镊子、剪刀、止血钳、注射器（1 mL、10 mL）、培养皿、培养瓶、无菌纱布、酒精灯、废液缸、CO_2 细胞培养箱。

2. 试剂

75%乙醇、PBS、PBS（含双抗）、DMEM-F12 培养液等。

3. 实验动物

SD 大鼠。

【实验步骤】

1. 骨髓间充质干细胞的分离培养

（1）固定大鼠，脱颈法处死。

（2）脱去动物背部下身的毛发，ddH_2O 冲洗干净，放入 75%乙醇中浸泡 3 ～ 5 min，取出，用无菌纱布擦干，置于一只培养皿中。

（3）用剪刀将双侧下肢的皮肤剪开，贴着体壁剪下两个后肢，去除胫腓骨以下部分和皮肤，连同肌肉及股骨置于另一加有双抗 PBS 溶液的培养皿中，移入超净工作台。

（4）在超净工作台中，依次分离浅筋膜及肌肉，暴露股骨干的上下端，然后完整取出股骨。

（5）取 10 mL 注射器，抽取 PBS，冲洗股骨，再用剪刀将股骨两端剪开，放入另一培养皿中。

（6）取 1 mL 注射器，抽取 DMEM-F12 培养液，反复冲洗骨髓腔，直到骨髓发白为止，充分吹打所得细胞。

（7）用无菌吸管将所得细胞轻轻转移入培养瓶中，补足培养液至 3 mL 左右，盖好瓶盖。

（8）放入 37 ℃、5% CO_2 的培养箱中培养，3 天后观察，进行半量换液。5 天后全量换液。

2. 骨髓间充质干细胞的鉴定

（1）细胞形态学特征。体外培养的骨髓间充质干细胞体积小，呈梭形或多角形，多为平行排列生长或漩涡状生长。部分贴壁细胞可以快速形成集落，一些呈典型的纺锤形的骨髓间充质干细胞增殖迅速、形态均一。细胞传代后，传代细胞较原代细胞的贴壁速度快，细胞传到第三代时，细胞形态比较一致。在光学显微镜和相差显微镜下，骨髓间充质干细胞为上述长梭形，类似成纤维细胞外观。透射电镜下骨髓间充质干细胞 可表现为两种不同的形态结构类型：一种是处于相对静息状态的细胞，核较大，核质比大，胞质内细胞器少；另一种是处于相对活跃期细胞，细胞体积大于前者，核不规则，2 ～ 3 个核仁，核质比小，胞质中有丰富的细胞器；其中多数骨髓间充质干细胞体积较大，细胞表面可见微绒毛，核呈不规则形，有核袋及核突，单个或多个核仁，细胞质内含有丰富的粗面内质网、线粒体及糖原颗粒等细胞器，相邻细胞之间可见缝隙连接。扫描电镜观察可见细胞呈长梭形，鱼群状排列，细胞表面有许多微绒毛突起。

（2）细胞表面标志。不表达造血细胞的表面标记，包括 CD34、CD45、CD31、CD133、GlyA、T 淋巴细胞和 B 淋巴细胞表面标记，也不表达或极低表达 MHCI、MHC－Ⅱ、FasL、CD40、CD40L 等分子；表达 CD29、CD44、CD105、CD73、CD166、CD13、SH4、CD49b、CD49e 等分子。

（3）细胞功能学鉴定。利用骨髓间充质干细胞多潜能定向分化的特点，诱导其分化从而反证所获细胞为骨髓间充质干细胞。

大量的体内外实验证明，在不同的微环境下骨髓间充质干细胞可向不同的组织细胞分化，分化得到的细胞有成骨细胞、脂肪细胞、软骨细胞、平滑肌细胞、星形胶质细胞、神经细胞、肝细胞、血管内皮细胞、树突状细胞和心肌细胞等。

【注意事项】

（1）乙醇消毒时间不可过长，以防动物死后乙醇从口腔进入体内，对机体各器官产生影响。

（2）取股骨的过程要迅速，以防动物死后血液凝固。

【实验结果】

刚接种的干细胞散在分布，胞体透亮，1～2 天后开始贴壁，1 周后开始形成成纤维细胞样集落，约 2 周长成单层。

【结论】

大鼠骨髓间充质干细胞可在体外进行培养增殖，并具有多方向诱导分化的潜能。

【思考题】

（1）动物细胞体外培养的基本步骤（以大鼠骨髓间充质干细胞为例说明）。

（2）骨髓间充质干细胞作为组织工程种子细胞的优势有哪些？

（李　栎）

实验十三　猪小肠黏膜下层脱细胞基质的制备及检测

【目的与要求】

（1）掌握顺序化学浸泡脱细胞法制备小肠黏膜下层（small intestinal submucosa，简称 SIS）的过程。

（2）熟悉 SIS 作为组织工程支架材料的特性。

（3）了解 SIS 作为一种天然细胞外基质在组织工程中的应用。

【实验原理】

SIS 通常由猪小肠经脱细胞制备而成，其来源稳定、价格低廉、容易制备。正常猪小肠壁由四层组成：黏膜层、黏膜下层、肌肉层和浆膜层。本实验采用物理机械方法刮除黏膜层、肌肉层和浆膜层，获得 SIS 后，采用化学浸泡法去除残存细胞，仅保留纤维和基质成分。

SIS 是一种白色半透明的膜状物质，本质上是一种无细胞的细胞外基质。约 40% 的干物质由胶原组织、氨基葡聚糖和糖蛋白组成。SIS 的各种基质成分之间有着密切的联系，它们共同维持着组织的精细结构和微环境，不仅起着支架的作用，而且具有特殊的生理功能。胶原以胶原纤维的形式存在于体内，其纤维节点对组织培养细胞的黏附、生长和增殖非常有利。SIS 中纤维连接蛋白的含量仅次于胶原，其配体在细胞与基质、细胞与细胞之间起着黏附作用。它常被用作体外细胞培养的基质，作为一种改性的合成支架材料，为宿主细胞的附着和迁移提供自然环境，提高其与宿主细胞的生物相容性，并与宿主组织迅速结合，促进血管生成，恢复组织功能。

SIS 含有 TGF-β、VEGF、PDGF、FGF-2 等生长因子。尽管 SIS 在制备过程中经过灭菌和冻干处理，但仍具有生物活性，在组织修复和重建中发挥着重要作用。

SIS 无免疫原性。由于不含细胞，可作为同种异体生物材料修复组织缺损而不产生免疫排斥反应。SIS 中含有 TGF-β，可抑制辅助性 T 细胞的活化和分化，参与辅助性 T 细胞的程序性死亡。

SIS 具有良好的生物力学性能。作为体内组织工程材料，具有适当的力学性能，能够承受周围组织的压力，为再生细胞提供足够的生长空间和暂时的机械支持，直到再生组织有足够的支持力。

SIS 具有应用安全性。经适当的机械和化学处理后，可安全地应用于体内。用含 4.8% 无水乙醇的 0.18% 过氧乙酸浸泡 SIS，可在 5 min 内灭活猪细小病毒、肠弧菌、小鼠白血病逆转录病毒和猪伪狂犬病病毒。经过 30 min 的处理，所有病毒都被灭活，因此 SIS 可以安全地应用于体内。

脱细胞处理的 SIS 具有与人细胞外基质非常接近的网格结构和组成，可以作为一种理想的组织工程支架材料，在临床上有着广泛的应用前景。

【实验用品】

1. 器材与设备

冰箱（4 ℃、−80 ℃）、光学显微镜、透射电镜、扫描电镜、镊子、剪刀、手术刀、无菌刀片、无菌纱布、废品缸。

2. 试剂

双蒸去离子水、NaN_3、$NaOH$、无水乙醇、$C_2H_2O_3$、EDTA、HCl、NaCl、PBS 等。

3. 材料

实验室用新鲜猪小肠近段空肠。

【实验步骤】

1. 物理机械处理方法

（1）取经过检疫的健康成年猪的新鲜近段空肠（屠宰 2 h 内）。

（2）选择管腔厚度均匀、壁无损伤、无淋巴结的部位，沿管腔垂直面切除长度约 15 cm 的肠段。

（3）用 40 ℃ 去离子水反复洗涤，去除内外壁附着物，然后浸入无菌生理盐水中。

（4）翻转小肠，用机械方法沿肠纵轴刮除黏膜层（手术刀柄用纱布包住），直至黏膜下层完全暴露。再翻转小肠，用同样的方法刮去肌肉层和浆膜层。用 40 ℃ 去离子水清洗 SIS，尽可能去除残留组织。

2. 顺序化学浸泡脱细胞法以及后续冻干、消毒及保存

采用物理方法处理的 SIS 沿纵轴切割，采用一系列化学浸泡方法在室温下去除细胞。料液比保持在 1∶100。

（1）碱处理：将物理方法制得的 SIS 在含有 100 mmol/L EDTA（乙二胺四乙酸）和 10 mmol/L NaOH（氢氧化钠）的溶液（pH 在 11～12 之间）中浸泡 16 h。

（2）酸处理：用去离子水将基质冲洗干净，在含有 1 mol/L HCl 和 1 mol/L NaCl 的溶液（pH 在 0～1 之间）中浸泡 6—8 h。

（3）脱酸：用去离子水冲洗基质后，在 1 mol/L NaCl 的 PBS 中浸泡 16 h。

（4）脱盐：用去离子水冲洗基质后，在 PBS（pH 在 7.4 之间）中浸泡 2 h。

（5）清洗：用去离子水冲洗基质 2 h。

（6）杀菌：将 SIS 在含 0.1% $C_2H_4O_3$（过氧乙酸）的 20% 乙醇溶液中浸泡 8 h，在超净台中用消毒后的 PBS 溶液清洗 2 h。

（7）贮存：于 4 ℃ 的 PBS 中，如长期贮存要程序性降温到 -80 ℃，冷冻干燥。

（8）使用：使用前环氧乙烷消毒，并用无菌的 PBS 浸泡解冻。

3. SIS 形态学观察

HE 染色：将脱细胞处理后的 SIS 按多区域取材法，分剪成数个 1 cm × 1 cm 的样本，10% 甲醛溶液固定 24 h，常规酒精脱水、二甲苯透明，石蜡包埋、横向连续切片（厚度约 10 μm）、苏木精-伊红（HE）染色观察。

【实验结果】

（1）肉眼观察。经物理方法处理获得的 SIS 呈乳白色半透明薄膜状。

（2）光镜观察。脱细胞后，SIS 未见细胞结构，可见大量胶原蛋白。结构分布有一定的规律性，大致可分为三个层次：近黏膜层有许多网状物，呈蜂窝状；中间网状物的孔径逐渐增大；近肌层的纤维呈水平排列，且相对规则。

【实验结论】

彻底去除细胞的 SIS，保留了正常的三维立体结构，网孔丰富，纤维连续，说明 SIS 是一种良好的天然细胞外基质生物材料。

【注意事项】

（1）取材要新鲜，最好是屠宰后 2 h 内并冷冻运输。物理刮除处理前，应选择无淋巴结或少淋巴结区段，方便后续处理。

（2）冲洗时使用 40 ℃ 左右的去离子水，尽可能彻底清洗残余组织，维持肠壁结构生物活性。

（3）物理机械法可以去除正常小肠壁的其他三层组织，包括黏膜层、肌肉层和浆膜层。但操作应轻柔仔细，刮除彻底。

（4）通过机械方法处理的 SIS 仍有残留细胞存在，需要用化学方法进一步处理。

（5）化学浸泡法应掌握好浸泡时间，特别是在碱溶液中浸泡时间太长，容易使 SIS 降解成凝胶。

【思考题】

（1）SIS 作为组织工程材料适合哪些组织器官的构建？

（2）SIS 与其他天然组织工程材料相比，具有哪些生物学特性？

（唐历波）

实验十四　种子细胞与支架材料的复合及细胞活力测定

【目的与要求】

（1）掌握滴加法和浸泡法复合种子细胞和支架材料的操作流程。

（2）掌握 MTT 法改进型 WST 法测定材料与细胞复合效果。

（3）熟悉体外细胞增殖、细胞活力测定的原理和方法。

（4）了解种子细胞与支架材料体外复合的原理及方法。

【实验原理】

滴加法复合种子细胞与支架材料是组织工程的常用方法。其特点是简便易行，同时可利用重力将种子细胞渗入到支架材料分子内部。浸泡法是直接将支架材料置于种子细胞培养液中，利用细胞与支架材料的亲和性直接复合，细胞一般生长于材料的表面。

WST-1 是一种电子耦合剂，原理同 MTT（见本书实验八），仅仅将 MTT 法的两步法变成一步处理，效率更高。可根据细胞大小和增值速率灵活调节 WST 浓度。用酶联免疫检测仪在 450 nm 处测定光吸收值。在一定的细胞范围内，光吸收值与细胞活力成正比。

【实验用品】

1. 器材与设备

φ20 mm 细胞玻片、12 孔细胞板、冰箱（4 ℃、－80 ℃）、光学显微镜、酶联免疫检测仪、冷冻低速离心机、CO_2 细胞培养箱。

2. 试剂

3 -（4，5 -二甲基噻唑 -2）-2、5 -二苯基四氮唑溴盐（MTT）、二甲基亚砜（DMSO）、WST-1 试剂盒、PBS、台盼蓝。

3. 材料

已经培养并传代的大鼠脂肪干细胞，制备的 SIS。

【实验步骤】

（1）种子细胞与支架材料的复合：分别在 96 孔培养板中设置空白组、对照组以及材料组，每组三个重复，用于检测细胞活力。同时，在 12 孔或 6 孔板中将 SIS 剪成合适大小（直径 0.5 cm），用于制备复合膜。

（2）将前面培养的脂肪干细胞，加 0.25% 胰酶 1 mL，消化 3 min，加入等体积的培养液终止消化，800 r/min 离心，去上清，加入 1 mL 培养液重悬并吹打分散进行细胞计数。

（3）细胞计数：吸取 20 μL 细胞悬液置于培养皿中，加入 170 μL PBS，再加入 10 μL 的台盼蓝，用枪头混匀，制成 200 μL 混合液，从中抽取 20 μL 点在放有载玻片的计数板上。混合的细胞悬液为 10% 浓度，即细胞悬液被稀释 10 倍。在倒置显微镜下统计四个大方格细胞数，计数公式为：（四个大方格细胞数/4）×稀释倍数×10^4 个/mL。

例如，在四个大方格格内数有 400 个拒染细胞，则根据公式计算为：（400/4）×10×10^4 个/mL，细胞悬液浓度为 10^7 个/mL。

（4）调整细胞密度为 1×10^4 个/mL，每孔加入 DMEM，10% 胎牛血清的培养基 180 μL，5% CO_2，37 ℃孵育 7 天，倒置显微镜下观察。

（5）细胞活力测定 WST 法：

①按每孔培养基总量 180 μL 加入 20 μL WST 液，轻轻混匀，继续培养 4 h。

②将材料孔的膜用镊子夹住在培养液中洗涤充分，夹出，仅保留溶液。

③在酶标仪上测定吸光度值，波长 450 nm。

【实验结果】

（1）根据酶标仪测定结果，比较不同复合方法的优劣。

（2）将脂肪干细胞与 SIS 复合后形成的膜，放入 CO_2 细胞培养箱培养一周后用于骨膜的移植实验。

【思考题】

比较滴加法与浸泡法在种子细胞与支架材料复合的优缺点。

（唐历波）

实验十五　大鼠脂肪干细胞向成骨细胞的诱导分化及鉴定

【目的与要求】
（1）掌握脂肪干细胞向成骨细胞诱导分化的方法。
（2）掌握诱导后成骨细胞的鉴定。

【实验原理】
脂肪干细胞（adipose-［3-（4，5）-dimethylthiahiazo（-z-y1）-3，5-di-phenytetrazoliumromide］derived stem cells，简称 ADSCs）与骨髓间充质干细胞相同，具有多向分化潜能。本实验根据脂肪干细胞的这一特点，在培养液中添加地塞米松、维生素 C 和 β－甘油磷酸钠，诱导脂肪干细胞向成骨细胞转化。地塞米松具有促进胶原、骨钙蛋白和骨桥连蛋白合成的作用，调节成骨表型细胞合成胰岛素样生长因子，并能抑制细胞增殖。β－甘油磷酸钠可以通过提供有机磷诱导激活碱性磷酸酶，促进有机磷向无机磷转化，加速钙盐沉积。维生素 C 是合成胶原和骨形成的必需物质。因此，上述三种化学药物均可以促进脂肪干细胞向成骨细胞转化。

脂肪干细胞成骨诱导实验结果检测主要有两个方面：一是诱导分化后细胞是否具有成骨细胞的形态特征；二是该细胞是否具有成骨细胞的功能特征。本实验采用碱性磷酸酶（ALP）的表达和钙盐沉积两项指标进行检测。ALP 的表达是成骨活动是否活跃的一种标志。钙钴法是检测 ALP 的方法之一，其原理是 ALP 在 pH 9.2 以下，在 Mg^{2+} 激活下能将 β－甘油磷酸钠中的磷酸水解出来，与钙盐结合形成磷酸钙。磷酸钙和硝酸钴生成磷酸钴，后者经硫化铵处理变成棕黑色的硫化钴沉淀，从而在成骨细胞细胞质中可见褐色沉淀，显示细胞内 ALP 的含量。碱性磷酸酶的活性越高，说明脂肪干细胞向成骨细胞分化的程度越高。

细胞内钙含量的测定也是脂肪干细胞诱导成骨细胞的主要证据。用茜素红染色和冯·库萨（von Kossa）染色法检测钙结节的形成。茜素红能与钙反应生成暗红色化合物沉淀于细胞中，使钙结节也被染成暗红色。

【实验用品】
1. 器材与设备
6 孔培养板、盖玻片、吸管、血细胞计数板、超净台、培养箱、低温低速离心机、倒置相差显微镜等。
2. 试剂
DMEM 培养液、PBS、FBS、青霉素、链霉素、0.25% 胰酶、地塞米松、β－甘油磷酸钠、维生素 C、氯化钙、硫酸镁、4% 多聚甲醛、伊红、硫化铵、硝酸钴、甘油明胶、茜素红。
3. 材料
已经培养并传代的大鼠脂肪干细胞。

4. 实验溶液配制

（1）成骨诱导培养液的配制：材料有 G-DMEM、10 mmol/L β-甘油磷酸钠、50 mg/L 维生素 C、10 mol/L 地塞米松溶液、10% FBS、青霉素、链霉素。

（2）钙钴法孵育液的配制：将 20 g/L 巴比妥钠 2.5 mL、20 g/L β-甘油磷酸钠 2.5 mL、20 g/L 无水氯化钙 4.5 mL、50 g/L 硫酸镁 0.2 mL 加入 0.3 mL 蒸馏水中，pH 调至 9.4。

（3）0.1% 茜素红染液配制：0.1 g 茜素红、用 100 mL PBS 溶解后，pH 调至 7.2。

（4）4% 多聚甲醛配制：4 g 多聚甲醛、100 m 蒸馏水，加入少量 NaOH，磁力搅拌器搅拌至完全溶解，pH 调至 7.2。

【实验步骤】

1. 成骨诱导培养

（1）取第三代的脂肪干细胞，用 PBS 冲洗，加入 0.25% 胰酶消化成单细胞悬液。

（2）细胞计数。调整细胞密度为 10^4 个/mL，接种于预先放有盖玻片的 6 孔板内以制备细胞玻片。

（3）每孔加入 L-DMEM 培养液，有 37 ℃、5% CO_2、饱和湿度条件下培养。

（4）24 h 后，待盖玻片上细胞达 80% 融合时，吸去 L-DMEM 培养液，用 PBS 冲洗后，实验组每孔加入成骨诱导培养液 1 mL，对照组加入等量 G-DMEM 培养液，放入培养箱中培养。

（5）每 3 天换液 1 次，连续培养 2～4 周。

（6）镜下观察细胞形态的变化和生长情况。

2. 成骨细胞的鉴定

ALP 钙钴法染色：

（1）成骨诱导 2 周后，取出 6 孔板中的盖玻片，用 PBS 冲洗 3 次，每次 5 min。

（2）在 4 ℃ 条件下，用 4% 多聚甲醛固定 30 min，蒸馏水冲洗 5 min。

（3）放入 37 ℃ 孵育液中 1 h，用蒸馏水冲洗 5 min。

（4）放入 20 g/L 硝酸钴溶液内浸泡 5 min，用蒸馏水漂洗 1 min。

（5）放入 10 g/L 硫化铵溶液内浸泡 1 min，用蒸馏水漂洗。

（6）放入伊红复染，甘油明胶封片。

茜素红染色：

（1）成骨诱导 3 周后，取出 6 孔板中的盖玻片，用 PBS 冲洗 3 次，每次 5 min。

（2）在 4 ℃ 条件下 4% 多聚甲醛固定 30 min，蒸馏水冲洗数次。

（3）放入茜素红染液，在 37 ℃ 条件下染色 30 min，用 PBS 冲洗，自然干燥。

（4）甘油明胶封片。

【注意事项】

（1）制备细胞爬片时应尽可能将细胞吹散，使其成为单细胞，以免影响染色效果。

（2）一般细胞接种 24 h 即可达到 80% 融合，若未达到可适当延长培养时间，同样如细胞生长较快可减少培养时间。接种的细胞生长太密或太稀都会影响染色效果。

（3）脂肪干细胞成骨诱导后的鉴定，固定细胞时不能用乙醇，用多聚甲醛或甲醛溶液。

（4）脂肪干细胞的分化能力会随着扩增代数的增高而降低，应尽量使用代数较早的细胞，一般用第三至五代的细胞较好。

【实验结果】

（1）更换成骨诱导培养液后细胞的增殖速度减慢，形态逐渐发生改变。7天时可见细胞由长梭形变为多角形，随着时间延长，多角形的细胞逐渐增多；一般2周左右，细胞开始聚集成团；3周后可见较大的细胞结节形成，结节周围细胞呈放射状分布。对照组细胞形态和增殖均无改变。

（2）诱导2周时ALP染色可见大多数细胞呈阳性反应，阳性细胞呈褐色至黑色，细胞质内可见棕黑色细小均匀颗粒，部分细胞呈强阳性反应，对照组细胞呈阴性。

（3）茜素红染色可以检测钙沉积的情况，阳性表现为镜下可见深红色的结节形成，中央区因钙沉积较多可呈深黑色，成骨细胞包埋其中而轮廓不清。对照组细胞无钙结节形成。

【结论】

（1）脂肪干细胞在一定浓度的地塞米松、β-甘油磷酸钠和维生素C联合作用下可以向成骨细胞诱导分化。

（2）诱导后的类成骨细胞表达ALP和形成钙结节，具有成骨细胞的特征。

【思考题】

（1）成骨细胞鉴定的方法及其原理是什么？

（2）脂肪干细胞成骨诱导培养液的组成及其作用是什么？

（唐历波）

实验十六　组织工程骨膜体内植入技术

【目的与要求】

（1）掌握组织工程产品体内植入的技术方法。

（2）熟悉动物手术操作的基本方法。

（3）了解组织工程骨膜体内植入的方法及临床意义。

【实验原理】

骨膜是一种高度血管化的成骨器官，有着复杂、精密而又有序的复合结构，存在于新鲜骨表面。骨膜由疏松纤维结缔组织构成，内含丰富的血管和神经。它对骨骼有营养作用，对骨骼的生长和再生起着重要作用。骨膜可分为内层和外层。外层致密，许多胶原纤维束被引入骨内，固定在骨表面。骨膜的内层有成骨细胞和破骨细胞，它们分别具有产生新骨和破骨的功能。它们在早期非常活跃，直接参与骨骼的形成，成年后则转为静止状态。骨缺损修复常常需要连接骨膜一起移植，才能保证移植物的存活。组织工程骨膜具有良好的成骨特性、屏障膜特性，同时又有来源广泛、不存在免疫原性等诸多优点，在骨缺损修复、骨组织再生、骨组织工程等方面有着理想的应用前景。组织工程产品只有在动物模型上实际应用，才能对支架材料的生物相容性、体外构建的组织工程替代物的修复性能有一个客观的评价。

【实验用品】

1. 器材与设备

已制备好的组织工程骨膜、手术刀、手术缝合针、手术线、镊子、剪刀、无菌刀片、止血钳、无菌纱布、废品缸。

2. 试剂

75%乙醇溶液，青霉素、水合氯醛溶液、碘仿等。

3. 实验动物

SD 大鼠。

【实验步骤】

（1）取重约 200 g 的 SD 大鼠，腹腔注射 10% 水合氯醛麻醉（0.3 mL/100g）。

（2）待大鼠麻醉后，将其俯卧位固定在动物实验台上进行手术操作。

（3）将组织工程骨膜从灭菌袋中取出，放入无菌生理盐水中浸泡待用。

（4）暴露大鼠股骨双下肢，用酒精浸湿。剪刀剪除手术视野的毛，用碘仿充分消毒处理。

（5）用剪刀将下肢皮肤沿纵向剪开 3 cm，使其游离；依次用止血钳分离浅筋膜和肌肉，直至股骨干（长 1.5 cm）外露；用止血钳止血，用脱脂棉吸除渗出的血液，保持手术野清晰。

（6）制备骨膜缺损模型：用纱布保护周围组织，用手术刀片刮除股骨干表面的一圈骨膜（约 1 cm^2）。

（7）取出组织工程骨膜，剪取与大鼠骨膜缺损相仿大小的面积，覆盖骨膜缺损处，用止血钳将手术线从股骨下端穿出，将骨膜依同样方法绕行股骨一周，手术线系住固定。

（8）参照动物手术学方法依次缝合肌肉和表皮。碘仿消毒。

（9）待大鼠苏醒后，装笼饲养。术后连续 3 天用青霉素肌内注射 10 000 U。

【注意事项】

（1）骨膜移植时，需区分细胞面和光滑面，并将细胞面紧贴骨面。

（2）组织工程骨膜植入动物体内需无菌操作。

（3）固定动物后，剪毛时需注意以下几点：①把剪刀贴紧皮肤剪，不可用手提起被毛，以免剪破皮肤；②依次剪毛，不要乱剪；③剪下的毛集中放在一个盛有清水的玻璃平皿内，不要遗留在手术野和操作台周围，以保证手术野的清洁。

【实验结果】

组织工程骨膜大鼠体内成功植入，大鼠清醒，正常饮食。

【结论】

组织工程骨膜体内植入后，可跟踪观察该移植物的体内植入情况，进行相关指标检测；后续也可处死动物，通过组织切片、HE 染色、显微镜下观察并评估组织工程骨膜的优缺点。

【思考题】

（1）简述组织工程骨膜的植入过程。

（2）组织工程产品体内植入的意义。

（3）组织工程产品体内植入后可进行哪些指标的检测？

【附】基本手术操作（具体内容参考动物手术学）

（1）组织分离：包括使用刀、剪做锐性切开及使用手术刀柄、止血钳或手指等做钝性分离。

（2）止血：手术过程中，注意血管的走向，忌横向剪切肌肉组织。组织的切开、切除等造成不同程度的出血。应及时用无菌纱布止血，可防止严重的失血，同时保证手术野清晰。

（3）缝合与打结：缝合的目的主要在于封闭切口，利于组织愈合，其方法主要包括结节缝合（单纯间断缝合）、螺旋缝合（单纯连续缝合）和荷包缝合三种。

（唐历波）

实验十七　器官 3D 打印及水凝胶制作

【目的与要求】

（1）掌握明胶 – 海藻酸钠水凝胶（"墨水"）的制作方法及细胞复合方法。

（2）了解三维器官制作的原理及方法。

【实验用品】

1. 器材与设备

3D 打印机、培养皿、烧杯、水浴锅、吸管、15 mL 离心管、玻棒、注射器（10 mL、5 mL、1 mL）等。

2. 试剂

明胶、海藻酸钠、DMEM 培养液、PBS 缓冲液、氯化钙（$CaCl_2$）溶液（1% W/V）等。

3. 材料

骨髓间充质干细胞。

【实验原理】

（1）三维（3D）打印指一种三维结构体打印的制作过程，是快速原型或成型技术的一种。原理是把一个通过设计或者扫描等方式做好的 3D 模型按照某一坐标轴切成无限多个剖面，然后一层一层地打印出来并按原来的位置堆积到一起，形成一个实体的立体模型。

生物 3D 打印是指生物材料——"墨水"在数字三维模型驱动下的定位装配。墨水指各种细胞、营养物质、支架材料、生长因子等。其原理是将细胞打印在一层热可逆凝胶上，然后再覆盖一层新的凝胶并使之固化。重复以上操作，最终能得到含有细胞的三维水凝胶结构。

（2）水凝胶（hydrogel）是以水为分散介质的凝胶，是将具有网状交联结构的水溶性高分子中引入一部分疏水基团和亲水残基，亲水残基与水分子结合，将水分子连接在网状内部，而产生疏水残基遇水膨胀的交联聚合物。

【实验步骤】

1. 明胶–海藻酸钠水凝胶制备

（1）称重：分别称取明胶 0.5 g，海藻酸钠 0.15 g。

（2）溶解：取两支 15 mL 离心管中分别加入 5 mL 无钙（Ca）PBS 缓冲液，将称好的明胶与海藻酸钠分别倒入离心管中，水浴（70 ℃）加热，不时振荡，至完全溶解。

（3）除泡：由于海藻酸钠在溶解时易产生气泡，可通过 800 g、离心 3 min 进行除气泡（注：此操作可以在下面操作中多次使用）。

（4）混合：用 10 mL 注射针管（去针头）分别取上述溶液 5 mL，按明胶：海藻酸钠 = 1∶1（V/V）比例混合均匀，制成明胶–海藻酸钠水凝胶（28 ℃以下）。

2. 细胞与水凝胶混合

用移液枪或 1 mL 注射器，取一定量（0.2 mL）的细胞沉淀物（DMEM 中）与上述明胶–海藻酸钠溶液混合，用玻璃棒搅拌均匀，制成含细胞水凝胶。

3. 注射成形

用 5 mL 注射针管（去针头）吸取 5 mL 含细胞水凝胶，加上针头，在培养皿中注射成形（代替 3D 打印，成网格状）。

4. 海藻酸钠分子交联

用吸管取一定量（1 mL）$CaCl_2$（1% W/V）溶液，滴加在含细胞明胶–海藻酸钠水凝胶上，浸泡 10 s 左右。然后将倾斜培养皿，倒掉其中的 $CaCl_2$ 溶液，形成稳定的 3D 结构。

5. **显微镜观察细胞在水凝胶内的分布**

6. **后续培养**

用吸管取一定量（约 2 mL）PBS 溶液，滴加在上述含细胞水凝胶 3D 结构上，冲洗 2 遍，加 DMEM 培养液后放入孵箱（37 ℃、5% CO_2）。

【实验结果】

（1）制备出半透明明胶–海藻酸钠水凝胶。

（2）观察细胞在水凝胶内的分布。

【注意事项】

（1）PBS 需提前预热。

（2）气温低，操作需迅速。

【思考题】

（1）3D 打印的概念是什么？

（2）生物 3D 打印与传统组织工程技术相比在器官制备中有哪些优势？

（3）水凝胶在生物 3D 打印中的作用有哪些？

（李　栎）

本书重点中英文词汇对照

A

absolute refractory period	绝对不应期
acrocentric chromosome	近端着丝粒染色体
actin	肌动蛋白、肌纤蛋白
action potential	动作电位
active transport	主动运输
adaptin	衔接蛋白
adenylate cyclase，AC	腺苷酸环化酶
adhering junction	黏着连接
adhesion belt	黏着带
adipose-derived stem cell，ADSC	脂肪干细胞
adult stem cell，ASC	成体干细胞
after depolarization potential	后去极化电位
after hyperpolarization potential	后超极化电位
after potential	后电位
afterload	后负荷
alginate	藻酸盐
alkaline phosphatase，ALP	碱性磷酸酶
allogenous	同种异体
alveolar bonederived stem cell，ABSC	牙槽骨来源干细胞
aminoacyl site	A 位点
aminoacyl-tRNA	氨酰 – tRNA
amniotic membrane，AM	羊膜
anaphase	后期
anaphase promoting complex，APC	后期促进复合体
anchorage dependent growth	锚定依赖性生长
anchoring junction	锚定连接
angogenesis	血管生成

anticodon	反密码子
antiport	反向运输
apoptotic body	凋亡小体
artificial insemination，AI	人工授精
artificial pancreas	人工胰
assisted reproductive technology，ART	辅助生殖技术
aster	星体
astermicrotubule	星体微管
astrocyte	星形胶质细胞
ATP synthase complex	ATP 合酶复合体
autocrine	自分泌
autogenous	自体
autologous stem cell	自体干细胞
autologues bio-material	自体生物材料
autophagic lysosome	自噬溶酶体

B

band	带型
basic fibroblast growth factor，bFGF	碱性成纤维细胞生长因子
batch culture	分批式培养
bilayer	双分子层
bioactive glass ceramics，BGC	生物活性玻璃陶瓷
bioelectricity	生物电现象
biological oxidation	生物氧化
biomembrane	生物膜
bithorax mutant	双胸突变
bivalent	二价体
bladder acellular matrix，BAM	膀胱脱细胞基质
bladder smooth muscle cell，BSMC	膀胱平滑肌细胞
bladder transitional epithelial cell，BTEC	膀胱移行上皮细胞
blood brain barrier，BBB	血脑屏障
bone mesenchymal stem cell，BMSC	骨髓间充质干细胞
bone morphogenetic protein，BMP	骨形态发生蛋白
brain-derived neurotrophic factor，BDNF	脑源性神经营养因子

C

cadherin	钙黏着蛋白

calmodulin，CaM	钙调蛋白
cAMP-dependent protein kinase A，PKA	cAMP 依赖蛋白激酶 A
carrier protein	载体蛋白
cascade	级联反应
CDK inhibitors protein，CKI	CDK 抑制蛋白
cell adhesion	细胞黏附
cell adhesion molecule，CAM	细胞黏附分子
cell apoptosis	细胞凋亡
cell biology	细胞生物学
cell coat	细胞外被
cell cortex	细胞皮层
cell cycle	细胞周期
cell death	细胞死亡
cell determination	细胞决定
cell differentiation	细胞分化
cell engineering	细胞工程
cell fusion	细胞融合
cell junction	细胞连接
cell membrane	细胞膜
cell necrosis	细胞坏死
cell senescence	细胞衰老
cell sheet technology，CST	细胞层片技术
cell theory	细胞学说
cell therapy	细胞治疗
cell-cycle control system	细胞周期调控系统
cellular differentiation	细胞分化
cellular oxidation	细胞氧化
cellular respiration	细胞呼吸
cellulose	纤维素
central domain	中央结构域
central nervous system-stem cell，CNS-SC	中枢神经干细胞
central nervous system，CNS	中枢神经系统
central plug	中央栓
centromere	着丝粒
ceramic bovine bone，CBB	陶瓷化骨

cGMP depedent protein kinase G，PKG	cGMP 依赖蛋白激酶 G
channel protein	通道蛋白
check point	检验点
chemical synapse	化学突触
chemiosmotic coupling hypothesis	化学渗透假说
chiasma	交叉
chitin	甲壳素
chitosan，CTS	壳聚糖
cholesterol	胆固醇
chondroitin sulfate proteoglycans，CSPG	硫酸软骨素蛋白聚糖
chondroitin sulfate，CS	硫酸软骨素
chromatid	染色单体
chromatin	染色质
chromomere	染色粒
chromosome	染色体
ciliary neurotrophic factor，CNTF	睫状神经营养因子
cis Golgi network	顺面高尔基网
cis-acting element	顺式作用元件
cisternae	扁平囊泡
clathrin	网格蛋白
clathrin-coated vesicle	网格蛋白有被囊泡
coated pits	有被小窝
coated vesicle	有被小泡
cochicine	秋水仙素
codon	密码子
collagen	胶原
collagen disease	胶原病
collagen fibers	胶原纤维
collagenase	胶原酶
collagen-chitosan-chondroitin-1aminin，CCCL	胶原－壳聚糖－硫酸软骨素－层粘连蛋白
colony stimulating factors，CSF	克隆刺激因子
communicating junction	通信连接
complete tetanus	完全强直收缩
composite biomaterial	复合生物材料

conduction	传导
connexon	连接子
constitutive heterochromatin	组成性异染色质
constitutive secretion	连续性分泌
continuous culture	连续式培养
continuous secretion	连续分泌
contractile ring	收缩环
contractility	肌肉收缩能力
core protein	核心蛋白
cornea	角膜
corneal endothelial cell，CEC	角膜内皮细胞
cotranslation insertion	共翻译插入
cristae	嵴
cross-bridge	横桥
cross-bridge cycling	横桥周期
cyclic AMP，cAMP	环磷酸腺苷
cyclic GMP，cGMP	环磷酸鸟苷
cyclin	周期蛋白
cyclin-dependent kinase，CDK	细胞周期蛋白依赖性激酶
cysteinyl aspartate specific proteinase，caspase	含半胱氨酸的天冬氨酸蛋白水解酶
cytochalasin B	细胞松弛素 B
cytoplasm	细胞质
cytoplasmic ring	胞质环
cytoskeleton	细胞骨架
cytosol	细胞质溶胶
cytotoxic T lymphocyte，CTL	细胞毒性 T 淋巴细胞
D	
death receptor，DR	死亡受体
decellular matrix	脱细胞基质
dedifferentiation	去分化
dense fibrillar component，DFC	致密纤维组分
dental papilla	牙乳头
dental pulp stem cell，DPSC	牙髓干细胞
dental sac	牙囊

dentin sialophosphoprotein，DSPP	牙本质涎磷蛋白
depolarization	去极化
dermatan sulfate，DS	硫酸皮肤素
dermis	真皮
desmosome	桥粒
desmosome junction	桥粒连接
developing apical complex，DAC	根端发育复合体
diacylglycerol，DAG	二酰基甘油
diakinesis	终变期
differentiation inhibition	分化抑制
diplotene stage	双线期
discontinuous secretion	非连续分泌
DNA methylation	DNA 甲基化
DNA rearrangement	DNA 重排
drug controlled release system，DCRS	药物控释系统
dynamic instability model	非稳态动力学模型
dynein	动力蛋白

E

1-ethyl-3-［3-dimethyl aminopropyl］carbodiimide hydrochloride，EDC	碳化二亚胺
effector protein	效应蛋白
elastase	弹性蛋白酶
elastic fibers	弹力纤维
elastin	弹性蛋白
electric coupling	电偶联
electronic synapse	电突触
electrotonic potential	电紧张电位
elementary particle	基粒
embryonic carcinoma cell	胚胎癌细胞
embryonic induction	胚胎诱导
embryonic stem cell，ESC	胚胎干细胞
enamel organ	成釉器
end foot	脚板
endocardium	心内膜
endocrine	内分泌

endocytosis	胞吞作用
endoplasmic reticulum	内质网
endothelial cell，EC	内皮细胞
endothelial progenitor cell，EPC	内皮祖细胞
endothelium	内皮细胞层
endplate	终板膜
end-plate potential	终板电位
epicardium	心外膜
epidermal grows factor，EGF	表皮生长因子
epidermis	表皮
epithelium	上皮细胞层
euchromatin	常染色质
eukaryotic cell	真核细胞
excitable tissue	可兴奋组织
excitation	兴奋
excitation-contraction coupling	兴奋收缩偶联
exocytosis	胞吐作用
exportin facultative	输出蛋白
extracellular matrix，ECM	细胞外基质
extracellular matrix，ECM	细胞外基质
extrinsic protein	膜外在蛋白

F

facilitated diffusion	易化扩散
feeding culture	流加式培养
fetal bovine serum，FBS	胎牛血清
fibrile collagen	纤维型胶原
fibrillar center，FC	纤维中心
fibroblast	成纤维细胞
fibroblast growth factors，FGF	成纤维细胞生长因子
fibroblast，FB	成纤维细胞
fibronectin，FN	纤连蛋白
filament protein	丝蛋白
filopodia	丝状伪足
first messenger	第一信使
fish-trap	捕鱼笼

fluid mosaic model	流动镶嵌模型
focal adhesion	黏着斑
Fourier transform infrared spectroscopy，FTIR	傅里叶变换红外光谱
free radical theory	自由基理论

G

G protein	G 蛋白
G protein linked receptor	G 蛋白偶联受体
gap 1 phase	G1 期
gap 2 phase	G2 期
gap junction	间隙连接
gated transport	门孔运输
GCHT scaffold	明胶、6-磷酸-软骨素和透明质酸形成的三聚体的支架
gene activation matrix，GAM	基因激活基质
genetic program theory	遗传决定学说
genome	基因组
glial fibrillary acidic protein，GFAP	胶质原纤维酸性蛋白
glialcellline-derivedneurotrophicfactor，GDNF	胶质细胞源性神经营养因子
glucagon	胰高血糖素
glucose regulated protein94，GRP94	葡萄糖调节蛋白94
glycolipid	糖脂
glycolysis	糖酵解
glycoproteins	糖蛋白
glycosaminoglycan，GAG	糖胺聚糖
glycosylation	糖基化
glycosyltransferases	糖基转移酶
Golgi complex	高尔基复合体
granular component，GC	颗粒中心
growth factor，GF	生长因子
guanylate cyclase，GC	鸟苷酸环化酶

H

heavy-chain binding protein，BiP	重链结合蛋白
hematopoietic stem cell，HSC	造血干细胞

hemidesmosome	半桥粒
heparan sulfate，HS	硫酸乙酰肝素
heparin	肝素
hepatic stem cells，HSC	肝干细胞
heterochromatin	异染色质
heterophagic lysosome	异噬溶酶体
heterophilic binding	异亲型结合
histone	组蛋白
Hodgkinsdisease，HD	霍奇金病
homogenous bio-material	同种异体生物材料
house-keeping gene	持家基因
human skin equivalents，HSE	组织工程皮肤
hyaluronic acid，HA	透明质酸
hydroxyapatite，HAP	羟基磷灰石
hyperpolarization	超极化

I

in vitro fertilization，IVF	体外受精
incomplete tetanus	不完全强直收缩
induced pluripotent stem cell，iPSC	诱导多能干细胞
inhibition	抑制
inner cell mass	内细胞团
inner membrane	内膜
inositol trisphosphate，IP3	三磷酸肌醇
insulin	胰岛素
insulin-like growth factor，IGF	胰岛素样生长因子
integrin	整联蛋白
intercristae space	嵴间腔
interkinesis	减数分裂间期
interleukin，IL	白细胞介素
intermediate filaments，IF	中间纤维
intermembrane space	膜间腔
internal signal peptide	内信号肽
internal start-transfer peptide	内开始转移肽
interphase	间期
intracellular anchor protein	细胞内锚定蛋白

intracristae space	嵴内空间
intrinsic protein	膜内在蛋白
ion channel receptor	离子通道受体
islet-like cell clusters, Iccs	胰岛样细胞簇
isometric contraction	等长收缩
isotonic contraction	等张收缩

J

junctional cleft	接头间隙

K

karyophilic protein	亲核蛋白
karyotype	核型
keratan sulfate, KS	硫酸角质素
keratin	角蛋白
keratinocyte	角质形成细胞
kinesin	驱动蛋白
kinetochore	动粒
kinetochore domain	动粒结构域
kinetochore microtubule	动粒微管

L

lamellipodia	片状伪足
lamina elastic anterior	前弹力层
lamina elastic porterior	后弹力层
laminin, LN	层粘连蛋白
laminin, LN	层粘连蛋白
lampbrush chromosome	灯刷染色体
Langerhans cell	朗格汉斯细胞
leptotene stage	细线期
ligand	配体
ligand-gated channel	配体门控通道
limbal stem cell, LSC	角膜缘干细胞
lipid anchored protein	脂锚定蛋白
lipid rafts	脂筏
local current	局部电流
local excitation	局部兴奋
local potential	局部电位

low-magnitude high-frequency，LMHF	低幅高频振动
LTBMC	造血前体细胞和骨髓长期培养
luminal subunit	腔内亚单位
luxury gene	奢侈基因
lymphokine activated killer cells，LAK	淋巴因子激活的杀伤细胞
lysosome	溶酶体

M

macrophage-colonystimulating factor，M-CSF	巨噬细胞集落刺激因子
majorhisto-compatibility complex，MHC	组织相容性抗原复合物
mammary gland bioreactor	乳腺生物反应器
matriagel	基质胶
matrix	基质
matrix	基质
matrix space	基质腔
medial Golgi stack	高尔基中间膜囊
medical cell biology	医学细胞生物学
meiosis	减数分裂
melanocyte	黑素细胞
membrane lipid	膜脂
membrane potential	膜电位
membrane protein	膜蛋白
membrane transport protein	膜运输蛋白
Merkel cell	麦克尔细胞
mesenchymal cell	间充质细胞
mesenchymal stem cell，MSC	间充质干细胞
metabolic coupling	代谢偶联
metacentric chromosome	中着丝粒染色体
metaphase	中期
micelle	球状分子团
microfilament associated protein，MAP	微丝结合蛋白
microfilaments，MF	微丝
microRNA，miRNA	微小 RNA
microtubule associaded protein，MAP	微管结合蛋白
microtubule organizing center，MTOC	微管组织中心

microtubules，MT	微管
miniband	微带
mistosis clock	有丝分裂钟
mitochondrial disorders	线粒体疾病
mitochondrial phase	线粒体期
mitosis	有丝分裂
mitotic phase，M phase	分裂期
model animal	模式动物
molecular chaperone	分子伴侣
monoclonal antibody	单克隆抗体
multiipotent stem cell	多能干细胞
multiple coiling model	多级螺旋化模型
myelin sheath	髓鞘
myeloid body	髓样体
myocardium	心肌膜
myosin	肌球蛋白
N	
N-hydroxysucinimide，NHS	N－羟基琥珀酰亚胺
nanometer material	纳米生物材料
natural killer cell，NK	自然杀伤细胞
National Science Foundation，NSF	美国国家科学基金会
negative after potential	负后电位
nerve fiber	神经纤维
nerve growth factor，NGF	神经生长因子
nerve impulse	神经冲动
neural crest stem cell，NCSC	神经嵴干细胞
neural progenitor cell，NPC	神经祖细胞
neural stem cell，NSC	神经干细胞
neuroglial cell	神经胶质细胞
neuroglial filament	神经胶质丝
neuromuscular junction	神经－肌接头
neuronal nuclei，NeuN	神经元核心抗原
neu-ron-specific enolase，NSE	神经元特异性烯醇化酶
neurotrophin-3，NT-3	神经营养因子－3
N-linked glycosylation	N－连接糖基化

non-coding RNA，ncRNA	非编码 RNA
non-fibrile collagen	非纤维型胶原
nuclear localization signal，NLS	核内定位信号
nuclear matrix	核基质
nuclear matrix protein	核基质蛋白
nuclear pore	核孔
nuclear pore complex，NPC	核孔复合体
nuclear ring	核质环
nucleation phase	成核期
nucleoid	拟核
nucleolar cycle	核仁周期
nucleolar matrix	核仁基质
nucleolar organizer	核仁组织者
nucleolar organizing region	核仁组织区
nucleolus	核仁
nucleosomal histone	核小体组蛋白
nucleosome	核小体
nucleus	细胞核

O

occludin	闭合蛋白
occluding junction	封闭连接
optimal initial length	最适初长度
origin recognition complex，ORC	起始点识别复合体
osteoblast，OB	成骨细胞
outer membrane	外膜
outer nuclear membrane	外核膜
overshoot	超射
oxidative phosphorylation	氧化磷酸化

P

pachytene stage	粗线期
pairing domain	配对结构域
pairing stage	配对期
paracrine	旁分泌
Parkinson's disease，Pd	帕金森病
passive transport	被动运输

peptidyl-tRNA site	P 位点
perfusion culture	灌流式培养
perinuclear space	核周间隙
periodontal ligament stem cell，PDLSC	牙周膜干细胞
peripheral blood mononuclear cell，PBMC	外周血单个核细胞
peripheral nervous system，PNS	周围神经系统
peripheral neural stem cell，PNSC	外周神经干细胞
peripheral protein	外周蛋白
phagocytosis	吞噬作用
phagolysosome	异噬溶酶体
phalloidin	鬼笔环肽
PHBHHx	PHA – 聚羟基丁酸己酸酯
phospholipid	磷脂
phospholipid exchange proteins，PEP	磷脂交换蛋白
pinocytosis	胞饮作用
plasma membrane	质膜
platelet-derived growth factor，PDGF	血小板衍生生长因子
plectin	网蛋白
pluripotent cell	多能细胞
pluripotent stem cell	亚全能干细胞
pluronic	环氧乙烷/环氧丙烷共聚物
PNIPAAm	聚 N – 异丙基丙烯酰胺
polarmicrotubule	极间微管
polarization	极化
poly lactic-co-glycolic acid，PLGA	聚乳酸 – 羟基乙酸共聚物
poly propylene glycol，PPG	聚丙二醇
poly（N-isopropylacrylamide）	聚 N – 异丙基丙烯酰胺
polyanhydrides	聚酸酐
polycaprolactone，PLC	聚己内酯
polyesterurethane，PEU	聚酯氨酯
polyethylene glycol，PEG	聚乙二醇
polyglycolic acid，PGA	聚乙醇酸
polyhydroxyalkanoates，PHA	聚羟基脂肪酸酯
polyhydroxyvalerate，PHV	聚羟戊酸
polymerization phase	聚合期

polyphosphazenes	聚偶磷氮
polyribosome	多聚核糖体
positive after potential	正后电位
postjunctional membrane	接头后膜
prejunctional membrane	接头前膜
preload	前负荷
primary constriction	主溢痕
primary endothelial cell，PEC	初始内皮细胞
primary lysosome	初级溶酶体
programmed cell death，PCD	细胞程序性死亡
prokaryotic cell	原核细胞
prometaphase	前中期
prophase	前期
protein disulfide isomerase，PDI	蛋白二硫键异构酶
protein tyrosine kinase，PTK	酪氨酸蛋白激酶
proteoglycan	蛋白聚糖
proteoglycan，PG	蛋白聚糖
protoplasm	原生质
pseudoislet	单细胞构建"胰岛"
Purkinje's fibre	浦肯野纤维
pydroxybutyrate，PHB	聚羟基烷基酸酯
R	
reactive oxygen species，ROS	活性氧
receptor	受体
receptor tyrcsine kinase，PTK	受体酪氨酸蛋白激酶
recombinant humanplatelet derived growth factor，rhPDGF	基因重组人类血小板衍生生长因子
recombinant human thrombin，rhT	重组人凝血酶
recombination nodule	重组结
recombination stage	重组期
regenerative medicine，RM	再生医学
regulated secretion	受调分泌
relative refractory period	相对不应期
replication origin	复制源
repolarization	复极化

response	反应
resting potential	静息电位
retention protein	驻留蛋白
reticular fibers	网状纤维
reticulo-plasmin	网质蛋白
reverse polarization	反极化
ribosome	核糖体
ribosome ribonucleic acid, rRNA	核糖体 RNA
ribozyme	核酶
RNA silencing	RNA 沉默
rough endoplasmic reticulum, RER	糙面内质网

S

saltatory conduction	跳跃式传导
sarcomere	肌节
sarcoplasmic reticulum	肌质网
satellite	随体
scaffold radial loop structure model	染色体骨架－放射环模型
second messenger	第二信使
secondary constriction	次溢痕
secondary lysosome	次级溶酶体
securin	安全子
selectin	选择素
serine/threonine kinases, STK	丝氨酸/苏氨酸蛋白激酶
signal hypothesis	信号肽假说
signal patch	信号斑
signal peptide	信号肽
signal recognition particle, SRP	信号识别颗粒
signal transduction	信号转导
simianvirus 40 large tantigen, SV40 LT	猿病毒40大T抗原
simple diffusion	简单扩散
sliding filament model	滑动丝模型
small hepatocyte, SH	小肝细胞
small intestinal submucosa, SIS	小肠黏膜下层
smooth endoplasmic reticulum, SER	光面内质网
smooth muscle cell, SMC	平滑肌细胞

solenoid	螺线管
spatial summation	空间总和
spike potential	锋电位
spindle	纺锤体
SRP-receptor，SRP-R	信号识别颗粒受体
stage-specific embryonic antigen 1，SSEA-1	阶段特异性胚胎抗原1
steady state phase	稳定期
stem cell	干细胞
stem cell from human exfoliated deciduous teeth，SHED	人乳牙牙髓干细胞
stem cells from the apical papilla，SCAP	根尖牙乳头干细胞
stimulus	刺激
stratum basale	基底层
stratum corneum	角质层
stratum granulosum	颗粒层
stratum lucidum	透明层
stratum spinosum	棘层
stress-activated channel	应力激活通道
stroma	基质层
submetacentric chromosome	亚中着丝粒染色体
subnormal period	低常期
substrate-level phosphorylation	底物水平磷酸化
supersolenoid	超螺线管
supranormal period	超常期
symport	同向运输
synapse	突触
synapsis	联会
synaptonemal complex，SC	联会复合体
synthetic phase	S期

T

T lineage-specific activation antigen1，TLiSA1	T细胞系特异性活化抗原1
taxol	紫杉醇
telocentric chromosome	端着丝粒染色体
telomere	端粒
telophase	末期
temporal summation	时间总和

terminal cisternae	终池
terminalization	端化
tertiary lysosome	三级溶酶体
tetanus	强直收缩
tetrad	四分体
three dimensional cell culture, TDCC	三维细胞培养
threshold	阈值
threshold intensity	阈强度
threshold potential	阈电位
threshold stimulus	阈刺激
tissue engineering bioreactor	组织工程生物反应器
tissue engineering scaffold	组织工程支架材料
tissue engineering seed cell	组织工程种子细胞
tissue engineering, TE	组织工程
totipotent cell	全能细胞
totipotent stem cell	全能干细胞
trans Golgi network	反面高尔基网
trans-actingfactor	反式作用因子
trans-differentiation	转分化
transforming growth factor β, TGF-β	转化生长因子–β
translational medicine	转化医学
translocation contact site	转位接触点
translocon	转运体
transmembrane adhesion protein	穿膜粘连蛋白
transmembrane potential	跨膜电位
transmembrane protein	穿膜蛋白
transmembrane transport	穿膜运输
treadmilling model	踏车模型
triad	三联体
tricalcium phosphate, TCP	磷酸三钙
tropomyosin	原肌球蛋白
troponin	肌钙蛋白
tubulin	管蛋白
twitch	单收缩
tyrosine-specific protein kinase receptor, TPKR	酪氨酸蛋白激酶型受体

U

umbilical cord mesenchymal stem cell，UCMSC	脐带间充质干细胞
unctional SR	连接肌质网
unfolded protein response，UPR	未折叠蛋白反应
unipotency cell	单能细胞
unipotent stem cell	单能干细胞
unit membrane	单位膜
unit membrane model	单位膜模型
urine-derived stem cell，USC	尿源性干细胞

V

vascular endothelial growth factor，VEGF	血管内皮生长因子
vascular parietal cell，VPC	血管壁细胞
vascular permeability factor，VPF	血管通透因子
vasculogenesis	血管发生
vesicle	囊泡
vesicular transport	囊泡转运
vinblastine	长春新碱
voltage-gated channel	电压门控通道
von Willebrand factor，VWF	血管性血友病因子

X

xenogenous	异种
xenogenous bio-material	异种生物材料

Z

zygotene stage	偶线期